FUCHANKE
XINYISHI SHOUCE

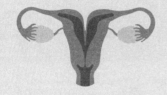

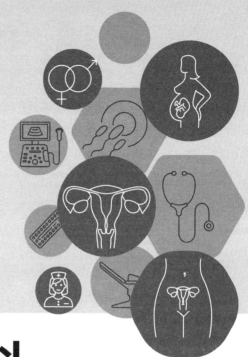

妇产科
新医师手册 第四版

李卫红 李 婧 主编

U0229113

化学工业出版社
·北京·

内容简介

本书包括妇产科新医师培养、妇科、产科、计划生育、妇产科常用特殊检查五篇。主要介绍妇科、产科常见病、常用操作和检查。每一疾病从病史采集、体格检查、辅助检查、诊断、治疗五方面，给出了具体指导意见，药物治疗用处方和说明的形式列出。本书对妇产科新医师正确把握好职业发展方向、尽快熟悉工作岗位并提高临床处理病人的能力，具有实际指导意义。适合妇产科医师及实习医师参考阅读。

图书在版编目（CIP）数据

妇产科新医师手册/李卫红，李婧主编. —4版. —北京：化学工业出版社，2023.3
ISBN 978-7-122-42628-4

Ⅰ.①妇… Ⅱ.①李…②李… Ⅲ.①妇产科病-诊疗-手册 Ⅳ.①R71-62

中国版本图书馆CIP数据核字（2022）第229043号

责任编辑：赵兰江　　　　　　　　　　　　装帧设计：张　辉
责任校对：边　涛

出版发行：化学工业出版社（北京市东城区青年湖南街13号　邮政编码100011）
印　　刷：北京云浩印刷有限责任公司
装　　订：三河市振勇印装有限公司
850mm×1168mm　1/32　印张20　字数562千字　2023年8月北京第4版第1次印刷

购书咨询：010-64518888　　　　　　　售后服务：010-64518899
网　　址：http://www.cip.com.cn
凡购买本书，如有缺损质量问题，本社销售中心负责调换。

定　　价：89.00元　　　　　　　　　　　版权所有　违者必究

编写人员

主　编	李卫红　李　婧
副主编	刘丹卓　李卫民　马惠荣
编　者	李卫红　李　婧　刘丹卓
	李卫民　马惠荣　周英惠
	孟凤云　刘　英　李文意
	李宛蓉　覃　婷　龙秀红
	张　吉　黄军铭　谭文举
	余丽梅　黄小凤　曾德明

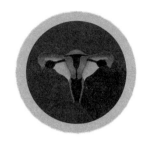

前言

　　《妇产科新医师手册》第三版出版已经5年时间，得到读者厚爱。我们在此基础上再次组织妇产科的专家对第三版进行改进，此次所做的修订有百余处，主要体现在以下几个方面。

　　一是及时更新知识，对病名规范化，如外阴上皮内瘤变、阴道上皮内瘤变、宫颈上皮内瘤变、中间型滋养细胞肿瘤、胎盘部位结节和非典型胎盘部位结节、女性同性性早熟、盆腔器官脱垂等病名的修改，早期妊娠病等定义的更新；增加了外阴基底细胞癌、上皮样滋养细胞肿瘤、早发性卵巢功能不全、流产合并感染等内容。

　　二是吸纳了最新的妇产科领域的研究成果，并参考相关的国家和行业标准及时更新内容，如外阴鳞状上皮内病变、子宫颈鳞状上皮内病变病理学诊断与分级、阴道癌FIGO分期系统、妊娠滋养细胞疾病的组织学分类、葡萄胎清宫后的随访、子宫内膜异位症ASRM临床分期评分表、性早熟的临床表现、绝经综合征的诊断、盆腔器官脱垂定量分期、压力性尿失禁的诊断性评估、产科优生遗传咨询的对象和步骤、产前筛查和孕期保健的内容、高危妊娠、第一产程的处理、妊娠剧吐的处理、习惯性流产的处理、妊娠期高血压疾病分类、妊娠肝内胆汁淤积症分度、胎儿窘迫的诊断、胎膜早破处理、异常分娩、羊水栓塞的临床表现和处理、人工流产术后关爱和并发症及处理等。

　　三是注重临床的实用性，结合临床的用药情况和治疗进展，对外阴硬化性苔藓、卵巢癌、卵巢生殖细胞肿瘤、宫颈妊娠、外阴鳞状细胞癌、子宫颈鳞状上皮内病变、子宫内膜上皮内瘤变、子宫内膜癌、卵巢性索间质肿瘤、子宫内膜异位症和子宫腺肌症、排卵障碍异常子宫出血、多囊卵巢综合征、妊娠期高血压疾病、妊娠肝内胆汁淤积症的治疗以及妇产科常用特殊检查进行充实和完善。

第四版书稿完成后，编写人员多次对书稿进行了校对和修改，由于医学发展迅速，加上患者的情况各有不同，各医院的医疗条件和医疗水平参差不齐，临床医师参考该书诊疗方案时，一定要结合患者的具体情况和医院的医疗条件进行诊治。

在本书编写中我们尽力保持章节规范，但多人编写，编写风格可能会有一些差异，且疾病临床表现、检查、治疗千差万别，不能保证完全一致，疏漏和不妥之处在所难免，望同道在阅读和使用过程中多提宝贵意见，以便再版时更趋完善。

李卫红　李　婧

2023 年 1 月

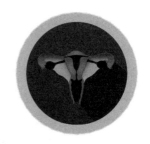

第一版前言

　　妇产科学是临床医学中一门重要的专业学科，在现代临床医学日益进步的同时，妇产科疾病的诊断技术和治疗水平也不断提高，药物治疗也随之迅速发展，广大医务人员如何能成为一名合格的妇产科医师呢？在高节奏、高效率的现代社会，迫切需要一本内容全、资料新、便于查阅的手册。正是基于这样的实际需要，我们组织部分妇产科临床及教学一线工作的高年资医师，认真总结自己多年来的临床实践经验，并参阅国内外部分文献资料，编写了本书。

　　该书包括妇科、产科、计划生育、妇产科新医师培养四篇，主要介绍产科、妇科的常见疾病。每一疾病均从"病史采集、体格检查、辅助检查、诊断要点、处方"五方面进行阐述。"处方"是本书的特色，故特别列出，以利新医师查找选用。"处方"以临床应用的正规模式开列，包括药物的剂量、用法、疗程，而且还明确了用药的先后顺序，什么情况下该换药，什么情况下该减量，什么情况下要改变用药方法，如何联合用药都一一做了交代。妇产科疾病的治疗，用药只是一种手段，或者只是综合治疗的一个部分，编写中注意到了治疗的临床思维，强调治疗程序，对手术治疗、辅助治疗以及一些特殊治疗，也提纲挈领地做了介绍。"说明"则为本书的第二大特点，主要阐述了治疗方面的有关问题，介绍了处方中用药的注意事项，选用和更换药物的原则，治疗过程中可能出现什么样的药物副作用，出现副作用怎么办。对疾病诊断方面只做了条目化的简要介绍，点到即止，未予展开叙述。"妇产科新医师培养"是本书的第三大特点，涵盖了妇产科医师的基本素质、临床基本功、工作应知应会，以及妇产科规章制度、医患沟通交流等内容，指导妇产科医师正确地把握好职业发展方向，在激烈的竞争中尽快熟悉岗位和提高实际工作能力，成为一名合格的妇产科医师。

本书作为妇产科临床诊疗的参考用书，内容新颖，资料翔实，较好地体现了妇产科疾病治疗的完整性、科学性、先进性和实用性，希望对广大临床医师、基层医务工作者、进修医生、医学院校实习生的临床工作和学习有所帮助。由于妇产科某些疾病患者具有明显的个体性和复杂性，在参阅本书时不可盲目照搬用药方案和处方，应针对个体灵活应用，因人而异，合理选用处方，结合手术和其他治疗，以制定和采用最佳的治疗方案。

本书在编写过程中，参阅了许多相关医学书籍和法律资料，在此，谨向本书参考资料的编著者及编写此书的相关人员表示衷心的感谢。由于编者的学识和水平有限，如有疏漏不当之处，恳请同行和读者指正。

李卫红

2008 年 2 月

目录

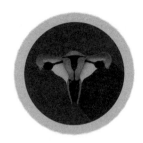

第三篇　产科　　273

第一篇
妇产科新医师培养

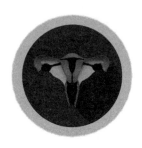

第1章
如何成为合格的妇产科
医师

一、妇产科医师的工作态度

1.妇产科医师的责任

选择做妇产科医师一定要有心理准备。妇产科医师要用科学的指导方法，使每个母亲和婴儿都能健康、平安、顺利地度过妊娠期和分娩期，这是妇产科医师重要而光荣的责任。

一个优秀的妇产科医师，必须精通业务，了解和关心患者，不仅为患者提供合理的诊断和治疗，还要在治好身体疾病的同时使其更好地回到社会生活中去。

目前，妇产科医师也面临着越来越大的压力和挑战。一方面，妇产科医师比其他科室医师的风险性更大。另一方面，由于医学模式的改变，对妇产科医师提出了诸多新要求。这一切要求妇产科医师必须具备高度责任心，不断提高医疗技术水平，具备处理问题的本领，培养正确的哲学理念和良好的人文修养。

2.热爱妇产科专业

一旦选择成为妇产科医师，就应该无怨无悔。妇产科以夜班忙、急诊多、手术多为特点，这就需要妇产科医师具有鞠躬尽瘁的奉献精神和踏踏实实、任劳任怨的工作作风。

热爱妇产科专业，是成为一名合格的妇产科医师的首要条件。

3.科学的工作态度

人是一个有机整体。妇产科疾病可能表现为全身症状，其他系统疾病也可表现为妇产科症状。如内分泌疾病在妇产科表现为闭经、肥胖、不孕、月经不调，血液病会表现为子宫出血，而患有妊娠高血压的患者可出现头晕、高血压、水肿、蛋白尿等症状和体征。

4. 做人的准则

医生是一个特殊的职业，关乎患者的生死，所以应先学做人，后学做事。"不论医术高低，医德是最重要的"，这句话是讲医师在技术上有高低之分，但医德必须高尚。一个好的医师就应做到急患者之所急，想患者之所想，把患者当作亲人。

5. 总结经验，取长补短

诊治患者的过程，也是积累临床经验的过程，医师要善于从成功的经验与失败的教训中总结、归纳，做到取长补短，在实践中学习，在学习中进步。

二、妇产科医师的培养

年轻医师要使自己成为一名优秀的妇产科医师，应注意以下五个方面。

（1）妇产科学是一个既需要扎实的理论基础又需要娴熟的手术操作技能的学科，这就需要妇产科医师既具备坚实的内外科基础，又兼具动手能力。

（2）由于妇产科本身又分成了普通妇科、妇科肿瘤、产科、生殖科、内分泌科和计划生育科等亚专业，因此妇产科医师在最初的几年内应从多方面培养自己，打下一个全面的妇产科基础，而不是一进科即"扎入"到某一个亚专业的角落里去。

（3）经过全面的培训，具备了上述全面的内外科基础和妇产科各个亚专业基础之后，就可以选择一个自己专攻的亚专业，然后在这个领域里获得更深入的发展。

（4）妇产科医师一定要有具备接受新概念、新理论和新技术的能力。这些能力可以通过多参加学术会议和多阅读文献来培养。

（5）妇产科是一个高风险科室，尤其是产科，因此，妇产科医师应该更加兢兢业业，并且要有良好的人文观，为患者着想。

第2章
妇产科基本功

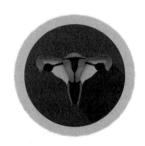

第1节 临床基本功

妇产科属于手术科室，要求妇产科医师既要具备内科医师细致查体及应对复杂病情的逻辑思维能力，又要具备外科医师娴熟的操作和手术技巧。所以，妇产科医师需要练好基本功，本专业的基础理论、基本技能和基本操作更是不可缺少。

一、基础理论

无论哪行哪业，都应努力学好基础课程，只有具备扎实的基础知识，才能做到理论与实践的融会贯通。所以，一定要学好人体解剖学、生理学、病理学、组织学与胚胎学、生物化学、病理生理学、药理学、诊断学等基础学科，及内科学、外科学、妇产科学、儿科学等临床学科。

二、基本技能

（一）病史采集

病史采集应当详细而不繁琐，重点围绕妇产科常见症状进行询问，如月经、白带是否正常，再结合全面而又突出重点的望、触、叩、听等体检方法，依照认真规范的体检顺序做出初步判断。

（二）病历书写

病历是医务人员对诊断过程进行的全面的记录和总结。它既是确定诊断及制订治疗方案、预防措施的依据，也是总结医疗经验、充实教学内容和进行科研的重要资料，有时还可为政法工作提供真实可靠的证据。一份完整的病历，可深刻体现出医疗质量和学术水平的高低。因此病历书写要求具有系统性、全面性和真实性。

（三）产科检查

1. 中、晚孕检查方法

中、晚孕产妇的腹部检查使用4步触诊法，检查子宫大小、胎产式、胎方位、胎先露，以及胎先露部位是否衔接。在做前3步手法时，检查者面向孕妇头端，而进行第4步手法时，检查者则应面向孕妇足端。

（1）第1步　检查者两手置于宫底部，测得宫底高度，估计胎儿大小与妊娠周数是否相符。

（2）第2步　检查者两手分别置于腹部左右侧，一手固定，另一手轻轻深按，两手交替，触到平坦饱满部分为胎背，触到可变形的高低不平部分为胎儿肢体。

（3）第3步　检查者右手拇指与其余4指分开，置于耻骨联合上方握住胎先露部，进一步查清是胎头还是胎臀，左右推动以确定是否衔接。

（4）第4步　检查者左右手分别置于胎先露部的两侧，沿骨盆入口向下深按，进一步核对胎先露部的诊断是否正确，并确定胎先露部入盆的程度。

2. 胎心听诊

正常胎心率为120～160次/分，听诊时应注意区别脐带杂音（与胎心音一致，但音调不清晰）及母体血管杂音（与母体心音一致）。

3. 胎心监护应用及分析

观察胎心基线是否正常、胎动时胎心率的变化，必要时做缩宫素应激试验，如有子宫收缩，观察子宫收缩与胎心率的关系。

4.骨盆外测量

（1）髂棘间径（IS） 孕妇取伸腿仰卧位，测量两髂前上棘外缘的距离，正常值为23～26cm。

（2）髂嵴间径（IC） 孕妇取伸腿仰卧位，测量两髂嵴外缘最宽处的距离，正常值为25～28cm。

（3）骶耻外径（EC） 孕妇取左侧卧位，右腿伸直，左腿屈曲，测量第5腰椎棘突下至耻骨联合上缘中点的距离，正常值为18～20cm。

（4）坐骨结节间径（IT）[出口横径（TO）] 孕妇取仰卧位，两腿向腹部弯曲，双手抱双膝，测量两坐骨结节内侧缘的距离，正常值为8.5～9.5cm。

（四）妇科检查

进行妇科检查时，医师的态度要严肃，患者取膀胱截石位，体位要正确。检查时动作宜轻柔，一般检查者一只手的示（食）指和中指置于阴道内，另外一只手在腹部配合检查，称双合诊。对于未婚或阴道闭锁者，可采用肛腹诊。

三、训练临床思维能力

1.临床思维应遵循的原则

（1）循证医学的原则 循证医学是遵循临床研究证据的医学实践过程和理念，提倡医师在临床实践过程中，将个人的专业技能和经验与患者当前可得的最佳临床证据相结合，做出最正确的诊断、实施最安全有效的治疗措施和推测出最精确的预后。

（2）"一元论"原则 尽量用一种疾病去解释患者出现的各种临床表现。例如，胃癌术后1年发现双侧卵巢肿瘤伴腹水的患者，首先考虑双侧卵巢转移性恶性肿瘤即库肯勃瘤，原发病为胃癌，转移到卵巢，不应首先考虑原发卵巢癌。但当证实的确有几种疾病同时存在时，也应实事求是、分清主次，不要勉强用"一元论"解释。

（3）用发病率观点选择诊断的原则 当患者出现某一症状时，应首先考虑常见病和多发病。例如，对于右下腹疼痛的患者，首先考虑是否为阑尾炎；只有用常见病及多发病不能解释患者症状时，才考虑其他疾病。这种选择符合概率分布的基本原则，可以减少误诊率。

（4）流行病学原则 某些疾病的发生，可能与年龄、时间、季节、区域等因素有关，在进行疾病诊断时，应充分考虑到与疾病相关的因素。

（5）先考虑器质性疾病，再考虑功能性疾病的原则 通过患者就诊时的主诉及医师检查出的临床体征，大多患者最后被确诊为器质性疾病。少数患者，虽然就诊时症状较多，但经体检、实验室、影像学等检查均未发现异常，在排除器质性疾病后，可考虑为功能性疾病。

（6）简化思维程序的原则（排除诊断法） 当患者病情危重时，临床表现可复杂多样，一时难以确诊。作为医师，应将病史、体格检查、实验室检查等资料进行综合分析，归纳比较，总结出主要问题，运用医学理论和临床经验进一步分析，做出初步诊断。对待危急患者，应迅速建立初步诊断，争取时间进行抢救。

在实际工作中，医师除了要遵循以上临床思维方法，还要注意现象与本质、主要矛盾与次要矛盾、局部与整体的关系，不同疾病可以有相同的征象，即疾病的共性；而每种疾病又有各自特点，即疾病的个性。典型是相对的，而不典型是绝对的。

2.主观思维上易出现的误区

（1）资料不完整、不准确 病史资料不完整，过去的诊治过程不清楚，或有些重要的症状及治疗效果未描述，病理报告、检验结果、辅助检查报告丢失等都可能影响病情的判断。

（2）观察不细致，检验结果出现极大误差 不应观察局部症状未考虑全身因素。对于妇科疾病的患者，尿常规化验有红细胞（+）、脓细胞（+）或白细胞（+）时，应首先除外阴道出血及阴道分泌物对尿液检验结果的影响。

（3）先入为主，主观臆断 过去已有的诊断可能影响诊断思路。例如一位早孕的孕妇出现重度恶心、呕吐，不能进食或进水，尿酮体阳性常规诊断为早孕、妊娠剧吐、酮症酸中毒；但经过对症治疗无明显好转，且出现乏力、黄疸、腹水等体征，查肝功能异常，最后确诊为早孕、急性黄疸性肝炎。

（4）缺乏经验、妄下结论　由于医师经验不足，往往会延误病情或误诊。如一位阴道不规则出血的患者，曾取节育环后做诊断性刮宫，但未及时送病理学检查，出血停止1周后再次出血，最后病理检查确诊为绒毛膜上皮癌。

3.训练临床思维能力的方法

（1）临床资料要完整　问诊全面，查体仔细，必要时做相关的辅助检查，排除干扰因素。

（2）妇科检查要仔细　必要时，需对患者进行检查尤其是妇科检查中的双合诊、三合诊。

（3）知识要全面　除了精通本专业的疾病诊治常规外，也要熟练掌握其他专业相关知识。

（4）排除法　把可能的诊断一一列出，然后逐一排除，最后确定最大可能的诊断。

第2节　病历书写

一、正确书写妇产科门诊病历

（一）妇产科门诊病历书写要求

1.书写要客观、如实、认真

由于妇产科门诊病历是患者最早的原始资料，对分析病情的转归及预后有重要的意义。因此，对于妇产科门诊病历的书写要客观、认真，绝不允许编造、涂改，否则将承担法律责任。

2.字迹要清晰

妇产科门诊病历字迹要工整，不得进行涂改。必须按1964年以后国家公布使用的简体字书写，不得自行造字。

3.妇产科门诊病历的特点

① 首次到医院妇产科就诊的患者，门诊病历首页要逐项填写完整，不能省略，更不能套用他人病历。

② 在描述患者病情时必须使用医学术语。

③ 病历内容应该做到重点突出、文理通顺、语句精炼。

④ 记录时间的方法应与住院病历一致，均采用24h计时法，例如2005年7月3日下午3点40分，应记为2005-7-3，15:40。

（二）妇产科门诊病历具体内容

1.一般项目（按门诊病历首页规定逐项填写）

（1）姓名 必须与身份证名字相同，不能用同音字代替。

（2）性别 男性或女性。

（3）年龄 如实记录患者的具体年龄，成年人不能用"成"字代替。对于不满周岁的患儿，应具体到月份，甚至精确到日期。

（4）单位、职业 单位名称要写全称，并注明单位地址及具体科室，以便随访。职业一栏要写明工种，以判断本次疾病的发作是否与职业有关。

（5）住址 为便于随访，要求详细填写。农村患者的地址应具体到省、市、县、乡（镇）、村，而城市患者的地址应具体到省、市、区、街（路）与门牌号。

（6）药物过敏史 用红笔填写患者过敏的药物名称。注意在询问过程中，一定要仔细、认真地了解过敏史，否则将会对患者造成严重不良后果。

2.主诉与病史

（1）主诉 主诉是指患者就诊时的主要症状及症状所持续的时间。例如，痛经进行性加重5年；子宫内孕足月第1胎，"见红"1天，阴道流水样物2h。

（2）病史

① 现病史是指主要症状发生、发展及演变过程。要求叙述简明扼要、重点突出，注意写明发病起因、时间、性质、演变及主要治疗过程。

② 既往史、个人史、婚姻生育史、家族史应分别另起一段重点叙述。

③ 对每位患者必须询问药物过敏史，以免再用致敏药物而发生过敏反应。

3.体格检查

患者的阳性体征及重要的阴性体征均要正确记录，如心肺检查正常者不得写心肺（－）。

4.辅助检查

医师必须简明扼要地记录化验和各项辅助检查的结果，各种检查报告单应按时间先后，粘贴在门诊病历最后一页的粘贴单上。

5.初步诊断

医师应根据病史及体格检查写出初步诊断，对于一时难以明确诊断者，应写出症状诊断，如"腹痛原因待查""子宫出血"等。

6.处理

凡对患者实施的各项处理措施均应详细记录，具体内容应包括收入院、转科、转院、处方、生活注意事项等。

7.签名

经诊医师要签全名于病历记录内容结尾的右下方，不能只用一个姓代替全名，也不得使用外文或草书。

二、正确书写妇产科急诊病历

对于妇产科急诊患者，医师在询问病史及查体的同时，应嘱护士或助手检查患者的生命体征，包括体温、脉搏、呼吸、血压，同时请心电图室、化验室等相关科室医师进行相应检查。如患者不能说话或对病情表达不清，可由其亲属（了解患者病情的人）代替。妇产科急诊病历应详细记录患者的就诊时间、简明病史、诊断及治疗方案。

三、妇产科住院志书写规范

（一）妇科住院志

1.一般项目

姓名、性别、年龄、职业、民族、婚否、入院日期和时间、病历采集时间。

2.主诉

简明扼要地描述患者出现的主要症状和持续时间。

3.现病史

现病史即从起病到本次住院时，疾病发生、发展和治疗的全过程，包括起病缓急、是否有诱因、主要症状的部位、性质、持续时间和严重程度，与主诉有关的伴随症状出现的时间、特点、演变过程，围绕主要症状按时间先后依次进行描述，特别是与主要症状的相互关系及治疗前后的变化，并对与鉴别诊断有关的阴性症状重点记载。最后描述一般情况，如饮食、大小便、睡眠、体重的变化以及有无发热等。

4.妇科疾病描述要点

（1）是否出现月经失调或阴道出血　应首先询问患者的月经情况，若月经失调，要详细询问月经失调有无诱因，间隔时间及持续时间，频发或偶发，血量多少，有无凝血块及痛经，有无停经，末次月经的时间等；若阴道有不规则出血，则详细询问出现及持续时间、与月经周期之间的关系，出血量多少，有无凝血块，有无烂肉样组织排出，有无接触性出血及有无使用性激素类药物治疗等。

（2）阴道分泌物是否增多　注意发病时间与月经的关系，分泌物的颜色、量、性质、气味以及是否伴有外阴瘙痒。

（3）腹部是否有包块　若腹部存在包块，记录其发生时间、部位、大小、形状、活动度、硬度、生长及速度快慢，是否伴有腹痛、发热及月经异常等症状。

（4）是否出现疼痛　疼痛的发生部位、性质、程度、发作持续时间，有无诱因，是否与月经或体位有关系，是否伴发热、恶心、呕吐等全身反应。

（5）其他　如不孕、贫血、大小便异常等。

5.月经史

应详细询问患者初潮年龄，月经期、色、量、质是否正常，有无凝血块，有无痛经及持续时间和性质，末次月经日期（LMP），异常者还应问清前次月经日期（PMP）以及绝经年龄。

6.婚育史

了解患者婚次及结婚年龄，健康状况，足月产、早产、流产次数和现存子女数（可简化为2-0-1-2或孕3产2），分娩方式，有无产后大出血、产后发热等并发症，是否避孕，采取何种避孕措施及效果。

7.既往史

应询问患者曾患何种疾病，特别是妇科疾病，有无并发症或后遗症，有无急慢性传染病史，有无预防接种史，有无外伤、手术及药物过敏史，有无输血、献血史。

8.个人史

应询问生活居住情况，是否到过疫区、牧区，有无不良嗜好等。

9.家族史

应询问家族成员中有无遗传相关性疾病（如高血压、血友病等）以及传染病（如结核、肝炎等）。

10.体格检查

（1）一般检查　具体内容应包括体温、脉搏、呼吸、血压，必要时测量身高、体重。其他检查项目包括发育、营养、神志、面容、体态、毛发分布等情况，还包括皮肤、淋巴结（特别是左锁骨上淋巴结和腹股沟淋巴结）、头部器官、颈（甲状腺）、乳腺（有无肿块、乳头溢液）、心脏、双肺、腹部、脊柱、四肢情况。

（2）妇科腹部检查

① 视诊　腹部外形是否对称，有无隆起；有无胃肠型及蠕动波，有无瘢痕。

② 触诊　注意是否柔软，有无肌紧张，有无压痛、反跳痛及压痛最明显的部位，有无肿块，并注意肿块大小、活动度、位置、形态、软硬度、表面是否光滑、有无压痛及与体位的关系。

③ 叩诊　有无移动性浊音。

④ 听诊　肠鸣音情况，如为妊娠应听胎心。

（3）妇科检查　包括外阴视诊、阴道检查（双合诊、三合诊检查）及窥阴器检查。检查内容包括以下几方面。

① 外阴发育程度及阴毛多少和分布情况，有无畸形、水肿、炎

症、溃疡、充血、静脉曲张等，前庭大腺有无红肿，会阴有无陈旧性裂伤以及处女膜情况。

② 阴道是否通畅，弹性如何；黏膜颜色是否正常，表面是否光滑；阴道皱襞有无充血、出血点，分泌物的量、颜色、性质、有无臭味；阴道前后壁是否膨出，有无狭窄或畸形，有无触痛及肿物，穹隆是否饱满，有无结节。

③ 子宫颈大小、形状、位置、方向、外口形状、颜色、硬度、活动度，有无糜烂、陈旧裂伤、肿瘤及出血等。

④ 子宫位置、大小（如有增大，按孕月描述）、软硬度、活动度、形状、有无压痛。

⑤ 子宫旁组织的硬度，有无增厚、压痛、肿物。

⑥ 输卵管有无增粗，是否触及肿物，肿物位置，是否活动，与子宫的关系，有无压痛，表面是否光滑。

（4）特殊检查　包括子宫颈刮片、阴道分泌物镜检、阴道脱落细胞检查、妊娠试验、活组织检查、子宫内膜病理学检查、B超检查、子宫输卵管造影、子宫腔镜检查等，以及相关的血液、尿液检查等。

11. 初步诊断

根据患者病史、年龄、查体、化验等做出诊断，依所患疾病的主次逐级写明。

12. 签名及日期

（二）产科住院志

1. 产科住院志的书写要求

（1）必须有入院当日的详细病程记录，具体包括孕产次数、末次月经时间、预产期、主诉、现病史、药物过敏史、输血史、献血史、既往史、体格检查、特殊妇科检查、诊断依据、初步诊断、鉴别诊断及处理等。

（2）有些情况不需写住院志，但须填写产科入院记录表格病历，其中包括生理产科，无合并症的臀位、双胎、巨大胎儿、羊水过多、羊水过少、胎膜早破等，可以阴道试产及拟阴道试产的病历。

（3）有些情况必须写住院志，如住院时产妇存在妊娠高血压、妊娠期肝内胆汁淤积症、胎盘早剥、前置胎盘、妊娠合并内科疾病、妊娠伴发外科疾病；分娩时存在剖宫产的指征，如胎儿窘迫、漏斗骨盆；产后出血、羊水栓塞、子宫破裂、脐带脱垂等须紧急抢救者；异常产褥的患者等。

总之，住院时孕产妇存在较为复杂的病理学情况，需要进行救治或手术干预者，均应在住院24h内填写入院记录表格，同时写住院志。

2.产科住院志格式与要求

（1）病史　一般项目除与妇科病历相同外，还须记述孕产次数、末次月经时间、预产期。

（2）主诉　包括妊娠月数，第几胎，规则或不规则子宫收缩几小时，是否"见红"等主要症状和持续时间。

（3）现病史　询问妊娠经过，其主要内容包括以下几方面。

① 早孕反应　出现的时间、主要表现、是否用药治疗、消失时间；孕早期是否患过风疹、感冒、发热等疾病及诊治经过；是否接触过农药、放射线、毒物等。

② 胎动　第1次胎动时间，有无异常胎动。

③ 妊娠期　有无先兆子痫或子痫的表现，症状出现时间、经过、程度及治疗过程。

④ 妊娠合并症　如心脏病、结核病、肾炎或其他疾病。

⑤ 产道出血情况　诱因、持续时间、出血量，是否伴腹痛及子宫收缩。

⑥ 产兆　何时开始子宫收缩，是否规律，进展情况，有无异常的子宫收缩，是否"见红"、破水。

⑦ 目前情况　饮食、睡眠、大小便等有无异常。

（4）病史　月经史、婚育史、既往史、个人史及家族史（同妇科病历）。

（5）体格检查　一般内容及顺序同妇科病历。

（6）产科情况

① 腹部　腹形、大小（如孕月数）、子宫底位置高低、腹围、胎

方位、胎心、先露部、先露部入盆情况。子宫收缩是否规律，持续时间与间隔时间，性质、强度。

② 骨盆外测量数据。

③ 耻骨弓角度 正常为90°，小于80°为不正常。

④ 肛门指诊情况 如子宫颈消失情况及软硬度，子宫口开大情况，有无子宫颈水肿、先露高低，骶骨、坐骨棘、坐骨切迹及骶尾关节活动度。

⑤ 骨盆内测量数据。

（7）辅助检查 血常规、尿常规、血型、凝血四项、肝肾功能、B超等。

四、妇产科再住院志书写规范

患者如因同一疾病再次住院，须写再住院志。

（1）一般情况 姓名、性别、年龄、民族、婚姻、职业、籍贯。

（2）主诉 随一般情况后记录，不另列标题，记录患者就诊时出现的主要症状及发生、持续时间，并且标明住院的次数及时间。

（3）现病史 内容为自发病后患者历次住院病情演变情况及本次住院情况。历次住院诊治情况应按时间先后重点记述，其内容包括入院日期，住院时的主要病史，阳性体征，辅助检查结果，诊断及主要诊断依据，治疗经过（主要药物名称、用法、时间、效果、是否手术、放疗、化疗等），住院天数，出院时情况，出院诊断及出院后医嘱。若每次住院的主要病情及治疗大致相同，可将历次住院情况归纳总结，重点叙述；但对于病情及诊治有重要变化者，必须详细记述。最后记录本次入院情况，主要为自上次出院后至本次入院前的病情变化，必须记录疾病复发的原因或诱因。

（4）既往史、个人史、月经及生育史、家族史等，除有新的情况应做必要补充外，一般可以省略。

（5）体格检查 格式同住院志，但重要体征的变化必须详细记录。

（6）初步诊断 最后写出初步诊断。

五、妇产科病程记录

1. 首次病程记录

应另起一页书写，第一行正中写明"病程记录"，另起一行注明年、月、日、时。病程记录在日期下一行开始，首行缩2个字距，每次记录内容不论多少，均一段结束，不另起段落。其内容包括如下几方面。

（1）一般项目　姓名、年龄、婚否、主诉及入院时间。

（2）病史摘要　简要概述本次发病及治疗经过。

（3）体格检查　体温、脉搏、呼吸、血压，腹部检查、妇科检查应重点记录。

（4）辅助检查　有诊断意义的辅助检查。

（5）诊断依据　写出主要的诊断依据，如病史、体格检查、辅助检查等。

（6）诊断　初步诊断及鉴别诊断。

（7）诊疗计划　提出进一步检查治疗的目的和理由。

2. 妇产科住院病历中的病程记录

新入院患者前3天应每天记录病程1次，如病情有变化或做特殊处理时，随时记录。3天后病情稳定者，可1～3天记录1次。

病程记录的格式是在前次记录签名的下一行开始写日期，日期下面另起一行记录具体病程。每次病程记录力求简明扼要，并根据患者症状、体征、辅助检查进行客观分析。患者的自觉症状、饮食、睡眠情况，病情变化经过，新症状、体征及并发症的出现等均应密切观察，及时记录，值班医师所做的诊疗也要及时记录。

入院第2天，应写主任查房记录。凡是上级医师对患者病情的分析、提出的诊断及治疗指示等，均要如实摘要记录，不得遗漏，并随时记录执行情况。

辅助检查结果、特殊治疗的效果及反应、医嘱的更改及原因、诊断的更改及依据，向患者及家属交代的重要事项或对病情的解释，都要由患者认可，并且在记录的下一行签字，签字内容可写明"了解病情，配合治疗"等字样。对于一切临床操作，其操作步骤、检查结果、患者对操作的反应情况及注意事项等，均应及时记录。住院时间较长的患者，应定期做出诊治小结。

非急诊手术的患者，术前1天要记录术前病程记录，大致说明手术指征，有无手术禁忌证，术式及所做的术前准备。

六、病历小结

病历小结是对前一时期患者的病情变化、诊治经过及治疗效果的总结。一般若患者住院时间超过1个月，应在每月最后几天写一次病历小结。第1次病历小结应包括患者入院时的情况（主要住院原因、时间、诊断）、住院诊疗情况（症状、体征、辅助检查结果、病情发展变化的经过与治疗情况）、目前状况并确定下一阶段治疗原则。第2次以后的小结，应包括上月情况简单回顾、本月治疗经过、目前状况并确定下一阶段治疗原则，最后由医师签字。

七、手术记录

手术记录应记录患者实施手术的全过程，着重记录手术步骤、术中探查结果、与周围组织的解剖关系、手术切除的范围及依据、是否需要术中冷冻病理学检查，而后进一步决定手术及术式、所用缝线、缝扎方法、钳夹切除部位、引流物的种类、数量及位置。记录关腹或缝合切口前对手术质量做的详细检查，包括血管结扎是否牢固，有无活动性出血，有无活动性渗血，有无异物残留，详细清点纱布、器械情况。详细记录手术过程中患者的病情变化，有无意外发生及其处理，术中输液量，术中出血量、是否输血，尿量、血压、麻醉效果、手术顺利程度。回病房后测量生命体征并记录。

八、术后病程记录

术后病程记录与一般病程记录格式大致相同，即为手术记录的缩写，即患者因某种疾病于某年月日在何种麻醉方式下行何种手术，将术中情况做一总结，要求简明扼要、主次分明，对术中探查情况，术中补液量，术后予以何种治疗，术后诊断等问题应交代清楚，最后医师签名。

术后病程记录无论长短，应在一个自然段中完成，记录时间要及时。术后的前3天至少每天记录1次，有异常情况者应随时进行记录。

第3节　问诊技巧及内容

一、问诊作用

1. 通过问诊确诊

在临床工作中，有相当一部分疾病，仅通过问诊即可基本确诊，如子痫，诊断主要依据是患者或旁观者对当时症状的描述。另外，早孕、异位妊娠、功能失调性子宫出血、子宫内膜异位症等疾病，也可通过问诊确诊。有些疾病，如痛经，即使在发作时到妇产科就诊，阳性体征也不多，如不结合病史，则很难做出诊断，如问诊不详可能造成漏诊或误诊。

2. 作为某些妇科疾病的定性诊断依据

有时，病史可作为某些疾病的定性诊断依据，如炎症多为急性发病，肿瘤或变性疾病多为缓慢发生而进行性加重。

3. 提示病因

由于病痛折磨，导致患者精神紧张，记忆不清，或因患者文化程度有限，对某些症状认识不足，从而不能准确陈述病情的演变过程，甚至遗漏一些重要情节或掺杂许多无关紧要的内容。如阴道出血的患者在当地进行诊治时，已经口服药物，口服何种药物是问诊的关键，如能确定为激素类药物，就可解释出血原因。

4. 掌握病情

有时患者因病痛折磨较为痛苦或病情危重，难以长时间叙述病情，因此，问诊时必须抓住重点。是否能做好这一点，取决于医师对疾病的了解程度，以及对问诊内容和技巧的把握。

二、问诊技巧

1.医师应态度诚恳，和蔼可亲

医师在问诊前应首先进行自我介绍，了解患者的要求与愿望，消除其恐惧心理，增强其战胜疾病的信心。问诊时医师的态度要诚恳、友善，当患者的回答不确切时，要耐心启发患者思考、回忆。

2.无关人员最好回避

由于妇产科的特殊性，可能患者的某些情况不想让别人知道，所以在问诊时，尽量让陪同患者的家属或同事回避。但是，应使患者明白"有病不忌医"的道理，将病情如实反映给医师，医师会保护其隐私。

3.问诊的口气要婉转

例如，因停经50天而就诊的患者，首先要问清患者的具体年龄，是否结婚，以往月经情况，判断其是否怀孕。如果就诊者未婚，应首先询问以往月经情况，月经周期是否规律，还可试问是否有男朋友，有无性生活史，是否伴有恶心、呕吐等反应。严禁开口便问是不是怀孕，以免双方都尴尬。

4.问诊要有条理性

问诊一般由主诉开始，逐步深入进行，有目的、有层次、有顺序地询问。如患者主诉有痛经，应询问痛经的时间、有无规律性、与月经周期的关系等相关问题。

三、问诊注意事项

1.避免诱问和逼问

例如"你每次腹痛都伴有发热、尿频和便意感吗""你难道没有摸到腹部包块长得很快吗"，这些提问方法均不可取，因其可能会诱导患者做出不正确的判断，不利于疾病的诊治。

2.避免重复提问

提问时要注意所提问题是否有目的性、必要性和系统性。医师应全神贯注地倾听患者回答，不应对某一个问题重复提问，这样会降低患者对医师的信心和期望。

3.避免使用患者难以理解、有特定意义的医学术语

对于没有医学知识的患者来说，医学术语是难以理解的。如里急后重、子痫、隐血等。

4.及时核实患者陈述中不确切或有疑问的情况

问诊过程中，应及时核实患者陈述中不确切或有疑问的地方，以确保病史资料的真实度。

四、问诊的内容

问诊的内容即住院病历所要求的内容，包括一般项目、主诉、现病史（起病情况与患病时间、主要症状的特点、病因与诱因、病情的发展与演变、伴随症状、诊治经过、病情中的一般情况）、既往史、个人史、婚姻史、月经史、生育史和家族史等。

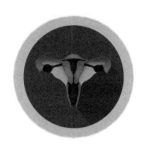

第3章
妇产科工作应知应会

一、正确制订妇产科诊疗计划

诊疗计划即对每位患者所患疾病的诊断与治疗计划。对入院时已明确诊断者，应制订定详细的治疗计划；对于未明确诊断或部分未明确者，在制订诊断计划的同时，应予以相应的治疗措施。

1. 诊断计划具体内容

（1）明确患者需要做哪些进一步的检查，包括上级医师对患者实施的检查，实验室检查及其他辅助检查。

（2）是否需要请相关科室或专家会诊。

（3）是否需要等待病理学检查结果。

2. 治疗计划具体内容

（1）抓住主要疾病　在治疗过程中，首先要考虑针对威胁患者生命的疾病或主要疾病的病因进行治疗。

（2）手术治疗　确定是急诊手术还是择期手术。

（3）对症治疗　如退热、镇痛、降压、解痉、利尿等。

（4）支持疗法　如使用维生素、能量合剂、白蛋白及少量输血等。

（5）防治并发症　例如孕35周胎膜早破者，若超过12h，应给予抗生素预防感染；地塞米松每日10mg，用2天，以促使胎儿肺成熟。

（6）实验性治疗　妊娠未满37周的先兆早产，给予硫酸镁5.0g加入5%葡萄糖500ml中静脉滴注；口服沙丁胺醇（舒喘灵）4.8mg，每8h 1次，以抑制子宫收缩。一旦孕妇在治疗中出现子宫收缩规律，伴子宫口扩张，胎先露部下降，则应立即停止上述治疗，准备接生。

3.诊疗计划的实施

诊疗计划是通过医嘱实施的，医嘱即医师对患者疾病实施诊治的具体方法的记录，分长期医嘱和临时医嘱。

（1）长期医嘱 即每日给予的护理、饮食、宣教，药物的用法及剂量、处置等。要写明日期及时间，由医师与护士共同签字。生理产科长期医嘱示范如下（图3-1）。

×× 市 ×× 医院

长期医嘱单 　　　　　　科 别 产科

姓名 王×× 病室 903 床号 5 床 住院号 0600001

开 始					停 止			
日期	时间	医 嘱	签名		日期	时间	签名	
			医师	护士			医师	护士
2006. 1. 1	9：10	产前护理常规	王×	张×				
		Ⅱ级护理	王×	张×				
		普通饮食	王×	张×				
		注意子宫收缩及胎心	王×	张×				
		左侧卧位	王×	张×				
		听胎心每2h 1 次	王×	张×				
		自测胎动每日3 次，每次1h	王×	张×				
		住院诊查每日2 次	王×	张×				
		测血压每日2 次	王×	张×				
		健康咨询	王×	张×				
		健康教育	王×	张×				
		主任医师查房每周2 次	王×	张×				

图 3-1 生理产科长期医嘱示范

（2）临时医嘱 是需护士立即执行的操作及治疗。包括各项化验及其他辅助检查，各项操作、处置及临时治疗。

二、病例讨论

1.讨论前的准备工作

（1）全面复习病历，并查阅资料，掌握相关疾病的知识。

（2）分析病例　探讨诊断、鉴别诊断和诊治用药是否及时合理，有哪些欠缺，需要做哪些补充。

（3）提出问题　带着问题参加讨论，做到有的放矢，提高讨论效果。

2.讨论过程中的注意事项

在病例讨论过程中，要认真思考、主动发言，提出问题及个人看法，并提出论点和论据，由点到面展开，再由面到点深入论述，并认真记录。

三、如何签发医学文件

在临床诊疗过程中，有很多医学文件需要向患者签发，如出生医学证明、诊断证明及病危通知书等。医学文件具有真实性、科学性，同时具有法律效用。所以在签发医学文件时，必须客观、如实地填写，要求字迹清晰、内容完整。

1.签发出生医学证明

出生医学证明是指对于在产科分娩出活产婴儿的产妇，在出院时或产后复查时，需要签发的医学文件，是婴儿在该医院出生的证据。出生医学证明的具体内容包括：产妇的孕周、产次，婴儿性别、出生时间、分娩方式及新生儿体重、评分等。另外，产妇出院时应被告知准备好医院的诊断证明、夫妇双方身份证、出院结账单、婴儿的姓名（不能再更改），并复印在一起，到该院门诊开具出生医学证明，并到医务科盖章后方可生效。

2.签发诊断证明

（1）门诊患者的诊断证明　包括姓名、性别、年龄、诊断名称及已经或需要采取的治疗、处理意见（是否需要休息及时间、禁性生活时间、复诊时间）等。

（2）住院患者的诊断证明　包括姓名、性别、年龄、住院号、出院诊断、手术名称、病理学诊断及出院医嘱（需休息的时间、禁性生活及盆浴的时间、出院后有何注意事项等）等。

诊断证明须由主管医师及上级医师共同签字，加盖印章，并到医务科盖章后方可生效。诊断证明一式两份，一份交患者，另一份留底备查。

3.填写病危通知书

病危通知书是在患者病情危重时签发的，并且需要家属签字。病危通知书的具体内容包括姓名、性别、年龄、住院号、科别、病情简介及详细诊断等。一式三份，一份交医务科，必要时组织全院会诊，确定诊断并决定治疗方案；一份交患者家属，并详细交代病情，包括疾病的诊断、并发症、可能发生的情况及转归等，以取得家属的理解及配合；第三份留在病历中保存。

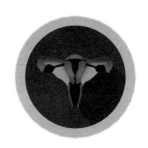

第4章
妇产科规章制度

一、妇产科住院医师职责

（1）在科主任和上级医师指导下，根据医师工作能力、年限不同，负责相应数量患者的医疗工作。新毕业的医师实行3年24h住院医师负责制，担任住院、门诊、急诊的值班工作。

（2）对患者进行检查、诊断、治疗，写医嘱，并检查其执行情况。同时，还要做一些必要的实验室检验和放射线检查工作。

（3）对于新入院患者的病历，一般应在患者入院后24h内完成。住院医师应检查和校正实习医师的病历记录，并负责患者住院期间的病程记录，及时完成出院患者的病案小结。

（4）向主治医师及时报告诊断、治疗上的问题以及患者的病情变化，提出需要转科或出院的意见。

（5）住院医师对所管患者应全面负责，在下班前做好交班工作。对需要特殊观察的重症患者，以口头方式向值班医师交班。对所管患者每天至少在上午、下午各巡诊一次。上级医师查房（巡诊）时，应详细汇报患者的病情和治疗意见；请其他科会诊时，住院医师应陪同诊视。

（6）认真执行各项规章制度和技术操作常规，亲自操作或指导护士进行各种重要的检查和治疗，严防差错事故。

（7）认真学习、运用国内外的先进医学技术，积极开展新技术、新疗法的临床应用，参加科研工作，及时总结经验。

（8）随时了解患者的思想、生活情况，征求患者对医疗护理工作的意见，做好患者的思想工作。

二、危重患者抢救报告制度

妇产科危重患者的抢救要做到争分夺秒、有序不乱。

（1）应由主治医师或值班医师和护士长组织抢救工作，重大抢救应由科主任或院领导参加组织，所有参加抢救人员要听从指挥、分工协作。

（2）抢救工作中遇有诊断、治疗、技术操作等方面的困难时，应及时请示，迅速予以解决。一切抢救工作要做好记录，所记内容要做到准确、清晰、完整，并记录执行时间。

（3）医护之间要密切合作，口头医嘱护士须复述一遍，经医师确定无误后，方可执行。

（4）各种急救药物的安瓿，输液、输血后的空瓶，用完后集中放在一起，以便查对。

（5）抢救物品使用后要及时归还原处，注意随时清理补充，并保持整齐清洁。

（6）对于新入院或病情出现突变的危重患者，应及时电话通知医务处（科）或总值班室，并填写病危通知书。

（7）危重患者最终抢救结果，应电话报告医务科。

三、死亡报告制度

（1）住院患者死亡后，应及时报告医务科，并在24h内填写死亡报告单（一式三份），一份送交医务科，一份存入病历，一份交患者家属或单位。

（2）由于治疗、护理失误或工作人员失职而直接或间接造成患者死亡时，须马上报告医务处（科）或总值班室。科主任负责组织全科认真分析讨论，并将结论性意见以书面形式报医务处（科）。

（3）涉及刑事案件或纠纷的人员死亡后，需及时报告院领导。

四、病历书写制度

（1）病历记录应使用钢笔书写，力求语句通顺、完整，语言简练，用词准确，字迹清楚、整洁，不得删改、倒填、剪贴，医师应签全名。

（2）病历一律使用中文书写，但对于无正式译名的病名或药名可以例外。诊断、手术应按疾病和手术分类名称填写。

（3）门诊病历书写要求

① 门诊病历内容应简明扼要，患者的姓名、性别、年龄、职业、籍贯、工作单位或住所由挂号室填写。主诉、现病史、既往史，各种阳性体征和必要的阴性体征，诊断或印象诊断及治疗、处理意见等均需记载于病历上，由医师书写并签字。

② 两次就诊之间的间隔时间过久或因与前次不同的疾病就诊的患者，一般都应与初诊患者相同，需要写清检查所见和诊断，并写明"初诊"字样。

③ 每次诊察后，均应填写日期，急诊病历则应填写具体时间。

④ 请求其他科室会诊时，应将请求会诊的目的及本科初步意见在病历上填写清楚。被邀请的会诊医师应在请求会诊的病历上填写检查所见、诊断和处理意见，并签字。

⑤ 门诊患者需要住院检查和治疗时，由医师签写住院证，并在病历上写明住院的原因和初步印象诊断。

⑥ 对转诊患者，门诊医师应负责填写转诊病历摘要。

五、妇产科查房制度

（1）主任医师或主治医师查房，应有住院医师、护士长和有关人员参加。主任医师查房每周 1～2 次，主治医师查房每日 1 次，查房一般在上午进行，住院医师对所管患者每日至少查房 2 次。

（2）对危重患者，住院医师应随时观察病情变化并及时处理，必要时可请主治医师、科主任、主任医师及时对患者进行相关检查。

（3）查房前医护人员要做好相关准备工作，如病历、X线片、各项有关检查报告及所需的检查器材等应准备齐全。由经治的住院医师报告简要病历、当前病情并提出需解决的问题，主任医师或主治医师可根据情况，进行必要的检查和病情分析，做出肯定性的指示。

（4）住院医师查房要求重点巡视病情危重、疑难、待诊、新入院、手术后的患者，同时巡视一般患者，检查化验报告单、分析检查结果、提出进一步检查或治疗意见；检查当天医嘱执行情况，给予必要的临时医嘱并出具次晨特殊检查的医嘱；检查患者饮食情况，主动征求患者对医疗、护理、生活等方面的意见。

六、妇产科会诊制度

凡遇疑难病例，应及时申请会诊。会诊制度可分为以下6种。

（1）科内会诊　由经治医师或主治医师提出，科主任召集有关医务人员参加。

（2）科间会诊　由经治医师提出，上级医师同意，填写会诊单邀请其他科室医师进行会诊。应邀医师一般要在2天内完成会诊，并写会诊记录。如需专科会诊的患者，可依病情转到专科进行检查。

（3）急诊会诊　遇到急诊会诊时，被邀请的人员必须随请随到。

（4）院内会诊　由科主任提出，经医务科同意，并确定会诊时间，通知有关人员参加。一般由申请科的科主任主持，医务科必须参加会诊。

（5）院外会诊　本院一时不能诊治的疑难病例，由科主任提出，经医务科同意，并与有关单位联系，确定院外会诊时间。应邀医院应指定主任医师或主治医师前往会诊，会诊由申请院外会诊的科室的科主任主持。必要时，携带病历陪同患者到院外会诊，也可将病历资料寄发有关单位，进行书面会诊。

（6）科内、院内、院外集体会诊　经治医师要详细介绍病史，做好会诊前的准备和会诊记录。会诊中，要详细检查，明确提出会诊意见。主持人要认真组织实施，并进行小结。

七、妇产科病例讨论制度

病例讨论的目的在于尽早明确诊断，制定最佳治疗方案，确保临床诊疗和病理学检查质量，争取好的疗效，明确死亡原因，审查诊断是否正确、治疗及护理是否及时妥当，分析其中存的问题与不足，以便提高治疗抢救成功率，降低临床病死率。

1.临床病例讨论会

（1）医院应选择适当的在院或已出院（或死亡）的病例举行定期或不定期的临床病例讨论会。

（2）临床病例讨论会可以由一科举行，也可以由几科联合举行，与病理科联合举行时，称"临床病理讨论会"。

（3）每次临床病例讨论会时，必须事先做好准备，主治的科室应将有关材料加以整理，尽可能写出书面摘要，事先发给参加讨论的人员。

（4）会议由主任医师或主治医师主持，负责介绍有关病情、诊断、治疗等方面的内容，并提出分析意见，病历由住院医师报告，会议结束时由主持人进行总结。

（5）临床病例讨论会应有记录，可以全部或摘要归入病历内。如手术病例的讨论应包括诊断依据、处理意见、会诊理由及专家发言、结论等。

2.术前病例讨论会

对重大、疑难及新开展的手术，必须进行术前讨论。由主任医师或主治医师主持，手术医师、麻醉医师、护士长、护士及有关人员参加，制定出手术方案、术后观察事项、护理要求等情况，并将讨论内容记入病历。一般手术也要进行相应的讨论。

3.死亡病例讨论会

一般应在患者死亡后1周内召开，对于特殊病例应及时讨论。尸体检查病例，待病理学报告后进行，但不迟于2周，会议由科主任主持，医师、护士和有关人员参加，必要时，请医务科派人参加，将讨论情况记入病历。

八、转院、转科制度

（1）医院对于因技术和设备条件有限，而不能诊治的患者，应及时转院进行治疗。

（2）转院时，应将病历摘要随患者带至转入医院。如考虑患者转院途中可能加重病情或导致死亡，应留院处理，待病情稳定或度过危险期过后，再行转院。较重患者转院时，应派医护人员护送。

（3）患者转科须经转入科会诊同意。转科前，由经治医师开转科医嘱，并写好转科记录，通知住院处登记，按联系的时间转科。转出科需派人陪送患者到转入科，并向值班人员交代患者的有关情况。转入科写转入记录，并通知住院处和营养室。

九、妇产科医师值班、交接班制度

（1）在非办公时间及节假日，须设有值班医师，可根据工作量的大小适当增减人员。

（2）每日下班前，值班医师到科室接受各级医师交办的医疗工作。交接班时，应先巡视病室，了解危重患者的情况，并做好床前交接。

（3）妇产科值班医师在下班前，应将危重患者的病情和处理事项记入交班簿，并做好交班工作。值班医师应做好危重患者的病程记录和医疗措施记录，并将这些记录内容简明扼要地记入值班日志。

（4）值班医师负责各项临时性医疗工作和患者临时情况的处理，对急诊入院患者，应及时进行相关检查并填写病历，还要给予必要的医疗处置措施。

（5）值班医师遇有疑难问题时，应请经治医师或上级医师进行处理。

（6）值班医师夜间必须在值班室留宿，不得擅自离开；如有事离开时，必须向值班护士说明去向。

（7）值班医师一般不脱离日常工作，如因抢救患者未休息，应根据情况给予适当补休。

（8）每日清晨，值班医师应将患者情况重点向主治医师或主任医师报告，并向经治医师交代危重患者情况及尚待处理的工作。

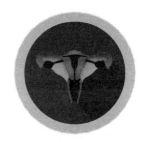

第5章
医患沟通与交流

医患关系是以医疗职业为基础、以道德为核心、以法律为准绳，在医疗实践活动中产生与发展的一种重要的人际关系。医患关系通常表现在技术层面和非技术层面，随着医学模式转化为生物社会心理模式。医患关系中的非技术层面，包含医患双方交往中的社会、心理、法律等关系，越来越受到重视。

第1节　医患沟通技巧

一、倾听的技巧

1.倾听时的注意事项
（1）准备好充足时间倾听对方的谈话。
（2）在沟通过程中集中注意力。
（3）在交谈过程中，不要打断对方的谈话。
（4）不要急于判断事情的是非。
（5）注意非语言性沟通行为的使用。
（6）仔细体会患者谈话内容的"弦外音"，了解对方的主要意思和真实内容。

2.表示全神贯注倾听的注意事项
医务人员为了表示自己在全神贯注倾听患者的谈话，应做到以下7点。
（1）与对方保持合适的距离。

（2）保持舒适的体位和姿势。

（3）保持眼神交流。

（4）避免体现分散注意力的动作，例如看表、接听移动电话，做任何不安心的小动作等。

（5）不打断对方谈话或转换话题。

（6）不评论对方所谈内容。

（7）轻声说"嗯""是"或点头等，表示你接收到对方所述内容，并希望他能继续说下去。

3. 对患者意图的检查方法

在用心倾听、观察非语言行为和试图理解患者所述内容之后，为了核查你的理解是否准确，是否与对方表达的一致，可采用以下方法。

（1）复述

① 将对方的话重复叙述一遍，重点复述关键内容，并不加任何判断。如对方说"我头痛、头晕"，你可说"你头痛、头晕，是吗？"

② 用不同的句式复述对方的话，但要保持原句的意思。例如对方说"我45天没有来月经了，今晨突然肚子疼，月经也来了。"你可改述为"突然下腹痛，阴道有少量出血，是吗？"

（2）澄清　将一些模棱两可、含糊不清、不够完整的陈述弄清楚，也可试图得到更多信息。在澄清时，常用"我不完全了解你所说的意思，能否告诉我……""您的意思是……"等句式。

（3）小结　用简单总结的方式将患者所叙述的内容重复一遍，在核实时应有意停顿，以便对方及时纠正或明确一些问题。

（4）反应　将部分或全部沟通内容反馈给对方。焦点是将交谈者的"言外之意，弦外之音"挑明，使对方进一步明确自己的真实感受。反应需要一定的技巧，除了仔细倾听和观察对方情感（非语言性表现）外，选择最能代表其含义和情感的词句，避免使用固定的词句或陈词滥调。

二、非言语沟通技巧

1. 重视第一印象

医务人员服饰整洁、态度和蔼，会使患者感到亲切可靠。

2.举止端庄

医患接触时，患者首先感受到医生的举止、风度、语言等外在表现，良好的行为举止可使患者对医师产生尊敬与信任，增强战胜疾病的信心。

3.目光接触

对医师来说，一方面要善于发现目光接触中的信息，感觉患者的反馈信息，予以正确理解；另一方面，要善于运用目光接触反作用于患者，使其受到鼓励和支持，促进与对方良好的交往。目光接触还可以帮助谈话双方的话语同步，使双方思路保持一致。

男医师在注视女性患者时，应注意视线的范围，切忌目光游移不定，以免引起误解。与患者保持目光交流，维持目光接触是必要的，但长时间地盯视，也不太礼貌。在临床上，医生和患者交谈时，要用短时间的目光接触来检验自己所说的话是否被患者接受，判断对方的心理状态。无论医务人员交际时的心情如何，就诊患者的身份如何，目光语所体现的内涵都应当是庄重、友善和亲和的，被情绪化了的目光语，如烦躁、抑郁、生气以及鄙视、奉承等应当避免。充分理解并能熟练运用目光接触，是医护人员进行良好医患沟通的基本功。

4.面部表情

面部表情变化是医师获得病情信息的重要来源，也是了解患者内心活动的镜子。由于面部表情具有变化快、信息多和可控制的特点，给判断带来一定困难，需要综合其他信息进行分析。医师不但要善于识别、解读患者的面部表情，还要善于控制自己的面部表情。医护人员面对患者的表情是以职业道德为基础的，当然也与个人性格及表达习惯有关。常用的面部表情是微笑，微笑是最美好的语言，是进行良好医患沟通的关键。医务人员的微笑既是自身良好形象的体现，又是尊重和体谅患者的重要体现。

患者就诊时，由于身体不适或不知所患何病，常处于紧张状态，如果遇到的医师面无表情，就会产生很大的压力，甚至产生抗医心理，从而延误治疗时机；如果医师面带微笑、态度诚恳，可促使患者轻松就医，从而使疾病得到及时诊治。

5.体姿

在医患交流过程中，医师与患者之间一般都是面对面进行交流，医师的体姿语时刻被患者"阅读"和理解。因此，医务人员应充分了解身体姿势的含义，引导会谈的方向，控制节奏，理解、体谅患者并及时纠正其不良心态，以利医患之间有效沟通。体姿语可分为坐姿语、立姿语和步语。

（1）坐姿语　坐姿语是通过各种坐姿表达信息的语言。好的坐姿是上身挺直，两肩放松，双膝并拢，双手视需要放在膝盖或桌椅之上。医务人员在工作岗位上，一般要选得体、文雅的社交坐姿，给患者以良好的印象。

（2）立姿语　立姿语是通过人站立时的各种姿势来传递信息的语言。医务人员站立时，应有符合职业要求的站姿。

（3）步姿语　步姿语是以人的行走姿势来传递信息的语言。参与步姿变化的有步幅、步速、步态等。

6.手势

手是人体传情达意的重要器官，手势可以传递比较复杂的情感，可以独立进行思想交流。手势语在伴随语言发挥作用时，可以使情感表达强烈，对事物的描绘更加形象生动。

三、言语沟通技巧

1.善于引导患者谈话

医务人员是否具有同情心，是患者是否愿意与其交谈的关键。如果患者不能从医务人员那得到同情和理解，就很难主动提供自己对病情的理解，使医务人员失去宝贵的临床资料。医务人员对谈话内容表示感兴趣，是促使谈话成为可能的前提，特别是在与沉默寡言的患者交谈时，一方面要注意找寻患者感兴趣的事件，另一方面在谈话开始时，对任何话题都要表现出相当的兴趣。

2.开放式的谈话

开放式的谈话，就是让患者不能用是或否的答案结束提问，如当患者说"大夫，我头疼。"时，医生应避免"吃片去痛片吧"这样的回答，最好说"哦，怎么个痛法，什么时候开始的？"这样可从患者的回答中继续提问。

3.重视反馈信息

对患者提供的内容，医务人员应通过某种方式把所理解内容及时反馈给患者，如及时地点头，适时应答"哦，对"，或目光接触、简单发问等。

4.谈话态度认真

与患者交谈时，如果听者心不在焉，或随便中断谈话，或随意插话都是不礼貌的，听话时医务人员应集中注意力，说话时要使用患者所能理解的词语。

5.处理好谈话中的沉默

患者在谈话中如果出现沉默，有以下4种情况。

（1）故意沉默，这是在寻求医师或护士的反馈信息，以证实自己所提供的信息是否是医务人员感兴趣的，这时，医务人员应给予一般性插话或引导。

（2）突然从自己的谈话中想到了另外的一些事情，这时医务人员最好重复患者刚刚提到的内容，引导患者按照原来的思路说下去。

（3）有难言之隐。

（4）思路进入自然延伸的意境，可适时提问打破沉默。

6.保护患者隐私

在妇科门诊时，有时会见到一群人围着医生，津津有味地听着其中一位患者在讲述病情的现象，患者往往感到难为情，应尽量避免此类事情的发生，绝对保护患者隐私。

第2节　医生与患者的相处之道

一、了解患者的需要

患者希望有一种针对自身的服务，要求医师全神贯注专心致志地为自己进行诊断治疗。快捷且准确地为患者进行诊断、尽可能减少各种检查的时间、尽快使患者康复，是判断一家医院、一位医师水平的标准。

因为患者对自己所患疾病有知情权，所以医师要向患者通报病情和诊治措施，以及可能出现的问题，以便调动患者主观的抗病能力和配合医疗的自觉性。当然，对于一些恶性肿瘤患者，可以对患者做一些善意的隐瞒。

二、切忌"以我为中心"

在行医过程中，医师切忌"以我为中心"，而不体会患者的心理、困难和痛苦。否则，轻者，患者对医务人员的态度不满意；重者，影响整个治疗效果。医师不应将工作人员内部的矛盾、上下级之间的矛盾随意暴露给患者，甚至将医疗诊断中的分歧意见向患者或家属公布等。

三、讲究语言艺术

医师的语言对患者的心情乃至病情都会有很大的影响，所以，医师、护士在与患者打交道过程中，应该重视语言艺术、沟通技巧。有人调查，医院每年受理的患者投诉80%以上是由于医患沟通不够引发的，因此，医务人员在讲话过程中稍加注意，即可大量避免医患纠纷。交代病情时，患者能承受的，医师就应如实告知；反之，应根据患者的心理承受能力区别对待。交代病情时，医师的语气要温和、委婉，不要因交代病情而把患者和/或家属吓倒而拒绝手术或进一步治疗。如实向患者或家属介绍病情，同时还要让患者欣然接受治疗，这就是语言艺术。

四、取得患者信任

医务人员在患者的心目中应该是高尚、纯洁、可以信赖的，患者信任医师，是对疾病的一种精神治疗。在诊治疾病过程中，有时患者需要忍受巨大的精神及肉体上的痛苦，只有得到患者信任，他们才能安心接受医务人员的检查和治疗。要想得到患者的信任，首先在仪表要让人感到端庄、利落，另外，谈吐、态度要和蔼、热情而又不失分寸。当然，最重要的还是医师的医术是否高明，这需要医务人员全身心地投入医学事业，不断积累经验，善于学习、勇于创新。

第6章
防范妇产科医患纠纷

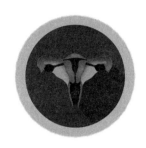

在治疗过程中，医患双方往往由于对于某一问题的处理、认识角度不同，而发生争议，即所谓的医患纠纷。若要有效地防范、处理医患纠纷，就要求临床工作者，从患者入院之时起，在医疗处置各个步骤中，严格遵守相关医疗卫生管理法规、行政法规及诊疗护理常规，小心实施应做的事项。

一、详细交代病情

作为医疗机构中的医务人员，在接诊患者后，应当及时将患者病情、要采取的处理措施、相关医疗风险等情况，如实向患者及亲属交代，并及时解答他们所提出的问题。

在产科中，孕妇在住院后，就要及时向其交代在分娩过程中，绝大多数正常孕妇可以顺利分娩，但是，也可能出现一些意外情况。

避免由于意外而发生医患纠纷的措施如下。

（1）使孕妇及家属明白，分娩过程是一个复杂的、不断出现变化的过程，可能因任何意外导致难产等情况的发生。一般孕妇入院后，对于自己能否顺利分娩，以及分娩过程中遇到的风险是没有意识到的，这就要求医师在孕妇刚入院时，就将一切详细交代，以取得孕妇的理解及配合。

（2）若孕妇为子痫前期（重度），则随时可能出现心脑血管意外、胎盘早剥、胎儿宫内窘迫等并发症，这些并发症严重时可危及孕妇及胎儿生命。尽管医务人员采取相应的医疗措施及治疗手段，但仍不能完全避免，应详细告知患者及家属，使其明白并发症的发生只是疾病的发展过程，而非医疗延误或者医疗事故。

（3）当估计孕妇可能生产巨大胎儿时，在产程中，有可能因胎儿巨大、胎肩难以顺利娩出导致臂丛神经损伤、骨折等情况发生，这就需要医务人员详细交代后果，给予相关建议，并详细记载患者对于建议是否认可，以免发生不必要的纠纷。

（4）在产科行剖宫产手术时，有可能遇到意外。如胎盘植入可能导致子宫切除；羊水栓塞、弥散性血管内凝血（DIC）可导致不可控制的出血及晚期产后出血，必要时需切除子宫；还有麻醉意外、感染、手术切口液化、愈合不良、产后尿潴留、肠麻痹、新生儿畸形等。

（5）在引产过程中，有可能出现羊水栓塞，虽积极抢救，但仍可出现弥散性血管内凝血，导致不可控制的大出血，最终危及生命。对于这一点，在引产手术前应详细告知孕妇。

（6）对于一些年轻未生育过的异位妊娠患者，需在术前向患者及家属交代术中因病情需要可能会切除一侧输卵管，术中要及时通报切除输卵管的必要性，以取得患者及家属理解，避免日后出现医患纠纷。

（7）在妇科中，行恶性肿瘤手术之前，对于手术预后、术中切除的范围、切除器官以及邻近器官损伤的估计，要全面交代清楚。使患者及家属有充分的思想准备，如宫颈癌手术中可能造成输尿管损伤、膀胱损伤、术后膀胱功能障碍等。

（8）对于麻醉中存在的风险，尤其是有高血压、脑血栓等心脑血管病病史的患者，应详细向患者及家属交代发生心脑管意外、昏迷以及进入植物人状态的可能。

（9）病危患者在积极抢救的同时，应该及时向家属交代病情的危重程度，并以书面形式向家属下达病危通知书，使家属有充分思想准备，避免因不理解病情的危重程度，而产生"不能接受"的行为及过激情绪。无论家属对死亡原因有无争议，都应与家属协商进行尸检，并在尸检前签字。

（10）目前，人们对生活质量的要求越来越高，对于一些手术的指征，应严格掌握，并向患者及家属交代清楚，以取得理解与认可。

（11）当患者病情发生变化时，应及时与患者及家属沟通，以使所采取的医疗措施得以实施。如子痫前期（重度）的孕妇，经过一段时间治疗后，其病情不允许继续妊娠，需要引产或剖宫（腹）产终止妊娠，施术前应及时与患者及家属沟通，讲明利害关系，并请患者及家属签字表示认可。

（12）在妇科手术中，当开腹后发现与术前诊断不符时，应及时告知家属，需切除的病变器官也要向家属交代清楚，请家属签字认可，以免医疗措施是正确的，但因"缺失器官"而产生纠纷。

二、详细记录病历

主管医师要仔细观察患者病情的细微变化。对于病历的书写要求清楚、准确、完整、及时、全面、真实。

三、态度和蔼

在向患者交代病情时，避免使用简单、生硬的语句。妇产科历来是一个繁忙、紧张、工作量大的科室，但无论怎样忙碌，对待患者的态度一定要和蔼。

四、严格遵循相关的医疗常规

在进行检查、治疗时，医师一定要严格遵循相关的医疗护理常规，避免给患者、家属带来不必要的痛苦。这需要医师有精湛的医术、勤奋好学的精神以及对患者认真负责的态度，使患者及家属对医师的治疗措施心服口服。

总之，只要主管医师在诊治活动过程中，能够做到细心、周到地交代病情，密切注意患者病情变化，及时与患者及家属沟通，将患者病情变化、诊治、会诊结果及时记录，并且能严格遵循相关的医疗常规操作，就能最大限度地防范医患纠纷。

第二篇
妇　科

第7章
外阴上皮内非瘤样病变

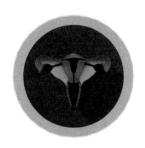

外阴上皮内非瘤样病变为外阴色素减退性疾病，是指女性外阴皮肤和黏膜组织发生变性及色素改变的一组慢性疾病，因病变部位皮肤黏膜多呈白色，故又称外阴白色病变。本章主要讨论妇科临床常见的白色病变，包括外阴硬化性苔藓和外阴慢性单纯性苔藓。

第1节　外阴慢性单纯性苔藓

外阴慢性单纯性苔藓（lichen simplex chronicus）是以病因不明的棘层细胞良性增生、外阴瘙痒为主要症状的外阴疾病，是最常见的外阴白色病变，可分为原发性和继发性两种，前者又称特发性，后者可继发于硬化性苔藓、扁平苔藓或其他有关外阴疾病，和慢性摩擦或搔抓刺激有关。

一、病史采集

（1）现病史　患者就诊时应仔细询问有无外阴瘙痒、时间、诱因，有无阴道分泌物异常、量、颜色和气味异常。起病前外阴有无接触过敏物质，外院诊断治疗情况，疗效如何。

（2）过去史　既往有无类似病史，有无滴虫、念珠菌感染，有无糖尿病或泌尿系统疾病及全身慢性疾病（如贫血、肝炎等）等，有无药物、食物过敏史等。

（3）家族史　家族中有无类似病史。

二、体格检查

注意外阴皮肤黏膜的色泽、范围、硬度、弹性，有无皲裂、溃疡，注意白带的性状并进行盆腔内检查。

三、辅助检查

阴道分泌物查滴虫、念珠菌，尿常规，血糖，宫颈刮片，必要时于外阴（皮肤黏膜增厚、皲裂、溃疡、隆起、结节处）取活检除外恶变，尤其是经治疗不愈者。

四、诊断

1. 诊断要点

（1）外阴瘙痒　为此病的主要症状，患者多难以忍受而搔抓，搔抓进一步加重皮损。

（2）外阴色素减退　起病时病变部位稍隆起，呈暗红色或粉红色，间有白色区。进一步可发展为界限清晰的白色斑块，常对称性累及大小阴唇、阴蒂包皮、阴唇后联合及肛门周围。

（3）妇科检查　见外阴色素减退，常多发性或对称性累及大阴唇、阴唇间沟、阴蒂包皮、阴唇后联合等处。病变早期皮肤暗红或粉红，角化过度则呈白色。由于长期搔抓和摩擦，皮肤增厚似皮革、粗糙、隆起，色素增加，皮肤纹理明显，出现苔藓样变，严重者有抓痕、皲裂、溃疡。如溃疡长期不愈，特别是有结节隆起时，应警惕局部癌变，应及早活检确诊

（4）病理检查　为主要的确诊依据。为明确有无外阴上皮内瘤变（VIN）或癌变。应选择不同部位多点活检，应在色素减退区、皲裂、溃疡、硬结或粗糙处多点取材。活检前先以1%甲苯胺蓝涂抹局部皮肤，干燥后用1%醋酸液擦洗脱色，在不脱色区活检。

（5）阴道分泌物检查　伴有阴道分泌物增多者，应查阴道分泌物排除滴虫、念珠菌感染。

（6）尿糖、血糖检查　外阴皮肤对称性发红、增厚，伴有严重瘙痒但无分泌物者，应考虑为糖尿病所致的外阴炎，检查尿糖、血糖可以

明确诊断。

2.鉴别诊断

本病需与特异性外阴炎、白化病、外阴上皮内病变及癌、白癜风、糖尿病相鉴别。

五、治疗

1.一般治疗

选用宽松透气的衣物，以棉织物为佳。饮食宜清淡，忌烟酒及辛辣刺激食品。保持外阴清洁皮肤清洁干燥，局部忌用刺激性药物或肥皂清洗及搔抓。

2.局部治疗（可选择以下一种处方）

处方一　1%氢化可的松软膏　局部外用　tid或qid

处方二　0.025%氟轻松软膏　局部外用　tid或qid

处方三　0.01%曲安奈德软膏　局部外用　tid或qid

【说明】治疗目的主要在于控制局部瘙痒，一般均主张采用糖皮质激素局部治疗。若长期连续使用高效糖皮质激素类药物，可导致局部皮肤萎缩，故当瘙痒基本控制后，即应停用，改用作用较轻微的氢化可的松软膏每日1～2次继续治疗。在局部涂药前可先用温水坐浴，每日2～3次，每次10～15min，以暂时缓解瘙痒症状，并有利于药物吸收。

3.全身用药

（1）镇静药

处方一　地西泮（安定）　2.5mg　po　tid

处方二　苯巴比妥（鲁米那）　0.1g　po　qd

【说明】用于精神紧张者或外阴瘙痒以致失眠者。

（2）脱敏药

处方一　氯苯那敏　4mg　po　bid

处方二　异丙嗪　25mg　po　bid

处方三　苯海拉明　25mg　po　bid

【说明】瘙痒症状明显者，可用脱敏药。

4.物理治疗

对缓解症状、改善病变有一定效果，但有复发可能。

（1）激光治疗　一般采用CO_2激光或氦氖激光治疗。激光破坏深达2mm的皮肤层即可消灭异常上皮组织和破坏真皮层内神经末梢，从而阻断瘙痒和搔抓所引起的恶性循环。

（2）冷冻治疗　可用棉签蘸液氮直接涂搽于皮损表面，待其发白即可。也可用液氮治疗仪冷冻头贴于皮损表面，每次30～60s，每周1～2次。治疗翌日局部有水疱出现，皮肤多在2周至3个月内愈合。

（3）聚焦超声治疗　是近年发展的一种无创技术。将超声波束经体表穿透入组织内预先选定深度，在该处产生一个生物学焦域而不损伤超声波所经过的表层组织和邻近组织。超声焦域位于真皮层，使真皮内组织包括血管和神经末梢发生变性，继而促进该处新的血管形成和改善神经末梢的营养状况，以达到治疗目的。复发后仍可再次治疗。

5.手术治疗

外阴白色病变不是手术治疗（外阴切除或外阴局部切除）的适应证，但出现以下情况应行手术治疗：① 反复应用药物治疗或物理治疗无效者；② 局部组织出现不典型增生或有恶变可能者，病理检查诊断为外阴上皮内瘤变VIN Ⅱ级及VIN Ⅲ级者。

手术范围应包括所有白色病变区。手术前病理检查取材应足够，排除外阴癌。

6.中药治疗

根据病情选择以下一种处方

处方一　蛇床子20g、防风20g、苦参20g、百部30g、野菊花20g、蒲公英20g、冰片10g。每日1剂，水煎外洗。

【说明】适用于湿热型外阴瘙痒者。

处方二　草薢10g、薏苡仁15g、苍术10g、土茯苓30g、黄柏10g、牡丹皮10g、泽泻10g、通草6g、苦参10g、滑石10g、白鲜皮10g、甘草3g。每日1剂，水煎内服。

【说明】适用于肝经湿热者。

处方三　知母10g、黄柏10g、熟地黄12g、山茱萸10g、山药

15g、牡丹皮10g、泽泻10g、茯苓15g、当归6g、白鲜皮10g、熟何首乌10g、炙甘草6g。每日1剂，水煎内服。

【说明】适用于肝肾阴虚，精血亏虚，血虚生风者。

六、预后和随访

1.预后

鳞状上皮增生、硬化性苔藓伴鳞状上皮增生者，5%～10%出现VIN。

2.随访

（1）注意外阴卫生，避免任何外阴部的慢性刺激。

（2）VIN治疗后必须定期随访，如有复发，则应进一步处理。

第2节　外阴硬化性苔藓

外阴硬化性苔藓（vulvar lichen sclerosus，VLS）是一种常见的外阴慢性炎性非瘤样皮肤病变，以外阴及肛周的皮肤和黏膜萎缩变薄、色素减退呈白色病变为主要特征，呈慢性进展伴反复发作。

一、诊断

1.诊断要点

（1）发生于任何年龄，40岁左右妇女多见，其次为幼女。

（2）主要症状　为顽固性瘙痒，以夜间为著，甚至影响日常生活和睡眠。可伴随外阴疼痛、排尿困难、尿痛、性功能障碍、性交排便疼痛等症状。幼女患者瘙痒症状多不明显，可在排尿或排便后感外阴或肛周不适。

（3）体征　典型的VLS皮肤纹理改变呈皱缩或玻璃纸样白色斑片，也可伴有不规则的过度角化。皮损主要累及大小阴唇、阴蒂包皮、会阴体及肛周皮肤，多呈对称性分布，通常不累及大阴唇的毛发生长区域。外阴病损区域皮肤脆弱，多表现为紫癜、糜烂和皲裂，若病灶长久未得到及时规范治疗，可引起外阴结构内陷、小阴唇缺失和阴蒂包皮或前后联合粘连，最终导致阴道口或（及）肛门狭窄。

（4）病理检查　病理学诊断标准：表皮萎缩、基底细胞空泡变性、滤泡堵塞、角化过度、淋巴细胞浸润、表皮下硬化带、真皮乳头层胶原透明化等。不同阶段的VLS病理特征不同。

2.鉴别诊断

本病应与慢性单纯性苔藓、扁平苔藓、白癜风、黏膜类天疱疮、接触性皮炎、外阴上皮内瘤变等相鉴别。

二、治疗

1.一般治疗

见本章第1节"外阴慢性单纯性苔藓"。

处方　20%鱼肝油软膏10g　局部外用　每日3～4次

　或　维生素E霜　局部外用　每日3～4次

【说明】外用保湿润滑剂作为VLS长期维持治疗药物，可以提高局部皮肤的屏障功能，改善外阴干涩等自觉症状。

2.局部药物治疗

处方一　0.05%丙酸氯倍他索软膏　局部外用　qd

　或　0.05%丙二酸倍他米软膏　局部外用　qd

处方二　0.1%糠酸莫米松软膏　局部外用　qd

　或　0.1%曲安奈德软膏　局部外用　qd

处方三　1%氢化可的松软膏　局部外用　qd

【说明】局部外用糖皮质激素是VLS的一线治疗方案，推荐0.05%丙酸氯倍他索软膏作为VLS治疗的外用糖皮质激素的首选药物，分为诱导缓解和维持治疗两个阶段，并适时跟踪评估。诱导缓解阶段每日1次共4周，然后隔日1次，持续4周，最后每周2次，持续4周，共3个月。维持治疗阶段是每周1次持续终生。

用药剂量参照指尖单元（fingertip unit，FTU），1指尖单元是指从开口为5mm的药膏管中挤出从食指指尖覆盖到第一指间关节的药量

（约为0.5g）。青春期前患者，建议每个月复诊评估；对于成年患者，则可以直接考虑用3个月诱导缓解后评估。

处方四　0.1%他克莫司乳膏　局部涂抹　bid

或　1%吡美莫司乳膏　局部涂抹　bid

【说明】以上为钙磷酸酶抑制剂，只作为VLS二线治疗的选择，疗效不及外用糖皮质激素类药物。优势在于改善色素减退，不抑制胶原合成，不引起皮肤萎缩和激素性皮炎；缺点是缓解瘙痒的作用较弱、起效慢、具有刺激性。建议局部外用治疗持续时间限制在16～24周以内。

处方五　0.03%他克莫司乳膏　局部涂抹　bid

【说明】可以用于两岁以上VLS女童。

3.物理治疗

包括外阴聚焦超声治疗、激光治疗、光动力治疗等，但在物理治疗前建议外阴组织活检，排除外阴阴道上皮内瘤变及恶性肿瘤可能。

4.中药

与外阴慢性单纯性苔藓的治疗相同。

5.手术治疗

适用于保守治疗失败、外阴粘连或可疑恶变患者。手术方式包括外阴局部病灶切除术、单纯外阴切除术或外阴粘连松解术。单纯手术切除并不能达到根治VLS的目的，一般术后仍需配合药物治疗。

6.合并症治疗

硬化性苔藓伴外阴慢性单纯性苔藓是在原有硬化性苔藓基础上由于长期瘙痒和搔抓而出现外阴慢性单纯性苔藓。治疗主要选用氟轻松软膏局部涂擦，每天3～4次，连用6周，然后改用0.05%丙酸氯倍他索软膏，每天1次，连续4周，然后隔日1次，持续4周，最后每周2次，持续4周，共3个月。必要时长期使用。

三、预后和随访

（1）预后　此病恶变机会少，预后好。

（2）随访　VLS为慢性进展性疾病，应长期随访，随访时间一般为治疗后的3、6、12个月，之后每6～12个月1次。

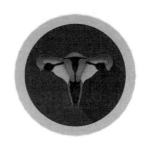

第8章
女性生殖道炎症

第1节 外阴及阴道炎症

外阴及阴道炎症是妇科最常见的疾病，各年龄组均可发病。外阴及阴道与尿道、肛门毗邻，局部潮湿，易受污染；生育年龄妇女性活动较频繁，且外阴及阴道是分娩、宫腔操作的必经之路，容易受到损伤及外界病原体感染；绝经后妇女及婴幼儿雌激素水平低，局部抵抗力下降，也易发生感染。外阴及阴道炎症可单独存在，也可两者同时存在。

一、病史采集

（1）现病史 患者就诊时应仔细询问有无外阴瘙痒、肿胀、疼痛、灼热感，其发病时间、诱因，性质；有无阴道分泌物、量、颜色、性质和气味异常；有无尿频、尿急、尿痛等症状。起病前外阴有无接触过敏物质，外院诊断治疗情况，疗效如何。

（2）过去史 应询问患者既往有无类似病史，有无糖尿病、尿瘘、粪瘘或泌尿系统疾病及全身慢性疾病（如贫血、肝炎等）等，有无药物、食物过敏史等。

（3）婚育史 询问其丈夫有无生殖系统炎症。

（4）个人史 应询问患者有无偏食甜品、辛辣刺激之品。

二、体格检查

注意外阴皮肤、阴道黏膜的色泽、范围、硬度、弹性，有无皲裂、溃疡、赘生物、充血、肿胀；阴道分泌物的量、颜色、性状、性质、气味，盆腔双合诊的情况。

三、辅助检查

阴道分泌物常规检查（查滴虫、念珠菌、线索细胞），血常规，尿常规，血糖，宫颈刮片，必要时于外阴（皮肤黏膜增厚、皲裂、溃疡、隆起、结节处）取活检除外恶变，尤其是经治疗不愈者。

四、诊断与治疗

（一）非特异性阴道炎

非特异性外阴炎（non-specific vulvitis）是由物理、化学等非病原体因素所致的外阴皮肤或黏膜炎症。

1.诊断要点

（1）病史　糖尿病、尿瘘、粪瘘病史。

（2）症状　外阴皮肤黏膜瘙痒、疼痛、烧灼感，于活动、性交、排尿及排便时加重。

（3）妇科检查　急性炎症期检查见外阴充血、肿胀、糜烂，常有抓痕，严重者形成溃疡或湿疹；慢性炎症时检查可见外阴皮肤增厚、粗糙、皲裂，甚至苔藓样变。

（4）辅助检查

① 阴道分泌物生理盐水悬液检查滴虫、念珠菌，排除特异性外阴炎。

② 必要时宫颈分泌物检查衣原体、淋菌，排除衣原体感染及淋病。

③ 外阴部溃疡必要时做活组织病理检查。

④ 糖尿病高危患者必要时检查尿糖及血糖。

2.鉴别诊断

本病需与特异性阴道炎、宫颈炎相鉴别。

3.治疗

治疗原则为保持外阴局部清洁、干燥，局部应用抗生素；重视消除病因。

（1）一般治疗　选用宽松透气的衣物，以棉织物为佳。急性期应卧床休息，避免性生活，停用引起外阴部激惹的外用药品。饮食宜清淡，忌烟酒及辛辣刺激食品。保持外阴清洁，局部忌用肥皂清洗及搔抓。

（2）局部治疗（可选择以下一种处方）

处方一　0.1%聚维酮碘液　坐浴（每次15～30min）　bid

　　　或　1∶5000高锰酸钾液　坐浴（每次15～30min）　bid

　　　　　1%氢化可的松软膏　局部外用　bid或tid

　　　或　复方曲安奈德霜　局部外用　bid或tid

【说明】适用于非感染性外阴炎。

处方二　金霉素软膏　涂患处　bid

　　　或　红霉素软膏　涂患处　bid

　　　或　环丙沙星软膏　涂患处　bid

【说明】局部应用抗生素，适用于感染性外阴炎的患者。坐浴后涂抗生素软膏或紫草油等。

（3）抗感染治疗　感染性外阴炎急性期必须针对病原体治疗，选下列抗菌药口服。

处方一　甲硝唑400mg　po　tid

处方二　头孢氨苄胶囊0.5g　po　qid

　　　或　头孢拉定胶囊0.5g　po　qid

　　　或　红霉素0.25g　po　q6h

　　　或　克林霉素300mg　po　tid

（4）病因治疗　积极寻找病因，若发现糖尿病应及时治疗糖尿病，若有尿瘘、粪瘘应及时行修补术。

（5）中药治疗　见第7章第1节"外阴慢性单纯性苔藓"。

（二）前庭大腺炎

病原体侵入前庭大腺引起炎症称前庭大腺炎（bartholinitis）。前庭大腺位于两侧大阴唇后1/3深部，腺管开口于处女膜与小阴唇之间，在性交、分娩等情况污染外阴部时易发生炎症。急性炎症发作时，病原体首先侵犯腺管，初期导致前庭大腺导管炎，腺管开口往往因肿胀或渗出物积聚而阻塞，脓液吸收后被黏液分泌物所替代，形成前庭大腺囊肿。前庭大腺囊肿可继发感染形成脓肿，称前庭大腺脓肿。

1.诊断要点

（1）局部情况　炎症多为一侧。局部肿胀、疼痛、灼热感，常伴恶寒、发热等全身症状。

（2）妇科检查　局部皮肤红肿、发热、压痛，患侧前庭大腺开口处有时可见白色小点。若管口闭塞形成脓肿时，则疼痛加剧，行走困难，继续增大则脓肿溃破，有脓液流出；破孔小引流不畅者，炎症可反复急性发作。检查见大阴唇下1/3处有肿块，触痛明显，有脓肿形成时肿块有压痛及波动感。常伴腹股沟淋巴结肿大。

（3）实验室检查　血常规白细胞增多，前庭大腺开口处取分泌物做涂片及细菌培养可确定致病菌。

2.鉴别诊断

本病需与前庭大腺囊肿疾病鉴别。

3.治疗

（1）一般治疗　急性炎症发作时，需局部保持清洁。

（2）局部治疗

处方　1∶5000高锰酸钾液　坐浴（每次15～30min）　bid

（3）抗感染治疗　根据病原体选用口服或肌内注射抗菌药。

见本章第1节中"非特异性阴道炎"。

（4）脓肿切开引流　当脓肿局限、边界清晰、有波动感时应及时切开引流，切口选小阴唇内侧皮肤黏膜交界处，应达脓肿全长。脓液引流后用新霉素或庆大霉素溶液冲洗并放置橡皮膜引流条，24h后取出。

（5）中药治疗

处方　蒲公英15g、紫花地丁15g、金银花15g、连翘15g、野菊花15g、天葵子10g。每日1剂，水煎外洗。

【说明】适用于湿热型前庭大腺炎。

（三）前庭大腺囊肿

前庭大腺囊肿系因前庭大腺导管开口部阻塞，分泌物积聚于腺腔而形成。前庭大腺囊肿是一种临床诊断，根据其临床表现可分为症状性和非症状性两类。

1.诊断要点

（1）病史　有急性前庭大腺炎或淋病病史。

（2）症状　若囊肿小且无感染，患者可无自觉症状，往往于妇科检查时被发现，称非症状性前庭大腺囊肿；若囊肿大，可有外阴坠胀感或性交不适。症状性前庭大腺囊肿指患者外阴前庭4点或8点处感到疼痛或肿胀，经检查确定肿胀部位为前庭大腺，伴或不伴炎性体征。

（3）局部情况　多由小逐渐增大，囊肿多为单侧，也可为双侧，检查见囊肿多呈椭圆形，大小不等，位于外阴部后下方，可向大阴唇外侧突起。

（4）实验室检查　诊断困难时，可做局部穿刺，抽得的黏液送细菌培养和药敏试验。

2.鉴别诊断

本病需与前庭大腺脓肿鉴别。

3.治疗

囊肿较小、无症状者可随访。囊肿较大或反复急性发作者宜行囊肿造口术，仍可保持腺体功能。手术方法还可采用CO_2激光或微波行囊肿造口术。

（四）滴虫性阴道炎

滴虫性阴道炎（trichomonal vaginitis，TV）是由阴道毛滴虫引起的常见阴道炎症，也是常见的性传播疾病。经性交直接传播是本病的主要传播方式，也可经浴池、浴具、游泳池、衣物及污染的器械等间接传播。

1.诊断要点

（1）阴道分泌物情况　分泌物典型特点为稀薄脓性、泡沫状、有异味。分泌物灰黄色、黄白色或黄绿色。

（2）临床表现　潜伏期为4～28天。25%～50%患者感染初期无症状。主要症状是阴道分泌物增多及外阴瘙痒，间或出现灼热、疼痛、性交痛，常在月经后加重。瘙痒部位主要为阴道口及外阴。若合并尿道感染，可有尿频、尿痛甚至血尿。

（3）妇科检查　阴道黏膜充血，严重者有散在出血点，甚至宫颈有出血斑点，形成"草莓样"宫颈，后穹隆有较多分泌物，为灰黄色、黄白色稀薄液体或黄绿色脓性分泌物，常呈泡沫状。

（4）实验室检查　阴道分泌物生理盐水悬滴法可找到滴虫。若悬滴法结果阴性而临床症状可疑时，可进一步做滴虫培养。

2. 鉴别诊断

本病应与需氧菌性阴道炎相鉴别。

3. 治疗

（1）一般治疗　做好个人卫生，避免交叉感染；内裤、洗涤用品要经常曝晒。有复发症状的病例多数为重复感染，为避免重复感染，内裤及洗涤用的毛巾应煮沸 5 ～ 10min 以消灭病原体。

（2）药物治疗　抗滴虫治疗

① 全身用药

处方　（女性患者）　甲硝唑 400mg　po　bid　共用 7 天

　　　（男性患者）　甲硝唑 2g　单次口服

　或　替硝唑 2g　单次口服

【说明】硝基咪唑类药物的主要不良反应包括恶心、头痛、头晕、皮肤瘙痒、不适、疲乏感、口渴、尿频、水样阴道分泌物、阴道流血及阴道瘙痒。服药后偶见胃肠道反应，如食欲减退、恶心、呕吐。此外，偶见头痛、皮疹、白细胞减少等，一旦发现应停药。硝基咪唑类药物可通过乳汁排泄，服用甲硝唑者在用药期间及用药后 12 ～ 24h 内避免哺乳。服用替硝唑者，服药后 3 日内避免哺乳。患者服用甲硝唑48h 内或服用替硝唑 72h 内应禁酒。

② 局部用药

处方　甲硝唑阴道泡腾片 200mg　塞阴　qn（连用 10 天）

　　　0.5% ～ 1% 乳酸或醋酸溶液冲洗阴道　1 次/天（10 次为 1 疗程）

【说明】适用于不能耐受口服药物或不适宜全身用药者，可选择阴道局部用药。单独局部用药疗效不如全身用药，局部用药的治愈率 ≤ 50%。

③ 性伴侣同时治疗　本病主要由性行为传播，性伴侣应同时进行

治疗，并告知患者及性伴侣治愈前应避免无保护性行为。

④ **妊娠期滴虫性阴道炎** 妊娠期滴虫阴道炎可致胎膜早破、早产及低出生体重儿等不良妊娠结局，治疗目的主要是减轻患者症状，但目前对甲硝唑治疗是否能改善滴虫性阴道炎的不良妊娠结局尚无定论。治疗方案为甲硝唑400mg，2次/日，连用7日。应用甲硝唑前应取得患者及其家属的知情同意。

4.随访

由于滴虫性阴道炎患者再感染率很高，最初感染3个月内需要追踪、复查。治疗失败者可重复给药或增加疗程及剂量。

（五）外阴阴道假丝酵母菌病

外阴阴道假丝酵母菌病（vulvovaginal candidiasis，VVC），曾称念珠菌性阴道炎，是由假丝酵母菌引起的常见外阴阴道炎症。常见的发病诱因有长期应用广谱抗生素、妊娠、糖尿病、大量应用免疫抑制剂及接受大量雌激素治疗等。其他诱因有胃肠道假丝酵母菌感染的粪便污染阴道，穿紧身化纤内裤及肥胖使外阴局部温度与湿度增加等。

1.诊断要点

（1）症状 主要表现为外阴、阴道瘙痒，阴道分泌物增多。外阴阴道瘙痒症状明显，持续时间长，严重者坐立不宁，夜间明显。还可伴有外阴部灼热痛、性交痛以及排尿痛。

（2）阴道分泌物特征 白色稠厚，呈凝乳状或豆腐渣样。

（3）妇检 外阴潮红，水肿，可伴有抓痕，严重者可见皮肤皲裂、表皮脱落。阴道黏膜可见红肿、小阴唇内侧及阴道黏膜上附有白色块状物，擦除该膜后露出红肿黏膜面，急性期还可能见到糜烂及浅表溃疡。

（4）实验室检查 阴道分泌物常规可找到白色假丝酵母菌。

2.鉴别诊断

本病需与慢性宫颈炎、细菌性阴道病、滴虫性阴道炎、老年性阴道炎鉴别。

3.治疗

（1）消除诱因 若有糖尿病应给予积极治疗；及时停用广谱抗生

素、雌激素等药物。勤换内裤，用过的内裤、盆及毛巾等生活用品均应用开水烫洗。

（2）单纯性VVC常采用唑类抗真菌药物。

① 局部用药（可选用下列一种处方）

处方一　咪康唑栓剂1粒（200mg）　塞入阴道内　qn（连用7天）

　　或　咪康唑栓剂1粒（400mg）　塞入阴道内　qn（连用3天）

　　或　咪康唑栓剂1粒（1200mg）　塞入阴道内　单次用药

处方二　1%克霉唑乳膏5g　塞入阴道内　qn（连用7～14天）

　　或　2%克霉唑乳膏5g　塞入阴道内　qn（连用3天）

处方三　制霉菌素栓剂1粒（10万单位）　塞入阴道内　qn（连用10～14天）。

② 全身用药（可选用下列一种处方）

处方一　氟康唑150mg　po　顿服

处方二　伊曲康唑200mg　po　qd（连用3～5天）

　　或　伊曲康唑400mg　po　bid（只用1天）

【说明】对不能耐受局部用药者，未婚妇女及不愿局部用药者可选用口服药物。

（3）复杂性VVC的治疗

① 重度VVC　无论局部用药还是口服药物均应延长治疗时间。若为局部治疗，延长治疗时间至7～14天；若口服氟康唑150mg，则72h后加服1次。

② 复发性外阴阴道假丝酵母菌病（recurrent vulvovaginal candidiasis，RVVC）治疗重点在于积极寻找并去除诱因，预防复发。抗真菌治疗方案分为强化治疗与巩固治疗。

初始治疗若为局部治疗，延长治疗时间至7～14天；若口服氟康唑150mg，则第4天、第7天各加服1次。

常用的维持治疗处方（可选用下列一种处方）

处方一　氟康唑150mg　po　每周1次（共6个月）

处方二　克霉唑栓剂500mg　塞入阴道内　每周1次（连用6个月）

【说明】由于外阴阴道假丝酵母菌病容易在月经前复发，故治疗后应在月经前复查阴道分泌物。若患者经治疗临床症状及体征消失，真菌学检查阴性后又出现真菌学证实的症状称为复发，若1年内发作4次或以上称RVVC。外阴、阴道假丝酵母菌病经治疗后约有5%的患者复发，部分复发病例有诱发因素，但大部分患者复发机制不明。在治疗前应做真菌培养确诊，治疗期间应定期复查监测疗效及药物副作用，一旦发现副作用，立即停药。

（4）妊娠期VVC　以局部用药为主，以小剂量长疗程为佳，仅建议在孕妇中使用为期7天的局部唑类治疗，并禁用口服唑类抗真菌药物。

4. 注意事项

无需对性伴侣进行常规治疗。有龟头炎症者，需要进行假丝酵母菌检查及治疗，以预防女性重复感染。男性伴侣包皮过长者，需要每天清洗，建议择期手术。症状反复发作者，需考虑阴道混合性感染及非白假丝酵母菌病可能。

5. 随访

在治疗结束的7～14天，建议追踪复查。若症状持续存在或治疗后复发，可做真菌培养同时行药敏试验。对RVVC患者在巩固治疗的第3个月及6个月时，建议进行真菌培养。

（六）细菌性阴道病

细菌性阴道病（bacterial vaginosis，BV）是阴道内正常菌群失调所致的以带有鱼腥臭味的稀薄阴道分泌物增多为主要表现的混合感染。促使阴道菌群发生变化的原因仍不清楚，可能与频繁性交、反复阴道灌洗等因素相关。

1. 诊断要点

（1）症状　阴道分泌物增多，呈稀薄均质状或稀糊状，为灰白色、灰黄色或乳黄色，带有特殊的鱼腥臭味，尤其性交后加重，可伴有轻度外阴瘙痒或烧灼感。

（2）体征　阴道内见均质分泌物，为灰白色，均匀一致，用拭子易从阴道壁擦去，而阴道黏膜无充血或水肿。

（3）实验室检查

① Amsel标准　是BV诊断的临床"金标准"。下列4项临床特征中至少3项阳性即诊断BV。

a.线索细胞阳性　为必备条件。即线索细胞数量＞20%阴道上皮细胞总量。阴道分泌物涂片可找到边缘不规则的线索细胞（变性的上皮细胞）。无乳酸杆菌或乳酸杆菌极少。

b.胺试验阳性　产生烂鱼肉样腥臭气味。

c.阴道分泌物pH值＞4.5。

d.阴道分泌物呈均质、稀薄、灰白色。

② 革兰染色Nugent评分标准　是BV诊断的实验室"金标准"，根据阴道分泌物的各种细菌相对浓度进行诊断。

2.鉴别诊断

（1）本病需与滴虫性阴道炎、外阴阴道假丝酵母菌病相鉴别，详见表8-1。

表8-1　细菌性阴道病与其他阴道炎的鉴别诊断

项目	细菌性阴道病	外阴阴道假丝酵母菌病	滴虫阴道炎
症状	分泌物增多，无或轻度瘙痒	重度瘙痒，烧灼感，分泌物增多	分泌物增多，轻度瘙痒
分泌物特点	白色，匀质，腥臭味	白色，豆腐渣样	稀薄、脓性、泡沫状
阴道黏膜	正常	水肿、红斑	散在出血点
阴道 pH	＞4.5	＜4.5	＞4.5
胺试验	阳性	阴性	可为阳性
显微镜检查	线索细胞，极少白细胞	芽孢及假菌丝，少量白细胞	阴道毛滴虫，大量白细胞

（2）本病还需与淋菌性宫颈炎、性心理异常或性病疑病症、外阴瘙痒症等病相鉴别。

3.治疗

（1）一般治疗　注意局部卫生，平时尽量不要冲洗阴道，以免引起菌群失调。

（2）药物治疗（选用下列一种处方）

处方一 （全身用药）

甲硝唑400mg po bid（连用7天）

  或 替硝唑 2g po qd（连服3天）

  或 替硝唑 1g po qd（连服5天）

  或 克林霉素300mg po bid （连用7天）

处方二 （局部用药）

0.75%甲硝唑凝胶5g 阴道用药 qn（连用5天）

  或 甲硝唑阴道栓（片）200mg 塞入阴道内 qn（连用5～7天）

  或 2%克林霉素软膏5g 阴道用药 qn（连用7天）

  或 克林霉素阴道栓100mg 睡前阴道用药 qn（连用3天）

【说明】选用抗厌氧菌药物，主要有甲硝唑、克林霉素。甲硝唑抑制厌氧菌生长而不影响乳酸杆菌生长，是较理想的治疗药物，但对支原体效果差。

（3）性伴侣的治疗 本病虽与多个性伴侣有关，但对性伴侣给予治疗并不能改善治疗效果及降低其复发，因此，性伴侣不需常规治疗。

（4）妊娠期细菌性阴道病的治疗（可选用下列一种处方）

处方一 甲硝唑200mg po bid（连服7天）

处方二 克林霉素300mg po bid（连服7天）

【说明】由于本病与不良妊娠结局如羊膜绒毛膜炎、胎膜早破、早产有关，任何有症状的细菌性阴道病孕妇及无症状的高危孕妇（有胎膜早破、早产史）均需治疗。由于本病在妊娠期有合并生殖道感染的可能，故多选择口服用药。

（七）萎缩性阴道炎

萎缩性阴道炎（atrophic vaginitis）为雌激素水平降低、局部抵抗力下降引起的以需氧菌感染为主的阴道炎症。常见于自然绝经或人工绝经后的妇女，也可见于产后闭经、接受药物假绝经治疗者。

1.诊断要点

（1）病史 妇女绝经前后、双侧卵巢已切除、长期闭经、长期哺乳、盆腔放疗后或卵巢功能早衰。

（2）症状　阴道分泌物增多及外阴瘙痒、灼热感。阴道分泌物稀薄，呈淡黄色，感染严重者阴道分泌物呈脓血性。由于阴道黏膜萎缩，可伴有性交痛。

（3）检查　阴道呈萎缩性改变，上皮皱襞消失、萎缩、菲薄。阴道黏膜充血，有散在小出血点或点状出血斑，有时见浅表溃疡。溃疡面可与对侧粘连，严重时造成狭窄甚至闭锁，炎症分泌物引流不畅形成阴道积脓或宫腔积脓。

（4）阴道分泌物检查　显微镜下见大量基底层细胞及白细胞而无滴虫及假丝酵母菌。

2. 鉴别诊断

本病应与子宫恶性肿瘤鉴别，常规做宫颈刮片，必要时行分段诊刮术。阴道壁肉芽组织及溃疡应与阴道癌相鉴别，可行局部活组织检查。

3. 治疗

（1）一般治疗　加强锻炼，增强全身和局部抵抗力。注意营养，给予高蛋白食物，并给予维生素B及维生素A，有助于阴道炎的消退。

（2）药物治疗　治疗原则为补充雌激素，增加阴道抵抗力；使用抗生素抑制细菌生长。

处方一　0.1%～1%乳酸液　阴道冲洗　qd（共7～10天）

或　0.5%醋酸液　阴道冲洗　qd（共7～10天）

【说明】用于改变阴道酸碱度，增加阴道酸度，抑制细菌生长繁殖。阴道冲洗后，应用抗菌药。

处方二　（可选用下列一种药物）

甲硝唑200mg　塞入阴道内　qn（共7～10天）

或　诺氟沙星100mg　塞入阴道内　qn（共7～10天）

【说明】应用抗菌药抑制细菌生长。

（3）增加阴道抵抗力

处方一　局部用药以增加阴道抵抗力。

雌三醇软膏局部涂抹，每日1～2次，连用14天；或可选用氯喹那多普罗雌烯阴道片，每天1次，连用7～10天

处方二　全身用药以增加阴道抵抗力

替勃龙2.5mg，每天1次，也可选用其他雌孕激素制剂连续联合用药

【说明】针对病因给予雌激素制剂，可局部给药，也可全身给药，增加阴道抵抗力。对同时需要性激素替代治疗的患者，可给予激素替代治疗。乳腺癌或子宫内膜癌患者慎用雌激素制剂。

（八）婴幼儿外阴、阴道炎

婴幼儿阴道炎（infantile vaginitis）是由于婴幼儿的外阴皮肤黏膜薄、雌激素水平低及阴道内异物等所致是外阴阴道继发感染。常见于5岁以下婴幼儿，多与外阴炎并存。病原体常通过患病母亲或保育员的手、衣物、毛巾、浴盆等间接传播。

1.诊断要点

（1）病史　母亲有阴道炎病史。

（2）症状

① 患儿哭闹、烦躁不安或用手搔抓外阴。

② 阴道分泌物增多，呈脓性。部分患儿伴有泌尿系感染，出现尿频、尿急、尿痛。若有小阴唇粘连，排尿时尿流变细、分道或尿不成线。

（3）检查　外阴、阴蒂、尿道口、阴道口黏膜充血、水肿，有时可见脓性分泌物自阴道口流出。病变严重者，外阴表面可见溃疡，小阴唇可发生粘连，粘连的小阴唇有时遮盖阴道口及尿道口，粘连的上、下方可各有一裂隙，尿自裂隙排出。

（4）阴道分泌物检查　用细棉拭子或吸管取阴道分泌物找滴虫、白色假丝酵母菌，或涂片行革兰染色做病原学检查，以明确病原体，必要时做细菌培养。

2.鉴别诊断

本病应与阴道异物及肿瘤、外生殖器畸形相鉴别。

3.治疗

（1）一般治疗　保持外阴清洁、干燥，减少摩擦。

（2）抗感染治疗　针对病原体选择相应口服抗菌药治疗，或用吸

管将抗菌药溶液滴入阴道。

处方一　1∶5000高锰酸钾液　坐浴　bid（每次15～30min）

处方二　金霉素软膏　涂外阴　bid

（3）对症处理　有蛲虫者，给予驱虫治疗；若阴道有异物，应及时取出。

（4）小阴唇粘连的治疗　外涂雌激素软膏后，粘连多可松解，严重者应分离粘连，并涂以抗菌药软膏。

处方一　结合雌激素（妊马雌酮）0.625mg　涂外阴　qd

处方二　金霉素软膏　涂外阴　bid

第2节　子宫颈炎症

子宫颈炎（cervicitis）是妇科常见疾病之一，包括子宫颈阴道部炎症及子宫颈管黏膜炎症。临床多见的子宫颈炎是子宫颈管黏膜炎，因为子宫颈管黏膜上皮为单层柱状上皮，抗感染能力较差，易发生感染，并且子宫颈管黏膜皱襞多，一旦发生感染，很难将病原体完全清除，故易导致慢性子宫颈炎症。子宫颈炎的病原体主要为淋病奈瑟菌及沙眼衣原体。

（一）急性子宫颈炎

急性子宫颈炎指子宫颈发生急性炎症，包括局部充血水肿，上皮变性、坏死，黏膜、黏膜下组织、腺体周围见大量中性粒细胞浸润，腺腔中可有脓性分泌物。

1.诊断要点

（1）病史　常有分娩、流产、手术感染史；或经期不卫生、不洁性生活史；或子宫颈损伤；或化学物质刺激；或病原体感染，邻近器官炎症等病史。

（2）症状　大部分患者无症状，有症状者主要表现为阴道分泌物增多，呈黏液脓性，由于阴道分泌物的刺激可引起外阴瘙痒及灼热感，也可出现经间期出血、性交后出血等症状，还可伴有尿频、尿急、尿痛。

（3）体征　妇科检查见子宫颈充血、水肿、黏膜外翻，脓性分泌物可经子宫颈外口流出。宫颈触痛，质脆，触之易出血。若为淋病奈瑟菌感染，因尿道旁腺、前庭大腺受累，可见尿道口、阴道口黏膜充血、水肿以及多量脓性分泌物。

（4）实验室检查　出现两个特征性体征，显微镜检查阴道分泌物白细胞增多，即可作出急性子宫颈炎症的初步诊断。子宫颈炎症诊断后，需进一步做衣原体及淋病奈瑟菌的检测。

① 两个特征性体征　具备一个或两个同时具备：于子宫颈管或子宫颈管棉拭子标本上，肉眼见到脓性或黏液性脓性分泌物；用棉拭子擦拭子宫颈管时，容易诱发子宫颈管内出血。

② 白细胞检测　可检测子宫颈管分泌物（涂片做革兰染片，中性粒细胞＞30/高倍视野）或阴道分泌物中的白细胞（阴道分泌物湿片检查，白细胞＞10/高倍视野），后者需排除引起白细胞增高的阴道炎症。

③ 病原体检测　黏液脓性子宫颈炎（MPC者）应做淋病奈瑟菌及沙眼衣原体检测，以及有无细菌性阴道炎及滴虫阴道炎，以明确病原体。

2.鉴别诊断

本病应与由外阴、阴道假丝酵母菌病、滴虫引起的宫颈炎相鉴别。

3.治疗

（1）一般治疗　休息，忌阴道灌洗和性生活，保持外阴清洁。

（2）药物治疗　主要为抗生素治疗，有性传播疾病高危因素的患者，尤其是年轻女性。

① 未获得病原体检测结果

处方　阿奇霉素1g　单次顿服

　或　多西环素100mg　每日2次，连服7日。

② 单纯急性淋病奈瑟菌性子宫颈炎

处方　头孢曲松钠250mg　im　单次

　或　头孢克肟400mg　po　单次

　或　大观霉素4g　im　单次

　或　头孢唑肟500mg　im　单次

　或　头孢西丁2g，im　单次，加用丙磺舒1g口服

　或　头孢噻肟钠500mg　im　单次

【说明】主张大剂量、单次给药。

③ 沙眼衣原体感染所致子宫颈炎

处方　多西环素100mg　po　bid（共用7天）

　　或　米诺环素0.1g　po　bid（共用7～10天）

　　或　阿奇霉素1g　po　qd

　　或　红霉素500mg　po　qid（共用7天）

　　或　氧氟沙星300mg　po　bid（共用7天）

　　或　左氧氟沙星500mg　po　qd（共用7天）

　　或　莫西沙星　400mg　po　qd（共用7天）

【说明】由于淋病奈瑟菌感染常伴有衣原体感染，因此，若为淋病奈瑟菌性宫颈炎，治疗时除选用抗淋病奈瑟菌的药物外，还应同时应用抗衣原体的药物。

（3）合并细菌性阴道病　应同时治疗细菌性阴道病。

（4）随访　如治疗后症状持续存在，应告知患者随诊。对持续性宫颈炎，须了解有无再次感染性传播疾病，性伙伴是否已进行治疗，阴道菌群失调是否持续存在。

（二）慢性子宫颈炎

慢性子宫颈炎（chronic cervicitis）指子宫颈间质内有大量淋巴细胞、浆细胞等慢性炎细胞浸润，可伴有子宫颈腺上皮及间质的增生和鳞状上皮化生。慢性子宫颈炎可由急性子宫颈炎迁延而来，也可为病原体持续感染所致，病原体与急性子宫颈炎相似。

1.诊断要点

（1）临床表现　多无症状，少数患者可有持续或反复发作的阴道分泌物增多，淡黄色或脓性，性交后出血，月经间期出血，偶有分泌物刺激引起外阴瘙痒或不适。

（2）妇检　可发现黄色分泌物覆盖子宫颈口或从子宫颈口流出，或在糜烂样改变的基础上同时伴有子宫颈充血、水肿、脓性分泌物增多或接触性出血，也可表现为子宫颈息肉或子宫颈肥大。

（3）病理分型　可分为慢性子宫颈管黏膜炎、子宫颈息肉、子宫颈肥大。

2. 鉴别诊断

本病应与子宫颈鳞状上皮内病变、子宫颈腺囊肿、子宫恶性肿瘤相鉴别。

3. 治疗

（1）慢性子宫颈管黏膜炎　对持续性子宫颈管黏膜炎症，需了解有无沙眼衣原体及淋病奈瑟菌的再次感染、性伴侣是否已进行治疗、阴道微生物群失调是否持续存在，针对病因给予治疗。

① 对病原体不清者，尚无有效治疗方法。

② 对于宫颈呈糜烂样改变、有接触性出血且反复药物治疗无效者，可试用物理治疗。

【说明】物理治疗注意事项：治疗前应常规进行子宫颈癌筛查；有急性生殖道炎症者禁行物理治疗；治疗时间应选择在月经干净后 3～7 日内进行；物理治疗后有阴道分泌物增多，甚至有大量水样排液，术后 1～2 周脱痂时可有少许出血；在创面尚未愈合期间（4～8 周）禁盆浴、性交和阴道冲洗；物理治疗后有引起出血、子宫颈狭窄、不孕、感染可能，治疗后应定期复查，观察创面愈合情况直到痊愈，同时注意有无子宫颈管狭窄。

（2）子宫颈息肉　行息肉摘除术，术后将切除息肉送组织学检查。

（3）子宫颈肥大　一般无需治疗。

第3节　盆腔炎性疾病

盆腔炎性疾病（pelvic inflammatory disease，PID）指女性上生殖道及其周围组织的一组感染性疾病，主要包括子宫内膜炎、输卵管炎、输卵管卵巢脓肿、盆腔腹膜炎，曾称为"急性盆腔炎"，为妇科常见病之一。盆腔炎常见的发病原因为分娩及流产后的感染，不良卫生习惯、性生活、经期性交等均可导致病原体的侵入而引起炎症。

一、病史采集

（1）现病史　患者就诊时应仔细询问有无宫腔内手术操作史，有无腹痛，发病时间、有无诱因、性质及部位，与月经周期的关系；有无高热寒战、头痛、食欲不振，有无腹膜炎引起的消化系统症状（恶心、呕吐、腹胀、腹泻等），有无膀胱刺激症状（尿频、尿急、尿痛）；有无直肠刺激症状（腹泻、里急后重和排便困难）；有无阴道分泌物异常，询问其阴道分泌物量、色、质、气味情况；有无月经异常，如经量增多、经期延长等；以及外院诊断治疗情况，疗效如何。

（2）过去史　询问既往有无宫腔内手术史、有无外阴及阴道炎疾病史、有无慢性盆腔炎史、有无性传播疾病病史，有无药物食物过敏史。

（3）月经史　询问月经期、量、色、质，有无痛经史。

（4）个人史　询问有无不洁性生活史、是否使用不洁月经垫。

（5）家族史　询问家族有无类似病史。

二、体格检查

注意有无发热；腹部有无压痛及压痛部位，有无反跳痛；腹部可否触及包块，若有，包块部位、大小、质地、活动度、有无压痛；听诊有无肠鸣音减弱或消失；阴道宫颈有无充血、水肿；分泌物性状；后穹隆有无触痛，宫颈有无抬举痛；子宫体大小、质地、活动度、有无压痛；双附件区有无压痛、包块及包块性质等。若有盆腔脓肿形成且位置较低时，可扪及后穹隆或侧穹隆有包块且有波动感，三合诊常能协助进一步了解盆腔情况。

三、辅助检查

血常规+CRP、尿常规、阴道微生态检查、宫颈管分泌物涂片，或宫颈管分泌物培养加药敏试验、子宫内膜活检、阴道后穹隆穿刺检查、B超、盆腔CT或MRI检查、腹腔镜检查。

四、诊断与治疗

（一）盆腔炎性疾病

1.诊断要点

（1）病史　近期内有流产、分娩、妇科手术或慢性盆腔炎史及月经期处理不当史。

（2）症状　轻者无症状或症状轻微。常见症状为下腹痛、阴道分泌物增多。腹痛呈持续性，活动或性交后加重。病情严重者可有寒战、高热、头痛、精神不振、食欲差。月经期发病可出现经量增多、经期延长。若有腹膜炎，可出现消化系统症状如恶心、呕吐、腹胀、腹泻等。若有脓肿形成，可有下腹部包块及局部压迫刺激症状；包块位于子宫前方可出现膀胱刺激症状，如尿频、排尿困难、尿痛等；包块位于子宫后方可有直肠刺激症状，若在腹膜外可致腹泻、里急后重感和排便困难。

（3）体征　轻者无明显异常发现，或妇科检查仅发现宫颈举摆痛或宫体压痛或附件区压痛。严重者呈急性面容，体温升高，心率加快，腹肌紧张，两下腹压痛及反跳痛，子宫增大、压痛、盆腔包块、脓肿等。若病情严重可出现腹胀、肠鸣音减弱或消失。

（4）实验室检查　白细胞升高，以粒细胞为著；红细胞沉降率升高；血C-反应蛋白升高。阴道分泌物生理盐水涂片见大量白细胞，后穹隆穿刺可吸出脓液。阴道和子宫颈管分泌物、后穹隆穿刺液以及血液和盆腔感染部位分泌物培养可检测出病原体。

2. 诊断标准

最低标准为诊断PID所必需；附加标准可增加诊断的特异性，值得注意的是多数盆腔炎患者宫颈黏液脓性分泌物或阴道分泌物生理盐水涂片中见到白细胞；特异标准基本可诊断PID（2015年美国CDC诊断标准，表8-2）。

在作出急性盆腔炎的诊断后，需进一步明确病原体。宫颈管分泌物及后穹隆穿刺液的涂片、培养及免疫荧光检测虽不如通过剖腹探查或腹腔镜直接采取感染部位的分泌物做培养及药敏试验准确，但较实用，对明确病原体有帮助。涂片可做革兰染色，若找到淋菌可确诊，除查找淋菌外，还可以根据病原体形态为选用抗菌药及时提供线索；培养阳性率高，可明确病原体；免疫荧光主要用于衣原体检查。除病原体的检查外，还可根据病史、临床症状及体征特点初步判断病原体。

表 8-2　盆腔炎性疾病的诊断标准（2015 年美国 CDC 诊断标准）

最低标准（minimum criteria）

宫颈举痛或子宫压痛或附件区压痛

附加标准（additional criteria）

体温超过 38.3℃（口表）
宫颈异常黏液脓性分泌物或宫颈脆性增加
阴道分泌物 0.9% 氯化钠溶液涂片见到大量白细胞
红细胞沉降率升高
C 反应蛋白升高
实验室证实的宫颈淋病奈瑟菌或衣原体阳性

特异标准（specific criteria）

子宫内膜活检组织学证实子宫内膜炎
阴道超声或核磁共振检查显示输卵管增粗，输卵管积液，伴或不伴有盆腔积液、输卵管卵巢肿块，以及腹腔镜检查发现输卵管炎性疾病征象

3. 腹腔镜诊断标准

腹腔镜检查符合以下标准者可作出诊断：

① 输卵管表面明显充血；

② 输卵管壁水肿；

③ 输卵管伞端或浆膜面有脓性渗出物。

腹腔镜诊断准确，并能直接采取感染部位的分泌物做细菌培养，但临床应用有一定局限性。

4. 鉴别诊断

本病应与急性阑尾炎、输卵管妊娠流产或破裂、卵巢囊肿蒂扭转或破裂、黄体破裂等急腹症相鉴别。

5. 治疗

（1）一般治疗　卧床休息，半卧位；进食富营养、易消化的饮食；贫血者少量输血；痛重时给予镇痛药物。高热者予以降温，纠正水、电解质紊乱及酸碱平衡失调。

（2）门诊治疗

处方一　氧氟沙星　400mg　po　bid

　　　　或　左氧氟沙星　500mg　po　qd

同时加用甲硝唑　400mg　po　bid或tid　（连用14天）

处方二　① 头孢曲松250mg　im　单次

　　　　或 头孢西丁2g　im　单次

之后改为二代或三代头孢菌素类药物，如头孢唑肟、头孢噻肟，口服至少14天。

② 甲硝唑0.4g　po　q12h

③ 多西环素0.1g　po　q12h

或 米诺环素0.1g　po　q12h

或 阿奇霉素0.5g　po　qd，1～2d后0.25g　qd（共5～7d）

【说明】门诊治疗适用于患者一般状况好，症状轻，能耐受口服抗生素，并有随访条件者。在使用头孢菌素类药物基础上，为覆盖厌氧菌，加用硝基咪唑类药物如甲硝唑；为覆盖沙眼衣原体或支原体，加用多西环素、米诺环素、阿奇霉素等。

（3）住院治疗　若患者一般情况差，病情严重，伴有发热、恶心、呕吐，或有盆腔腹膜炎；或有输卵管卵巢脓肿，或门诊治疗无效，或不能耐受口服抗菌药，或诊断不清，均应住院给予以抗菌药物治疗为主的综合治疗。

① 支持疗法　卧床休息，半卧位有利于脓液积聚于直肠子宫陷凹而使炎症局限。给予高热量、高蛋白、高维生素流食或半流食，补充液体，注意纠正电解质紊乱及酸碱平衡失调，必要时少量输血。高热时采用物理降温。尽量避免不必要的妇科检查以免引起炎症扩散，若有腹胀应行胃肠减压。

② 抗菌药物治疗　给药途径以静脉滴注起效快，治疗药物可选择第二代头孢菌素或相当于第二代头孢菌素的药物及第三代头孢菌素或相当于第三代头孢菌素的药物；或抗生素联合治疗。

处方一　（可选择以下一种处方）

0.9%　氯化钠注射液100ml 头孢西丁钠　2g	AST( )　iv drip　q6h （连用10～14天）
或 0.9%　氯化钠注射液100ml 头孢替坦二钠　2g	AST( )　iv drip　q12h （连用10～14天）

或　0.9%　氯化钠注射液 100ml	AST（ ）　iv drip　q12h
头孢曲松　1g	（连用 10 ～ 14 天）

【说明】第二代头孢菌素及第三代头孢菌素多用于革兰阴性杆菌及淋病奈瑟菌感染的治疗。

　　处方二　多西环素 100mg　po　bid（连续用药 10 ～ 14 天）

　　　或　阿奇霉素 500mg　po　qd　（连用 3 天）

【说明】若考虑有衣原体或支原体感染，应加服多西环素，对不能耐受多西环素者，可用阿奇霉素替代。

　　处方三　（克林霉素与氨基糖苷类药物联合方案）

5%　葡萄糖注射液 500ml	iv drip q8h，临床症状体征
克林霉素　0.9g	改善后继续连用 24 ～ 48h
5%　葡萄糖注射液 500ml	iv drip q8h，
庆大霉素 1.5mg/kg	临床症状体征改善后
（首次负荷量 2mg/kg）	继续连用 24 ～ 48h

　　　　　克林霉素 450mg　po　qid（连续用药 14 天）

　　　或　多西环素 100mg　po　bid（连续用药 14 天）

【说明】此方案对以厌氧菌为主的感染疗效较好，常用于治疗输卵管卵巢脓肿。

　　处方四　（喹诺酮类药物与甲硝唑联合方案）

　　　　　左氧氟沙星 500mg　iv drip　qd

　　　　　甲硝唑 500mg　iv drip　q8h

　　处方五　（青霉素类与四环素类药物联合方案）

0.9%　氯化钠注射液　100mL	iv drip　q6h
氨苄西林/舒巴坦　3g	

　　　　　多西环素 100mg　po　bid（连服 14 天）

【说明】盆腔炎性疾病主要用抗生素药物治疗。抗生素治疗可清除病原体，改善症状及体征，减少后遗病变。经恰当的抗生素积极治疗，绝大多数急性盆腔炎能彻底治愈，即使输卵管卵巢脓肿形成，若治疗及时，用药得当，75% 的脓肿能得到控制。根据药敏试验选用抗生素较为合理，但通常需在获得实验室结果前即给予抗生素治疗，因此，初始治疗往往根据经验选择抗生素。由于急性盆腔炎的病原体多为需氧菌、厌氧菌及衣原体的混合感染，需氧菌及厌氧菌又有革兰阴性及革兰阳性之分，故抗生素多采用联合用药。

静脉给药者应在临床症状改善后继续静脉给药至少24h后转为口服，总治疗时间至少持续14d。若药物治疗持续72h无明显改善者应重新评估，确认诊断并调整治疗方案。

（4）手术治疗　主要用于治疗抗生素控制不满意的输卵管、卵巢脓肿或盆腔脓肿。

① 手术指征

a.药物治疗无效　输卵管卵巢脓肿或盆腔脓肿经药物治疗48～72h，体温持续不降，患者中毒症状加重或包块增大者，应及时手术，以免发生脓肿破裂。

b.脓肿持续存在　经药物治疗病情有好转，继续控制炎症数日（2～3周），包块仍未消失但已局限化者，应手术切除，以免日后再次急性发作，或形成慢性盆腔炎。

c.脓肿破裂　突然腹痛加剧，寒战、高热、恶心、呕吐、腹胀，检查腹部拒按或有中毒性休克表现，应怀疑脓肿破裂。若脓肿破裂未及时诊治，病死率高。因此，一旦怀疑脓肿破裂，需立即在抗菌药物治疗的同时行剖腹探查。

② 手术方式　手术可根据情况选择经腹手术或腹腔镜手术。年轻妇女应尽量保留卵巢功能，以采用保守性手术为主；年龄大、双侧附件受累或附件脓肿屡次发作者，行全子宫及双侧附件切除术。

（5）中药治疗（可选择下列一种处方治疗）

处方一　金银花15g、野菊花15g、蒲公英15g、败酱草15g、紫花地丁15g、天葵子15g、牡丹皮15g、栀子15g、桃仁10g、延胡索10g、甘草6g。每天1剂，水复煎服。

【说明】适用于热毒壅盛型急性盆腔炎。

处方二　金银花15g、甘草6g、赤芍15g、当归10g、乳香10g、没药10g、天花粉10g、陈皮10g、防风10g、川贝母10g、白芷10g、皂角刺12g、穿山甲5g、败酱草10g、薏苡仁20g、土茯苓20g。每天1剂，水复煎服。

【说明】适用于湿热瘀结型急性盆腔炎。

处方三 紫花地丁30g、蒲公英30g、败酱草30g、白花蛇舌草30g、苦参30g、毛冬青30g、金银花15g、野菊花30g。每天1剂，浓煎100ml，保留灌肠，10次为1个疗程。

【说明】适用于湿热瘀结型急性盆腔炎。

（二）盆腔炎性疾病后遗症

盆腔炎性疾病后遗症（sequelae of PID）是盆腔炎性疾病未得到及时正确的诊断或治疗而出现的遗留病变。曾被称为"慢性盆腔炎"，为临床常见病、多发病。

1.诊断要点

（1）病史 可有急性盆腔炎史。

（2）症状 时有低热、易感疲劳；下腹部坠胀、疼痛及腰骶部酸痛，常在劳累、性交后、月经前后加剧以及反复发作；盆腔瘀血、月经过多，卵巢功能损害时会出现月经失调；输卵管粘连阻塞时会导致不孕、异位妊娠。

（3）妇科检查 若为子宫内膜炎，子宫增大、有压痛；如果是输卵管病变，可在子宫的一侧或两侧扪及增粗的条索状物或块状物，并伴有压痛；如已形成输卵管积水或输卵管囊肿，则可触及囊性包块，活动可受限；若是盆腔结缔组织炎，子宫常呈后倾后屈位，活动受限或粘连固定，子宫一侧或两侧可呈片状增厚并有不同程度的压痛，宫底韧带常增粗、变硬，有触痛。

（4）辅助检查

① 血常规 白细胞总数及分类可有不同程度增高。

② B超或腹腔镜 B超见盆腔内可有炎性渗出液，或有炎性包块。子宫输卵管造影提示输卵管部分或完全堵塞，或呈油滴状集聚。或腹腔镜检查见有明显炎症、粘连。

2. 鉴别诊断

本病需与子宫内膜异位症、卵巢囊肿、卵巢癌等相鉴别。

3. 治疗

（1）一般治疗　心理治疗，增强营养，加强锻炼，注意劳逸结合，提高机体抵抗力。

（2）子宫内膜炎的治疗

① 对产后、流产后怀疑有胎盘、胎膜残留者，应用抗菌药治疗后行刮宫术。

② 对老年性子宫内膜炎采用全身抗菌药治疗，必要时应用小剂量雌激素（抗菌药的使用详见本章第3节中的"急性盆腔炎"；雌激素的使用详见本章第1节中的"萎缩性阴道炎"）。

③ 若有宫腔积脓，需行扩宫术。

（3）输卵管炎及输卵管卵巢炎治疗

① 物理疗法　物理疗法能促进盆腔局部血液循环，改善组织营养状态，提高新陈代谢，以利于炎症的吸收和消退。常用激光、短波、微波、离子透入等疗法。

② 抗菌药治疗　宜联合用药，最好同时采用抗衣原体药物。详见本章第3节中的"急性盆腔炎"。

③ 手术治疗　存在感染灶，反复引起炎症急性发作或伴有严重盆腔疼痛，经综合治疗无效者应行手术治疗。手术以彻底治愈为原则，避免遗留病灶复发。根据患者年龄、病变轻重及有无生育要求决定手术范围，行单侧附件切除术或全子宫切除术加双侧附件切除术。对年轻妇女应尽量保留卵巢功能。

（4）输卵管积水及输卵管、卵巢囊肿治疗　抗菌药治疗无效，应行手术治疗。对年轻要求生育患者可行输卵管造口术或开窗术；对无生育要求者行患侧附件切除术。

（5）中药治疗　慢性盆腔炎以湿热型居多，治则以清热利湿、活血化瘀为主。有的患者为寒凝气滞型，治则为温经散寒、行气活血。

处方一　金银花10g、连翘10g、蒲公英10g、大血藤12g、升麻6g、茵陈15g、大青叶12g、生蒲黄12g、桔梗12g、椿根皮10g、琥珀末

3g、紫花地丁10g。每日1剂，水复煎服。

【说明】适用于湿热壅阻型慢性盆腔炎。

处方二　小茴香6g、干姜5g、延胡索10g、没药10g、当归10g、川芎10g、肉桂6g、赤芍15g、蒲黄12g、五灵脂10g（包煎）、炙甘草6g。每日1剂，水复煎服。

【说明】适用于寒凝血滞型慢性盆腔炎。

处方三　当归10g、川芎10g、白芍15g、桃仁10g、枳壳12g、延胡索10g、五灵脂10g（包煎）、牡丹皮10g、乌药10g、香附12g、甘草6g。每日1剂，水复煎服。

【说明】适用于气滞血瘀型慢性盆腔炎。

处方四　柴胡10g、当归10g、白芍15g、白术10g、茯苓15g、甘草6g、煨姜3g、薄荷3g、延胡索10g。每日1剂，水复煎服。

【说明】适用于肝郁脾虚型慢性盆腔炎。

处方五　熟地黄12g、山药15g、山茱萸15g、枸杞子12g、川牛膝15g、菟丝子20g、鹿角胶10g、龟甲胶10g。每日1剂，水复煎服。

【说明】适用于肾虚瘀滞型慢性盆腔炎。

处方六　生地黄12g、龟甲10g、鳖甲10g、牡丹皮12g、青蒿12g、丹参15g、百部12g、玄参12g、白芍15g、地骨皮12g、野菊花10g、甘草6g。每日1剂，水复煎服。

【说明】适用于阴虚血热型慢性盆腔炎。

处方七　紫花地丁30g、蒲公英30g、败酱草30g、白花蛇舌草30g、毛冬青30g、金银花15g、野菊花30g、三棱30g、莪术30g、乳香30g、没药30g、丹参30g。浓煎100ml，保留灌肠，每日1次，10次为1个疗程。

【说明】适用于湿热壅阻型慢性盆腔炎。

第4节　生殖器结核

生殖器结核是由结核分歧杆菌引起的女性生殖器炎症，又称结核性盆腔炎。根据结核病变累及的部位，可分为输卵管结核、子宫内膜结核、子宫颈结核、卵巢结核及盆腔腹膜结核等。

一、病史采集

（1）现病史　多数生殖器结核患者因不孕就诊。应询问不孕患者有无外院诊治史，夫妻双方既往检查情况。有无下腹坠痛史及其性质，是否随经期变化；白带有无异常，有无接触性出血；有无疲劳、乏力、食欲缺乏、体重减轻、持续傍晚体温轻度升高、盗汗等慢性消耗症状。

（2）过去史　应询问既往有无肺结核、肠结核、腹膜结核等结核病史。

（3）月经史　应询问月经改变史。

（4）婚育史　应询问有无不孕史。

（5）个人史　应询问有无结核病接触史。

（6）家族史　应询问有无结核病家族史。

二、体格检查

较多患者因不孕而行诊断性刮宫、子宫输卵管碘油造影及腹腔镜检查才发现患有盆腔结核，而无明显体征和其他自觉症状。较严重患者若有腹膜结核，检查时腹部有柔韧感或腹水征，形成包裹性积液时，可触及囊性肿块，边界不清，不活动，表面因有肠管粘连，叩诊空响。子宫一般发育较差，往往因周围有粘连使活动受限。若附件受累，在子宫两侧可触及大小不等及形状不规则的肿块，质硬，表面不平，呈结节或乳头状突起，或可触及钙化结节。

三、辅助检查

1.子宫内膜病理检查

病理检查是诊断子宫内膜结核最可靠的依据。应选择在经前1周或月经来潮6h内行刮宫术。术前3天及术后4天应每日肌内注射链霉素0.75g及口服异烟肼0.3g，以预防刮宫引起结核病扩散。刮宫时应注意刮取子宫角部内膜，并将刮出物送病理检查。

2.X线检查

（1）胸部X线检查 必要时行消化道或泌尿系统X线检查，以便发现原发病灶。

（2）盆腔X线片 发现孤立钙化点，提示曾有盆腔淋巴结结核病灶。

（3）子宫输卵管碘油造影 对生殖器结核的诊断帮助较大，但也有可能将输卵管管腔中的干酪样物质及结核杆菌带到腹腔，故造影前后应肌内注射链霉素及口服异烟肼等抗结核药物。

3.腹腔镜检查

能直接观察子宫、输卵管浆膜面有无粟粒结节，并可取腹腔液行结核杆菌培养，或在病变处做活组织检查。做此项检查时应注意避免肠道损伤。

4.结核杆菌检查

取月经血或宫腔刮出物或腹腔液做结核杆菌检查。

① 涂片抗酸染色查找结核杆菌。

② 结核杆菌培养。此法准确，但结核杆菌生长缓慢，通常1～2个月才能得到结果。

③ 分子生物学方法，如PCR技术。方法快速、简便，但可能出现假阳性。

④ 动物接种。方法复杂，需时较长，难以推广。

5.结核菌素试验

结核菌素试验阳性说明体内曾有结核杆菌感染，若为强阳性说明目前仍有活动性病灶，但不能说明病灶部位，若为阴性一般情况下表示未有过结核杆菌感染。

6.其他

白细胞计数不高，分类中淋巴细胞增多，不同于化脓性盆腔炎；活动期红细胞沉降率增快，但正常不能除外结核病，这些实验室检查均非特异性，只能作为诊断参考。

四、诊断

1.诊断要点

（1）症状　有原发不孕、月经稀少或闭经；下腹坠痛；未婚女青年有低热、盗汗、盆腔炎或腹水、体重下降；慢性盆腔炎久治不愈；既往有结核病接触史或本人曾患肺结核、结核性胸膜炎、肠结核，均应考虑有生殖器结核的可能。

（2）体征　严重盆腔结核常合并腹膜结核，检查腹部有柔韧感或腹水征，子宫活动受限；若附件受累子宫两侧可触及大小不等及形状不规则的肿块，质硬、表面不平、呈结节或乳头状突起，或可触及钙化结节。

（3）辅助检查　子宫内膜病理检查是诊断子宫内膜结核最可靠的依据，胸部X线摄片有助于发现原发病灶，盆腔X线摄片可发现孤立钙化点，提示曾有盆腔淋巴结结核病灶，子宫输卵管碘油造影对生殖器结核的诊断帮助较大，腹腔镜检查、结核杆菌培养与动物接种、结核菌素试验等都有助于诊断。

2.鉴别诊断

本病需与非特异性慢性盆腔炎、子宫内膜异位症、宫颈癌、卵巢肿瘤，尤其是卵巢上皮性癌相鉴别。

五、治疗

1.一般治疗

急性期患者至少需卧床休息3个月；病变受到抑制后可以从事轻度活动；对不孕者要进行安慰、鼓励，解除思想顾虑，以利于全身健康状况的恢复。

2.抗结核药物的治疗

必须贯彻合理化治疗的五项原则，即早期、联合、规律、适量和全程使用敏感药物。常用的抗结核方案有以下几种。

处方一　2SHRZ/4HR

链霉素（S）　0.75g（50岁以上或肾功能减退者可用0.5～0.75g）　im　qd（链霉素皮试阴性，共用2个月）

異烟肼（H）300mg po qd（共用6个月）

利福平（R）450～600mg（体重小于50kg者用450mg）

　　po （饭前） qd（共用6个月）

吡嗪酰胺（Z）0.5g po tid（共用2个月）

【说明】可用于初次治疗的患者。

　　处方二 2SHRZ/6HRE

链霉素（S）0.75g（50岁以上或肾功能减退者可用0.5～

　　0.75g） im qd（链霉素皮试阴性，共用2个月）

异烟肼（H）300mg po qd（共用2个月）

利福平（R）450～600mg（体重小于50kg者用450mg）

　　po qd（共用2个月）

吡嗪酰胺（Z）0.5g po tid（共用2个月）

【说明】2个月以后以异烟肼、利福平、乙胺丁醇口服，再连续用6个月。

　　处方三 异烟肼300mg po 每周3次（共用6个月）

利福平450～600mg po 每周3次（共用6个月）

乙胺丁醇0.5～0.75g po 每周3次（共用6个月）

【说明】多用于治疗失败或复发的患者。

　　处方四 链霉素（S）0.75g（50岁以上或肾功能减退者可用0.5～

　　0.75g） im qd（链霉素皮试阴性，共用2个月）

异烟肼（H）300mg po qd（共用2个月）

利福平（R）450～600mg（体重小于50kg者用450mg）

　　po qd（共用2个月）

【说明】2个月后再口服异烟肼、利福平4个月。

　　处方五 异烟肼300mg po 每周3次（共用4个月）

利福平450～600mg po 每周3次（共用4个月）

乙胺丁醇（E）0.5～0.75g po qd（共用2个月）

【说明】若对链霉素耐药，予以乙胺丁醇代替。

3. 支持疗法

急性患者至少应休息3个月，慢性患者可以从事部分工作和学习，但要注意劳逸结合，加强营养，适当参加体育锻炼，增强体质。

4.手术治疗

出现以下情况应考虑手术治疗：

① 盆腔包块经药物治疗后缩小，但不能完全消退；

② 治疗无效或治疗后反复发作，或难以与盆腹腔恶性肿瘤鉴别者；

③ 盆腔结核形成较大的包块或较大的包裹性积液者；

④ 子宫内膜结核严重，内膜破坏广泛，药物治疗无效者。

手术治疗前后需应用抗结核药物治疗。手术范围根据患者年龄、病变部位而定，年龄大的患者手术以全子宫及双侧附件完整切除为宜。对年轻妇女应尽量保留卵巢功能；对病变局限于输卵管，而又迫切希望生育者，可行双侧输卵管切除术，保留卵巢及子宫。由于生殖器结核所致的粘连常较广泛而紧密，术前应口服肠道消毒药物并做清洁灌肠，术时应注意解剖关系，避免损伤。

虽然生殖器结核经药物治疗可取得良好疗效，但治疗后的妊娠成功率极低，对部分希望妊娠者可行辅助生育技术助孕。

5.预防

增强体质，做好卡介苗接种，积极预防肺结核、淋巴结结核和肠结核等。

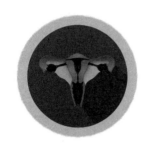

第9章
妇科急腹症

第1节　异位妊娠

正常妊娠时，受精卵着床于子宫体腔内膜。当受精卵于子宫体腔以外着床，称异位妊娠，习惯称宫外孕。异位妊娠是妇产科常见的急腹症之一，若不及时诊断和积极抢救，可危及生命。异位妊娠包括输卵管妊娠、卵巢妊娠、腹腔妊娠、阔韧带妊娠、宫颈妊娠，宫外孕则仅指子宫以外的妊娠，宫颈妊娠不包括在内。此外，子宫残角妊娠其临床表现与异位妊娠类似。

一、病史采集

（1）现病史　询问末次月经，前次月经，以往月经周期及早孕情况；腹痛的部位、性质以及发生的时间；阴道有无出血，出血的时间、性质、量，有无肉样组织自阴道排出；有无伴随症状（头晕、肛门坠胀感）。

（2）既往史　应询问既往有无有盆腔炎、输卵管炎、子宫内膜异位症、不孕症史或以往有无异位妊娠史或手术史、高血压、糖尿病、血脂异常等病史，若有应询问诊治过程。应询问有无药物、食物过敏史等。

（3）月经史　应询问初潮年龄、月经周期及其持续时间、经量多少、经期伴随症状；末次月经日期（LMP）及其经量和持续时间。若其流血情况不同于以往正常月经，还应问明再前次月经日期（PMP）。

（4）婚育史　应询问婚次及每次结婚年龄。足月产、早产及流产次数以及现存子女数；分娩方式，有无难产史，新生儿出生情况，产后有无大出血或感染史；自然流产或人工流产情况；末次分娩或流产日期；采用何种计划生育措施及其效果。

（5）个人史　应询问是否有吸烟、饮酒史，若有应询问量和时间；有无缺乏运动、喜食高脂饮食等其他不良生活习惯。

（6）家族史　应询问家族中有无类似病史，有无遗传性疾病、可能与遗传相关的疾病以及传染病。

二、体格检查

（1）生命体征　注意有无内出血、贫血、休克体征。

（2）腹部检查　有腹腔内出血时，腹部有明显压痛、反跳痛，患侧为重，可有轻度肌紧张，出血多时叩诊有移动性浊音。

（3）妇科检查　阴道后穹隆饱满、触痛、宫颈有举痛，宫体稍大，子宫浮球感，子宫一侧或后方可触及块状物，质软，边界不清楚，触痛明显。

三、辅助检查

血或尿绒毛膜促性腺激素（HCG）测定、超声检查、血清孕酮测定、腹腔镜检查、经阴道后穹隆穿刺、诊断性刮宫。

四、诊断及治疗

（一）输卵管妊娠

输卵管妊娠系指受精卵在输卵管内着床发育，发病部位以壶腹部最多，占55%～60%；其次为峡部，再次为伞部，间质部最少。

1.诊断要点

（1）病史　有盆腔炎、子宫内膜异位症、不孕症史或以往有过输卵管妊娠。

（2）临床表现

① 停经　80%患者主诉有停经史，除输卵管间质部妊娠停经时间较长外，大多为6～8周。有少数患者因有不规则阴道出血，误认为月经来潮而自诉无停经史。

② 腹痛　为就诊的主要症状，早期时常表现为患侧下腹隐痛或酸胀感，当输卵管妊娠流产或破裂时，患者突感下腹一侧撕裂样疼痛，常伴恶心、呕吐。当血液局限于患部时，主要表现为下腹痛；当血液从下腹流向全腹时，疼痛则向全腹扩散；血液积聚在直肠子宫陷凹处时，可出现肛门坠胀感；血液刺激膈肌，可引起肩胛部放射性疼痛及胸部疼痛。

③ 阴道不规则出血　量少，一般不超过月经量，呈深褐色或暗红色，淋漓不净，并可有宫腔管型组织物排出。

④ 晕厥与休克　因腹腔内大量出血及剧烈腹痛所致，其程度与腹腔内出血量及出血程度成正比。

⑤ 腹部包块　当流产或破裂时血液凝固与周围组织或器官发生粘连，形成包块。

（3）检查

① 妇科检查　阴道后穹隆饱满、触痛、宫颈有举痛，宫体稍大，子宫一侧或后方可触及块状物，质软，边界不清楚，触痛明显。

② 腹部检查　有腹腔内出血时，腹部有明显压痛、反跳痛，患侧为重，可有轻度腹肌紧张，出血多时叩诊有移动性浊音。

③ 辅助检查

a.尿妊娠试验　阳性，但阴性不能排除输卵管妊娠。

b.血HCG　阴性可排除异位妊娠。由于HCG在停经3～4周时即可显示阳性，故可用于辅助诊断早期异位妊娠。若≥3500U/L，则应怀疑异位妊娠存在；若＜3500U/L，则需继续观察血HCG变化；若HCG持续上升，复查经阴道B超明确妊娠部位；若HCG没有上升或上升缓慢，可以刮宫取内膜做病理检查。

c.超声早期　输卵管妊娠时，B超实时显像可见子宫增大，但宫腔空虚，宫旁有低回声区。如见妊娠囊位于子宫以外更可确诊。如输卵管妊娠已破裂可见盆腔内有积液。

d.后穹隆穿刺　疑有腹腔内出血者，可用8号针自阴道后穹隆刺入直肠子宫陷凹，抽出暗红色不凝血为阳性结果。内出血量多，腹部有移动性浊音时，可做腹腔穿刺，抽出不凝血液即为阳性。

e.腹腔镜　适用于早期病例及诊断不明确的病例。腹腔镜直视下可见输卵管妊娠的病灶及破裂口，盆腔内出血或肿块形成等。

f.诊断性刮宫　适用于阴道出血较多的患者，目的是排除宫内妊娠，病理切片中仅见蜕膜而无绒毛，或呈A-S反应；但如内膜为分泌期或增生期反应并不能除外输卵管妊娠。

2.鉴别诊断

应与流产、黄体破裂、急性输卵管炎、卵巢肿物蒂扭转相鉴别。

3.治疗

（1）手术治疗　输卵管妊娠治疗原则上以手术为主，一般确诊后即行手术，可根据患者情况行开腹或腹腔镜手术。

① 腹腔镜手术　可行输卵管切除术、输卵管开窗术，对有生育要求的年轻妇女可行保守性手术，以保留输卵管及其功能。

② 开腹手术　手术方式同腹腔镜手术。

保留输卵管手术，应于术后测定HCG，可疑持续妊娠时，采用药物治疗，用法同非手术治疗。

（2）药物治疗　主要适用于输卵管妊娠未破裂、要求保留生育功能者。

① 适应证　一般认为符合下列条件者可采用药物治疗：

a.输卵管妊娠直径＜40mm；

b.输卵管妊娠未破裂；

c.无明显内出血；

d.血HCG＜2000U/L；

e.无药物治疗禁忌证。

② 西药治疗

处方

甲氨蝶呤　0.4mg/kg　im　qd（5天为1疗程，间隔1周可开始第2疗程）

或　甲氨蝶呤50mg/m² im （用药后第4、7天HCG下降＜15%，则第7天给予第2次药物肌内注射，然后每周测HCG，直至HCG降至5U/L，一般需3～4周）

【说明】治疗期间需密切观察一般情况，定期测体温、血压、脉搏、腹部体征及妇科阳性征变化，B超及尿HCG转阴状况，如效果不佳，HCG持续上升，急性腹痛，异位妊娠破裂时，应及时手术。

③ 中药治疗　本病主要是"少腹血瘀"之实证，症见有早孕反应，或下腹一侧有隐痛，双合诊可触及一侧附件有软性包块，有压痛。尿妊娠试验多为阳性。脉弦滑。治宜活血化瘀，消癥杀胚。

处方　赤芍15g、丹参15g、桃仁10g、莪术10g、三棱10g、蜈蚣6g、全蝎6g。每日1剂，水复煎服。

输卵管妊娠流产或破裂者应根据以下3种情况有针对性地治疗。

a.休克型　输卵管妊娠破损后引起急性大量出血，有休克表现，手术治疗。

b.不稳定型　破损后时间不长，病情不稳，有再次发生内出血可能者，手术治疗。

c.包块型　指输卵管妊娠破损时间较长，腹腔内血液已形成血肿包块者。症见腹腔血肿包块形成，腹痛逐渐消失，可有下腹坠胀或便意，阴道出血也逐渐停止，脉细涩。治法为破瘀消癥。处方同上。

为加快包块吸收，可辅以消癥散(经验方)或双柏散(经验方)外敷。

消癥散(经验方)处方：牛黄、当归、丹参、柴胡、莪术、郁金、蒲公英、大黄、红花、麝香、桂枝、牡丹皮、乳香、没药、木香、薄荷共16味中草药，上药研磨呈粉，加热喷白酒适量，用布包好敷脐。

双柏散(经验方)处方：大黄1000g，薄荷500g，黄柏500g，泽兰500g，侧柏1000g，上药研磨为细末，开水、蜜调敷。

（二）卵巢妊娠

卵巢妊娠指受精卵在卵巢内着床和发育，是异位妊娠的一种少见形式。

1.诊断要点

（1）双侧输卵管必须完整。

（2）异位妊娠位于卵巢组织内。

（3）异位妊娠以卵巢固有韧带与子宫相连。

（4）绒毛组织中有卵巢组织。

2.鉴别诊断

应与流产、黄体破裂、急性输卵管炎、卵巢肿物蒂扭转相鉴别。

3.治疗

应以手术为主。手术应根据病灶范围行卵巢部分切除或患侧附件切除。

（三）腹腔妊娠

腹腔妊娠是指胚胎或胎儿位于输卵管、卵巢及阔韧带以外的腹腔内，分原发性和继发性两种。原发性腹腔妊娠指受精卵直接种植于腹膜、肠系膜、大网膜等处，极少见。继发性腹腔妊娠往往发生于输卵管妊娠流产或破裂后，偶可继发于卵巢妊娠或子宫内妊娠而子宫存在缺陷（如瘢痕子宫裂开或子宫腹膜瘘）破裂后。

1.诊断要点

（1）病史　患者可有多年不孕症史，常伴有可疑输卵管妊娠流产或破裂的病史，或妊娠早期出现不明原因的短期贫血症状。

（2）临床表现

① 有停经及早孕反应。

② 多有输卵管妊娠流产或破裂症状，即停经后腹痛及阴道流血。随后阴道流血停止，腹部逐渐增大。

（3）腹部检查　子宫轮廓不清，但胎儿肢体极易触及，胎位异常，肩先露或臀先露，胎先露部高浮，胎心异常清晰，胎盘杂音响亮。妇科检查发现宫颈位置上移，子宫比妊娠月份小并偏于一侧，但有时不易触及，胎儿位于子宫另一侧。

（4）辅助检查　B超显示宫腔空虚，胎儿位于子宫以外，X线腹部摄片见胎儿肢体伸展、胎体贴近母体腹腔等，有助于诊断。

2. 鉴别诊断

应与流产、黄体破裂、急性输卵管炎、卵巢肿物蒂扭转相鉴别。

3. 治疗

腹腔妊娠确诊后，应剖腹取出胎儿，胎盘的处理应特别慎重，因胎盘种植于肠管或肠系膜等处，任意剥离将引起大出血。因此，对胎盘的处理要根据其附着部位、胎儿存活或死亡时间来决定。胎盘附着于子宫、输卵管或阔韧带者，可将胎盘连同附着的器官一并切除；胎盘附着于腹膜或肠系膜等处者，胎儿存活或死亡不久（不足4周），则不能触动胎盘，在紧靠胎盘处结扎切断脐带取出胎儿，将胎盘留在腹腔内，约需半年待其逐渐自行吸收，若未吸收而发生感染者，应再度剖腹酌情切除或引流；若胎儿死亡已久，则可试行剥离胎盘，有困难时仍宜将胎盘留于腹腔内，一般不做胎盘部分切除。术前须做好输血准备，术后应用抗生素预防感染。

（四）宫角妊娠

宫角妊娠是指受精卵附着在输卵管口近宫腔侧或在输卵管间质部，但向宫腔侧发育而不向间质部发育。

1. 诊断要点

（1）腹痛、阴道出血伴子宫不对称。

（2）直视下宫角一侧扩大，伴圆韧带外侧移位。

（3）胎盘滞留于宫角部。

2. 鉴别诊断

应与流产、黄体破裂、急性输卵管炎、卵巢肿物蒂扭转相鉴别。

3. 治疗

一般若胚胎存活，圆韧带向外侧移位，覆盖在胚囊的子宫肌层组织健康，可继续妊娠，但需严密随诊；如有急性破裂现象需开腹手术；若子宫角肌层发紫有出血现象，则有破裂可能，应考虑子宫角及输卵管切除术。

（五）宫颈妊娠

受精卵在宫颈管内着床发育者称为宫颈妊娠。近年来随着人工流产、刮宫操作的增加，宫颈妊娠的发生率也有增加的趋势。

1.诊断要点

（1）病史　多见于经产妇，有流产和（或）宫腔操作史，有停经及早孕反应，主要症状为无痛性阴道流血或血性分泌物。出血量一般是由少到多，也可为间歇性阴道大出血。

（2）妇科检查　在膨大的宫颈上方为正常大小的子宫。

（3）实验室检查　尿妊娠试验阳性。在停经3～4周时HCG即可显示阳性。

（4）超声检查　妊娠产物完全在宫颈管内。

2.鉴别诊断

应与难免流产或不全流产鉴别，两者均系宫腔内妊娠，多有阵发性腹痛，胚胎组织如已排入宫颈管内，则宫颈内口松弛，妊娠物易于清除，刮出后出血停止或减少，宫缩剂对止血有效。

确诊宫颈妊娠后，可行宫颈管搔刮术或行宫颈管吸刮术，术前应做好输血或于术前行子宫动脉栓塞术以减少术中出血；术后用纱布条填塞宫颈管创面，或应用小水囊压迫止血，若流血不止，可行双侧髂内动脉结扎。若效果不佳，应及时行全子宫切除术，以挽救生命。

为减少刮宫时出血并避免切除子宫，可于术前予MTX治疗。MTX每日肌内注射20mg，共5天，或MTX单次肌内注射50mg/m²；或将MTX50mg直接注入妊娠囊内。如已有胎心搏动，也可先注入10%KCl2ml到孕囊内。经MTX治疗后，胚胎死亡，其周围绒毛组织坏死，刮宫时出血量明显减少。

第2节　黄体破裂

本症指排卵后卵巢囊性黄体持续存在或增大，或黄体血肿含血量多，发生破裂，引起腹腔内出血，严重者可发生出血性休克。

一、诊断

1.诊断要点

（1）临床表现

① 腹痛　未破裂前常有下腹隐痛，一旦破裂，即出现剧烈腹痛。

② 内出血　出血少可无症状，出血多时面色苍白、脉搏加快、血压下降、四肢厥冷，甚至休克。

③ 下腹局限性压痛及反跳痛，内出血多者腹部转移性浊音阳性。

（2）妇科检查　宫颈有举痛，阴道后穹隆饱满有触痛，宫体正常大小，患侧可触及边界不清块状物，压痛明显。

（3）辅助检查

① 血常规血红蛋白下降。

② 血或尿HCG测定阴性。但若妊娠黄体破裂，HCG可阳性。

③ B超示患侧卵巢增大，腹腔积液。

④ 后穹隆穿刺有不凝的暗红色血液。

⑤ 腹腔镜检查可见卵巢破裂有活动性出血。

2.鉴别诊断

应与流产、异位妊娠、急性输卵管炎、卵巢肿物蒂扭转相鉴别。

二、治疗

1.非手术治疗

内出血少，生命体征平稳者，可用非手术治疗。主要措施是卧床休息和应用止血药物，严密观察。

2.手术治疗

适用于出血较多者，若出现休克则在积极抗休克同时手术治疗。术式原则上是设法保留卵巢功能，可行卵巢楔形切除。可在腹腔镜下行卵巢电凝治疗或部分切除术或修补术，必要时可行患侧卵巢切除。亦可开腹手术。

第3节　卵巢囊肿蒂扭转

卵巢囊肿蒂扭转常发生于蒂较长、活动度大、中等大小的不均质卵巢肿瘤，如卵巢成熟畸胎瘤。患者体位发生改变，或妊娠期、产褥期子宫位置改变时，易发生扭转。

一、诊断

1.诊断要点

（1）临床表现

① 突然发生下腹一侧剧烈疼痛，阵发性，疼痛与体位变动有关。可伴有恶心、呕吐、低热等。甚至死亡。

② 下腹压痛、反跳痛、肌紧张。

（2）妇科检查　在子宫一侧扪及张力较大的触痛性肿块，与子宫相连的蒂部位有固定压痛点。

（3）辅助检查　B超检查可发现盆腔肿块，白细胞计数升高。

2.鉴别诊断

应与流产、异位妊娠、黄体破裂、急性输卵管炎相鉴别。

二、治疗

一旦明确诊断，立即剖腹探查，切除肿瘤。如疑有恶性病变应做冷冻切片病理检查，根据患者年龄、肿瘤性质等决定进一步手术方案。

第4节　卵巢囊肿破裂

卵巢囊肿可发生外伤性和自发性破裂。外伤性破裂常因腹部受撞击、分娩、性交、妇科检查及穿刺等引起。自发性破裂常因肿瘤生长过速所致，多数为肿瘤浸润性生长突破囊壁。

一、诊断

1.诊断要点

（1）病史　既往妇科检查或B超检查发现囊肿，部分有外伤史。

（2）临床表现　其症状轻重取决于破裂口大小、流入腹腔囊液的性质和数量。小囊肿或单纯浆液性囊腺瘤破裂时，患者仅感轻度腹痛；大囊肿或成熟性畸胎瘤破裂后，常致剧烈腹痛、恶心呕吐，有时导致内出血、腹膜炎及休克。

（3）妇科检查　可发现腹部压痛、腹肌紧张或有腹水征，原有肿块摸不到或扪及缩小瘪塌的肿块。

（4）辅助检查　B超检查原有肿块缩小或消失。阴道后穹隆穿刺可抽出囊肿液。

2.鉴别诊断

应与流产、黄体破裂、急性输卵管炎、卵巢肿物蒂扭转相鉴别。

二、治疗

疑有肿瘤破裂应立即剖腹探查。术中应尽量吸净囊液，并涂片行细胞学检查，清洗腹腔及盆腔，切除标本送病理学检查，尤需注意破口边缘有无恶变。

第5节　浆膜下子宫肌瘤蒂扭转

浆膜下肌瘤可在蒂部发生扭转，引起急性腹痛。瘤蒂扭转严重者若不立即进行手术或不能自行转回，则可能由于瘤蒂扭断而形成游离肌瘤。

一、诊断

1.诊断要点

（1）病史　既往有子宫肌瘤的病史。

（2）临床表现　下腹疼痛，突然发生下腹一侧剧烈疼痛，阵发性，疼痛与体位变动有关，剧烈腹痛呈持续性并伴有呕吐及腹膜刺激症状等全身不适的急腹症表现，类似卵巢囊肿蒂扭转。

（3）体格检查　注意体温、贫血体征。下腹可触及肿块，腹部有明显压痛，以肿块根部明显。妇科检查可发现子宫增大，在子宫一侧扪及质硬、触痛性肿块，与子宫相连的蒂部位有固定压痛点。

（4）辅助检查　B超检查可以协助诊断本病。

2.鉴别诊断

应与流产、黄体破裂、急性输卵管炎、子宫肌瘤红色变性、卵巢囊肿蒂扭转相鉴别。

二、治疗

一经确诊，手术治疗，术中剖视标本，必要时快速冰冻送病理检查。

第6节　子宫肌瘤红色变性

子宫肌瘤红色变性系子宫肌瘤的一种特殊类型的坏死，主要因血管栓塞、组织坏死、出血、溶血、血红蛋白渗入而将组织染成红色。主要继发于较大、单一的壁间肌瘤，多发生在妊娠期及产褥期，也可见于绝经期或其他时期，发生在妊娠期及产褥期者，症状较发生于非孕期者严重。

一、诊断

1.诊断要点

（1）病史　既往有子宫肌瘤病史，多发生在妊娠期及产褥期。

（2）临床表现　患者可有腹痛，常伴发热、恶心、呕吐、白细胞计数升高，剧烈腹痛呈持续性并伴有呕吐及腹膜刺激症状等全身不适的急腹症表现。症状严重时可类似卵巢囊肿蒂扭转。临床上也有患者出现可耐受的不同程度的腹痛或中度、低度发热。

（3）妇科检查　子宫张力增加、有压痛。

（4）辅助检查　白细胞计数升高。B超检查可以协助诊断本病。

2.鉴别诊断

应与流产、黄体破裂、急性输卵管炎、卵巢肿物蒂扭转相鉴别。

二、治疗

1.非手术治疗

妊娠期及产褥期子宫肌瘤红色变性大多数采用非手术治疗；妊娠期子宫充血，组织水肿，平滑肌细胞肥大，肌瘤明显增大，分娩后逐渐缩小，妊娠期肌瘤迅速增大可发生红色变性，确诊后不做手术，以采用适量抗生素预防感染，止血药防止进一步渗血和出血，以及镇静药应用和休息为主，通常经上述处理均能好转和缓解，仅极少数红色变性肌瘤甚大或以上处理仍无效者可予手术治疗。

2.手术治疗

非孕期子宫肌瘤红色变性者，若肌瘤较大，结合症状，有手术指征者，则按子宫肌瘤手术原则处理。对年轻或未生育者，则在非手术治疗病情稳定后，可做肌瘤剔除术，保留子宫和生育功能。

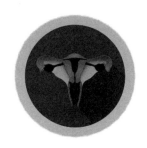

第10章
女性生殖器肿瘤

第1节　外阴肿瘤

外阴肿瘤主要分为外阴良性肿瘤、外阴上皮内瘤变、外阴恶性肿瘤。

一、病史采集

（1）现病史　主要是针对患者主诉进行有针对性的问诊，如果发现外阴肿物则需要询问患者外阴肿块的发现经过、增长速度，有无短期内迅速增大病史，有无局部瘙痒、红肿、疼痛，有无渗液、出血；外院诊断治疗情况，疗效如何。

（2）过去史　询问患者既往有无类似病史，有无高血压、心脏病病史，有无药物、食物过敏史等。

（3）家族史　询问患者家族中有无类似病史。

二、体格检查

（1）妇科检查　检查时要注意外阴肿物的位置、大小、形态、质地、活动度，是否与周围组织粘连，有无渗液、出血，有无溃疡。

（2）淋巴结检查　注意淋巴结有无肿大，尤其是腹股沟淋巴结有无肿大。

三、辅助检查

（1）B超检查　B超不但可以判断肿物的大小、囊实性、血供、有无钙化、与周围组织的关系，还可以了解盆腔、腹腔、腹膜后淋巴结、病灶与周围器官、组织的关系等，以便为制订治疗方案提供依据。

（2）外阴肿物活组织检查　为主要的确诊依据。

（3）阴道镜检查　观察外阴皮肤及病灶处，有助于做定位活检。

（4）氪激光固有荧光诊断仪检查　用其检查外阴局部，病灶呈紫红色，有助于做定位活检。

四、诊断与治疗

（一）外阴良性肿瘤

外阴良性肿瘤分为囊性肿瘤及实性肿瘤。囊性肿瘤包括前庭大腺囊肿、尿道旁腺囊肿、表皮样囊肿、皮脂腺囊肿、中肾管囊肿、腹股沟管囊肿，临床均较少见，体积小，除伴发感染外，临床常无症状。

1.乳头瘤

发生于外阴皮肤或黏膜，多由慢性刺激或病毒感染导致上皮增生，表面覆以鳞状上皮，间质为纤维结缔组织，生长缓慢。

（1）诊断要点

① 症状　可见于任何年龄，多见于老年人，常与萎缩性病变并存，多无症状或伴瘙痒。

② 体征　为单个肿块，多发生于阴唇。表面呈多数乳头状突起，质地较硬，覆有油脂性物质，呈指状，突出于皮肤表面，其大小由数毫米至数厘米。大乳头瘤表面因反复摩擦可破溃出血、感染。

③ 病理检查　确诊常需依靠活检或肿瘤切除后的病理检查。镜下见指状疏松纤维基质，其上有复层扁平上皮覆盖，并有明显棘细胞层增生肥厚。

（2）鉴别诊断　应与圆韧带囊肿、前庭大腺囊肿、中肾管囊肿等相鉴别。

（3）治疗　以手术切除为主，术中可行快速冰冻切片检查，如有恶变，应行广泛外阴切除。

2.色素痣

色素痣是由皮肤色素细胞生长过度所致。其组织来源有表皮、间胚叶及神经组织。色素痣按生长的部位分为交界痣、内皮痣和复合痣。

（1）诊断要点

① 症状　多无症状，如长期受刺激或摩擦，局部可出现瘙痒、疼痛或伴炎症、出血等。

② 体征　在大、小阴唇处见棕色、浅褐色或青黑色斑块。隆起或带毛的色素痣，很少恶变，平坦、周边活跃的色素痣恶变机会较大。

③ 病理检查　活检有助于除外恶变，但应较大范围地将病灶切除。

（2）鉴别诊断　应与外阴恶性黑色素瘤相鉴别。

（3）治疗　深部切除，其切除范围应超过痣边缘1cm。切线要垂直，具有一定的深度，切至浅筋膜上，不可切向痣中心，防止扩散，应避免切除不全、创伤性刺激、药物腐蚀。

3.汗腺瘤

汗腺瘤发于外阴大汗腺，因汗腺管畸形、外阴汗腺阻塞扩大所致。

（1）诊断要点

① 症状　一般无症状，或伴瘙痒，多发生于40岁以上妇女。

② 体征　发生于大、小阴唇，多为单发，如皮下隆起结节，大小为1cm左右，个别可达4～5cm，色灰红，质硬。肿瘤包膜完整，内表皮不粘连。

③ 病理检查　活组织检查可确诊。病理特征为分泌性柱状细胞下衬有一层肌上皮细胞。

（2）鉴别诊断　应与腺癌相鉴别。

（3）治疗　汗腺瘤一般为良性，先做活组织检查，确诊后再行局部切除，标本送病理检查。

4.纤维瘤

纤维瘤由纤维结缔组织及少量纤维增生所致。多为良性，恶变者罕见。

（1）诊断要点

① 症状 多见于育龄妇女。一般无症状，偶因摩擦表面破溃。肿瘤过大可影响行动及性生活。

② 体征 多位于大阴唇。初起为硬的皮下结节，继而可增大，形成有蒂的硬的实性块状物，大小不一，表面可有溃疡和坏死。其切面为致密、灰白色纤维结构。

③ 病理检查 镜下见波浪状或相互盘绕的胶质束和成纤维细胞。

（2）治疗 沿肿瘤根部切除，标本送病理检查。

5. 脂肪瘤

脂肪瘤系脂肪细胞增生所致。脂肪细胞分化成熟，间质内有纤维组织及血管。良性，发生率低。

（1）诊断要点

① 临床表现 一般无症状，位于皮下组织内，呈圆形分叶状，大小不等，也可形成带蒂块状物。

② 病理检查 镜下见成熟的脂肪细胞间有少量纤维组织混杂。

（2）治疗 小者无症状不需治疗，大者可手术切除。

6. 平滑肌瘤

平滑肌瘤系肌细胞增生所致，生长缓慢，多为良性。

（1）诊断要点

① 症状 多发生于育龄妇女，无症状，瘤体大可有外阴下坠感，影响活动及性生活。

② 体征 肌瘤常位于大阴唇、阴蒂及小阴唇。有蒂或突出于皮肤表面，形成质硬、表面光滑的块状物。

③ 病理检查 镜下见平滑肌细胞排列成束状，与胶原纤维束纵横交错或形成漩涡状结构，常伴退行性变。

（2）治疗 带蒂肌瘤或浅表肌瘤，局部切除即可。对较深的肌瘤，应切开包膜，摘除肌瘤。直径>5cm者，术中应行快速冰冻切片检查。

7. 血管瘤

血管瘤为先天性，由无数毛细血管或海绵状血管所构成。起源于中胚叶，可分为毛细血管瘤、海绵状瘤、老年性瘤及血管角质瘤四型。

（1）诊断要点

① 症状　多见于新生儿，一般无症状，瘤体大，伴外阴部肿胀感。

② 体征　生长在大阴唇、阴阜，呈小红血管痣样或点状、红色海绵状肿物，柔软，大小不一，直径数毫米至数厘米。压迫肿物红色可退去，放松又可恢复原状。亦有患者成年后血管瘤停止生长或渐缩小。

③ 阴道镜检查　可见增生、扩张的血管。

（2）治疗　较小者可以冷冻、电灼、激光治疗。较大须行手术切除病灶，必要时可行植皮。因外阴血运丰富，术时出血多，术前应充分准备，术中加强止血。

8.淋巴管瘤

淋巴管瘤由先天遗留的胚胎组织发展形成，分为表浅局限性淋巴管瘤及深在性淋巴管瘤两种。

（1）诊断要点

① 临床表现　一般无症状，于外阴皮下形成多发或成群的大小不等的小泡或疣状物。压之破裂，淋巴液溢出。深在性淋巴管瘤患者的局部皮肤呈弥漫性肥厚突起。

② 病理活检　可确诊。

（2）治疗　较小者激光、电灼、放射性核素等治疗。

（二）外阴鳞状上皮内病变

外阴鳞状上皮内病变（vulvar squamous intraepithelial lesion，VSIL）是指发生于女性外生殖器皮肤和黏膜，或有进展为浸润癌潜在风险。局限于外阴鳞状上皮内，与HPV感染相关的临床和病理改变。

1.诊断要点

（1）病史　曾有外阴瘙痒、皮肤破损、溃疡等反复发作病史。

（2）症状　无特异性，多表现为外阴瘙痒、皮肤破损及溃疡。部分患者无症状。

（3）妇科检查　外阴见丘疹、斑点、斑块或乳头状疣，单个或多个，呈灰白、粉红色，少数为略高出皮肤的黑色素沉着，严重者可弥漫状覆盖整个外阴。

（4）活组织检查　根据临床表现怀疑本病时，应在外阴可疑部位多点取活组织送病理检查确诊。阴道镜检查或采用3%～5%醋酸或1%甲苯胺蓝涂抹外阴病变皮肤，有助于提高病灶活检的准确率。

2.病理学诊断与分级

2014年世界卫生组织（WHO）女性生殖器肿瘤分类将外阴鳞状上皮内病变分为：低级别鳞状上皮内病变、高级别鳞状上皮内病变和分化型外阴上皮内瘤变。其主要病理特征为上皮层内细胞有不同程度的增生伴核异型、核分裂增加，排列紊乱。

（1）低级别鳞状上皮内病变（LSIL）　以往称为普通型VINⅠ、轻度不典型增生、扁平湿疣、不典型挖空细胞等。与低危和高危HPV感染相关，是HPV感染所致的临床表现和病理改变。多见于年轻女性，超过30%的病例合并下生殖道其他部位上皮内病变（以宫颈部位最常见）。病变常自行退化，进展为浸润癌的风险极低。

（2）高级别鳞状上皮内病变（HSIL）　包括以往所称的VINⅡ（中度不典型增生），VINⅢ（重度不典型增生）、原位癌、鲍文病、鲍文样不典型增生等。多发生于绝经前女性，绝大部分为HP16型感染所致，若不治疗进展为浸润癌的风险很高。局部完全切除后的复发率为15%；若切缘受累，则复发率高达50%。

（3）分化型外阴上皮内瘤变　以往称为分化型VIN、单纯性原位癌。与HPV感染无关，可能系 *p*53 突变所致。多发生于老年女性，常伴硬化性苔藓、扁平苔藓，有时伴有角化性鳞癌。虽然进展为浸润癌的风险尚不清楚，但一旦发生，常在半年以内进展为浸润癌。

3.鉴别诊断

需与外阴湿疹、外阴白色病变、痣、黑色素瘤、棘皮瘤等疾病相鉴别。生殖道HPV检测可协助诊断。

4.治疗

治疗目的在于消除病灶，缓解症状，阻断浸润癌发生。制订治疗决策时应综合考虑疾病因素（包括患者年龄、症状，病变的位置和大小、病理类型、病变级别）及治疗方式对外阴形态和功能的影响。从而制订个体化方案。

（1）LSIL 的处理 若无明显症状可暂不予治疗，定期随访。有症状者，可选择局部用药，如咪喹莫特软膏、5-氟尿嘧啶软膏、1%西多福韦。激光治疗适用于病灶广泛的年轻患者。

处方一 5%咪喹莫特乳膏 外用 2～3 次/周（连续 12～16 周，疣体清除需要 8～12 周）

或 1%西多福韦凝胶剂 外用

【说明】上述两种药物可出现局部红斑、糜烂、水肿、烧灼感、疼痛、瘙痒及溃疡等不良反应，全身不良反应有发热、流感样症状。症状一般为轻度，可耐受。如果患者不能耐受，可减少剂量，如减少50%仍然不能耐受，应及时停药。另外，需要注意，上述药物说明书无此适应证（目前为超说明书用药），治疗前需在所属医疗机构备案并与患者签署知情同意书。

处方二 5%氟尿嘧啶软膏 外用 2g/周（10～12 周/疗程，治疗 1～3 疗程）

【说明】因用 5-FU 软膏后副作用很大，并常因局部疼痛、烧灼感、溃疡而停止用药，且复发率较高，现已少用或不用。

（2）HSIL 的处理 病灶局限的病变可采用病灶局部表浅切除术，切缘超过病灶外至少 0.5cm。较大融合型病灶或病变较广泛或为多灶性，尤其疑为浸润癌时，可考虑行外阴皮肤切除术。病变累及阴蒂周围或肛周可采用 CO_2 激光消融术。

（3）分化型外阴上皮内瘤变的处理：由于病变会迅速发展为浸润癌，需彻底切除病灶，老年、病灶广泛的患者可采用单纯外阴切除术，手术切除范围包括外阴皮肤及部分皮下组织，不切除会阴筋膜。合并外阴浸润癌者，则按外阴癌处理。

5. 随访

各类外阴鳞状上皮内病变治疗后均有不同程度的复发率，复发的高危因素为高级别病变、切缘阳性、高危 HPV 持续感染等，所以治疗后应定期随访。

6.预防

研究显示，HPV疫苗对 VHSIL 和外阴癌有预防作用。已有研究显示，4价和9价 HPV疫苗可预防 VLSIL 和 VHSIL 及外阴癌。

（三）外阴恶性肿瘤

外阴恶性肿瘤占女性生殖道原发恶性肿瘤的3%～5%，以鳞状细胞癌最常见，其他包括恶性黑色素瘤、基底细胞癌、前庭大腺癌、疣状癌、肉瘤等。

1.外阴鳞状细胞癌

外阴鳞状细胞癌简称外阴鳞癌或外阴癌，占外阴恶性肿瘤的80%～90%。常见于绝经后妇女。

（1）发病相关因素

① 人乳头瘤病毒（HPV）感染　40%～60%的外阴癌与HPV感染相关，其中HP16型感染超过50%；

② 非HPV感染相关病变　如外阴硬化性苔藓、分化型外阴鳞状上皮内瘤变等。

（2）诊断要点

① 病史　有外阴瘙痒、外阴白色病变、性病、外阴溃疡经久不愈等病史。

② 症状　主要为不易治愈的外阴瘙痒和各种不同形态的肿物，如结节状、菜花状、溃疡状。肿物易合并感染，较晚期癌可出现疼痛、渗液和出血。

③ 妇科检查　外阴任何部位如大小阴唇、阴蒂、会阴体等处见乳头状赘生物，或为溃疡型、浸润型病灶。早期局部丘疹、结节或小溃疡；晚期呈不规则肿块，伴或不伴破溃或呈乳头样肿瘤。晚期患者有腹股沟淋巴结肿大，单侧或双侧，单个或多个，固定或活动，有时有破溃等。癌灶也可波及肛门、直肠、尿道、膀胱等。

④ 活组织检查　是确诊外阴癌的唯一方法。对一切外阴赘生物、溃疡和可疑病灶均需尽早做活组织病理检查，可在阴道镜指引下于可疑病灶部位取活检。肿瘤直径>2cm的外阴癌可直接在肿瘤部位钳夹取

活检。对肿瘤直径≤2cm的早期外阴恶性肿瘤可在局部麻醉下行肿物完整切除活检，包括肿瘤、肿瘤周围皮肤和皮下组织，或采用Keyes活检器，经连续病理学切片检查，准确评价肿瘤的浸润深度，以指导早期外阴恶性肿瘤的个体化治疗。

病理：癌灶为浅表溃疡或硬结节，可伴感染、坏死、出血，周围皮肤可增厚及色素改变。镜下见多数外阴鳞癌分化好，有角化珠和细胞间桥。前庭和阴蒂部位的病灶倾向于分化差或未分化，常有淋巴管和神经周围的侵犯。

（3）临床分期　目前采用国际妇产科联盟（FIGO）分期法（表10-1）。

表 10-1　外阴癌分期（FIGO，2021 年）

FIGO 分期	肿瘤范围
Ⅰ 期	肿瘤局限于外阴
Ⅰ A 期	肿瘤≤2cm，且间质浸润≤1.0mm[a]
Ⅰ B 期	肿瘤＞2cm或间质浸润＞1.0mm[a]
Ⅱ 期	任意大小的肿瘤侵及尿道、阴道、肛门下 1/3 且无淋巴结转移
Ⅲ 期	任意大小的肿瘤，侵及会阴邻近组织结构上部，或伴有任意数量的非溃疡性淋巴结累及
Ⅲ A 期	任意大小的肿瘤，侵及尿道、阴道、膀胱黏膜、直肠黏膜的上 1/3，或区域淋巴结转移≤5mm
Ⅲ B 期	区域[b]淋巴结转移＞5mm
Ⅲ C 期	区域[b]淋巴结转移伴淋巴结被膜外扩散
Ⅳ 期	任意大小的肿瘤，伴骨转移、溃疡性淋巴结转移或远处转移
Ⅳ A 期	盆腔骨转移或区域[b]溃疡性淋巴结转移
Ⅳ B 期	远处转移

a.浸润深度是指从临近浸润性肿瘤、呈异型增生且无肿瘤的表皮突的最深处（或距离浸润性肿瘤最近的异型增生性表皮突）的基底膜到浸润最深处之间的距离。

b.区域淋巴结是指腹股沟和股骨淋巴结。

（4）治疗　外阴癌的治疗以手术治疗为主。随着对外阴癌生物学行为的认识，外阴癌的手术治疗模式发生了很大改变，对早期外阴癌推荐个体化手术治疗，而局部晚期（或）晚期外阴癌则推荐手术＋放疗＋化疗的综合治疗。

① 手术治疗　手术前肿瘤组织活检，明确病理类型和浸润深度。手术治疗包括外阴肿瘤切除术和腹股沟淋巴结切除术。外阴肿瘤切除分为广泛外阴切除术、改良广泛外阴切除术和外阴扩大切除术；腹股沟淋巴结切除术分为腹股沟淋巴结根治切除术（腹股沟淋巴结清扫术）、腹股沟前哨淋巴结切除术和腹股沟淋巴结活检术。

a.早期肿瘤（Ⅰ期和小病灶Ⅱ期）　先行病灶活检，根据病变大小及浸润深度分期，然后按分期决定术式。要求手术切缘距离肿瘤边缘至少1cm，深度应达会阴深筋膜（一般2～3cm），即位于阔筋膜水平面且覆盖耻骨联合的筋膜层。ⅠA期行外阴局部扩大切除术，术后随访即可。ⅠB期者根据病灶位置决定术式：单侧病变（病灶距外阴中线≥2cm）行局部广泛切除术或改良广泛外阴切除术及单侧腹股沟淋巴结评估（前哨淋巴结绘图活检或单侧腹股沟/股淋巴结切除术）；中线部位病变（前部或后部），行局部广泛切除术或改良广泛外阴切除术及双侧腹股沟/股淋巴结评估（前哨淋巴结绘图活检或双侧腹股沟/股淋巴结切除术）。术后均根据原发灶及淋巴结的病理结果决定辅助治疗方案。

b.局部晚期肿瘤（病灶>4cm的Ⅱ期和Ⅲ期）　腹股沟淋巴结和外阴病灶分步处理。先行影像学评估和淋巴结病理检查，再根据结果采取个体化的手术或与放化疗结合的综合治疗。

c.肿瘤转移超出盆腔　可考虑局部控制或姑息性外照射放疗和（或）全身治疗，或者采用最佳的支持治疗。

② 放射治疗　因外阴潮湿、皮肤黏膜对放射线的耐受较差，外阴肿瘤较大或已转移至淋巴结等因素，放射治疗难以得到满意的剂量分布，上述因素使外阴癌难以接受达到根治性治疗效果的照射剂量。因此，外阴癌单纯放疗的效果较差，局部复发率高。对于局部晚期的外阴癌，放化疗联合手术的综合治疗可以降低超广泛手术的创伤和改善外阴癌患者的预后。

③ 化学药物或靶向治疗　多用于同步放化疗及晚期癌或复发癌的综合治疗。常用化疗药物有铂类、紫杉醇、氟尿嘧啶、丝裂霉素C、吉西他滨等，常采用静脉注射或局部动脉灌注给药。靶向治疗药物有埃罗替尼、帕姆单抗等。目前尚无标准的全身治疗方案。常用化疗方案如下：

a.PF方案　顺铂（DDP）50mg/m^{2}静脉滴注，化疗第1天；氟尿嘧啶（5-FU）1g/（m^2·24h）静脉持续滴注96h；每4周重复。

b.MF方案　丝裂霉素（MMC）10mg/m^{2}静脉滴注，化疗第1天；5-FU1g/（m^2·24h）静脉持续滴注96h；每4周重复。

c.TP（紫杉醇+顺铂）方案：紫杉醇135～175mg/m^2+顺铂60～70mg/m^2。

2. 前庭大腺癌

前庭大腺癌是指生长于前庭大腺的腺癌，占外阴恶性肿瘤的0.1%～5%，其病因尚不清楚，可能与前庭大腺囊肿感染有关。

（1）诊断要点

① 病史　发病年龄45～55岁，早期无症状，可有多年的前庭大腺囊肿，近期持续增大。

② 症状体征　外阴前庭大腺部位表面光滑的肿物，少数继发感染者肿瘤表面可溃烂，呈溃疡型，肿瘤直径大小为2～5cm。

③ 妇科检查　在外阴一侧小阴唇内侧深部扪及硬结。肿物长大时可延伸到大阴唇和阴道下部，可推动或固定，表面溃烂，有脓血性分泌物。有时肿物可侵犯会阴与肛提肌。

④ 阴道分泌物细胞涂片，巴氏染色，癌细胞阳性或阴性。

⑤ 活组织检查　显微镜下多见分化好的黏液腺癌，在癌肿周围组织中见前庭大腺组织。

⑥ 影像学检查　治疗前应做外阴、腹盆腔CT或MRI检查，了解肿瘤与周围器官的关系、有无腹股沟及盆腔、腹腔淋巴结转移等。

⑦ 分子标志物　如癌胚抗原（CEA）、酸性和中性黏蛋白、过碘酸雪夫染色（PAS）和p53等，免疫组化染色进一步鉴别诊断或排除转移性癌。

（2）治疗

① 早期应行根治性外阴切除及双侧腹股沟淋巴结清扫术，如淋巴结已有转移，应考虑行盆腔淋巴结清扫术。

② 晚期病例可行放射治疗。

③ 复发及转移病例可行化学药物治疗。

3. 外阴恶性黑色素瘤

外阴恶性黑色素瘤较少见，占外阴恶性肿瘤的2%～4%，多数由色素痣恶变所致，肿瘤恶性程度高，预后差。

（1）诊断要点

① 病史　多见于65～75岁妇女，多有色素痣史。

② 症状　外阴瘙痒、出血、色素沉着范围增大。

③ 体征　好发于阴唇，尤以小阴唇及阴蒂多见。病灶常有色素沉着，稍隆起，呈痣状结节状生长，有色素沉着（肿瘤多为棕褐色或蓝黑色），可伴溃疡。

④ 病理检查　可确诊。因本病受激惹后易有迅速而广泛扩散的倾向，切忌在病灶局部取活组织检查。疑为本病时，最好将病灶完整切除，切缘距病灶至少1cm。

（2）治疗　外阴恶性黑色素瘤恶性程度高，预后差，容易复发和转移。治疗原则以手术治疗为主。

① 手术　真皮层浸润≤1mm者，手术切缘距离病变边缘至少1cm，不必行淋巴结切除术；真皮层浸润>1mm者，手术切缘应距离病变边缘至少2～3cm，并切除腹股沟淋巴结；

② 免疫治疗　可选用α-干扰素、免疫检测点抑制剂等，后者目前FDA批准应用于临床的有PD-1/PD-L1抑制剂、CTLA4基因工程单克隆抗体，可用于手术前后辅助治疗或不能手术的晚期患者。

处方一　0.9%氯化钠注射液　　　　250ml　∣　iv drip　qod
　　　　　白细胞介素-2（IL-2）10万～40万U　∣　（共10～20次）

处方二　白细胞介素-2（IL-2）10万U　im　qd（共30次）

处方三　干扰素300万U　ih　3次/周

处方四　胸腺肽2mg　im　qd

处方五　　短小棒状杆菌苗（CP）　4mg　｜　im　2次/周
　　　　　　2%利多卡因　　　　　　2ml　｜　（用2～4周）

【说明】免疫治疗也常作为黑色素瘤的辅助治疗，需长期应用，有时可收到意想不到的效果。但由于目前用药不规范且不统一，因此难有较强的说服力。

③ 化疗　一般用于晚期患者的姑息治疗。

4.外阴基底细胞癌

外阴基底细胞癌是一种局限于真皮层内、生长缓慢的肿瘤，较为罕见。因症状不典型，诊断常延误，确诊需做活组织病理检查。

（1）诊断要点

① 病史　发病平均年龄70岁。

② 症状　可有局部瘙痒或无症状。

③ 体征　病灶多位于大阴唇，其次是小阴唇、阴蒂和阴唇系带，病灶呈湿疹或癣样改变，伴有色素沉着，亦可呈结节状肿物。

④ 病理检查可确诊。应检查全身皮肤有无基底细胞癌。

（2）治疗　可行病灶广泛局部切除，手术切缘应距离病变边缘至少1cm，不需行腹股沟淋巴结切除术。

第2节　阴道肿瘤

阴道肿瘤主要分为阴道良性肿瘤、阴道上皮内瘤变、阴道恶性肿瘤。

一、病史采集

（1）现病史　主要是针对患者主诉进行有针对性的问诊，应询问有无自觉阴道下坠，有无性交不适或性交困难，有无阴道异常分泌物，其量、色、质地、气味如何，有无阴道异常流血，其出血的诱因、时间、量、性质如何；有无尿频、尿急及血尿，有无排便困难、里急后重、便血等；有无短时间明显消瘦。还应询问胚胎期其母亲有无服用雌激素；外院诊断治疗情况，疗效如何。

（2）过去史　询问患者既往有无类似病史，有无高血压、心脏病病史；有无药物、食物过敏史等。

（3）家族史　应询问家族中有无类似病史。

二、体格检查

（1）妇科检查　注意检查全外阴、阴道和宫颈，切除子宫患者需仔细观察阴道残端部位；检查时要注意阴道肿物的位置、大小、形态、质地、活动度，是否与周围组织粘连，有无渗液、出血，有无溃疡，有无盆腔转移；肿物与子宫附件、外阴、盆腔的关系如何。

（2）淋巴结检查　注意淋巴结有无肿大，尤其是锁骨上淋巴结和腹股沟淋巴结有无肿大。

三、辅助检查

（1）影像学检查　行B超或X线电子计算机断层扫描（CT）或磁共振成像（MRI）等检查，以了解盆腔、腹腔、腹膜后淋巴结、病灶与周围器官、组织的关系等，以便为制订治疗方案提供依据。

（2）肿物活组织检查　为主要的确诊依据。

（3）阴道镜检查　观察病灶处，有助于做定位活检。

（4）TCT检查　以排除其他生殖器官恶性肿瘤转移至外阴。

四、诊断与治疗

（一）阴道良性肿瘤

阴道组织主要由鳞状上皮、结缔组织和平滑肌组成。阴道良性肿瘤很少见，常见的有乳头状瘤、平滑肌瘤、纤维瘤、神经纤维瘤等。

1.诊断要点

（1）临床表现　肿瘤小者无症状。肿瘤较大者出现阴道下坠感、性交不适或性交困难。合并感染时有阴道分泌物增多或阴道流血。

（2）妇科检查　阴道壁上可见大小不一、带或不带蒂、单个或多个肿瘤。

（3）病理检查　根据病理组织学检查可明确诊断。

（4）TCT　以排除其他生殖器官恶性肿瘤转移至外阴。

2. 治疗

（1）随访观察　肿瘤较小无症状时可以随访观察。

（2）手术切除

① 肿瘤较大症状明显者，可予手术切除。

② 肿瘤合并感染有破溃者，应先控制感染再手术切除。

③ 阴道神经纤维瘤易复发，手术切除后应定期随访。

（二）阴道上皮内病变

阴道上皮内病变（vaginal intraepithelial neoplasia，VaIN）是局限于阴道上皮内不同程度的不典型增生性改变，多为阴道浸润癌的癌前病变。VaIN是少见的下生殖道癌前病变，包括阴道鳞状上皮不典型增生和阴道鳞状上皮原位癌。HPV感染可能是诱发VaIN的主要原因。

1. 诊断要点

① 高危因素　年龄多在51岁左右；高危型HPV感染；子宫颈癌及子宫颈上皮内瘤变病史；放射治疗史；免疫功能异常；其他因素，如吸烟、过早性行为、多性伴侣、多胎次、胎儿期接触己烯雌酚、文化水平及经济水平低等。

② 症状　白带增多，偶尔性交后见血性白带或极少量阴道出血。

③ 妇科检查阴道壁未见异常或有炎症表现。

④ 阴道脱落细胞涂片可疑阳性或阳性。

⑤ 阴道镜检查能识别孤立病灶，表现为白色上皮，镶嵌、点状、轻微粒状结构。阴道镜检查阳性部位应做定位活组织检查。

⑥ 碘试验阳性部位应做活组织检查。

⑦ 活组织标本应送病理检查以明确诊断。

⑧ 高危型HPV检测　HPV感染分为高危型、疑似高危型和低危型HPV感染3类，前两者与子宫颈癌及下生殖道HSIL相关，后者则与生殖器疣及部分LSIL相关。

2.病理学诊断与分级

（1）2003年WHO将VaIN定义为阴道上皮内瘤变，根据阴道鳞状上皮异常细胞侵犯上皮的程度，VaIN可分为3级。

① Ⅰ级　阴道上皮轻度不典型增生，即异型性细胞局限于上皮下1/3。

② Ⅱ级　阴道上皮中度不典型增生，即异型性细胞侵犯上皮下2/3。

③ Ⅲ级　阴道上皮重度不典型增生及原位癌，异常变化的细胞可达于上皮全层，仅表面细胞成熟，上皮表面有一层扁平的细胞。阴道原位癌是指异常细胞已侵犯上皮全层。

（2）2014年WHO用鳞状上皮内病变替换VaIN术语，提出二级分类法。

① 阴道LSIL包括VaIN Ⅰ、鳞状上皮轻度不典型增生、湿疣样变；

② 阴道HSIL包括鳞状上皮中重度不典型增生、VaIN Ⅱ、VaIN Ⅲ及鳞状细胞原位癌。

3.治疗

阴道LSIL可接受严密观察随访。阴道HSIL和与CIN或CC相关的VaIN，由于具有较高进展为浸润癌的风险及较高的复发率，推荐积极的医疗干预。

（1）药物治疗

处方　5%咪喹莫特乳膏　1～3次/周，阴道给药，连续治疗12周

或　5%氟尿嘧啶软膏　2g/周，阴道给药，持续应用10～12周

【说明】药物治疗适用于年轻或多灶性VaIN，疗效肯定，但疗程长，需注意药物副作用及治疗和随访的依从性。

（2）物理治疗　年轻女性、多灶性病变或病灶可以清楚暴露的VaIN患者，推荐CO_2激光、电灼、冷冻治疗及超声气化吸引等物理治疗，具有创伤小、操作简便等优点，特别注意治疗前需有明确的组织学诊断并排除浸润癌。

（3）手术切除　局灶性、复发性或不除外浸润癌的VaIN患者，推荐手术治疗。根据病灶的部位、范围、子宫存在与否可以采取不同的手术范围，如局部病灶切除、部分阴道切除及全阴道切除术，年轻患者需行阴道重建术。

（4）阴道腔内放射治疗　可用于多次复发且其他治疗方法无效或合并基础疾病不适合手术患者，疗效满意，但需注意安全性。

（三）阴道恶性肿瘤

1. 原发性阴道癌

原发性阴道癌少见，仅占女性生殖道恶性肿瘤的1%～2%。多见于60岁以上老年妇女。

（1）诊断要点

① 临床症状：早期可呈阴道分泌物增多或不规则流血，接触性阴道出血。晚期症状与子宫颈癌相似。晚期可累及阴道旁，肿瘤侵犯附近组织器官如神经、骨质、尿道、膀胱和直肠等，可出现下腹部、腰骶部疼痛，排尿痛、血尿、肛门坠胀、排便困难、排便时疼痛等，以及出现腹股沟、锁骨上淋巴结肿大和远隔器官转移。

② 妇科检查　早期病变可以窥见或扪及阴道壁病灶，呈结节状、菜花状、溃疡状或浅表糜烂状，也可以是阴道白斑或息肉状病变，但子宫颈外观无肿瘤性病变。晚期病变阴道可完全被肿瘤填塞、阴道旁组织浸润甚至形成冰冻骨盆。浸润较深的阴道前壁/后壁肿物若浸透尿道/直肠前壁，则可因尿瘘/肠瘘出现经阴道漏尿/漏便。阴道前壁病变因窥器遮挡容易漏诊。

③ 主要的辅助检查

a. 病理学诊断　可直视下活检，也可借助阴道镜定位活检。病灶位于阴道上1/3阴道壁居多，鳞癌多位于后壁，腺癌多位于前壁。从组织病理学上看，多为鳞癌，其次为腺癌，其他为腺鳞癌、黑色素瘤、肉瘤、生殖细胞肿瘤、小细胞神经内分泌癌等。

b. 血液学检查　完善血常规、肝肾功能、电解质等血液学检查，明确有无感染、贫血、低蛋白血症、糖尿病等合并症，有无肝肾功能不全。

c.肿瘤标志物检查　鳞癌可行鳞状细胞癌抗原（SCCA）检查。非鳞癌应进行CA125、CA19-9、CEA、AFP和NSE等检查。

d.影像学检查　包括超声、X线胸片、CT、MRI、静脉肾盂造影、PET/CT检查等。如果没有禁忌证，CT、MRI应为增强扫描。

e.内镜检查　阴道镜下阴道病变评估，同时可以做子宫颈细胞学检查以排除子宫颈原发病变的可能。凡期别较晚者，均需行尿道-膀胱镜、直肠-乙状结肠镜检查，以排除癌灶侵犯这些器官。

f.高危型HPV检测　阴道癌与高危型HPV持续感染相关。

（2）鉴别诊断

需与阴道上皮萎缩、阴道尖锐湿疣、阴道结核性溃疡、子宫内膜异位结节等鉴别，病理学检查是主要鉴别诊断方法。确诊原发性阴道恶性肿瘤还需排除子宫颈癌、外阴癌、子宫内膜癌、卵巢癌/输卵管癌、绒癌阴道转移、泌尿系/肠道来源恶性肿瘤等。

（3）临床分期　采用国际妇产科联盟（FIGO）分期法（表10-2）。

表 10-2　阴道癌 FIGO 分期系统（2009 年版）

AJCC 分期	TNM 分期	FIGO 分期	分期描述
ⅠA	$T_{1a}N_0M_0$	Ⅰ	肿瘤局限于阴道壁，病灶直径 ≤ 2.0cm（4/5 英寸），未累及临近淋巴结（N_0）或远处转移（M_0）
ⅠB	$T_{1b}N_0M_0$	Ⅰ	肿瘤局限于阴道壁，病灶直径 >2.0cm（4/5 英寸）（T_{1b}），未累及临近淋巴结（N_0）或远处转移（M_0）
ⅡA	$T_{2a}N_0M_0$	Ⅱ	肿瘤穿透阴道壁、未达盆腔，病灶直径 ≤ 2.0cm（4/5 英寸）（T_{2b}），未累及临近淋巴结（N_0）或远处转移（M_0）
ⅡB	$T_{2b}N_0M_0$	Ⅱ	肿瘤穿透阴道壁、未达盆腔，病灶直径 >2.0cm（4/5 英寸）（T_{2b}），未累及临近淋巴结（N_0）或远处转移（M_0）
Ⅲ	$T_{1-3}N_1M_0$	Ⅲ	任何大小肿瘤可能累及盆腔，和（或）累及阴道下 1/3，和（或）阻断尿流出道（肾脏积水），引发肾脏并发症（$T_1 \sim T_3$），转移到临近盆腔或腹股沟区域淋巴结（N_1）但无远处病灶（M_0）
	$T_3N_0M_0$	Ⅲ	肿瘤累及盆腔，和（或）累及阴道下 1/3，和（或）阻断尿流出道，引发肾脏并发症（T_3），未转移到临近淋巴结（N_0）或远处转移（M_0）

AJCC 分期	TNM 分期	FIGO 分期	分期描述
ⅣA	T₄	ⅣA	肿瘤侵犯膀胱或直肠；超出盆腔（T_4）
	任何 N		有或无转移到盆腔或腹股沟淋巴结（任何 N），无远处病灶（M_0）
ⅣB	任何 T， 任何 N， M_1	ⅣB	任何大小的肿瘤转移到远处器官，如肺或骨（M_1），有或无侵犯邻近结构或器官（任何 T），有或无转移到邻近淋巴结（任何 N）

（4）治疗

① 放射治疗　适用于Ⅰ～Ⅳ期病例，是大多数阴道癌患者首选的治疗。放疗包括腔内或近距离照射加体外照射两部分，腔内照射主要是针对阴道原发肿瘤区进行照射，推荐的最佳剂量为70～80Gy。体外照射根据阴道癌生长的部位、大小、淋巴结转移情况进行个体化设计，采用四野垂直照射，一般给予1.8～2.0Gy/次，总量45～50Gy，转移的肿大淋巴结可同步加量或后期加量10～15Gy。除阴道早期癌外均应配合体外照射。

② 手术治疗　手术作为初始治疗仅用于早期、局限于阴道壁的小病灶。手术方式可以根据病情选择经腹、经阴道、经腹腔镜等。阴式路径更适用于局限于阴道壁的表浅小病灶。由于缺乏生存数据，选择腹腔镜手术应慎重，应用于放疗前卵巢悬吊、淋巴结活检较为安全。

③ 化疗　单纯化疗效果较差，常用于放疗的同步化疗。作为综合治疗的方法之一，按肿瘤类型选择用药，一般采用顺铂、多柔比星、氟尿嘧啶等行介入化疗。如对阴道内较大癌灶可先行介入化疗，待肿瘤缩小后再行手术配合放疗。

2.阴道肉瘤

阴道肉瘤很少见，常见的类型有胚胎横纹肌肉瘤(葡萄状肉瘤)、平滑肌肉瘤、阴道内胚窦瘤等。幼女患者80%为葡萄状肉瘤。阴道肉瘤的恶性程度极高，其预后与肉瘤组织类型、侵犯范围、早期治疗、首次治疗的彻底性等有关。

（1）诊断要点

① 病史　葡萄状肉瘤好发于幼女，2岁以内最多见。平滑肌肉瘤

多见于40～60岁妇女。

② 婴幼儿无外伤史有少量阴道流血要警惕此病；成年妇女常表现为月经过多及不规则阴道流血；老年妇女则表现为绝经后阴道不规则出血或有臭味的脓性分泌物。

③ 患者主诉阴道肿物伴阴道和直肠疼痛。阴道肿物的大小不一，直径在3～10cm，肿瘤充塞阴道或突向外阴。

④ 肿瘤充塞阴道时可影响性生活，有下腹及阴道胀痛等。肿瘤坏死溃疡时，阴道内可排出组织碎片。

⑤ 当肿瘤侵犯膀胱、尿道时，可出现尿频、尿急及血尿等泌尿系统症状。

⑥ 妇科检查　婴幼儿必须先麻醉再行阴道检查，可见阴道内有葡萄样簇状物，表面光滑、淡红色、水肿样，似多个息肉样肿物。阴道平滑肌肉瘤为实性肿物，质软。肿瘤继续扩展可充塞阴道，甚至向外突出至会阴部。

⑦ 病理检查　取活组织病理检查即可明确诊断。

（2）治疗　以手术为主的综合治疗。

① 葡萄状肉瘤　治疗原则为以手术为主，一般主张行子宫根治术、阴道切除术、双侧腹股沟淋巴结及盆腔淋巴结清除术，亦可行局部肿瘤切除术加放射治疗。化疗对阴道肉瘤的疗效不肯定，可作为综合治疗措施之一。

② 阴道平滑肌肉瘤　治疗与其他生殖道平滑肌肉瘤相同，手术是首选的治疗方法，化疗作为辅助治疗。

第3节　子宫颈肿瘤

子宫颈肿瘤主要分为子宫颈良性肿瘤、子宫颈上皮内瘤变、子宫颈癌。子宫颈癌是妇科最常见的恶性肿瘤，子宫颈良性肿瘤以肌瘤最常见。

一、病史采集

（1）现病史　参见本章第2节"阴道肿瘤"。

（2）过去史　参见本章第2节"阴道肿瘤"。

（3）个人史　应询问有无性生活过早、性生活紊乱与吸烟史。

（4）婚育史　应询问有无口服避孕药，其配偶有无阴茎癌、前列腺癌或前妻曾患宫颈癌。应询问早年是否有分娩、密产、多产史。

（5）家族史　应询问家族中有无类似病史。

二、体格检查

（1）妇科检查　注意检查全外阴、阴道和宫颈，检查时要注意宫颈的大小、硬度、形态、有无糜烂、撕裂、息肉、腺囊肿，有无接触性出血、举痛，有无肿物，肿物的位置、大小、形态、质地、活动度、是否与周围组织粘连，有无渗液、出血，有无溃疡。注意阴道穹隆前后及两侧壁有无增厚、变硬等癌症浸润情况。每个患者均应常规做三合诊以明确主韧带及骶韧带之浸润范围。

（2）淋巴结检查　注意淋巴结有无肿大，尤其是锁骨上淋巴结和腹股沟淋巴结有无肿大。

三、辅助检查

（1）宫颈刮片细胞学检查　普遍用于宫颈癌筛检。必须在宫颈移行带区刮片检查。光镜下读片需认真细致，以免漏诊及误诊。

（2）碘试验　将碘溶液涂于宫颈和阴道壁，观察其着色情况。本试验对癌无特异性。碘试验主要识别宫颈病变危险区，以便确定活检取材部位，提高诊断率。

（3）阴道镜检查　宫颈刮片细胞学检查Ⅲ级或Ⅲ级以上者，应在阴道镜下观察宫颈表面有无异型上皮或早期癌变，并选择病变部位进行活组织检查，以提高诊断正确率。

（4）宫颈和宫颈管活组织检查　是确诊宫颈癌最可靠和不可缺少的方法。选择宫颈转化区的3点、6点、9点、12点处活检，或在碘试验不染色区、阴道镜观察到的可疑部位取活组织做病理检查。若想了解宫颈管的病变情况，应刮取宫颈管内组织（ECC）或用宫颈管刷取材做病理学检查。

（5）宫颈锥切术　当宫颈刮片多次检查为阳性，而宫颈活检为阴性；或活检为原位癌，但不能排除浸润癌时，均应做宫颈锥切术，并将切下的宫颈组织分成12块，每块做2～3张切片检查以确诊。

（6）其他　确诊宫颈癌后，根据具体情况，进行胸部X线摄片、淋巴造影、膀胱镜、直肠镜检查等，以确定其临床分期。

四、诊断与治疗

（一）宫颈良性肿瘤

包括发生于子宫颈的良性赘生性疾病。主要有鳞状上皮乳头状瘤、宫颈平滑肌瘤、腺肌瘤、血管瘤，乳头状纤维腺瘤和绒毛状腺瘤较为少见。

1.诊断要点

① 发生于生育年龄的妇女，少数发生在绝经期或老年妇女。

② 可有白带增多、颜色发黄等异常，少数患者月经量增多。

③ 阴道接触性出血或不规则阴道流血。

④ 平滑肌瘤较大时可压迫膀胱或直肠，出现尿频、不能憋尿或小便困难、盆腔痛、里急后重或粪便变细、大便困难。

⑤ 腺肌瘤患者可出现伴随月经周期的腹痛。

⑥ 盆腔检查

a.子宫颈局部占位性病变。宫颈上见实性肿块，宫颈表面光滑，病变位于宫颈一侧者可致宫颈变形，形态不对称，宫颈管和外口歪曲失去正常轮廓，宫颈管展平。宫颈管内肌瘤可自宫颈口脱出至阴道或体外。

b.腺肌瘤可见宫颈局部呈蓝色，有触痛。

c.注意宫颈局部有无接触性出血。

⑦ B型超声检查有助于宫颈肌瘤和腺肌瘤的诊断与鉴别诊断。

⑧ 确诊依赖组织病理学检查。

2.鉴别诊断

① 鳞状上皮乳头状瘤　应与尖锐湿疣、鳞状细胞疣状癌相鉴别。

② 乳头状纤维腺瘤、平滑肌瘤 应与宫颈息肉、宫颈内膜息肉相鉴别。

③ 绒毛状腺瘤 应与绒毛状腺癌相鉴别。

④ 腺肌瘤 应与恶性中胚叶混合瘤、巨大宫颈息肉相鉴别。

3.治疗

① 宫颈良性肿瘤 以手术治疗为主，如肿瘤局部切除、子宫颈锥形切除甚至全子宫切除，手术切除即可治愈。局限性小病灶可使用激光、冷冻等物理方法进行治疗。

② 宫颈良性病变 有多中心发病现象，可于原发病部位或其他部位再次出现同样类型的肿瘤，这种情况多为肿瘤再发，而非肿瘤复发。以手术治疗为主，如肿瘤局部切除、子宫锥形切除，甚至子宫切除，手术切除即可治愈。局限性小病灶可使用激光、冷冻等物理方法进行治疗。

（二）子宫颈鳞状上皮内病变

子宫颈鳞状上皮内病变（SIL）是与子宫颈浸润癌密切相关的一组子宫颈病变，常发生于25～35岁妇女。大部分低级别鳞状上皮内病变（LSIL）可自然消退，但高级别鳞状上皮内病变（HSIL）具有癌变潜能。SIL反映了子宫颈癌发生发展中的连续过程，通过筛查发现SIL，及时治疗高级别病变，是预防子宫颈浸润癌行之有效的措施。

SIL和子宫颈癌与人乳头瘤病毒（HPV）感染、多个性伴侣、吸烟、性生活过早（<16岁）、性传播疾病、经济状况低下、口服避孕药和免疫抑制等因素相关。

1.诊断要点

（1）病史 常有早婚史、多个性伴侣、房事不洁（节）史、长期使用避孕药史等。

（2）症状 白带增多、接触性出血及不规则阴道出血。

（3）妇科检查 见子宫颈可光滑，或仅见局部红斑、白色上皮，或子宫颈柱状上皮异位表现，未见明显病灶。

（4）子宫颈细胞学检查 现多采用液基细胞涂片法或巴氏涂片法，

可发现早期病变。

（5）HPV检测　敏感性较高，特异性较低。可与细胞学检查联合应用于25岁以上女性的子宫颈癌筛查；也可用于21～25岁女性细胞学初筛为轻度异常的分流，当细胞学为意义未明的不典型鳞状细胞（ASCUS）时进行高危型HPV检测，阳性者行阴道镜检查，阴性者12个月后行细胞学检查；也可作为25岁以上女性的子宫颈癌初筛，阳性者用细胞学分流，阴性者常规随访。

（6）阴道镜检查　筛查发现有异常，如细胞学ASCUS伴HPV检测阳性，或细胞学LSIL及以上，或HPV检测16/18型阳性者，建议阴道镜检查。

（7）子宫颈活组织检查　为确诊SIL最可靠方法。若无明显病变，可选择在上皮全层或部分间质子宫颈转化区3、6、9、12点处活检，或在碘试验不染色区取材，或在阴道镜下取材以提高确诊率。当病变延伸至子宫颈管或细胞学AGC及以上或3型转化区时，应同时进行子宫颈搔刮术（ECC）。若想了解子宫颈管的病变情况，应刮取子宫颈管内组织或用子宫颈管刷取材送病理检查。

2. 病理学诊断与分级

SIL既往称为"子宫颈上皮内瘤变"（CIN），分为3级。WHO女性生殖器肿瘤分类（2014）建议采用与细胞学分类相同的二级分类法（即LSIL和HSIL），LSIL相当于CIN 1，HSIL包括CIN 3和大部分CIN 2。CIN 2可用p16免疫组化染色进行分流，p16染色阴性者按LSIL处理，阳性者按HSIL处理。

（1）LSIL　鳞状上皮基底及副基底样细胞增生，细胞核极性轻度紊乱，有轻度异型性，核分裂象少，局限于上皮下1/3层，p16染色阴性或在上皮内散在点状阳性。

（2）HSIL　细胞核极性紊乱，核浆比例增加，核分裂象增多，异型细胞扩展到上皮下2/3层甚至全层，p16在上皮＞2/3层面内呈弥漫连续阳性。

3. 治疗

（1）LSIL　约60%会自然消退，细胞学检查为ISIL及以下者可仅观察随访。在随访过程中病变发展或持续存在2年者宜进行治疗。细胞学为HSIL，阴道镜检查充分者可采用冷冻和激光等消融治疗；若阴道镜检查不充分，或不能排除HSIL，或ECC阳性者采用子宫颈锥切术。

（2）HSIL　可发展为浸润癌，需要治疗。阴道镜检查充分者可用子宫颈锥切术或消融治疗；阴道镜检查不充分者宜采用子宫颈锥切术，包括子宫颈环形电切除术（loop electrosurgical excisionprocedure，LEEP）和冷刀锥切术。经子宫颈锥切确诊、年龄较大、无生育要求，合并有其他妇科良性疾病手术指征的HSIL也可行筋膜外全子宫切除术。

（3）妊娠合并宫颈鳞状上皮内病变　妊娠期间，增高的雌激素使柱状上皮外移至子宫颈阴道部，转化区的基底细胞出现不典型增生改变；妊娠期免疫功能可能低下，易患HPV感染。诊断时应注意妊娠时转化区的基底细胞可有核增大、深染等表现，细胞学检查易误诊，但产后6周可恢复正常。大部分妊娠期患者为LSIL，仅约14%为HSIL。妊娠期SIL仅作观察，产后复查后再处理。

4.随访

（1）LSIL　目前常见的随访方法包括细胞学、HPV检测以及阴道镜检查，可单独或联合采用，间隔6～12个月不等。

（2）HSIL　术后6个月行子宫颈细胞学和高危型HPV联合检测，正常者1年后随访；如有异常，则建议转诊阴道镜；如果阴道镜检查未发现异常，则6个月后联合筛查，异常者按照细胞病理诊断制订遵循规范化原则的个体化方案。

（三）子宫颈癌

子宫颈癌是最常见的妇科恶性肿瘤，可分为浸润性鳞状细胞癌和腺癌，前者较为多见。

1.诊断要点

（1）症状　早期多无症状。

① 阴道流血 早期多为接触性出血；晚期为不规则阴道流血。出血量根据病灶大小、侵及间质内血管情况而不同，若侵蚀大血管可出现大出血。年轻患者也可表现为经期延长、经量增多；老年患者常为绝经后不规则阴道流血。一般外生型癌出血较早，量多；内生型癌出血较晚。

② 阴道排液 多数患者阴道分泌物呈白色或血性、稀薄如水样或泔水状、有腥臭味。晚期患者因癌组织坏死伴感染，可有大量米汤样或脓性恶臭白带。

③ 晚期症状 侵犯邻近脏器及神经可出现相应的症状。如尿频、尿急、便秘、下肢肿痛等；癌肿压迫或累及输尿管时，可引起输尿管梗阻、肾盂积水及尿毒症；晚期可有贫血、恶病质等全身衰竭症状。

（2）体征 原位癌及微小浸润癌可无明显病灶，宫颈光滑或仅为柱状上皮异位。随病情发展可出现不同体征。外生型子宫颈癌宫颈局部可见癌灶，病变向外生长呈菜花状、息肉状赘生物，常伴感染，质脆易出血；内生型子宫颈癌表现为子宫颈肥大、质硬、子宫颈管膨大；晚期癌组织坏死脱落则形成溃疡或空洞。阴道壁受累时，可见赘生物生长或阴道壁变硬；宫旁组织受累时，双合诊、三合诊检查可扪及宫颈旁组织增厚、结节状、质硬或形成冰冻盆腔。

（3）辅助检查

早期病例的诊断应采用子宫颈细胞学检查和（或）HPV检测、阴道镜检查、子宫颈活组织检查的"三阶梯"程序，确诊依据为组织学诊断。

① 子宫颈细胞学检查 对巴氏染色Ⅱ级以上者应行阴道镜检查。

② 阴道镜检查 对可疑部位可行活检。

③ 宫颈活检及宫颈管搔刮术 可确诊。

2.临床分期

采用国际妇产科联盟（FIGO）的临床分期法（表10-3）。

表 10-3　宫颈癌临床分期（FIGO，2014 年）

FIGO 分期	肿瘤范围
Ⅰ 期	癌灶局限于宫颈（扩展至宫体可以不予考虑）
Ⅰ A	镜下浸润癌（所有肉眼可见的病灶，包括表浅浸润，均为 Ⅰ B 期）间质浸润深度＜5mm，水平浸润范围≤7mm
Ⅰ A1	间质浸润深度≤3mm，水平浸润范围≤7mm
Ⅰ A2	间质浸润深度＞3mm，且＜5mm，水平浸润范围≤7mm
Ⅰ B	临床肉眼可见病灶局限于宫颈，或是镜下病灶＞Ⅰ A 期
Ⅰ B1	肉眼所见病灶最大直径≤4cm
Ⅰ B2	肉眼所见病灶最大直径＞4cm
Ⅱ 期	癌灶已超出子宫，但未达盆壁，或未达阴道下 1/3
Ⅱ A	癌灶侵犯阴道上 2/3，无宫旁组织浸润
Ⅱ A1	肉眼可见病灶最大直径≤4cm
Ⅱ A2	肉眼可见病灶最大直径＞4cm
Ⅱ B	有明显宫旁组织浸润
Ⅲ 期	癌灶侵及盆壁，在进行直肠指检时，在癌灶和盆壁之间无间隙；和 / 或癌灶侵及阴道下 1/3；和 / 或由癌灶引起肾积水或无功能肾
Ⅲ A	癌灶侵及阴道下 1/3，但未侵及盆壁
Ⅲ B	癌灶侵及骨盆壁和 / 或引起肾积水或无功能肾
Ⅳ 期	癌灶超出真骨盆或（活检证实）侵犯膀胱或直肠黏膜
Ⅳ A	癌灶侵及邻近器官
Ⅳ B	癌灶远处转移

3. 鉴别诊断

注意与宫颈糜烂、宫颈息肉、宫颈结核、妊娠期宫颈乳头状瘤、子宫内膜异位症等疾病相鉴别。

4. 治疗

应根据临床分期、患者年龄、生育要求、全身情况、设备条件和医疗技术水平等综合条件制订适当的个体化治疗方案。采用以手术和放为主、化疗为辅的综合治疗方案。

（1）手术治疗　优点是年轻患者可保留卵巢及阴道功能。适应证为ⅠA～ⅡA早期患者。

① ⅠA1期　无淋巴脉管间隙浸润者行筋膜外全子宫切除术，卵巢正常者应予保留；或可行宫颈锥切术。有淋巴脉管间隙浸润者按ⅠA2期处理。

② ⅠA2期　选用改良广泛性子宫切除术及盆腔淋巴结切除术。

③ ⅠB1期和ⅡA1期　行广泛性子宫切除术及盆腔淋巴结切除术或考虑前哨淋巴结绘图活检，必要时行腹主动脉旁淋巴取样。

④ 部分ⅠB2期和ⅡA2期　行广泛性子宫切除术及盆腔淋巴结切除术和选择性腹主动脉旁淋巴结取样；或同期放、化疗后行全子宫切除术；也有采用新辅助化疗后行广泛性子宫切除术及盆腔淋巴结切除术和选择性腹主动脉旁淋巴结取样。未绝经、<45岁的鳞癌患者可保留卵巢。

（2）放射治疗

① 根治性放疗　适用于部分IB2期和ⅡA2期和ⅡB～ⅣA期患者和全身情况不适宜手术的IA1～IB1/ⅡA1期患者；

② 辅助放疗　适用于手术后病理检查发现有中、高危因素的患者；

③ 姑息性放疗　适用于晚期患者局部减瘤放疗或对转移病灶姑息放疗。

放射治疗包括体外照射和腔内放疗。体外照射放疗以三维适形放疗及调强放疗为主，主要针对子宫、宫旁及转移淋巴结。腔内放疗多采用铱-192（^{192}Ir）高剂量率腔内及组织间插植放疗，主要针对宫颈、阴道及部分宫旁组织给以大剂量照射。外照射和腔内放疗的合理结合，使病变部位的剂量分布更符合肿瘤生物学特点，可提高局部控制率。

（3）全身治疗　包括全身化疗和靶向治疗、免疫治疗。化疗主要用于晚期、复发转移患者和根治性同期放化疗，也可用于手术前后的辅助治疗。常用抗癌药物有顺铂、卡铂、紫杉醇、拓扑替康等，多采用静脉联合化疗，也可用动脉局部灌注化疗。靶向药物主要是贝伐珠单抗，常与化疗联合应用。方案如顺铂/紫杉醇/贝伐珠单抗、顺铂/紫杉醇、拓扑替康/紫杉醇/贝伐珠单抗、卡铂/紫杉醇方案等。免疫治疗如PD-1/PD-L1抑制剂等也已在临床试用中。

5.随访

治疗后2年内应每3～6个月复查1次；3～5年内每6个月复查1次；第6年开始每年复查1次。随访内容包括妇科检查、阴道脱落细胞学检查、胸部X线摄片、血常规及子宫颈鳞状细胞癌抗原（SC-CA）、超声、CT或磁共振等。

6.预防

子宫颈癌是可以预防的肿瘤。

① 推广HPV预防性疫苗接种（一级预防），通过阻断HPV感染预防子宫颈癌的发生；

② 普及、规范子宫颈癌筛查，早期发现SIL（二级预防）；及时治疗高级别病变，阻断子宫颈浸润癌的发生（三级预防）；

③ 开展预防子宫颈癌知识宣教，提高预防性疫苗注射率和筛查率，建立健康的生活方式。

第4节　子宫肿瘤

子宫肿瘤主要有子宫肌瘤、子宫内膜上皮内瘤变、子宫内膜癌。

一、病史采集

（1）现病史　主要是针对患者主诉进行有针对性的问诊，应询问有无月经改变，如经期延长、周期缩短、经量增多、不规则阴道流血或阴道脓血性排液；有无阴道异常分泌物，其量、色、质地、气味如何；有无可触及的腹部包块；有无腹痛、腰酸、下腹坠胀；有无尿频、尿急及尿潴留，有无排便困难、里急后重等；有无全身乏力、气短、心悸等不适；有无在短时间明显消瘦。还应询问外院诊断治疗情况，疗效如何。

（2）过去史　询问患者既往有无类似病史，有无排卵性功能性子宫出血、多囊卵巢综合征、颗粒细胞瘤、卵泡膜细胞瘤、有无长期服用雌激素他莫昔芬导致的乳腺癌病史，有无高血压、糖尿病、不孕症病史；有无药物、食物过敏史等。

二、体格检查

（1）妇科检查　要注意子宫的位置、大小、硬度、形态、活动度，有无压痛；肿瘤的大小、位置、形态、质地、活动度，与子宫的关系。

（2）淋巴结检查　注意淋巴结有无肿大，尤其是锁骨上淋巴结和腹股沟淋巴结有无肿大。

三、辅助检查

（1）影像学检查　行B超或CT或MRI等检查，以了解盆腔、腹腔、腹膜后淋巴结、病灶与周围器官、组织的关系等情况，以便为制订治疗方案提供依据。

（2）诊断性刮宫　探测宫腔大小、宫腔形态，并将刮取所得的子宫内膜送病理检查。

（3）宫腔镜检查　直接观察宫腔形态。

（4）化学检查　血清CA125等检查。

四、诊断与治疗

（一）子宫肌瘤

子宫肌瘤是女性生殖器最常见的一种良性肿瘤，多见于30～50岁妇女。以宫体部肌瘤多见，少数为宫颈肌瘤。

1.诊断要点

（1）症状　多数患者无症状，仅于妇科检查或B超检查时偶被发现。

① 阴道流血　多数病例表现为月经量增多、经期延长或周期缩短，少数病例表现为不规则阴道流血，主要取决于肌瘤生长的部位。

② 腹部包块　肌瘤较小时，在腹部摸不到肿块，当肌瘤逐渐增大，使子宫超过3个月妊娠大时，可从腹部触及。

③ 白带增多　肌壁间肌瘤使宫腔组织增大，内膜腺体分泌增多，可有白带增多，黏膜下肌瘤更为明显，当其感染坏死时可产生多量脓血性排液，伴有臭味。

④ 压迫症状　肌瘤增大时常可压迫周围邻近器官产生压迫症状，尤多见于宫体下段及宫颈部肌瘤。压迫膀胱产生尿频、尿急，甚至尿潴留；压迫直肠则产生排便困难。

⑤ 腰酸、下腹坠胀、腹痛　一般患者无腹痛，常诉下腹坠胀、腰背酸痛。浆膜下肌瘤蒂扭转时可出现急性腹痛。肌瘤红色变性时，腹痛剧烈且伴发热。

⑥ 其他表现　患者可伴不孕、继发性贫血等。

（2）妇科检查　子宫不规则增大，质硬，表面为多个球形或结节状隆起。若为黏膜下肌瘤，有时可见宫颈口或颈管内有球形实性包块突出，表面暗红色，有时有溃疡、坏死。

（3）辅助检查

① B型超声　显示子宫增大，失去正常形态，肌瘤区出现圆形低回声或近似漩涡状结构的不规则较强回声。

② 宫腔镜检查　可直接观察子宫颈管、子宫颈内口、子宫腔形态、有无赘生物，有助于黏膜下肌瘤的诊断。

③ 腹腔镜检查　当肌瘤须与卵巢肿瘤或其他盆腔肿块鉴别时，可行腹腔镜检查，直接观察子宫大小、形态、肿瘤生长部位并初步判断其性质。

2. 鉴别诊断

本病要与妊娠子宫、卵巢肿瘤、子宫腺肌病及腺肌瘤、盆腔炎性块物、子宫畸形、子宫恶性肿瘤（子宫肉瘤、子宫内膜癌、子宫颈癌）等疾病相鉴别。

3. 治疗

子宫肌瘤的处理，根据患者年龄、症状、肌瘤大小、有无变性、生育要求及全身情况全面考虑。

（1）随访观察　无症状肌瘤一般不需治疗，特别是近绝经期妇女。绝经后肌瘤多可萎缩和症状消失。每3～6个月随访一次，若出现症状可考虑进一步治疗。

（2）手术治疗

① 手术指征

a.月经过多，继发贫血，药物治疗无效；

b.严重腹痛、性交痛或慢性腹痛、有蒂肌瘤扭转引起的急性腹痛；

c.有膀胱、直肠压迫症状；

d.能确定肌瘤是不孕或反复流产的唯一原因；

e.肌瘤生长迅速，可疑恶性。

② 手术方式

a.肌瘤切除术　年轻未婚或未生育、希望保留生育功能的患者，可行肌瘤切除术。有条件者可在腹腔镜下手术切除肌瘤。黏膜下肌瘤可在宫腔镜下行肌瘤切除术，黏膜下肌瘤突出宫颈口或阴道者，可经阴道切除肌瘤。

b.子宫切除术　不需保留生育功能，或疑有恶变者，可行子宫切除术，术前应行宫颈刮片细胞学检查，除外宫颈恶性病变，术后仍需按常规定期随访。双侧卵巢正常者应考虑保留。若患者已绝经，在征得患者同意后可行双侧附件切除，如患者不愿切除，也可保留。

（3）药物治疗　适用于症状较轻、近绝经年龄及全身情况差不能手术者，可选择下列药物治疗。

处方一　治疗月经量多

氨甲环酸片　每天1000～2000mg，分2～4次口服，不能与口服避孕药合用。

【说明】氨甲环酸可抑制纤溶酶的作用，起到止血、抗变态反应、消炎效果。

处方二　促性腺激素释放激素激动剂（GnRH-a）治疗

亮丙瑞林3.75mg　ih　每月1次（共用3～6次）

或　戈舍瑞林3.6mg　ih　每月1次（共用3～6次）

【说明】GnRH-a是人工合成的十肽类化合物，其作用与天然的GnRH相同，能促进垂体细胞释放黄体生成素（LH）和促卵泡激素（FSH），但因其与垂体GnRH受体的亲和力强，且对肽酶分解的感受性降低，故其活性较天然的GnRH高数十倍至上百倍。连续使用3～6

个月。用药期间肌瘤明显缩小，症状改善，但停药后肌瘤又可逐渐增大。GnRH-a长期持续使用可致雌激素缺乏，导致骨质疏松。GnRH-a应用指征：缩小肌瘤以利于妊娠；术前治疗控制症状、纠正贫血；术前应用缩小肌瘤，降低手术难度，使阴式手术成为可能；对近绝经妇女，提前过渡到自然绝经，避免手术。

处方三　抗雌激素、孕激素制剂治疗

　　　米非司酮（RU486）12.5mg　po　qd（连服3～6个月）

【说明】米非司酮使用后月经量明显减少，甚至闭经，肌瘤也可缩小，但停药后肌瘤又可逐渐增大，故常用作术前用药。由于雌激素水平下降后患者可出现更年期综合征症状，长期使用还可因雌激素缺乏而导致骨质疏松，故不宜长期大量服用米非司酮，以防抗糖皮质激素的副作用。

处方四　孕激素制剂治疗

　　　孕三烯酮2.5mg　po　bid（连服3～6个月）

　或　甲羟孕酮（安宫黄体酮）5mg　po　bid[共用10天（从月经第16日起）连续使用3～6个月]

【说明】孕激素禁用于有血栓栓塞性疾病的患者，慎用于肾病、心脏病、肝功能不全及水肿患者，早孕期应用可能使女性胎儿男性化。长期应用可引起子宫内膜萎缩，月经量少，易发生阴道真菌感染。子宫肌瘤患者使用后月经量减少比较明显，但肌瘤的缩小并不很显著。用药期间需随访肝功能。

处方五　子宫收缩药治疗

　　　益母草浸膏5ml　po　tid

　或　麦角新碱0.2mg　im（st）

　或　缩宫素10U　im（st）

【说明】主要用于减少月经量。

处方六　中成药制剂治疗

　　　桂枝茯苓胶囊3粒　po　tid（连用3个月）

　或　宫瘤清胶囊3粒　po　tid（连用3个月）

　或　止痛化癥胶囊3粒　po　tid（连用3个月）

【说明】桂枝茯苓胶囊、宫瘤清胶囊和止痛化癥胶囊为中成药制剂，主要作用是防止肌瘤继续生长和出血。

（4）其他治疗　为非主流治疗方法，主要适用于不能耐受或不愿手术者。

①　子宫动脉栓塞术（UAE）　通过阻断子宫动脉及其分支，减少肌瘤的血供，从而延缓肌瘤的生长，缓解症状。但该方法有可能引起卵巢功能减退并增加潜在的妊娠并发症的风险，对有生育要求的妇女一般不建议使用。

②　高能聚焦超声（HFU）　通过物理能量使肌瘤组织坏死，逐渐吸收或瘢痕化，但存在肌瘤残留、复发，并需要除外恶性病变。类似治疗方法还有微波消融等。

③　子宫内膜切除术（TCRE）　经宫腔镜切除子宫内膜以减少月经量或造成闭经。

（5）妊娠合并子宫肌瘤的处理

①　孕期无症状者，定期产前检查，严密观察，不需特殊处理。

②　妊娠36周后，根据肌瘤生长部位是否会引起产道梗阻及产妇和胎儿的具体情况决定分娩方式。若肌瘤位于子宫下段、易发生产道梗阻、胎头高浮不能入盆者，应行选择性剖宫产。

③　剖宫产时，除基底部较小的浆膜下肌瘤之外，子宫肌壁间肌瘤及多发肌瘤或肌瘤较大者应慎行肌瘤切除术。

（6）中药治疗（根据病情选择以下一种处方）

处方一　木香10g、丁香3g、三棱10g、莪术10g、枳壳12g、青皮10g、川楝子10g、小茴子5g。每日1剂，水复煎服。

【说明】适用于气滞型子宫肌瘤。

处方二　桂枝10g、茯苓10g、牡丹皮10g、桃仁10g、赤芍10g。每日1剂，水复煎服。

【说明】适用于血瘀型子宫肌瘤。

处方三　半夏10g、橘皮6g、茯苓15g、当归10g、杏仁12g、肉桂6g、槟榔15g、甘草6g。每日1剂，水复煎服。

【说明】适用于痰湿型子宫肌瘤。

处方四　赤芍15g、牡丹皮12g、丹参15g、三棱10g、莪术10g、皂角刺12g、金银花12g、鱼腥草10g、土茯苓15g、炒荆芥10g、甘草6g。每日1剂，水复煎服。

【说明】适用于湿热型子宫肌瘤。

（二）子宫内膜上皮内瘤变

子宫内膜上皮内瘤变（EIN）为子宫内膜癌的癌前病变，包括子宫内膜腺瘤型增生过长伴细胞不典型及子宫内膜原位癌。

1.诊断要点

（1）病史

① 年轻妇女可有肥胖、多囊卵巢史、长期无排卵、不孕史。

② 有月经不调史。

③ 可有功能性卵巢肿瘤史。

（2）症状　可以无症状，只是因其他疾病行诊断性刮宫时偶然发现。有症状者主要表现为月经异常，如周期延长或不规则，经期延长甚至呈不规则阴道流血，经量或多或少。老年妇女可表现为绝经后阴道流血或子宫内膜增厚，EIN多见于围绝经期或绝经后早期的女性。

（3）妇科检查　子宫无明显异常。

（4）辅助检查

① B超检查　有时显示子宫内膜增厚或宫腔内实性占位。

② 基础体温　呈单相性。

③ 诊断性刮宫　做病理组织学检查，是诊断本病的依据。

2.病理学诊断与分级

EIN可分为3级。

（1）EIN Ⅰ级　腺瘤型增生过长伴轻度细胞不典型。

（2）EIN Ⅱ级　腺瘤型增生过长伴中度细胞不典型。

（3）EIN Ⅲ级　腺瘤型增生过长伴重度细胞不典型及子宫内膜原位癌。

3.治疗

（1）孕激素治疗　适用于未婚或已婚未生育、希望保留生育功能者；年龄小于45岁；无药物禁忌证或妊娠禁忌证；有良好的依从性，能及时随访并进行定期病理检查。

处方一　醋酸甲羟孕酮250mg　po　qd～bid（连用3个月为1个疗程）

或　醋酸甲地孕酮160mg　po　qd～bid（连用3个月为1个疗程）

【说明】以上药物可选择使用。疗程结束后，待其撤药性出血后即行诊断性刮宫，内膜送病理检查，如已转为正常子宫内膜，应密切随访观察。

处方二　左炔诺孕酮宫内缓释系统（LNG-IUS）于月经末期常规放置。

处方三　促性腺激素释放激素激动剂（GnRH-a）

亮丙瑞林3.75mg　ih　1次/月（3～6次）

或　戈舍瑞林3.75mg　ih　1次/月（3～6次）

（2）手术治疗　无生育要求以及药物治疗无效者，可行全子宫切除术。

4.药物治疗的随访

（1）评估疗效　治疗期间3个月进行一次内膜检查，直到连续两次内膜活检阴性；对保留子宫、无症状、活检已经连续两次转阴的妇女，建议每6～12月进行一次内膜活检。

（2）去除风险因素　治疗期间应积极去除导致内膜增生的危险因素，如肥胖、胰岛素抵抗等。

（3）不良反应监测　长期大剂量孕激素的应用可能发生体重增加、水肿、头痛、不规则阴道流血、肝肾功能受损及血栓风险，要定期随访并监测相应指标。

5.生育调节及随访

内膜病变逆转后（至少一次内膜活检转阴）要尽快考虑妊娠。由于内膜增生患者很多存在排卵障碍，自然妊娠率较低，建议积极进行促排卵或辅助生育治疗。治愈后每3～6个月B超随访内膜情况，必要时内膜活检。

（三）子宫内膜癌

子宫内膜癌是发生于子宫内膜的一组上皮性恶性肿瘤，绝大多数为腺癌。为女性生殖器三大恶性肿瘤之一，近年发病率有上升趋势，本病多发生于绝经后或更年期妇女，平均发病年龄为60岁，其中75%发生于50岁以上的妇女，少数可发生于40岁以下年轻妇女。

1.诊断要点

（1）病史

① 月经紊乱史，特别是子宫内膜增生过长史，长期应用雌激素、他莫昔芬史，或雌激素增高疾病史，卵巢肿瘤史等。

② 有子宫内膜癌发病高危因素，如肥胖、不育、绝经延迟者；

③ 有乳腺癌、子宫内膜癌家族史者。

（2）症状　约90%的患者出现阴道流血或阴道排液症状。

① 阴道流血　绝经后阴道流血，围绝经期不规则阴道流血，量一般不多，40岁以下妇女经量增多、经期延长或月经紊乱。

② 阴道异常排液　呈浆液性或血水样，合并感染则有脓血性排液，恶臭。

③ 下腹疼痛及其他　若肿瘤累及宫颈内口，可引起宫腔积脓，出现下腹胀痛及痉挛样疼痛。晚期时因癌肿浸润周围组织或压迫神经而引起下腹及腰骶部疼痛。晚期可出现贫血、消瘦及恶病质等相应症状。

（3）妇科检查　早期患者可无异常发现，稍晚期则子宫增大，合并宫腔积脓时可有明显压痛，宫颈管内偶有癌组织脱出，触之易出血，癌灶浸润周围组织时，子宫固定或宫旁有时可扪及不规则结节或肿块。

（4）辅助检查

① 细胞学检查　采用宫颈外口及后穹隆涂片，或宫颈内、外口及后穹隆涂片做细胞学检查，可能提高阳性率。

② 分段诊断性刮宫　是确诊本病的主要依据。若刮取的组织量多且呈豆渣样时，内膜癌的可能性极大，应立即停止搔刮，以防子宫穿孔或癌灶扩散。

③ B超或阴道超声辅以彩色多普勒　超声检查极早期时见子宫正常大，仅见宫腔线紊乱、中断。典型内膜癌声像图为子宫增大或绝经后子宫相对增大，宫腔内见实质不均匀回声区，形态不规则，宫腔线消失，有时见肌层内不规则回声紊乱区，边界不清，可作出基层浸润程度的诊断。

④ 宫腔镜检查　直视下明确宫腔内病变部位、范围，对可疑部位做活组织检查，有助于发现较小的和早期病变。

2.分型

（1）巨检

① 弥漫型　癌灶常呈菜花样，从内膜表层长出并突向宫腔内，充满宫腔甚至脱出于宫口外。癌组织呈灰白色或淡黄色，表面有出血、坏死，有时形成溃疡。

② 局限型　癌灶局限于宫腔，多见于宫底部或宫角部，呈息肉或小菜花状，表面有溃疡，易出血。

（2）镜检

① 内膜样腺癌　占80%～90%。内膜腺体高度异常增生，上皮复层，并形成筛孔状结构。癌细胞异型明显，核大、不规则、深染，核分裂活跃，分化差的腺癌腺体少，腺结构消失，成实性肿块。

国际妇产科联盟（FIGO，1988年）提出内膜样癌组织3级分类法：

a.Ⅰ级（高分化腺癌）　非鳞状或桑葚状实性生长区域≤5%；

b.Ⅱ级（中度分化腺癌）　非鳞状或桑葚状实性生长区域占6%～50%；

c.Ⅲ级（低分化腺癌）　非鳞状或桑葚状实性生长区域>50%。

② 腺癌伴鳞状上皮分化　腺癌组织中含有鳞状上皮成分。按鳞状上皮的良恶性，良性为腺角化癌，恶性为鳞腺癌，介于两者之间称腺癌伴鳞状上皮不典型增生。

③ 浆液性癌　占1%～9%。癌细胞异型性明显，多为不规则复层排列，呈乳头状、腺样及实性巢片状生长，1/3可伴砂粒体。恶性程度高，易有深肌层浸润及腹腔播散，以及淋巴结及远处转移，无明显肌层浸润时也可能发生腹腔播散，预后差。

④ 黏液性癌　约占5%，一半以上由胞质内充满黏液的细胞组成，大多腺体结构分化良好，生物学行为与内膜样癌相似，预后良好。

⑤ 透明细胞癌　占4%～5%，多呈实性片状、腺管样或乳头状排列。胞浆丰富且透明，核呈异型性，或由靴钉状细胞组成，恶性程度高且易早期转移。

⑥ 癌肉瘤 较少见，是一种由恶性上皮和恶性间叶成分混合组成的子宫恶性肿瘤，也称恶性米勒管混合瘤，现认为其为上皮来源恶性肿瘤向间叶转化。常见于绝经后妇女。肿瘤体积可以很大，并侵犯子宫肌层，伴出血坏死。镜下见恶性上皮成分通常为米勒管型上皮，间叶成分分为同源性和异源性，后者常见恶性软骨、横纹肌成分，恶性程度高。

3.临床分期

采用国际妇产科联盟（FIGO）制定的子宫内膜癌分期（见表10-4）。

表 10-4 子宫内膜癌分期（FIGO，2009 年）

FIGO 分期	肿瘤范围
Ⅰ ª	肿瘤局限于子宫体
Ⅰ A ª	无或＜1/2 肌层浸润
Ⅰ B ª	≥ 1/2 肌层浸润
Ⅱ ª	肿瘤累及宫颈间质，未超出子宫体 ᵇ
Ⅲ ª	肿瘤局部扩散和 / 或区域扩散
Ⅲ A ª	肿瘤累及子宫浆膜层和 / 或附件 ᶜ
Ⅲ B ª	阴道和 / 或宫旁受累 ᶜ
Ⅲ C ª	盆腔和 / 或腹主动脉旁淋巴结转移 ᶜ
Ⅲ C1 ª	盆腔淋巴结转移
Ⅲ C2 ª	腹主动脉旁淋巴结转移，有 / 无盆腔淋巴结转移
Ⅳ ª	肿瘤侵及膀胱和 / 或直肠黏膜，和 / 或远处转移
Ⅳ A ª	肿瘤侵及膀胱和 / 或直肠黏膜转移
Ⅳ B ª	远处转移，包括腹腔内和 / 或腹股沟淋巴结转移

a.任何 G1、G2 或 G3；b.累及宫颈管腺体分为 Ⅰ 期而不是 Ⅱ 期；c.腹水细胞学检查阳性应单独报告，但不影响分期。

4.鉴别诊断

注意与异常子宫出血、萎缩性阴道炎、子宫黏膜下肌瘤或内膜息肉、原发性输卵管癌、老年性子宫内膜炎合并宫腔积脓、子宫颈癌、子宫肉瘤等疾病相鉴别。

5.治疗

子宫内膜癌以手术治疗为主，辅以放疗、化疗及激素药物等综合治疗。

（1）手术治疗 手术目的一是进行手术 - 病理分期，确定病变范围及与预后相关因素，二是切除癌变的子宫及其他可能存在的转移病灶，是子宫内膜癌的主要治疗方法。凡手术治疗者均应进行腹腔冲洗液或腹水细胞学检查。进入腹腔后，先注入200ml生理盐水冲洗盆腔、腹腔，然后吸出冲洗液，查找恶性细胞。继之再探查盆腔、腹腔腹膜后淋巴结。子宫切除标本应在术中常规剖检，必要时可行冰冻切片检查，确定肌层侵犯深度，以进一步决定手术范围。切除的标本除行常规病理检查外，还应对癌组织行雌、孕激素受体检测，作为术后选用辅助治疗的依据。

病灶局限子宫体者的基本术式是筋膜外全子宫切除及双侧附件切除术，但对年轻、无高危因素者，可考虑保留卵巢；对于伴有高危因素者应同时行盆腔和腹主动脉旁淋巴结切除，也可以考虑前哨淋巴结绘图活检，以避免系统淋巴结切除所引起的并发症。病变侵犯宫颈间质者行改良广泛性子宫切除、双侧附件切除及盆腔和腹主动脉旁淋巴结切除。病变超出子宫者实施肿瘤细胞减灭术，以尽可能切除所有肉眼可见病灶为目的。

（2）放射治疗　是治疗子宫内膜癌有效方法之一，分近距离照射及体外照射两种。近距离照射多用后装治疗机，放射源多为铱-192、钴-60或铯-137。体外照射以三维适形放疗及调强放疗为主，常用直线加速器或钴-60治疗机。

①　单纯放疗　仅用于有手术禁忌证的患者或无法手术切除的晚期患者。近距离照射总剂量按低剂量率计算为40～50Gy。体外照射总剂量40～45Gy。除对Ⅰ期、高分化者选用单纯腔内近距离照射外，其他各期均应采用腔内联合体外照射治疗。

②　放疗联合手术　Ⅱ期、ⅢC期和伴有高危因素的Ⅰ期（深肌层浸润，G3）患者，术后应辅助放疗，可降低局部复发，改善无瘤生存期。对Ⅲ期和Ⅳ期病例，通过手术、放疗和化疗联合应用，可提高疗效。

（3）化疗　为全身治疗，适用于晚期或复发子宫内膜癌，也可用于术后有复发高危因素患者的治疗，以期减少盆腔外的远处转移。常用化疗药物有顺铂、多柔比星、紫杉醇等。可单独或联合应用，也可与孕激素合并应用。子宫浆液性癌术后应常规给予化疗，方案同卵巢上皮性癌。

（4）孕激素治疗　不宜手术、放疗或治疗后复发的晚期患者考虑首选激素治疗，另外年轻ⅠA期患者要求保留生育功能者也可考虑慎重应用。

处方一　醋酸甲羟孕酮200～400mg　im　qd（连续用6～8周，后改为250mg　im　qd）

或　己酸羟孕酮500mg　im　q2w

处方二　醋酸甲羟孕酮（安宫黄体酮）100～200mg　po　qd（用6个月～1年）

【说明】孕激素治疗机制可能是孕激素作用于癌细胞并与孕激素受体结合形成复合物进入细胞核，延缓DNA和RNA复制，抑制癌细胞生长。孕激素以高效、大剂量、长期应用为宜，至少应用12周以上方可评定疗效。孕激素受体阳性者有效率可达80%。长期使用可有水钠潴留、水肿或药物性肝炎等不良反应，停药后可恢复。

（5）随访　应定期随访，75%～95%复发在术后2～3年内。随访内容应包括详细询问病史、盆腔检查、阴道细胞学涂片、胸部X线摄片、血清CA125检测等，必要时可行CT及MRI检查。一般术后2～3年内每3个月随访一次，3年后每6个月随访1次，5年后每年1次。

（四）子宫肉瘤

子宫肉瘤是起源于子宫肌层或子宫肌层内结缔组织或子宫内膜结缔组织的一种恶性程度极高的肿瘤，包括平滑肌肉瘤、内膜间质肉瘤、恶性米勒管混合瘤。好发于中年妇女。多见于40岁以上女性。

1.诊断要点

（1）症状　早期症状不明显，随病情发展而出现症状。

① 阴道流血　最常见，出血量或多或少。

② 腹痛　肉瘤生长快，子宫迅速增大或瘤内出血、坏死、子宫肌壁破裂引起急性腹痛。

③ 腹部包块　常诉下腹部块物迅速增大。

④ 压迫症状及其他　肿块增大压迫邻近器官可产生尿频、尿急、尿潴留、排尿困难、下肢水肿等压迫症状。晚期患者出现贫血、发热、

消瘦及转移灶症状，如咳嗽、咯血、下肢瘫痪等。阴道分泌物增多，呈浆液状，带血性，若合并感染则阴道分泌物浑浊、脓性，伴臭味。

（2）体征　子宫增大，外形不规则，呈结节状，质地偏软。若肉瘤脱出于子宫颈口外，则检查时可见宫颈口紫红色肿块、质脆、易出血，可伴感染、坏死。

（3）辅助检查

① B超检查　显示子宫不规则增大，肌层或宫腔内回声紊乱或宫腔内占位性病变。彩色多普勒检查显示肌层内血供丰富。

② 诊断性刮宫　是有效的辅助诊断方法，对内膜间质肉瘤和恶性米勒管混合瘤阳性率较高，而平滑肌瘤诊断性刮宫可能取不到病变组织，多为阴性结果。

③ 病理检查　宫颈或宫颈管赘生物切除送病理检查，有助于诊断。

④ 肺部X线检查　以早期发现肺转移。

2.临床分期

子宫肉瘤的分期采用国际妇产科联盟（FIGO，2009年）制定的手术病理分期，表10-5。

表 10-5　子宫肉瘤手术病理分期（FIGO，2009 年）

分期	肿瘤范围
（1）子宫平滑肌肉瘤和内膜间质肉瘤	
Ⅰ期	肿瘤局限于子宫体
ⅠA	肿瘤 ≤ 5cm
ⅠB	肿瘤 > 5cm
Ⅱ期	肿瘤侵及盆腔
ⅡA	附件受累
ⅡB	子宫外盆腔内组织受累
Ⅲ期	肿瘤侵及腹腔组织（不包括子宫肿瘤突入腹腔）
ⅢA	一个病灶
ⅢB	一个以上病灶
ⅢC	盆腔淋巴结和（或）腹主动脉旁淋巴结转移

分期	肿瘤范围
IV期	膀胱和（或）直肠（和）或有远处转移
IVA	肿瘤侵及膀胱和（或）直肠
IVB	远处转移
（2）腺肉瘤	
I期	肿瘤局限于子宫体
IA	肿瘤局限于子宫内膜或宫颈内膜，无肌层浸润
IB	肌层浸润≤1/2
IC	肌层浸润＞1/2
II期	同平滑肌肉瘤和内膜间质肉瘤
III期	同平滑肌肉瘤和内膜间质肉瘤
IV期	同平滑肌肉瘤和内膜间质肉瘤
（3）癌肉瘤	分期同子宫内膜癌分期

3. 治疗

（1）手术治疗

① I期和II期行筋膜外子宫及双侧附件切除术。强调子宫应完整切除并取出，术前怀疑肉瘤者，禁用子宫粉碎器。是否行淋巴结清除尚有争议。根据期别和病理类型，术后化疗或放疗有可能提高疗效。III期及IV期应考虑手术、放疗和化疗综合治疗。低级别子宫内膜间质瘤孕激素受体多为高表达，大剂量孕激素治疗有一定效果。

② 年轻、肿瘤局限、恶性程度低者，可考虑保留卵巢，但若为子宫内膜间质肉瘤、恶性米勒管混合瘤则不宜保留卵巢。

（2）放射治疗

① 肿瘤较大者术前加用放射治疗，使肿瘤缩小，可提高手术切除率。术后加用放射治疗，可减少术后复发率。

② 不宜手术者可单行放射治疗，腔内照射总量25Gy，体外照射总量60～70Gy。

（3）化学治疗　化学治疗可作为综合治疗的一部分。

处方一　VAC方案

长春新碱1.5mg/m^2 iv 第1天（每周1次，连用12次）

放线菌素D300μg/m^2 iv drip 第1～5天

环磷酰胺250mg/m^2 iv drip 第1～5天

处方二 IAP方案

异环磷酰胺（IFO）1.5g/m^2 iv drip 第1～3天

盐酸表柔比星（EPI-A）60～80mg/m^2 iv drip 第1天

顺铂（DDP） 70mg/m^2 iv drip 第1天

（4）孕激素治疗

处方一 醋酸甲羟孕酮200～400mg im qd （连续用6～8周，后改为250mg im qd）

或 己酸羟孕酮500mg im q2w

处方二 醋酸甲羟孕酮（安宫黄体酮）100～200mg po qd （用6个月～1年）

【说明】低度恶性子宫内膜间质肉瘤含孕激素受体，孕激素治疗有一定效果。

4.随访

子宫肉瘤的恶性程度高，易血行转移，预后较差，临床过程常较短，治疗后应密切随访。前2～3年每3个月随访1次，以后每6～12个月随访1次。

第5节 卵巢肿瘤

卵巢恶性肿瘤是女性生殖器三大恶性肿瘤之一，至今缺乏有效的早期诊断方法，卵巢恶性肿瘤5年存活率仍较低，在25%～30%。随着宫颈癌及子宫内膜癌诊断和治疗的进展，卵巢癌已成为严重威胁女性生命的肿瘤。

一、病史采集

（1）现病史 主要是针对患者主诉进行有针对性的问诊，应询问发现肿块的日期，肿块的大小、部位、活动性、增长速度；有无月经异常，如月经紊乱、不规则阴道流血、闭经、绝经后阴道流血等；有无出现压迫症状，如下肢水肿、尿潴留、排尿困难等；有无并发腹水时相应的压迫症状，如呼吸困难、心悸、上腹饱胀；有无腹痛，腹痛的性质、程度、部位、诱因、放射部位；有无胃肠道症状，如腹胀、便秘、恶心、腹泻及腹部不适；有无贫血症状，如头晕眼花、乏力、气短、心悸等不适；有无在短时间内明显消瘦。询问外院诊断治疗情况，疗效如何。

（2）既往史　询问患者既往有无类似病史，有无胃病史（如胃痛、胃饱胀、反酸、呕血等）、肠道疾病史（如慢性腹泻、黑粪等）、胃肠道肿瘤手术史、乳腺癌手术史，有无高血压、糖尿病、不孕症病史；有无药物、食物过敏史等。

（3）月经史　询问有无月经紊乱。

二、体格检查

（1）全身检查　注意全身营养状况；能否触及锁骨上淋巴结、腹股沟淋巴结；腹部能否触及肿物，肿物之大小、硬度、活动度、表面光滑与否，腹部膨隆度，有无移动性浊音。

（2）阴道检查　应做三合诊，于盆腔可及囊性或实性肿物。注意肿物大小、表面光滑否，与子宫及盆壁的关系，阴道后穹隆有无结节或乳头状突起。

（3）其他　若腹水过多，妇科检查不清楚可抽取腹水送检癌细胞，再做检查。如做单克隆抗体放射免疫显像（RID）最好取腹水后即进行。

三、辅助检查

（1）B超检查　了解肿块的来源、性质、大小、肿瘤壁是否光滑，囊肿内有无乳头或实性部分，有无腹水。

（2）细胞学检查　胸腔、腹腔穿刺抽取胸水、腹水找肿瘤细胞，有助于诊断。

（3）细针穿刺　固定于盆底的实性肿块，可经阴道细针穿刺抽吸组织，进行涂片或病理切片检查。也可在B超引导下，经腹或阴道用细针直接穿刺肿瘤，取活体组织检查。

（4）腹腔镜检查　用于肿块的鉴别，在直视下行盆腔、腹腔包块活组织检查，以明确诊断；还可正确估计病变范围，明确期别。

（5）影像学检查　钡灌肠检查、胃肠道钡餐造影、静脉肾盂造影，可了解肿瘤与胃肠道、泌尿道的关系。CT和MRI检查有助于诊断。淋巴造影可用来观察有无淋巴结转移。正电子发射计算机断层显像（PET）检查可发现早期复发。

（6）肿瘤标记物检测　CA125、CEA、CA199、胎盘碱性磷酸酶、半乳糖转移酶测定有助于诊断，但为非特异性。

（7）病理检查　手术标本的病理检查可明确诊断。

四、临床表现和并发症

1.临床表现

（1）良性肿瘤　肿瘤较小时多无症状，常在妇科检查时偶然发现。肿瘤增大时，感腹胀或腹部扪及肿块。肿瘤长大占满盆腔、腹腔时，可出现尿频、便秘、气急、心悸等压迫症状。检查见腹部膨隆，叩诊实音，无移动性浊音。双合诊和三合诊检查可在子宫一侧或双侧触及圆形或类圆形肿块，多为囊性，表面光滑，活动，与子宫无粘连。

（2）恶性肿瘤　早期常无症状。晚期主要症状为腹胀、腹部肿块、腹腔积液及其他消化道症状；部分患者可有消瘦、贫血等恶病质表现；功能性肿瘤可出现不规则阴道流血或绝经后出血。妇科检查可扪及肿块，多为双侧，实性或囊实性，表面凹凸不平，活动差，常伴有腹腔积液。三合诊检查可在直肠子宫陷凹处触及质硬结节或肿块。有时可扪及上腹部肿块及腹股沟、腋下或锁骨上肿大的淋巴结。

2.并发症

（1）蒂扭转　为常见的妇科急腹症，约10%卵巢肿瘤可发生蒂扭转。典型症状是体位改变后突然发生一侧下腹剧痛，常伴恶心、呕吐，甚至休克。双合诊检查可扪及压痛的肿块，以蒂部最明显。有时不全扭转可自然复位，腹痛随之缓解。治疗原则是一经确诊，尽快行手术治疗。

（2）破裂 约3%卵巢肿瘤会发生破裂。有自发性破裂和外伤性破裂。症状轻重取决于破裂口大小，流入腹腔囊液的量和性质。小的囊肿或单纯浆液性囊腺瘤破裂时，患者仅有轻度腹痛；大囊肿或畸胎瘤破裂后，患者常有剧烈腹痛伴恶心、呕吐。破裂也可导致腹腔内出血、腹膜炎及休克。体征有腹部压痛、腹肌紧张，可有腹腔积液征，盆腔原存在的肿块消失或缩小。诊断肿瘤破裂后应立即手术，术中尽量吸净囊液，并涂片行细胞学检查；彻底清洗盆、腹腔。切除的标本送病理学检查。

五、分类及分级

1.分类

目前采用世界卫生组织（WHO 2014 年）制定的卵巢肿瘤组织学分类法（表10-6）。

表 10-6 卵巢肿瘤组织学分类（WHO 2014 年）

上皮性肿瘤	浆液性肿瘤	良性：浆液性囊腺瘤，浆液性腺纤维瘤，浆液性表面乳头瘤； 交界性：交界性浆液性肿瘤 / 不典型增生性浆液性肿瘤，交界性浆液性肿瘤 - 微乳头亚型 / 低级别非浸润性浆液性癌； 恶性：低级别浆液性癌，高级别浆液性癌
	黏液性肿瘤	良性：黏液性囊腺瘤，黏液性腺纤维瘤； 交界性：交界性黏液性肿瘤 / 不典型增生性黏液性瘤； 恶性：黏液性癌
	子宫内膜样肿瘤	良性：子宫内膜异位囊肿，子宫内膜样囊腺瘤，子宫内膜样腺纤维瘤； 交界性：交界性子宫内膜样肿瘤 / 不典型增生性子宫内膜样瘤； 恶性：子宫内膜样癌
	透明细胞瘤	良性：透明细胞囊腺瘤，透明细胞腺纤维瘤）； 交界性：交界性透明细胞瘤 / 不典型增生性透明细胞瘤； 恶性：透明细胞癌
	勃勒纳瘤	良性：勃勒纳瘤 交界性：交界性勃勒纳瘤 / 不典型增生性勃勒纳瘤； 恶性：恶性勃勒纳瘤

上皮性肿瘤	浆黏液性肿瘤	良性：浆黏液性囊腺瘤，浆黏液性腺纤维瘤； 交界性：交界性浆黏液性肿瘤／不典型增生性浆黏液性瘤； 恶性：浆黏液性癌
	未分化癌	
间叶性肿瘤		低级别子宫内膜样间质肉瘤；高级别子宫内膜样间质肉瘤
混合性上皮性和间叶性肿瘤		腺肉瘤；癌肉瘤
性索间质肿瘤	单纯间质肿瘤	纤维瘤；细胞型纤维瘤；卵泡膜瘤；硬化性腹膜炎相关的黄素化卵泡膜瘤；纤维肉瘤；硬化间质瘤；印戒间质瘤；微囊性间质瘤；Leydig 细胞瘤；类固醇细胞瘤；恶性类固醇细胞瘤
	单纯性索肿瘤	成人型颗粒细胞瘤；幼年型颗粒细胞瘤；Sertoli 细胞瘤；环管状性索瘤
混合性性索间质瘤	Sertoli-Leydig 细胞瘤	高分化；中分化（含有各种异源成分类型）；低分化（含有各种异源成分类型）；网状（含有各种异源成分类型）
	性索 - 间质瘤，非特异性	
生殖细胞肿瘤		无性细胞瘤，卵黄囊瘤，胚胎癌，非妊娠性绒癌，成熟畸胎瘤，未成熟畸胎瘤，混合性生殖细胞瘤
	单胚层畸胎瘤及与皮样囊肿有关的体细胞肿瘤	卵巢甲状腺肿（良性，恶性）；类癌（甲状腺肿类癌，黏液性类癌）；神经外胚层肿瘤；皮脂腺肿瘤（皮脂腺腺瘤，皮脂腺癌）；其他罕见单胚层畸胎瘤；癌（鳞癌，其他）
	生殖细胞性索间质肿瘤	性母细胞瘤，包括含有恶性生殖细胞肿瘤类型；混合性生殖细胞性索间质肿瘤，未分类
其他各种肿瘤		卵巢网肿瘤（卵巢网腺瘤，卵巢网腺瘤，午非管瘤）；小细胞癌（高钙型，肺型）；Wilms 肿瘤；副神经节瘤；实性假乳头状瘤
	间皮组织肿瘤	腺瘤样瘤；间皮瘤

其他各种肿瘤	软组织肿瘤	黏液瘤；其他
	瘤样病变	滤泡囊肿；黄体囊肿；大的孤立性黄素化滤泡囊肿；高反应性黄素化；妊娠黄体瘤；间质增生；间质卵泡膜增生症；纤维瘤样增生；卵巢广泛水肿；Leydig细胞增生；其他
	淋巴瘤和髓样肿瘤	淋巴瘤；浆细胞瘤；髓样肿瘤
继发性肿瘤		

2. 恶性肿瘤临床分期

采用FIGO（2014年）制定的标准，进行手术和病理分期（表10-7）。

表10-7 卵巢癌分期（FIGO，2014年）

FIGO分期	肿瘤范围
Ⅰ期	肿瘤局限于卵巢
ⅠA	肿瘤局限于一侧卵巢，表面无肿瘤，包膜完整，腹水或腹腔冲洗液中未见恶性细胞
ⅠB	肿瘤限于两侧卵巢，表面无肿瘤，包膜完整，腹水或腹腔冲洗液中未见恶性细胞
ⅠC	肿瘤局限于一侧或双侧卵巢，并伴有下列任何一项
ⅠC1	手术导致肿瘤破裂
ⅠC2	手术前肿瘤包膜已破裂或卵巢肿瘤表面有肿瘤
ⅠC3	腹水或腹腔冲洗液中查见恶性细胞
Ⅱ期	肿瘤累及一侧或双侧卵巢，伴盆腔内扩散（骨盆入口平面以下）
ⅡA	肿瘤蔓延和（或）转移到子宫和（或）输卵管
ⅡB	肿瘤蔓延到其他盆腔组织
Ⅲ期	一侧或双侧卵巢肿瘤，并有镜检证实的盆腔外腹膜转移或证实有腹膜后淋巴结转移
ⅢA	
ⅢA1	仅有腹膜后淋巴结阳性（组织学或细胞学证实）
ⅢA1	（ⅰ）转移灶最大直径≤10mm
ⅢA1	（ⅱ）转移灶最大直径＞10mm

FIGO 分期	肿瘤范围
ⅢA2	显微镜下盆腔外腹膜受累,伴或不伴有腹膜后淋巴结阳性
ⅢB	肉眼见盆腔外腹膜受累,癌灶最大直径≤2cm,伴或不伴有腹膜后淋巴结阳性
ⅢC	肉眼见盆腔外腹膜受累,癌灶最大直径>2cm,伴或不伴有腹膜后区域淋巴结阳性(包括癌灶蔓延至肝或脾的表面,但未转移到脏器实质)
Ⅳ期	超出腹腔外的远处转移
ⅣA	胸腔积液中有癌细胞
ⅣB	腹腔外器官实质转移(包括肝实质转移、腹腔外淋巴结及腹股沟淋巴结转移)

六、鉴别诊断

1.卵巢良性肿瘤与恶性肿瘤的鉴别

如表10-8所示。

表10-8　卵巢良性肿瘤和恶性肿瘤的鉴别

鉴别内容	良性肿瘤	恶性肿瘤
病史	病程长,逐渐增大	病程短,迅速增大
体征	单侧多,活动,囊性,表面光滑;通常无腹水	双侧多,固定;实性或囊实性,表面不平呈结节状;常伴腹水,多为血性,可查到癌细胞
一般情况	良好	恶病质
B型超声	为液性暗区,可有间隔光带,边缘清晰	液性暗区内有杂乱光团、光点,肿块界限不清
CA125(>50岁)	<35U/ml	>35U/ml

2.卵巢良性肿瘤的鉴别诊断

本病需与卵巢瘤样病变、输卵管卵巢囊肿、子宫肌瘤、妊娠子宫、腹水相鉴别。

3.卵巢恶性肿瘤的鉴别诊断

本病需与子宫内膜异位症、盆腔结缔组织炎、结核性腹膜炎、生殖道以外的肿瘤、转移性卵巢肿瘤相鉴别。

七、治疗

一经发现，应行手术。手术目的为明确诊断、切除肿瘤、恶性肿瘤进行手术病理分期、解除并发症。术中应剖检肿瘤，必要时做冰冻切片组织学检查以明确诊断。良性肿瘤可在腹腔镜下手术，而恶性肿瘤一般经腹手术，部分经选择的早期患者也可在腹腔镜下完成分期手术。恶性肿瘤患者术后应根据其组织学类型、细胞分化程度、手术病理分期和残余灶大小决定是否接受辅助性治疗，化疗是主要的辅助治疗。

八、随访

卵巢癌易复发，应长期随访和监测。

（1）随访时间 一般在治疗后第1年，每3个月随访一次；第2年后每4～6个月一次；第5年后每年随访一次。

（2）随访内容 包括询问病史、体格检查、肿瘤标志物检测和影像学检查。血清CA125、AFP、hCC等肿瘤标志物测定根据组织学类型选择。超声是首选的影像学检查，发现异常进一步选择CT、磁共振和（或）PET-CT检查等。

九、妊娠合并卵巢肿瘤

妊娠合并卵巢肿瘤较常见。妊娠合并良性肿瘤以成熟囊性畸胎瘤及浆液性腺瘤居多，占妊娠合并卵巢肿瘤的90%。妊娠合并恶性肿瘤以无性细胞瘤及浆液性囊腺癌居多。妊娠合并卵巢肿瘤无并发症者，一般无明显症状。早孕时妇科检查可扪及盆腔肿块。中期妊娠以后不易检查，根据病史及B型超声作出诊断。早孕时若肿瘤嵌入盆腔可能引起流产，中期妊娠时肿瘤可发生蒂扭转，晚期妊娠时肿瘤可引起胎位异常。分娩时肿瘤位置低者可阻塞产道导致难产，肿瘤可破裂。妊娠时因盆腔充血可使肿瘤迅速增大，并促使恶性肿瘤扩散。

合并良性卵巢肿瘤的处理原则是：早孕发现肿瘤者可等待至妊娠12周后手术，以免引起流产。妊娠晚期发现肿瘤者可等待至妊娠足月行剖宫产，同时切除肿瘤。诊断或考虑为卵巢恶性肿瘤，应尽早手术及终止妊娠，处理原则同非孕期。

十、诊断与治疗

（一）卵巢上皮性肿瘤

卵巢上皮性肿瘤是最常见的一组卵巢肿瘤，来源于卵巢的生发上皮。有向中肾管方向分化的特性。肿瘤体积往往较大，多呈囊性，单房或多房。根据组织学分化方向分为卵巢浆液性肿瘤、卵巢黏液性肿瘤、卵巢内膜样肿瘤、卵巢纤维上皮瘤、混合性上皮性肿瘤、未分化癌。根据组织学和生物学行为特征又可分为良性、交界性和恶性。

1. 诊断要点

（1）症状　良性肿瘤和早期癌常无症状。

① 胃肠道症状　肿瘤较大或晚期癌可有消化不良、便秘、恶心、腹泻及腹部不适，渐渐出现腹胀。

② 下腹部包块　以囊肿为主，中等大小，也有较大者，单侧或双侧。良性者表面常较光滑，恶性者表面高低不平，固定。

③ 压迫症状　较大肿瘤压迫可引起下肢水肿、尿潴留、排尿困难，并发腹水时可产生相应的压迫症状，如呼吸困难、心悸、上腹饱胀。

④ 腹痛　当肿瘤内出血、坏死、破裂、感染时可致腹痛。发生扭转时可产生急性腹痛。恶性肿瘤侵犯盆壁、累及神经时，可出现疼痛并向下肢放射。

⑤ 月经异常　部分患者可有月经异常，表现为月经紊乱、不规则阴道流血、闭经、绝经后阴道流血等。

⑥ 胸水、腹水　常见于卵巢上皮性恶性肿瘤，表现为腹胀或呼吸困难。

⑦ 恶病质　晚期恶性肿瘤患者有贫血、消瘦等恶病质表现，甚至出现肠梗阻。

（2）体征

① 腹部检查　腹部可扪及肿块，囊性或实性，表面光滑或高低不

平。有腹水者腹部移动性浊音阳性。

② 妇科检查　子宫一侧或双侧肿块，囊性或实性，表面光滑或高低不平。若肿块实性，双侧性，表面不规则，则常为恶性。

2. 治疗

原则上卵巢肿物一经确诊或直径5cm以上，疑为卵巢肿瘤者，均须手术治疗。其剖腹探查指征为：绝经后妇女发现盆腔肿块；附件肿块直径为5cm以下，观察2个月仍持续存在；附件实性肿块；附件肿块直径5cm以上；盆腔肿块诊断不明。

（1）良性肿瘤　采取腹腔镜手术治疗，手术范围根据患者年龄而定。

① 年轻患者可行肿瘤剥出术或患侧附件切除术；

② 45岁以上患者可行患侧附件切除术或同时切除子宫；

③ 50岁以上或绝经后患者行全子宫及双侧附件切除术；

④ 切除的肿瘤标本需即刻剖视，有疑问者或有条件者即行快速冰冻切片病理检查。

手术注意点如下。

① 尽量完整取下肿瘤，以防囊内容物流出，污染腹腔。

② 巨大卵巢囊肿可穿刺抽吸液体使肿瘤体积缩小后取出，但须保护周围组织以防囊液污染种植。

③ 抽吸液体的速度宜缓慢，以免腹压骤降增加心脏负荷而致休克。

（2）交界性肿瘤　若快速冰冻切片病理报告为交界性肿瘤，手术范围也应根据患者的年龄、对生育的要求及病变的临床期别而定。

① 原则上行全子宫及双侧附件切除术。

② 年轻未生育要求保留生育功能者，在除外对侧卵巢病变及其他部位转移情况后，可行患侧附件切除术，但术后必须定期随访。

③ 若肿瘤破裂，术毕应冲洗腹腔（若为黏液性肿瘤，可用5%葡萄糖溶液或高分子右旋糖酐冲洗）。术后是否化疗，应根据患者的具体情况决定。

（3）恶性肿瘤　以手术为主，辅以化疗等综合治疗。

① 手术治疗

a.一经怀疑为卵巢恶性肿瘤应尽早行剖腹探查术，术时取腹水或腹腔冲洗液做细胞学检查，然后行全腹、盆腔探查及可疑病灶活检，初步分期，并评价手术的可能性。

b.根据分期、患者的全身情况决定手术范围。早期（FIGO Ⅰ、Ⅱ期）行全子宫及双附件切除术、结肠下网膜切除术、选择性盆腔淋巴结及腹主动脉旁淋巴结切除；若为黏液性肿瘤者应行阑尾切除。晚期（FIGO Ⅲ、Ⅳ期）肿瘤，应行肿瘤细胞减灭术，即尽可能切除原发病灶及转移灶，使残余肿瘤直径≤1cm，必要时须切除部分肠管，行结肠造瘘术，切除胆囊、脾、膀胱等，黏液性肿瘤者应行阑尾切除术；对于Ⅲ、Ⅳ期患者中，经评估不能达到满意手术效果者，获得明确组织学诊断后可先行2～3个疗程的新辅助化疗，然后再行手术。

c.保留生育功能的保守性手术仅用于符合下列条件者：临床ⅠA期，肿瘤分化好；肿瘤为交界性或低度恶性；术中检查对侧卵巢未发现肿瘤，术后有条件严密随访。

② 化疗 卵巢癌的化疗包括术前化疗及术后化疗，术前化疗适用于晚期卵巢癌、大量腹水、估计手术切除有困难者，先行1～2个疗程的化疗。而卵巢癌术后不论期别均需辅助化疗，包括腹腔和静脉化疗。

常用化疗药物有顺铂、卡铂、紫杉醇、环磷酰胺、依托泊苷等。近年来多采用铂类药物联合紫杉醇的化疗方案。早期患者常采用静脉化疗，3～6疗程，疗程间隔4周。晚期患者可采用静脉腹腔联合化疗或静脉化疗，6～8疗程，疗程间隔3周。老年患者可用卡铂或紫杉醇单药化疗。复发和难治性卵巢癌根据患者对铂类药物是否敏感选择再次应用铂类药物或吉西他滨、脂质体阿霉素、拓扑替康、依托泊苷等。常用联合化疗方案如表10-9。

表10-9 卵巢癌常用化疗方案

静脉化疗方案（适用于Ⅱ～Ⅳ期）
紫杉醇175mg/m²，>3小时静滴；卡铂（AUC 5-6），>1小时静滴，疗程间隔3周
紫杉醇80mg/m²，>1小时静滴，间隔1周（第1、8、15日）；卡铂（AUC 5-6），>1小时静滴，疗程间隔3周

紫杉醇 60mg/m², >1 小时静滴，卡铂（AUC 2），>30 分钟静滴，疗程间隔 1 周，共 18 周

卡铂（AUC 5）+ 脂质体阿霉素 30mg/m²，疗程间隔 4 周

多西紫杉醇 60 ～ 75mg/m²，>1 小时静滴；卡铂（AUC 5-6），>1 小时静滴，疗程间隔 3 周

紫杉醇 135mg/m²，>24 小时静滴；顺铂 75mg/m²，>6 小时静滴，疗程间隔 3 周

紫杉醇 175mg/m²，>3 小时静滴；卡铂（AUC 5-6），>1 小时静滴，贝伐单抗 7.5mg/kg，静滴 30 ～ 90 分钟，疗程间隔 3 周，共 5 ～ 6 周。后继续贝伐单抗 12 个疗程

紫杉醇 175mg/m²，>3 小时静滴；卡铂（AUC 6），>1 小时静滴，疗程间隔 3 周，共 6 疗程；第二疗程第一日贝伐单抗 15mg/kg，静滴 30 ～ 90 分钟，疗程间隔 3 周，共 22 个疗程

静脉腹腔联合化疗方案（适用于理想肿瘤细胞减灭术的 II ～ III 期患者）

紫杉醇 135mg/m²，>24 小时静滴，第 1 日；顺铂 75 ～ 100mg/m²，第 2 日腹腔注射；紫杉醇 60mg/m²，第 8 日腹腔注射，疗程间隔 3 周

注：AUC（area under the curve）指曲线下面积，根据患者的肌酐清除率计算卡铂剂量。

【说明】在化疗时注意：顺铂有肾毒性，化疗前需水化，补液 3000ml 左右，保证尿量≥2500ml；紫杉醇可引起过敏反应，化疗前应用抗过敏药，化疗期间行心电监护。

③ 靶向治疗　作为辅助治疗手段，如血管内皮生长因子（VECF）抑制剂贝伐单抗（bevacizumba）用于初次化疗的联合用药和维持治疗。

（二）卵巢生殖细胞肿瘤

卵巢生殖细胞肿瘤来源于原始性腺中的生殖细胞，包括无性细胞瘤、畸胎瘤、内胚窦瘤、胚胎瘤和卵巢原发绒癌。其特征是：好发于年轻女性；除成熟性畸胎瘤外均为恶性，且恶性程度较高；肿瘤常混合存在；对化疗敏感。

1.诊断要点

（1）症状　因肿瘤性质而异，成熟性畸胎瘤常无症状，仅在妇科检查或B超检查时发现。

① 腹胀、腹块　随肿瘤生长出现腹胀、腹块，肿块生长迅速，短

期内增大，可伴腹水。

② 内分泌紊乱　可有月经紊乱、性早熟、闭经、不育、多毛等。

③ 腹痛　畸胎瘤发生蒂扭转时可产生剧烈腹痛。肿瘤穿破包膜时可引起腹痛。

④ 压迫症状　肿瘤增大压迫邻近器官可引起尿潴留、排便困难等。

⑤ 胸水、腹水　患者常伴有胸水、腹水，严重者可出现腹胀和呼吸困难。

⑥ 恶病质　晚期恶性肿瘤患者出现消瘦、贫血、发热及转移灶症状，病情发展快。

（2）体征

① 腹部检查　可扪及肿块，大小不一，多为中等大小，多呈实性。腹水征可呈阳性。

② 妇科检查　子宫一侧可扪及肿块，偶为双侧性，中等大小，实性或不均质性。

（3）辅助检查

① 影像学检查　盆腔、腹腔平片可显示畸胎瘤内有骨骼及牙齿阴影，CT和MRI均可发现盆腔、腹腔包块。

② B超检查　提示肿瘤的部位、大小、性质、腹水。若为畸胎瘤，可显示囊内骨骼、牙齿、实性团块等特有图像。

③ 腹水细胞学检查　查找癌细胞。

④ 血、尿HCG　测定胚胎瘤、绒毛膜癌、混合性生殖细胞瘤的HCG常呈阳性。

⑤ 血清甲胎蛋白（AFP）测定　胚胎瘤、未成熟性畸胎瘤、内胚窦瘤的AFP常呈阳性。

⑥ 病理检查　组织学检查是诊断的依据。

2.临床分期

见表10-7卵巢癌的临床分期。

3.治疗

治疗原则为手术加化疗，辅以放射治疗。

（1）良性生殖细胞肿瘤　单侧肿瘤应行卵巢肿瘤剔除术或患侧附件切除术，双侧肿瘤者应行双侧卵巢肿瘤剔除术。绝经后妇女可考虑行全子宫及双侧附件切除术。

（2）恶性生殖细胞肿瘤

① 手术

a.手术目的为切除肿瘤、明确分期。

b.手术时首先详细探查，包括腹腔冲洗液找肿瘤细胞；盆腔、腹腔脏器及腹膜淋巴结探查，横膈、腹膜及大网膜多点活检，以准确地分期。

c.基本术式为患侧附件切除术加大网膜切除和腹膜后淋巴结清扫术。无论期别如何，只要对侧卵巢和子宫没有受累，均应考虑保留生育功能。

② 化疗　卵巢生殖细胞恶性肿瘤对化疗很敏感，通过化疗可取得令人满意的治疗效果。除Ⅰ期无性细胞瘤和ⅠC1的未成熟畸胎瘤外，其他患者均需化疗。常用的化疗方案为BEP，但各家报道的具体用法略有不同，国际妇产科联盟（FIGO）癌症报告（2015年）推荐的用法见表10-10。在考虑使用博来霉素前，应给予肺功能检查。

表 10-10　卵巢恶性生殖细胞肿瘤常用化疗方案

方案	用法
BEP 方案	依托泊苷 100mg/（$m^2 \cdot d$），静滴，第 1～5 日，间隔 3 周 顺铂 20mg/（$m^2 \cdot d$），静滴，第 1～5 日，间隔 3 周 博来霉素 30000U/d，静滴或肌内注射，分别在第 1、8、15 日，共 12 周 低危患者共 3 个周期，中、高危患者共 4 个周期
EP 方案	卡铂 400mg/m^2，第 1 日 依托泊苷 120mg/m^2，静滴，第 1、2、3 日 每 4 周 1 次，共 3～4 个周期

【说明】以上方案酌情选用，疗程间隔3周。化疗的疗程数应根据患者的具体情况决定，原则上在患者的肿瘤标志物下降至正常后，再巩固化疗2个疗程。总疗程一般为6个疗程。博来霉素及平阳霉素可引起肺纤维化，成人终生剂量为360mg，当其用量达总剂量后，BEP方案和BVP方案可改为EP方案（依托泊苷、顺铂）和PV方案（顺铂、长春新碱），用法同BEP方案和BVP方案。

③ 放疗　无性细胞瘤对放疗敏感，但放疗会破坏患者卵巢功能，故已极少应用，仅用于治疗复发的无性细胞瘤。

4. 随访

① 定期随访，尤其是最初 2 年。

② HCG、AFP 和乳酸脱氢酶测定，有助于预测肿瘤复发。

（三）卵巢性索间质肿瘤

卵巢性索间质肿瘤来源于原始性腺中的性索组织及特殊性间叶组织。其特征是：多数有内分泌功能，产生类固醇类激素；肿瘤多为中等大小、实质性，组织形态多样化；为良性或低度恶性。

1. 诊断要点

（1）症状

① 肿块　下腹部肿块，实质性。

② 内分泌紊乱　根据肿瘤产生的激素不同而表现不一。间质细胞瘤患者常表现为去女性化（月经稀少，闭经，乳房和子宫萎缩）此后发生男性化，表现为毛发增生、出现胡须、阴蒂肥大、声音低沉。颗粒卵泡膜细胞瘤因产生雌激素而出现女性化表现，表现为内、外生殖器发育，无排卵月经；生育期妇女表现为不规则阴道流血，或短期闭经后有大量阴道流血；绝经后妇女则出现绝经后阴道流血。

③ 腹胀、腹痛　巨大肿瘤可使腹部膨胀，腹部包块或腹水可引起腹胀。较大肿瘤可引起下腹隐痛或产生压迫症状。肿瘤包膜破裂、蒂扭转则出现急腹痛。

④ 其他症状　有的患者可伴麦格综合征，有胸水、腹水。伴环状小管的性索瘤常合并黑斑息肉综合征，表现为口唇黏膜黑色素沉着和胃肠道多发息肉。

（2）体征　妇科检查发现子宫一侧肿块，实性或囊实性，大小不一，多为中等大。

（3）辅助检查

① B 超检查　显示肿块的来源、大小、性质。

② 激素测定　有助于诊断，颗粒卵泡膜细胞瘤患者血、尿雌激素水平升高，间质细胞瘤患者血睾酮（T）、尿 17-酮类固醇升高。

③ 阴道涂片　颗粒卵泡膜细胞瘤患者阴道涂片显示雌激素的影响，成熟指数右移。

④ 病理检查　病理组织学检查可明确诊断。

2. 临床分期

见表10-7卵巢癌的临床分期。

3. 治疗

手术是基本的治疗方法，手术范围则按肿瘤性质、患者年龄及对生育的要求考虑。

（1）良性性索间质肿瘤　单侧肿瘤应行卵巢肿瘤剔除术或患侧附件切除术，双侧肿瘤者应行双侧卵巢肿瘤剔除术。绝经后妇女可考虑行全子宫及双侧附件切除术。

（2）恶性性索间质肿瘤

① 手术治疗　参照卵巢上皮性癌。IA、IC期有生育要求的患者，可实施保留生育能力手术，推荐全面分期手术；但对肉眼观察肿瘤局限于卵巢者，可考虑不进行淋巴结切除术。复发患者也可考虑手术。

② 术后辅助治疗　Ⅰ期低危患者术后随访，不需辅助治疗；Ⅰ期高危患者（肿瘤破裂、G3、肿瘤直径超过10～15cm）术后可选择随访，也可选择化疗。Ⅱ～Ⅳ期患者术后应给予化疗，方案为铂类为基础的联合化疗，首选BEP或紫杉醇/卡铂方案。对局限型病灶可进行放疗。

4. 随访

定期随访，恶性者的随访同上皮性卵巢癌。颗粒细胞瘤有远期复发倾向，需长期随访。

（四）卵巢非特异性间质肿瘤

卵巢非特异性间质肿瘤是指由卵巢间质区非特殊支持组织所产生的一种肿瘤，较少见，可为良性或恶性。

1. 诊断要点

（1）症状　早期无特殊症状，常在B超检查或剖腹探查时发现。而恶性者则因恶性程度较高，可较早出现广泛转移。

① 腹痛　肿瘤刺激腹膜及瘤蒂扭转可引起腹痛。

② 压迫症状　肿瘤嵌顿于盆腔内压迫膀胱、直肠，引起排尿不畅、大便困难及下腹部隐痛等。

③ 腹部包块　肿块较大的患者常可自己扪及腹部包块，恶性者生长迅速。

④ 麦格综合征　出现胸水、腹水。

⑤ 类脂细胞瘤　常有男性化表现。

⑥ 其他　恶性者常有腹水、压迫症状、转移灶症状等。

（2）体格检查

① 腹部检查　可扪及肿块，腹水征可呈阳性。

② 妇科检查　可扪及子宫一侧肿块，良性者多可活动，恶性者常浸润周围组织而固定。

（3）辅助检查

① B超检查　可显示肿块来源、大小及性质、腹水。

① 病理检查　组织学检查可明确诊断。

2.治疗

良性肿瘤行患侧附件切除术。恶性者行全子宫及双侧附件切除术及肿瘤细胞减灭术，术后辅以化疗及放疗，因恶性程度高，常很快广泛转移或复发，预后极差。

（五）卵巢转移性肿瘤

身体任何部位的恶性肿瘤均可转移到卵巢，最常见的原发肿瘤部位为乳腺、胃肠道，其次为生殖道、泌尿道及身体其他部位。常见的卵巢转移性肿瘤是库肯勃瘤。

1.诊断要点

（1）病史　胃病史（如胃痛、胃饱胀、反酸、呕血等），肠道疾病史（如慢性腹泻、黑便等），胃肠道肿瘤手术史，乳腺癌手术史。

（2）症状

① 腹胀、腹块　常为双侧性肿块，生长迅速，伴腹痛、腹坠胀。

② 腹水　较晚期患者常有腹水，少数伴胸水。大量胸水、腹水可

产生压迫症状，如下肢水肿、呼吸困难等。

③ 内分泌症状　因肿瘤可产生雌激素或雄激素，少数患者有月经失调或绝经后阴道流血，或男性化表现。

④ 恶病质　晚期可出现消瘦、贫血、疲乏等恶病质表现。

（3）体征

① 腹部检查　可扪及下腹肿块，多为双侧性、实性，表面尚光滑，活动。伴腹水者腹部移动性浊音阳性。

② 妇科检查　可扪及子宫旁双侧性肿块，实性，表面尚光滑，活动。伴腹水者肿块可有漂浮感。

（4）辅助检查

① B超检查　双侧卵巢呈实性肿块，表面光滑，周围无粘连，伴腹水。

② 胃肠道钡餐造影、胃镜、纤维结肠镜检查　可发现原发肿瘤。

③ 病理检查　组织学检查可明确诊断。

2.治疗

（1）治疗原发肿瘤。治疗原则是缓解和控制症状。

（2）目前多主张手术切除全子宫及双侧附件，加大网膜切除，以减少腹水的发生，改善生活质量，延长患者生命；而广泛转移或恶病质者不宜手术。术后治疗以原发瘤的治疗为主。

（六）卵巢瘤样病变

卵巢瘤样病变是一类卵巢非肿瘤性囊肿或增生性病变，可为生理性，亦可为病理性。可发生于任何年龄，以育龄妇女多见。

1.诊断要点

（1）临床表现

① 多囊卵巢综合征患者常有月经紊乱、不排卵、不孕、毛发增多等。

② 多数患者常无临床症状，仅在妇科检查或B超检查时才发现。较大囊肿可出现坠胀或不适感，甚至腰骶部酸痛、性交痛。

③ 妇科检查　可发现子宫一侧或双侧肿块，囊性为主，表面光

滑，直径通常不超过6cm。

（2）辅助检查

① B超检查　提示一侧或双侧卵巢囊性增大。

② 实验室内分泌测定　有助于诊断。

③ 腹腔镜检查　有助于诊断，必要时做活组织检查以明确诊断。

2.治疗

一般须观察2～3个月后复查，多数可自行消失。当发生扭转、破裂引起急腹症时，须及时诊断，及时处理。多数卵巢非赘生性囊肿破裂不需手术，腹腔内出血多者应立即剖腹探察，行修补缝合术。

有以下情况者应行剖腹探查。

① 囊肿直径超过6cm。

② 出现急腹症症状。

③ 观察3～6个月，囊肿持续存在。

④ 绝经后妇女。

⑤ 不能排除阑尾炎、异位妊娠、真性卵巢肿瘤。

第6节　输卵管肿瘤

输卵管良性肿瘤较恶性肿瘤更少见。输卵管原发性良性肿瘤来源于副中肾管或中肾管。输卵管良性肿瘤的组织类型繁多，其中以输卵管腺瘤样瘤最常见，其他如乳头状瘤、血管瘤、平滑肌瘤、脂肪瘤、畸胎瘤等均较罕见，由于肿瘤体积小，常无症状，术前难以诊断，预后良好。输卵管恶性肿瘤有原发和继发两种，绝大多数为继发性癌。

一、病史采集

（1）现病史　主要是针对患者主诉进行有针对性的问诊，询问有无阴道异常排液，其量、色、性质、质地、气味如何；有无腹胀；有无腹部包块；有无腹痛，其诱因、性质、特点、时间和缓解情况；有无在短时间明显消瘦；外院诊断治疗情况，疗效如何。

（2）过去史　询问患者既往有无类似病史，有无高血压、糖尿病、不孕症史；有无药物、食物过敏史等。

（3）家族史　询问家族中有无类似病史。

二、体格检查

（1）体格检查　注意淋巴结有无肿大；腹部检查注意有无腹部包块，其大小、位置、形态、质地、活动度、压痛如何；有无腹水。

（2）妇科检查　要注意子宫的位置、大小、硬度、形态、活动度，有无压痛；肿瘤的大小、位置、形态、质地、活动度，与子宫的关系。

三、辅助检查

（1）诊断性刮宫及子宫内膜检查　以除外宫颈管及宫腔病变。

（2）阴道脱落细胞学检查　可收集24h阴道排液查找癌细胞，如找到癌细胞，特别是腺癌细胞，而颈管及宫腔检查均阴性，则有助于输卵管癌的诊断。

（3）腹腔镜检查　可见增粗的输卵管，外观如输卵管积水，呈茄子状，有时可见到赘生物，输卵管伞部封闭或部分封闭。

（4）B超检查　在子宫一侧可见到茄子形或腊肠形肿块，边缘规则或不规则，中央可见实性暗区，晚期可见腹水。

（5）CT检查　观察盆腔肿块，以确定肿块的性质、部位、大小、形状，一般1cm大小的肿瘤即可测出。

四、诊断与治疗

（一）输卵管良性肿瘤

1.诊断要点

（1）病史　在生育年龄伴有不孕者。

（2）症状

① 阴道排液增多，浆液性，无臭味。

② 急性腹痛及腹膜刺激症状。当肿瘤较大时，如发生输卵管扭

转、肿瘤破裂或输卵管部分梗阻，多量液体通过时可引起腹绞痛。

（3）体征　肿瘤小时妇科检查不一定可触及，稍大时可触及附件形成的肿块。

（4）辅助检查

① B超检查　不同的肿瘤表现出不同的图像。

② 腹腔镜检查　直视下见到输卵管肿瘤即可诊断。

③ 病理检查　手术切除标本送病理检查，即可明确诊断。

2. 鉴别诊断

本病要与卵巢肿瘤、输卵管恶性肿瘤相鉴别。

3. 治疗

输卵管切除术或肿瘤剥出术，保留输卵管。

（二）输卵管恶性肿瘤

1. 诊断要点

（1）症状　早期无症状。

① 阴道排液　为输卵管癌最常见的症状，排液为浆液性黄水，有时呈血性，量可多可少。

② 下腹疼痛　多发生于患侧，为钝痛，以后渐加剧而呈痉挛性绞痛。当大量阴道排液流出后，疼痛可缓解，肿块也有所缩小，称外溢性输卵管积水征。

（2）体征

① 腹部检查　腹水征：腹部膨隆有波动感，移动性浊音阳性。有些患者可扪及腹部块状物。

② 妇科检查　子宫一般为正常大小，在其一侧或双侧可扪及肿块，大小不一，实性或囊实性，表面光滑或结节状。

（3）辅助检查

① 诊断性刮宫及子宫内膜检查　用于除外宫颈管及宫腔病变。

② 阴道脱落细胞学检查　可收集24h阴道排液查找癌细胞，如找到癌细胞，特别是腺癌细胞，而宫颈管及宫腔检查均阴性，有助于输卵管癌的诊断。

③ 腹腔镜检查　可见增粗的输卵管，外观如输卵管积水，呈茄子形，有时可见到赘生物，输卵管伞部封闭或部分封闭。

④ B超检查　在子宫一侧可见到茄子形或腊肠形肿块，边缘规则或不规则，中央可见实性暗区，晚期可见腹水。

⑤ CT检查　观察盆腔肿块，以确定肿块的性质、部位、大小、形状，一般1cm大小的肿瘤即可测出。

2.临床分期

采用FIGO（2014年）制定的标准，进行手术和病理分期（表10-11）。

表 10-11　输卵管癌分期（FIGO，2014 年）

Ⅰ期	肿瘤局限于输卵管
Ⅰ A	肿瘤局限于一侧输卵管，表面无肿瘤，包膜完整，腹水或腹腔冲洗液中未见恶性细胞
Ⅰ B	肿瘤限于两侧输卵管，表面无肿瘤，包膜完整，腹水或腹腔冲洗液中未见恶性细胞
Ⅰ C	肿瘤局限于一侧或双侧输卵管，并伴有下列任何一项：
Ⅰ C1	手术导致肿瘤破裂
Ⅰ C2	手术前肿瘤包膜已破裂或输卵管肿瘤表面有肿瘤
Ⅰ C3	腹水或腹腔冲洗液中查见恶性细胞
Ⅱ期	肿瘤累及一侧或双侧输卵管，伴盆腔内扩散（骨盆入口平面以下）
Ⅱ A	肿瘤蔓延和（或）转移到子宫和（或）卵巢
Ⅱ B	肿瘤蔓延到其他盆腔组织
Ⅲ期	一侧或双侧输卵管肿瘤，并有镜检证实的盆腔外腹膜转移或证实有腹膜后淋巴结转移
Ⅲ A	
Ⅲ A1	仅有腹膜后淋巴结阳性（组织学或细胞学证实）
Ⅲ A1	（i）转移灶最大直径≤ 10mm
Ⅲ A1	（ii）转移灶最大直径＞ 10mm
Ⅲ A2	显微镜下盆腔外腹膜受累，伴或不伴有腹膜后淋巴结阳性
Ⅲ B	肉眼见盆腔外腹膜受累，癌灶最大直径≤ 2cm，伴或不伴有腹膜后淋巴结阳性
Ⅲ C	肉眼见盆腔外腹膜受累，癌灶最大直径＞ 2cm，伴或不伴有腹膜后区域淋巴结阳性（包括癌灶蔓延到肝或脾的表面，但未转移到脏器实质）

Ⅳ期	超出腹腔外的远处转移
Ⅳ A	胸腔积液中有癌细胞
Ⅳ B	腹腔外器官实质转移（包括肝实质转移、腹腔外淋巴结及腹股沟淋巴结转移）

3. 治疗

输卵管癌的转移途径与卵巢癌基本相同，故输卵管癌应按卵巢癌的治疗方法治疗。其治疗原则为彻底的手术辅以化疗，放疗仅用于无法切除的局限性病灶。强调首次治疗的彻底性。原则上，早期行全面的分期手术，包括全子宫、双附件切除，结肠下大网膜切除，阑尾切除，以及系统的盆腔和腹主动脉旁淋巴结切除；晚期行肿瘤细胞减灭术，以尽可能切除一切肉眼可见肿瘤。一线化疗方案为铂类联合紫杉醇化疗。

4. 随访

治疗后的第1年，每3个月复查一次；1年后随访间隔可逐渐延长，到5年后每4～6个月复查1次。

第11章
妊娠滋养细胞疾病

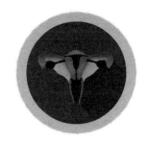

妊娠滋养细胞疾病（GTD）是一组来源于胎盘滋养细胞的疾病，包括良性的葡萄胎及恶性滋养细胞疾病等。WHO于2020年将GTD在组织学上分为葡萄胎（包括完全性葡萄胎、部分性葡萄胎、侵蚀性葡萄胎/转移性葡萄胎）、妊娠滋养细胞肿瘤（包括绒毛膜癌、胎盘部位滋养细胞肿瘤、上皮样滋养细胞肿瘤和混合性滋养细胞肿瘤）、肿瘤样病变（包括超常胎盘部位反应和胎盘部位结节/斑块）以及异常（非葡萄胎）绒毛病变。

第1节　葡萄胎

葡萄胎是以胚胎发育异常、胎盘绒毛水肿增大伴滋养细胞增生为特征的异常妊娠。良性葡萄胎分为完全性葡萄胎和部分性葡萄胎两类，大多数为完全性葡萄胎。如胚胎绒毛全部受累，整个子宫腔内充满水泡样组织，无胎儿及附属物，称为完全性葡萄胎；若部分绒毛受累，称为部分性葡萄胎。

一、病史采集

（1）现病史　患者就诊时应仔细询问末次月经，以往月经周期及早孕情况；有无胎动，腹部是否在短时间内显著增大，产检是否听到胎心；阴道有无出血、水疱样组织排出；腹痛的部位、性质以及发生的时间；是否出现妊娠剧吐，或伴有高血压、蛋白尿，外院诊断治疗情况，疗效如何。

（2）过去史　询问既往有无类似发作史、高血压、糖尿病、血脂异常等病史，若有应询问诊治过程。询问有无药物、食物过敏史等。

二、体格检查

注意有无子宫异常增大，能否触及胎体及能否听到胎心，有无腹部包块，有无高血压，有无甲亢征象，有无凹陷性水肿。

三、辅助检查

绒毛膜促性腺激素（HCG）、B型超声检查，多普勒胎心测定。

四、诊断

1.诊断要点

（1）症状

① 停经后异常阴道流血　为最常见的症状，一般在8～12周后出现，量多少不定。葡萄胎组织有时可自行排出，但排出前和排出时常伴有大量流血。

② 子宫异常增大、变软　约半数患者的子宫大于相应停经月份的正常妊娠子宫。子宫孕5个月大小时尚摸不到胎体，听不到胎心，无胎动。

③ 妊娠呕吐　多发生于子宫异常增大和HCG水平异常升高者。出现时间较早，症状严重且持续时间长。

④ 子痫前期征象　多发生于子宫异常增大，可在妊娠24周前出现高血压、蛋白尿和水肿，症状虽严重，但子痫罕见。

⑤ 甲亢征象或妊娠高血压综合征症状。

⑥ 腹痛与腹部包块　当葡萄胎迅速增大、子宫急速膨大时可引起下腹部胀痛，而卵巢黄素化囊肿急性扭转时可出现急性腹痛。异常增大的子宫或卵巢黄素化囊肿可表现为腹部包块。

⑦ 贫血与感染　多因反复出血或突然大出血而致不同程度的贫

血，可因急性大失血而发生休克。患者因阴道流血、宫颈口开放、贫血等致抵抗力降低，细菌易从阴道上行侵袭造成内生殖器官感染，甚至全身感染。

（2）体征　妇科检查子宫大于停经月份、变软、不能触及胎体、不能听到胎心音。卵巢黄素化囊肿，大多数为双侧性，也可以单侧性。

（3）实验室检查　血或尿绒毛膜促性腺激素（HCG）值较正常妊娠明显升高。

（4）辅助检查

① B超表现为宫腔内呈"落雪状"或"蜂窝状"，测不到胚胎及胎盘。多普勒胎心测定无胎心音。早孕期超声检查的特征性表现为：完全性葡萄胎的超声特征包括孕5～7周的息肉样肿块，孕8周后绒毛组织增厚囊性变及缺乏可识别的孕囊；部分性葡萄胎表现为胎盘增大，回声杂乱。

② 染色体核型检查和免疫组织化学P57^{Kip2}有助于完全性和部分性葡萄胎鉴别。完全性葡萄胎的染色体核型为二倍体，P57^{Kip2}核染色阴性；部分性葡萄胎通常为三倍体，P57^{Kip2}核染色阳性。

2.鉴别诊断

本病需与流产、双胎妊娠、剖宫产瘢痕部位妊娠等鉴别。

五、治疗

（1）一般治疗　查血常规、尿常规、血生化检查、甲状腺功能、血型、输血前四项、出凝血四项、心电图、血HCG、子宫附件B超、胸部正位片、肺CT，配血，必要时输血。

（2）控制感染　如有感染而流血不多，可先控制感染。

（3）清除宫腔内容物　葡萄胎确诊后应尽快予以B超引导下清宫术。为预防术中大出血，术前应做好输液、备血准备。由于葡萄胎患者子宫大而软，甚易发生子宫穿孔，一般采用吸刮术，手术较安全，且能迅速排空宫腔，即使子宫增大至妊娠6个月左右大小，仍可使用负压吸引。建议在输液、配血准备下，由有经验的医师进行操作，充分扩张子宫颈管，从小号扩宫棒依次扩张至8号以上，选用大号吸管吸引，待子宫缩小后轻柔刮宫。术时使用缩宫素静脉滴注加强宫缩，可减少失血及子宫穿孔发生率，但需在宫口扩大后和大部分葡萄胎组织排出后给药，以防滋养细胞进入宫壁血窦，发生肺栓塞或转移。

（4）刮出物　仔细检查并记录刮出物的质量（g）、出血量（mL）、水泡状胎块的形态、直径（cm）和出血量。然后送病理检查，应选小葡萄样及近种植部位新鲜无坏死组织分别送检。术后给予抗生素预防感染。注意患者生命体征及子宫收缩情况。

（5）目前主张对子宫大小＜妊娠12周者，争取1次清净，若高度怀疑葡萄胎组织残留则必须再次清宫。1周后行第2次刮宫，尽量彻底，每次刮出物均需送病理检查。

（6）黄素化囊肿的处理　因囊肿可在葡萄胎排出后2～4个月内自行消退，一般不需处理。若发生囊肿扭转，需及时手术。如术中见卵巢血运尚可，可将各房囊内液穿刺吸出，使囊肿缩小自然复位，无需切除卵巢。如血运障碍甚至卵巢已有变色坏死，则应切除患侧卵巢。

（7）子宫穿孔的处理　如吸宫开始不久即发现子宫穿孔，应立即停止吸宫操作，同时行腹腔镜或开腹探查，根据患者的年龄及对生育的要求决定手术方式（如剖宫取胎、子宫修补或切除子宫等）。如在葡萄胎已基本吸净后发生子宫穿孔，则应停止操作，严密观察。如无活动性子宫出血，也无腹腔内出血征象，可等待1～2周后超声复查以决定是否再次清宫；如疑有内出血则应进行超选择性子宫动脉栓塞术或尽早手术探查。

（8）预防性化疗　一般不作常规推荐，完全性葡萄胎的恶变率约为20%，高危病例宜行预防性化疗。时机尽可能选择在清宫前或清宫时。

预防性化疗适用于：

① 年龄大于40岁；

② 葡萄胎排出前HCG值异常升高（>1×10^6U/L）；

③ 葡萄胎清除后，HCG不呈进行性下降，而是降至一定水平后即持续不降，或始终处于高值；

④ 子宫明显大于停经月份；

⑤ 黄素化囊肿直径>6cm；

⑥ 第2次刮宫仍有滋养细胞高度增生；

⑦ 无条件随访者。

一般选用甲氨蝶呤或放线菌素D单药化疗1个疗程。部分性葡萄胎一般不做预防性化疗，除非排空宫腔后HCG持续升高者。预防性化疗，以下处方可选择一种。β-hCG恢复正常后，不再需要巩固化疗。

处方一　甲氨蝶呤（MTX）0.4mg/kg或15mg　im或iv　连续5d

处方二　5%葡萄糖氯化钠注射液（GNS）　500ml ｜ iv drip　qd

　　　　　　　　　　　　　　　　　　　　　　　　　　（维持4小时）

　　　放射菌素D（更生霉素）10～12μg/kg ｜ 共5天

（9）随访　定期随访可早期发现持续性或转移性滋养细胞肿瘤。

① 葡萄胎清宫后，应每周检测血HCG或β-HCG，滴度应呈对数下降，一般在8～12周恢复正常。正常后继续随访血β-HCG 3～4次，之后每个月监测血β-HCG 1次，至少持续6个月。

② 随访内容　除每次必须监测HCG外，还应注意有无异常阴道流血、咳嗽、咯血及其他转移灶症状，并做妇科检查，必要时可行超声、X线胸片检查、CT检查等。

③ 葡萄胎随访期间应采用可靠的方法避孕，避孕方法首选避孕套或口服避孕药。不建议选用宫内节育器，以免穿孔或混淆子宫出血的原因。

④ 随访血HCG，若8周后仍未降至正常，或下降到一定水平后不再下降，或阴性后转阳性均应注意有无恶变。

⑤ 子宫缩复不佳，或有持续阴道流血，或出现咯血等均应及时明确原因，鉴别是葡萄胎残存还是恶变。

第2节　侵蚀性葡萄胎和绒毛膜癌

侵蚀性葡萄胎指葡萄胎组织侵入子宫肌层局部，少数转移至子宫外，因具恶性肿瘤行为而命名。侵蚀性葡萄胎发生在葡萄胎排出后（已排除葡萄胎宫腔内残存）6～8周血HCG仍阳性或变为阴性后又转为阳性者，多数在葡萄胎清除后6个月内发生。

由于侵蚀性葡萄胎和绒毛膜癌（绒癌）在临床表现、诊断和处理原则等方面基本相同，故合并叙述。

一、病史采集

（1）现病史　询问末次妊娠（流产、异位妊娠）、葡萄胎清空的时间以及随访的情况；阴道流血持续的时间、量，有无头晕眼花、乏力等不适；腹痛的部位、性质以及发生的时间；白带的颜色、气味；有无乳房增大等假孕现象；有无咳嗽、胸痛、咯血、呼吸困难等肺转移症状；有无头痛、呕吐、抽搐等脑转移症状。

（2）过去史　询问既往有无葡萄胎病史以及高血压、糖尿病、血脂异常等病史，若有询问诊治过程。询问有无药物、食物过敏史等。

二、体格检查

（1）全身检查　注意有无贫血及腹腔内出血的症状。注意腹部有无肿块，压痛或反跳痛、移动性浊音，子宫大小。

（2）妇科检查　注意外阴、阴道、宫颈有无转移性结节，其大小、颜色，有无出血；宫颈软硬度；子宫大小、软硬度、宫旁有无肿块、其大小情况；两侧卵巢有无黄素化囊肿；两侧穹隆或后穹隆有无饱满、压痛及结节。

三、辅助检查

血常规、尿常规、血型、红细胞沉降率、血绒毛膜促性腺激素（HCG）定量、心电图、肝肾功能、子宫附件B超、胸正侧位X线片，肺、脑、肝的CT或MRI。

四、诊断

1.诊断要点

（1）病史　侵蚀性葡萄胎多数发生在葡萄胎排空后6个月之内，若发生在葡萄胎排空后半年至1年内约一半为侵蚀性葡萄胎。绒癌有葡萄胎、流产、足月产或异位妊娠病史；葡萄胎排空1年以后发生恶变者，多为绒癌。前次妊娠后至发病间隔时间不定，有的妊娠开始即可发生绒癌，有的报道间隔期可长达18年。

（2）临床表现

① 无转移滋养细胞肿瘤　大多数继发于葡萄胎妊娠。

a.阴道流血　在葡萄胎排空、流产或足月产后，有持续不规则阴道流血，量多少不定。也可表现为一段时间正常月经后再停经，然后再出现阴道流血。

b.假孕症状　表现为乳房增大，乳头及乳晕着色，甚至有初乳样分泌物，外阴、阴道、宫颈着色，生殖道质地变软。

c.腹痛　一般并无腹痛，但当子宫病灶穿破浆膜层造成子宫穿孔，或子宫病灶坏死感染等可出现急性腹痛。黄素化囊肿发生扭转或破裂时，也可出现急腹痛。

d.子宫复旧不全或不均匀性增大　常在葡萄胎排空后、流产或产后4～6周子宫未恢复到正常大小，质地偏软。也可因肌层内病灶部位和大小的影响，表现为子宫不均匀性增大。

e.卵巢黄素化囊肿　葡萄胎排空后，两侧或一侧卵巢黄素化囊肿持续存在。

② 转移性滋养细胞肿瘤　易继发于非葡萄胎妊娠，或为经组织学证实的绒癌。主要为经血行播散，最常见的转移部位是肺，其次是阴道，以及盆腔、肝和脑等。各转移部位症状的共同特点是局部出血。

a.肺转移　典型表现为胸痛、咳嗽、咯血及呼吸困难。

b.阴道转移　转移灶常位于阴道前壁及穹隆，呈紫蓝色结节，破溃时引起不规则阴道流血甚至大出血。

c.肝转移　为不良预后因素之一，多同时伴有肺转移。表现为上腹部或肝区疼痛，若病灶穿破肝包膜可出现腹腔内出血。

d.脑转移 预后凶险，为主要致死原因。一般同时伴有肺转移和（或）阴道转移。转移初期多无症状。脑转移形成可分为3个时期，首先为瘤栓期，继而发展为脑瘤期，最后进入脑疝期。

e.其他转移：包括脾、肾、膀胱、消化道、骨等，其症状视转移部位而异。

（3）辅助检查

① HCG值测定 hCG水平是妊娠滋养细胞肿瘤的主要诊断依据。

葡萄胎后妊娠滋养细胞肿瘤，符合下列标准的任何一项且排除妊娠物残留或再次妊娠，即可诊断：

a.升高的血β-hCG水平呈平台（±10%）达4次（第1、7、14、21天），持续3周或更长；

b.血β-hCG水平连续上升（>10%）达3次（第1、7、14天）持续2周或更长；

c.组织学诊断为侵蚀性葡萄胎或绒癌。

非葡萄胎后妊娠滋养细胞肿瘤（绒癌）的诊断标准：

a.流产、足月产、异位妊娠终止后4周以上，血β-hCG水平持续在高水平，或曾经一度下降后又上升，已排除妊娠物残留或排除再次妊娠；

b.组织学诊断为绒癌。

② 超声检查 子宫壁显示局灶性或弥漫性强光点或光团与暗区相间的蜂窝样病灶。

③ X线胸片、CT、MRI检查 肺转移发生机会最多，X线胸片或CT检查或可见转移病灶，观察其动态变化对判断病情的发展变化意义重大。核磁共振主要用于肝、脑和盆腔病灶的诊断。

2.组织学诊断

若在子宫肌层内或子宫外转移灶组织中见到绒毛或退化的绒毛阴影，则诊断为侵蚀性葡萄胎，若仅见成片增生的滋养细胞浸润及出血坏死，未见绒毛结构，则诊断为绒癌。组织学证据对于妊娠滋养细胞肿瘤的诊断不是必需的，但有组织学证据时应以组织学诊断为准。

3.分级

（1）滋养细胞肿瘤解剖学分期 国际妇产科联盟（FIGO）2000年

的滋养细胞肿瘤解剖学分期见表11-1。

表 11-1 滋养细胞肿瘤解剖学分期（FIGO，2000 年）

期别	肿瘤范围
Ⅰ期	病变局限于子宫
Ⅱ期	病变扩散，但仍局限于生殖器官（附件、阴道、阔韧带）
Ⅲ期	病变转移至肺，有或无生殖系统病变
Ⅳ期	所有其他转移

（2）预后评分系统　国际妇产科联盟（FIGO）2000 年的滋养细胞肿瘤预后评分系统见表11-2。

表 11-2 滋养细胞肿瘤 FIGO 预后评分标准（FIGO，2000 年）

预后因素	计分 / 分			
	0	1	2	4
年龄 / 岁	< 40	$\geqslant 40$	—	—
末次妊娠	葡萄胎	流产	足月产	—
妊娠终止至化疗开始间隔 / 月	< 4	$4 \sim 6$	$7 \sim 12$	> 12
β-HCG（$U \cdot L^{-1}$）	$< 10^3$	$\geqslant 10^3，< 10^4$	$10^4 \sim < 10^5$	$> 10^5$
肿瘤最大直径 /cm	< 3	$3 \sim 5$	> 5	—
转移部位	肺	脾、肾	消化道	肝、脑
转移病灶数 / 个	—	$1 \sim 4$	$5 \sim 8$	> 8
化疗	—	—	单药	两种或两种以上联合化疗

注：总分≤6分者为低危，≥7分者为高危。

4. 鉴别诊断

侵蚀性葡萄胎和绒毛膜癌容易与胎盘部位滋养细胞肿瘤及胎盘部位反应、胎盘残留等相混淆，鉴别要点见表11-3。

表 11-3 绒癌、侵蚀性葡萄胎与其他疾病的鉴别

项目	葡萄胎	侵蚀性葡萄胎	绒毛膜癌	胎盘部位滋养细胞肿瘤	胎盘部位反应	胎盘残留
先行妊娠	无	葡萄胎	各种妊娠	各种妊娠	各种妊娠	流产、足月产

项目	葡萄胎	侵蚀性葡萄胎	绒毛膜癌	胎盘部位滋养细胞肿瘤	胎盘部位反应	胎盘残留
潜伏期	无	多在6个月内	常超过12个月	多在1年内	无	无
绒毛	有	有	无	无	无	有，退化
滋养细胞	轻→重	轻→重，成团	重，成团	中间型滋养细胞	散在，不增生	无
浸润深度	蜕膜层	肌层	肌层	肌层	浅肌层	蜕膜层
组织坏死	无	有	有	无	无	无
转移	无	有	有	少	无	无
肝、脑转移	无	少	较易	少	无	无
HCG	+	+	+	+或−	−	+或−

五、治疗

治疗原则为以化疗为主，手术和放疗为辅。治疗方案的选择根据 FIGO 分期、预后评分、年龄、对生育的要求和经济情况等综合考虑，实施分层或个体化治疗。

目前国内常用的一线化疗药物有甲氨蝶呤（MTX）、放线菌素-D（Act-D）或更生霉素（KSM）、5-氟尿嘧啶（5-Fu）、环磷酰胺（CTX）、长春新碱（VCR）、依托泊苷（VP-16）、顺铂（DDP）等。低危患者选择单一药物化疗，高危患者选择联合化疗。

1. 低危 GTN 的治疗

低危 GTN 治疗方案的选择主要取决于患者有无子宫外转移灶和保留生育功能的要求。

（1）化疗方案的选择　对于低危患者，可以采用单药化疗。单药方案在下列患者中成功率更高：预后评分 0～4 分、末次妊娠为葡萄胎、病理学诊断为非绒癌患者。对于预后评分 5～6 分或病理学诊断为绒癌的低危患者，一线采用单药化疗的失败风险明显增高，可以参照预后评分高危患者的方案选择联合化疗。

（2）常用单药化疗方案　见表11-4。

表 11-4　常用单药化疗方案

药名	给药方案	疗程间隔	CR/%
MTX	1mg/kg 或 50mg，im 或 iv，第 1、3、5、7 天；四氢叶酸 0.1mg/kg，im 或 po，第 2、4、6、8 天	2 周	74～90
	0.4mg/kg 或 15mg，im 或 iv，连续 5d	2 周	87～93
	30～50mg/m^2 im	1 周	49～74
	100mg/m^2 iv，200mg/m^2 iv 12h，FA 15mg q12h im 4 次	2 周	69～90
Act-D	1.25mg/m^2 iv（最大 2mg）	2 周	69～90
	10～12μg/kg或 0.5mg　iv，连续 5d	2 周	77～94

（3）药物的更换　当对第1种单药化疗有反应，但因毒性无法耐受时，可更换另一种单药。如果出现单药耐药，β-hCG呈现平台且<300U/L，可以改为另一种单药化疗。如果β-hCG呈现平台且>300U/L，或β-hCG升高，或出现新病灶，或对两种单药化疗均反应不佳时，建议改为联合化疗。

（4）停止化疗指征　β-hCG正常后巩固化疗2～3个疗程。对于β-hCG正常而影像学异常的患者不建议继续化疗，因为β-hCG是反映肿瘤活性的可靠指标。

2.高危GTN的治疗

高危GTN治疗以联合化疗为主，必要时结合手术、放疗等其他治疗。

（1）化疗　以联合化疗为主。

① 方案　高危GTN的化疗方案首选EMA-CO方案或以5-氟尿嘧啶（5-FU）/氟尿苷（FUDR）为主（包括FAV和FAEV）的联合化疗方案。

处方一　FAV方案：VCR+5-FU/FUDR+Act-D，6d为1个疗程，间隔17～21d

VCR 2mg+NS 20mL　静脉注射，化疗前3h（第1天用）床旁化疗

氟尿嘧啶24～26mg/（kg·d）+5% GS 500ml iv drip
（8h） qd

或 FUDR 24mg/（kg·d）+5% GS 500ml iv drip（8h） qd
更生霉素4～6μg/（kg·d）+5%GS 250mL iv drip（1h）
qd

处方二 FAEV方案：VCR+5-FU/FUDR+Act-D+VP-16，5d为1个
疗程，间隔17～21d
VCR 2mg+NS 20mL 静脉注射，化疗前3h（只用1天）
床旁化疗
依托泊苷100mg/m^2+NS 500mL iv drip（1h）
放线菌素D 200μg/（m^2·d）+5% GS 200mL iv drip
（1h）
5-FU 800～900mg/（m^2·d）+5% GS 500ml iv drip
qd（8h）

或 FUDR800mg/（m^2·d）+5% GS 500ml iv drip qd（8h）

处方三 EMA-CO方案
EMA
第1天 放线菌素D 0.5mg+5% GS 250mL iv drip（1h，体重小
于40kg者用0.4mg）
依托泊苷100mg/m^2+NS 500mL iv drip（1h）
MTX 100mg/m^2 +NS 30mL iv
MTX 200mg/m^2 +NS 1000mL iv drip（12h）
水化2d，日补液总量2500～3000mL，记尿量，尿量
应＞2500mL/d

第2天 依托泊苷100mg/m^2+NS 500mL iv drip（1h）
放线菌素D 0.5mg +5% GS 250mL iv drip（1h）
甲酰四氢叶酸钙15mg+NS 4mL im（从静脉注射MTX
开始算起24h内给药，每12h 1次，共2次）

第3天 甲酰四氢叶酸钙15mg im 每12h 1次（共2次）

第4～7天 休息（无化疗）

CO

第8天　长春新碱2.0mg/m²+NS 20mL　iv（化疗前3h）

　　　　环磷酰胺　600mg/m²+NS 500mL　iv drip（2h）

注意事项：补液1500～2000mL（用CTX者不需大量补液）；IFO时用美司钠解救，用法：20% IFO的量（一般为400mg），0、4h和8h。

第15天　重复下一个疗程

② 疗效评判　在每一疗程结束后，应每周一次测定血HCG，结合妇科检查、B超、胸片、CT等检查。在每疗程结束后18天内，血HCG下降至少1个数量级为有效。

③ 化疗的副作用　以骨髓抑制为主，其次为消化道反应，肝肾功能损害也常见，严重者可致死，治疗过程中应注意防范。脱发常见，停药后可逐渐恢复。

④ 停止化疗指征　β-hCG正常后再巩固化疗3～4个疗程。

（2）手术　作为辅助治疗，当发生肿瘤浸润导致致命性出血以及化疗耐药病灶等特定情况时才行手术。

① 子宫切除术　对于大病灶、耐药病灶或病灶穿孔出血时，应在化疗的基础上进行手术。年轻女性应保留卵巢。对有生育要求的患者，若血β-hCG水平不高、耐药病灶为单个及子宫外转移灶已控制时，可考虑行病灶切除术。

② 肺叶切除术　对肺孤立的耐药病灶可考虑行肺叶切除术。指征包括全身情况良好、子宫原发病灶已控制、无其他转移灶、肺部转移灶为孤立性结节、β-hCG尽可能接近正常水平。

③ 放疗　作为化疗的补充，主要用于脑转移和胸部、盆腔残存病灶或耐药病灶的治疗。

3. 极高危GTN的治疗

（1）诊断　极高危GTN指的是预后评分≥13分及伴有肝、脑或广泛转移的高危病例。

（2）治疗　可直接选择EP-EMA等二线方案。可在标准化疗前先采用低剂量的诱导化疗，如EP方案（依托泊苷100mg/m²和顺铂

$20mg/m^2$，2d，每周1次，共1～3周）或AE方案（Act-D $500\mu g$和依托泊苷 $100mg/m^2$，1～3d，疗程间隔2周），待病情缓解后，转为标准化疗方案。血β-hCG正常后巩固治疗3～4个疗程。

4. 高危耐药和复发GTN的处理

（1）高危GTN的耐药和复发标准

① 耐药标准　经连续2个疗程化疗后，血β-hCG未呈对数下降或呈平台（下降＜10%）甚至上升，或影像学检查提示肿瘤病灶不缩小甚至增大或出现新的病灶。

② 复发标准　治疗后血β-hCG连续3次阴性，3个月后出现血β-hCG升高（除外妊娠）或影像学检查发现新病灶。

（2）治疗方案　化疗前完善辅助检查（包括胸部及腹部CT、盆腔及脑部MRI），必要时可行PET/CT检查。治疗前需要重新进行预后评分。可选择的化疗方案包括FAEV、EMA-EP、ICE（依托泊苷、异环磷酰胺和卡铂）、VIP（依托泊苷、异环磷酰胺和卡铂）、TE/TP（紫杉醇、顺铂/紫杉醇和依托泊苷）、BEP（博莱霉素、依托泊苷和顺铂）等。对于多药耐药的患者，可考虑选择大剂量化疗联合自体干细胞移植、靶向治疗及PD-1/PD-L1抗体单独使用或联合化疗。动脉灌注化疗可提高耐药、复发患者的疗效。停止化疗指征仍然为血β-hCG正常后再巩固化疗3～4个疗程。

（3）手术治疗　手术治疗以及手术时机的选择在高危耐药和复发患者的治疗中非常重要。耐药性GTN患者的手术指征为：患者一般情况好，可耐受手术；转移灶为孤立的可切除病灶；无手术切除部位以外的活跃性转移灶；术前血β-hCG应尽可能接近正常水平。

5. 随访

GTN在治疗结束后应严密随访，第1年每月随访1次，第2～3年每3个月随访1次，以后每年1次共5年。随访内容同葡萄胎。随访期间应严格避孕，一般于化疗停止≥12个月后方可妊娠。

第3节　中间型滋养细胞肿瘤

一、胎盘部位滋养细胞肿瘤（placental site trophoblastic tumor，PSTT）

PSTT是指起源于胎盘种植部位的一种特殊类型的滋养细胞肿瘤。临床罕见，多数呈良性临床经过，不发生转移，预后良好。但少数病例可发生子宫外转移，预后不良。

（一）病史采集

参照本章第2节中侵蚀性葡萄胎和绒毛膜癌。

（二）体格检查

参照本章第2节中侵蚀性葡萄胎和绒毛膜癌。

（三）辅助检查

参照本章第2节中侵蚀性葡萄胎和绒毛膜癌。

（四）诊断要点

（1）有各种妊娠史，包括正常妊娠、流产、异位妊娠和葡萄胎。

（2）高发于育龄妇女，多表现为异常子宫出血。

（3）常伴发肾病综合征。

（4）妇检　子宫均匀性或不规则增大。

（5）辅助检查

① 血hCG测定　多数阴性或轻度升高。

② 胎盘生乳素（hPL）测定　一般为轻度升高或阴性，但免疫组化染色通常阳性。

③ 超声检查　超声检查表现为类似子宫肌瘤或其他滋养细胞肿瘤的声像图，彩色多普勒超声检查显示子宫和病灶血流丰富、舒张期成分占优势的低阻抗血流。

（6）组织学诊断　确诊需靠组织学检查，一般通过刮宫标本可做出组织学诊断，以中间型滋养细胞为特点，但要全面、准确判断瘤细胞侵入子宫肌层的深度和范围，必须靠手术切除的子宫标本。

PSTT大体上主要为息肉样或内生性肿块，边界欠清，切面黄褐色，可见灶性出血坏死。镜下可见圆形或多角形中间型滋养细胞单个或成束在平滑肌纤维间浸润性生长，但是不破坏平滑肌。免疫组织化学染色PSTT弥漫表达种植部位滋养细胞标志物HPL、CD146等。

（五）治疗

（1）手术　是首选的治疗方法，手术范围为全子宫及双侧附件切除，年轻妇女若病灶局限于子宫，卵巢外观正常，可保留卵巢。对疑有淋巴结转移者可加行盆腔淋巴结清扫术。

（2）化疗　仅作为辅助治疗，化疗方案以联合化疗为宜，首选EMA-CO。可选的化疗方案包括FAEV、EMA-CO、EMA-EP和TP/TE等。实施化疗的疗程数同高危GTN。

（3）保留生育功能治疗　对于年轻、无子宫外转移、子宫病灶浸润不深希望保留生育功能的患者，采用彻底清宫、子宫病灶切除和（或）联合化疗方法。

（4）放疗　适用于单个转移瘤或局部复发病灶。

（六）随访

随访内容基本同绒癌，但由于血β-hCG水平多数正常或轻度增高，影像学检查更为重要。有条件的医疗单位可选择行增强MRI检查。

二、上皮样滋养细胞肿瘤（epithelioid trophoblastic tumor，ETT）

ETT罕见，起源于绒毛膜型中间型滋养细胞，可与绒癌或PSTT合并存在。

（1）诊断　ETT的诊断需要依靠组织病理学检查。肿瘤常在子宫形成结节状隆起，边界较清，局灶可见明显浸润。大体见实性、褐色或黄色肿块，可见灶性出血、坏死。镜下可见相对单一的上皮样肿瘤细胞呈巢状、条索状或团块状排列，肿瘤内常见地图样坏死。免疫组织化学染色显示ETT弥漫表达P63，仅灶性表达HPL、CD146。

（2）临床表现　本病可以继发于各种妊娠，最多见于足月妊娠后，临床表现缺乏特异性，约70%出现异常子宫出血，血β-hCG水平轻中度升高。

（3）鉴别诊断　宫颈部位的ETT需要与宫颈鳞癌相鉴别，宫体部位的ETT需要鉴别子宫肌瘤或其他妊娠相关疾病如异位妊娠、绒癌等。

（4）治疗方案及原则　手术是ETT主要的治疗手段，本病对化疗不敏感。目前不常规推荐保留生育功能的手术。如果采用化疗，应直接选择联合化疗，方案包括FAEV、EP-EMA、EMA-CO等。对于有远处或广泛转移的患者，高强度化疗可能有一定作用。

（5）预后　虽然ETT生长缓慢，但相比PSTT而言其恶性程度明显更高，一旦出现转移或复发，治疗效果通常不佳。

三、胎盘部位结节（placental site nodule，PSN）和非典型胎盘部位结节（atypical placental site nodule，APSN）

多年以来，PSN被认为是临床意义不大的良性中间型滋养细胞病变。伴或不伴非典型特征的PSN可与PSTT或ETT混合存在，也可逐渐发展为PSTT或ETT。非典型PSN患者10%～15%可能会进展为PSTT或ETT。对于非典型PSN或局部病理不确定者，应对其组织病理进行集中复核。对于已完成生育的非典型PSN患者在没有转移性病灶的情况下可考虑行子宫切除术。如希望保留生育功能，则需要进一步咨询和检查。

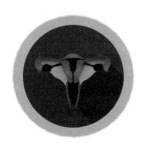

第12章
子宫内膜异位症和子宫腺肌病

第1节　子宫内膜异位症

具有活性的子宫内膜组织（腺体和间质）出现在子宫内膜以外部位时称子宫内膜异位症（内异症）。

一、病史采集

重点询问月经史、妊娠、流产、分娩史、家族史及手术史。患者就诊时应仔细询问有无痛经，为原发性痛经或继发性痛经，是否进行性加重；有无下腹痛、腹痛出现的时间、诱因和缓解情况；有无性交不适或性交疼痛；有无月经失调；有无肛门坠胀感；有无婚后不孕；有无肠道刺激症状；有无尿频、尿痛；有无恶心、呕吐；外院诊断治疗情况，疗效如何。

二、体格检查

注意有无腹部包块，子宫的位置、大小、活动度，有无盆腔内触痛性结节，子宫旁有无不活动的囊性包块。

三、辅助检查

（1）实验室检查　血常规、尿常规、粪常规、肝肾功能、血清

CA125、抗内膜抗体。

（2）器械检查　盆腔B超、心电图。

（3）特殊检查　腹腔镜检查、活组织检查（有条件的医院）。

四、诊断

1.诊断要点

（1）症状

① 下腹痛和痛经　疼痛是子宫内膜异位症的主要症状，典型症状为继发性痛经、进行性加重。疼痛多位于下腹、腰骶及盆腔中部，有时可放射至会阴部、肛门及大腿，常于月经来潮时出现，并持续至整个经期。疼痛严重程度与病灶大小不一定呈正比。但有27%～40%患者无痛经。

② 月经失调　15%～30%的患者有经量增多、经期延长或经前点滴出血。可能与卵巢无排卵、黄体功能不足或同时合并有子宫腺肌病或子宫腺肌瘤有关。

③ 性交不适　多见于直肠子宫陷凹有异位病灶或因局部粘连使子宫后倾固定者。性交时碰撞或子宫收缩上提而引起疼痛，一般表现为深部性交痛，月经来潮前性交痛最明显。

④ 不孕　发生率高达40%，可能与组织广泛粘连和输卵管蠕动减弱，以致影响卵子的排出、摄取和受精卵的运行有关。

⑤ 与月经周期相关的胃肠道症状，如便频、便秘、便血、排便痛或肠痉挛，尤其是排便痛，严重时可出现肠梗阻；以及与月经周期相关的泌尿系统症状，尤其是尿频、尿急、尿痛，甚至血尿，输尿管扩张或肾积水，甚至会出现肾萎缩、肾功能丧失。肺及胸膜子宫内膜异位症可出现经期咯血、气胸。剖宫产术后腹壁切口、会阴切口子宫内膜异位症表现为瘢痕部位结节伴有与经期密切相关的疼痛。

（2）体征　盆腔检查时为子宫后倾固定、附件可扪及活动度欠佳的囊性肿块，阴道后穹隆、直肠子宫陷凹、宫骶韧带痛性结节、阴道后穹隆紫蓝色结节。

（3）辅助检查

① B超　显示卵巢内膜异位囊肿壁较厚，且粗糙不平，与周围脏器特别是与子宫粘连较紧。囊肿内容物呈囊性、混合性或实性，以囊性最多见。盆腔CT、MRI对盆腔深部子宫内膜异位症的诊断和评估有意义，但费用昂贵，不作为初选的诊断方法。

② 腹腔镜检查　是目前诊断子宫内膜异位症的最佳方法。通过腹腔镜可以对病变部位及范围进行探查，并能获得病变组织以进行组织病理学诊断。手术诊断还需包括内异症分期、分型及生育力等情况的评估。

③ CA125值测定　水平升高更多见于重度子宫内膜异位症、盆腔有明显炎症反应、合并子宫内膜异位囊肿破裂或子宫腺肌病者。

④ 抗子宫内膜抗体　是子宫内膜异位症的标志性抗体，但敏感性不高。

⑤ 膀胱镜或肠镜检查　可疑膀胱或肠道子宫内膜异位症，可行膀胱镜或肠镜检查及活检，并除外器官本身病变，诊断概率为10% ～ 15%。

2. 鉴别诊断

本病需与卵巢恶性肿瘤、盆腔炎性包块、子宫腺肌病等疾病鉴别。

3. 临床分期

见表12-1.

表 12-1　子宫内膜异位症 ASRM（美国生殖医学学会）分期评分表（分）

类别	异位病灶				粘连				直肠子宫陷凹封闭的程度	
	位置	大小（cm）			程度	范围			部分	完全
		<1	1～3	>3		<1/3包裹	1/3～2/3包裹	>2/3包裹		
腹膜	表浅	1	2	4	—	—	—	—	—	—
	深层	2	4	6	—	—	—	—	—	—
卵巢	右侧，表浅	1	2	4	右侧，轻	1	2	4	—	—

类别	异位病灶				粘连				直肠子宫陷凹封闭的程度	
	位置	大小（cm）			程度	范围			部分	完全
		<1	1～3	>3		<1/3包裹	1/3～2/3包裹	>2/3包裹		
卵巢	右侧，深层	4	16	20	右侧，重	4	8	16	—	—
	左侧，表浅	1	2	4	左侧，轻	1	2	4	—	—
	左侧，深层	4	16	20	左侧，重	4	8	16	—	—
输卵管	—	—	—	—	右侧，轻	1	2	4	—	—
	—	—	—	—	右侧，重	4	8	16	—	—
	—	—	—	—	左侧，轻	1	2	4	—	—
	—	—	—	—	左侧，重	4	8	16	—	—
直肠子宫陷凹封闭	—	—	—	—	—	—	—	—	4	40

注：如果输卵管伞端完全粘连，评16分；如果患者只残留1侧附件，其卵巢及输卵管的评分应乘以2。

五、治疗

1.治疗目的

减灭和消除病灶，减轻和消除疼痛，改善和促进生育，减少和避免复发。

2.治疗原则

（1）应长期管理，坚持以临床问题为导向，以患者为中心，分年龄阶段处理，综合治疗。

（2）基于临床诊断尽早开始经验性药物治疗。

（3）规范手术时机，注意保护卵巢功能和生育力，使患者的手术获益最大化。

（4）保守性手术后进行药物长期管理，综合治疗，预防复发。

（5）子宫内膜异位症患者应定期复查，对有恶变高危因素的患者应警惕恶变。

3. 药物治疗

药物治疗以长期坚持为目标，选择疗效好、耐受性好的药物。药物主要分为非甾体类抗炎药（NSAID）、孕激素类、复方口服避孕药（COC）、促性腺激素释放激素激动剂（GnRH-a）及中药五大类。

（1）非甾体类抗炎药（NSAID）（可选择以下一种处方）

处方一　吲哚美辛25～50mg　po　tid

处方二　布洛芬0.2g　po　tid

【说明】① 作用机制：抑制前列腺素的合成；抑制淋巴细胞活性和活化的T淋巴细胞的分化，减少对传入神经末梢的刺激；直接作用于伤害性感受器，阻止致痛物质的形成和释放。但不能延缓子宫内膜异位症的进展。

② 用法：推荐与孕激素或COC联用；根据需要应用，间隔不少于6h。

③ 副作用：主要为胃肠道反应，偶有肝肾功能异常。长期应用要警惕发生胃溃疡的可能。

（2）孕激素类（可选择以下一种处方）

妊娠和闭经可避免发生痛经和经血逆流，并能使异位内膜萎缩退化，故采用性激素治疗使患者较长时间闭经已成为临床上治疗子宫内膜异位症的常用疗法。

处方一　甲羟孕酮（安宫黄体酮）30mg/d　po　qd（连续6个月）

处方二　炔诺酮（妇康片）5mg　po　qd（连续6个月）

处方三　注射用长效甲羟孕酮150mg　im　1次/月（连续6个月）

处方四　地屈孕酮10～20mg　po　qd［每月21d（第5～25天），可连服6个月］

处方五　孕三烯酮2.5mg　po　2次/周（自月经第1天开始服用，连服6个月）

处方六　地诺孕素2mg/d　po　qd（连续6个月）

处方七　左炔诺孕酮宫内缓释系统（LNG-IUS）于月经末期常规放置

【说明】作用机制：孕激素可引起子宫内膜蜕膜样改变，最终导致子宫内膜萎缩，同时，可负反馈抑制下丘脑 - 垂体 - 卵巢（H-P-O）轴。副作用：主要有突破性出血、乳房胀痛、体重增加、消化道症状及肝功能异常，若有点滴出血时，可加服结合雌激素0.625mg/d或补佳乐1mg/d，抑制突破性出血。

（3）短效避孕药（COC）（可选择以下一种处方）

处方一　复方炔诺酮（避孕1号）或复方甲地孕酮（避孕2号）1片　po　qd（自月经周期第5天开始，连服22天，每次突破性出血后加1片，可连服6～9个月）

处方二　复方18甲基炔诺酮1片　po　qd（自月经周期第5天开始，连服22天，每次突破性出血后加1片，可连服6～9个月）

处方三　屈螺酮炔雌醇片（优思明）1片　po　qd（自月经周期第5天开始，连服21天，每次突破性出血后加1片，可连服6～9个月）

【说明】作用机制：抑制排卵；负反馈抑制H-P-O轴，形成体内低雌激素环境。适用于轻度患者，暂不需生育者。一般需治疗6个月以上，也可持续用药至闭经，有效剂量因人而异。副作用较少，偶有消化道症状或肝功能异常。40岁以上或有高危因素（如糖尿病、高血压、血栓史及吸烟）的患者，要警惕血栓的风险。

（4）促性腺激素释放激素激动剂（GnRH-a）

处方一　亮丙瑞林3.75mg　ih　1次/28d（3～6次）

处方二　戈舍瑞林3.75mg　ih　1次/28d（3～6次）

【说明】GnRH-a为人工合成的十肽类化合物，其作用为能促进垂体细胞释放LH和FSH，若长期连续应用GnRH-a，垂体GnRH受体被耗尽，将对垂体产生相反的降调作用，即垂体分泌的促性腺激素减少，从而导致卵巢分泌的激素显著下降，出现暂时性绝经，故一般称此疗法为"药物性卵巢切除"。副作用由雌激素降低所致，如潮热、性欲下降、骨质疏松等，用药超过3个月，主张加小量雌激素，即同时给予戊酸雌二醇0.5～1.0mg/d+地屈孕酮5mg/d或醋酸甲羟孕酮2～4mg/d，每日1次，或复方制剂雌二醇屈螺酮片1片/d，以减少副作用。

（5）米非司酮

处方　米非司酮10mg　po　qd（连服6个月）

【说明】米非司酮为人工合成的抗孕激素的甾体激素，亦有较好的治疗效果。大剂量服用可有恶心、呕吐、头晕、疲倦等。

4.手术治疗

（1）手术目的　切除病灶；恢复解剖；促进生育。

（2）手术种类及选择原则

① 病灶切除术　即保守性手术。保留患者的生育功能，手术尽量切除肉眼可见的异位病灶、剔除卵巢子宫内膜异位囊肿，分离粘连，恢复解剖，解除压迫甚至梗阻。适合于年龄较轻或需要保留生育功能者。保守性手术以腹腔镜手术作为首选。

② 子宫切除术　切除全子宫，保留卵巢。主要适合无生育要求、症状重或者复发经保守性手术或药物治疗无效，但年龄较轻希望保留卵巢内分泌功能者。

③ 子宫及双侧附件切除术　切除全子宫、双侧附件以及所有肉眼可见的病灶。适合年龄较大、无生育要求、症状重或者复发经保守性手术或药物治疗无效者。

5.药物与手术联合治疗

术前可先用药物治疗2～3个月以使内膜异位灶缩小、软化，从而有可能适当缩小手术范围和有利于手术操作。术后亦可给予药物治疗2～3个月以使残留的内膜异位灶萎缩退化，从而降低术后复发率。

6.子宫内膜异位症不同情况的处理

（1）子宫内膜异位症相关疼痛

① 未合并不孕及无附件包块者，首选药物治疗。一线药物包括非甾体类抗炎药、口服避孕药及高效孕激素。二线药物包括GnRH-a、左炔诺孕酮宫内缓释系统（LNG-IUS）。一线药物治疗无效改二线药物，若依然无效，应考虑手术治疗。所有的药物治疗都存在停药后疼痛的高复发率。

② 合并不孕或附件包块者，首选手术治疗。手术指征：卵巢子宫内膜异位囊肿直径≥4cm；合并不孕；痛经药物治疗无效。手术以腹腔镜为首选。但手术后症状复发率较高，年复发率高达10%。故手术后应辅助药物治疗并长期管理。可根据病情选择一线或二线药物用于术后治疗，以减少卵巢子宫内膜异位囊肿和疼痛复发，但停药后症状常会很快再出现。

不建议术前药物治疗。但对病变较重、估计手术困难者，术前可短暂应用GnRH-a 3个月，以减少手术难度，提高手术的安全性。

（2）子宫内膜异位症相关不孕　对于子宫内膜异位症合并不孕患者首先按照不孕的诊疗路径进行全面的不孕症检查，排除其他不孕因素。单纯药物治疗对自然妊娠无效。腹腔镜是首选的手术治疗方式。年轻、轻中度者，术后可期待自然妊娠6个月，并给予生育指导；有高危因素者（年龄在35岁以上、不孕年限超过3年，尤其是原发性不孕者；重度子宫内膜异位症、盆腔粘连、病灶切除不彻底者；输卵管不通者），应积极行辅助生殖技术助孕。

（3）子宫内膜异位症恶变　主要恶变部位在卵巢，其他部位少见。临床有以下情况应警惕内异症恶变：

① 绝经后子宫内膜异位症患者，疼痛节律改变；

② 卵巢囊肿直径>10cm；

③ 影像学检查有恶性征象；

④ 血清CA125水平>200U/ml。

治疗应遵循卵巢癌的治疗原则，预后一般比非内异症恶变的卵巢癌好。

7. 中药治疗（根据病情选择以下一种处方）

处方一　当归10g、川芎6g、赤芍15g、桃仁10g（打）、红花5g、枳壳10g、延胡索10g、五灵脂10g、牡丹皮10g、乌药10g、香附12g、甘草6g。

【说明】适用于气滞血瘀型子宫内膜异位症。

处方二　小茴香5g、干姜5g、延胡索10g、没药10g、当归10g、川芎9g、桂枝10g、赤芍15g、蒲黄12g、五灵脂10g、甘草5g。

【说明】适用于寒凝血瘀型子宫内膜异位症。

处方三 当归10g、生地黄12g、桃仁10g（打）、红花5g、枳壳10g、赤芍15g、柴胡6g、甘草5g、桔梗10g、川芎9g、牛膝15g。

【说明】适用于热郁血瘀型子宫内膜异位症。

处方四 黄芪20g、党参15g、白术10g、山药15g、天花粉12g、知母12g、三棱10g、莪术10g、鸡内金10g、甘草6g。

【说明】适用于气虚血瘀型子宫内膜异位症。

处方五 桃仁10g（打）、红花5g、当归10g、川芎9g、赤芍15g、生地黄12g、熟地黄12g、山药15g、山茱萸10g、茯苓15g、枸杞子12g、杜仲10g、菟丝子15g。

【说明】适用于肾虚血瘀型子宫内膜异位症。

六、预防

鉴于阻止或减少经血逆流可以减少腹膜子宫内膜异位症病灶形成，因此有痛经或月经过多者使用短效COC、手术操作中注意规范操作、保护术野，都有助于子宫内膜异位症的预防。同时，对子宫内膜异位症早诊断、早治疗也有助于控制疾病进展、保护生育力、避免不良结局。在年轻女性盆腔痛的诊断中，应尽早考虑子宫内膜异位症的可能，符合子宫内膜异位症临床诊断，无须手术确诊即可开始药物治疗。

七、健康教育

加强医患联系，实现医患双方共同制订诊疗方案，促使患者积极参与到治疗中来，定期及长期随访，做自己的健康管理专家，最终实现子宫内膜异位症的长期管理。

第2节 子宫腺肌病

当子宫内膜（包括腺体和间质）侵入子宫肌层生长而产生病变时，称为子宫腺肌病（adenomyosis）。

一、病史采集

见本章第1节"子宫内膜异位症"。

二、体格检查

注意有无腹部包块，子宫的位置、大小、活动度，有无盆腔内触痛性结节。

三、辅助检查

见本章第1节"子宫内膜异位症"。

四、诊断

1.诊断要点

（1）30岁以上的经产妇，或有多次妊娠和分娩时子宫壁创伤、慢性子宫内膜炎、高雌激素刺激的病史。

（2）痛经　是子宫腺肌病特异的临床症状。可有典型的继发性进行性加重的痛经，但少数痛经同时还可伴有性交痛或慢性盆腔痛等临床症状。

（3）月经失调　可表现为月经过多、经期延长及月经前后点滴出血，严重时可致贫血。

（4）生育力低下　患者多合并不孕；妊娠后容易流产、早产和死产，或胎膜早破、子痫前期、胎位异常、胎盘早剥和前置胎盘。

（5）子宫增大　子宫呈均匀性增大或有局限性结节隆起，质硬而有压痛，经期压痛更为明显。子宫常为后位，活动度差。

（6）B型超声检查　子宫肌壁回声不均，有增强影，也可为短线状回声。

2.鉴别诊断

本病需与妊娠子宫、子宫肌瘤、子宫内膜异位症等疾病鉴别。

五、治疗

1.治疗原则

应根据患者的年龄、生育要求、卵巢储备功能以及疾病的严重程度采取个体化治疗，其主要目标是缓解疼痛，减少出血，促进生育。孕激素和假孕疗法对此病无效。

2.对症治疗

参照前文"子宫内膜异位症的药物治疗"。症状较轻可用非甾体类抗炎药等对症治疗；对年轻、希望保留子宫的患者可口服避孕药或上左炔诺孕酮宫内缓释系统（曼月乐环，LNG-IUS）；症状严重可用GnRH-α预处理后序贯COC、地诺孕素或放置LNG-IUS。

3.手术治疗

年轻要求保留子宫的患者在子宫内膜异位症手术的同时行子宫腺肌病病灶切除或子宫楔形切除术，术后给予GnRH-a序贯地诺孕素或LNG-IUS治疗；年龄较大且症状明显者可行子宫切除术（或加双侧附件切除术）。无生育要求且月经量多，可行子宫内膜去除术；痛经明显的可行子宫动脉栓塞术（UAE）。卵巢是否保留取决于患者年龄和卵巢有无病变。

4.介入治疗

对于以子宫腺肌病为主的患者还可行高强度聚焦超声等治疗，但应严格掌握适应证，介入治疗后仍需药物长期管理。

5.中药治疗

见本章第1节"子宫内膜异位症"。

第13章
生殖内分泌疾病

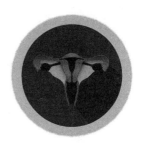

第1节 青春期发育异常

青春期发育异常主要指发生在青春期年龄段（世界卫生组织规定为10～20岁。中国一般指11～17岁），与性器官发育成熟、出现第二性征相关的内分泌疾病。主要包括性早熟和青春期延迟。

一、病史采集

（1）现病史 详细询问其生长发育的情况，身高增长情况；有无出现乳房发育，出现的时间、有无诱因、进展的情况；有无月经来潮，来潮的时间、量、周期。

（2）过去史 询问发病前后有无重大疾病，有无头部外伤史及手术史。

（3）分娩史 询问其母分娩情况，有无产伤及窒息。

（4）喂养史 了解服药及服用营养品情况。

（5）婴幼儿期发育情况 了解有无发热、抽搐及癫痫病史。

二、体格检查

注意营养状况、智力、反应，以及身高、体重，第二性征的发育情况。行盆腔检查了解子宫发育情况。

三、辅助检查

（1）实验室检查　血常规、尿常规。

（2）器械检查　手、腕、膝X线摄片检查；盆腔及肾上腺B超检查（排除肿瘤）；头部鞍区CT或MRI（有条件的医院）。

（3）特殊检查　雌性激素水平测定，FSH、LH水平测定，促性腺激素释放激素（GnRH）刺激试验，甲状腺激素和促甲状腺激素的测定，雄激素水平及肾上腺功能检查。

四、诊断及治疗

（一）女性同性性早熟

临床上，女孩在8岁前出现第二性征发育或10岁前月经来潮可诊断为女性性早熟。根据下丘脑-垂体-性腺轴（HPGA）功能是否提前启动通常将女性性早熟分为中枢性性早熟（CPP）、外周性性早熟（PPP）和不完全性性早熟。

1.临床表现

（1）中枢性性早熟

① 第二性征发育　8岁前出现第二性征发育，顺序与正常青春期发育顺序相似。可有乳房发育，出现结节或有疼痛，乳头乳晕变大着色，阴毛、腋毛出现。

② 生殖系统发育　外生殖器的大阴唇丰满、隆起，小阴唇渐变厚，阴道出现白色分泌物，卵巢容积增大伴有卵泡发育。10岁前有月经初潮。一般性发育过程可持续3～4年。

③ 生长速度与骨龄　生长突增，同时体重增长加快，部分女孩出现体重超重或肥胖。骨龄超前实际年龄1岁或1岁以上，骨骺提前闭合，如果发育时原身高较低，则可导致成年身高低于遗传靶身高。

（2）外周性性早熟

① 发生年龄　一般早于中枢性性早熟，与内源性或外源性性激素水平有关，见于如卵巢肿瘤、McCune-Albright综合征、原发性甲状腺

功能减退症等基础疾病，或大量、长期服用含性激素药品或食品等；

② 没有明显及规律的性发育顺序，多无卵巢容积增加及卵泡发育；

③ 严重而长期的PPP未治疗者可诱发CPP。

（3）不完全性性早熟 临床表现为单纯乳房早发育、单纯阴毛、腋毛提前出现、月经初潮提前，但无其他性征的发育。具体病因不明，可能与卵巢、肾上腺皮质一过性少量激素分泌、早期脑部损伤或有隐匿肿瘤有关。

2. 辅助检查

（1）生殖激素的检测

① 基础血清促性腺激素水平 黄体生成素（LH）升高达到青春期水平，3.1～5.0U/L可作为初筛的标准，如LH＞5.0U/L，可确定其性腺轴启动，无需进行促性腺激素释放激素（GnRH）激发试验而确诊。目前促卵泡素（FSH）水平尚不能用于女性性早熟的诊断。

② 促性腺激素释放激素刺激试验 当基础LH值不稳定时，可考虑行GnRH刺激试验以确诊。方法：使用GnRH（如戈舍瑞林）2.5μg/（kg·次），最大剂量100μg/次，皮下或静脉注射，分别在0、30、60、90分钟时采血样，检测LH、FSH数值。一般应用免疫化学发光法测定时的LH峰值＞5.0U/L或LH峰/FSH峰＞0.6，可诊断CPP。

（2）盆腔B超检查 卵巢容积＞1mL，并可见多个直径＞4mm的卵泡。

（3）磁共振检查 可作为CPP病因诊断的辅助检查，尤其是6岁以下的CPP患者。当存在进展性CPP时，考虑与颅内病变相关为头颅磁共振（MRI）检查的指征，以评估是否存在下丘脑的病变。

（4）其他检查 对CPP患者可进行一些遗传学检查，如特定基因的突变等，以发现遗传代谢性疾病。

3. 鉴别诊断

本病需与假性性早熟进行鉴别。

4. 治疗

治疗目的是使性早熟患者的第二性征逐渐消退，性激素恢复至青春期前水平，延缓骨骼过快成熟和改善身高，避免心理行为问题。

（1）病因治疗　应针对病因进行治疗，如切除肿瘤、切断外源性雌激素接触，使提前出现的性征消退。有中枢神经系统病变的CPP患者可考虑手术或放疗，对非进行性损害的颅内肿瘤或先天异常，如下丘脑错构瘤等，则宜谨慎处理，但伴有难治性癫痫或颅内高压等神经系统症状的大错构瘤或如出现神经系统症状的肿瘤多需手术。McCune-Albright综合征一般不推荐手术治疗，因为容易复发且有可能影响生育能力。确诊为性腺、肾上腺肿瘤所致的PPP患儿建议尽早手术。

（2）药物治疗

① 促性腺激素释放激素

a.治疗目的为抑制或延缓性发育（阻止女性月经来潮），抑制骨骼成熟，改善成人期最终身高，恢复相应年龄应有的心理行为。此为治疗CPP的一线药物。

b.治疗指征：骨龄≤11.5岁，但大于年龄2岁或以上；女孩预测成年身高<150cm或以骨龄判定身高SD小于-2SD；发育进展迅速：骨龄增长/年龄增长>1。

c.治疗处方

处方一　GnRH　首剂80～100μg/kg，最大量3.75mg；其后每4周注射1次；体重≥30kg者，曲普瑞林每4周肌注3.75mg；已有初潮者，首剂后2周宜强化1次。

处方二　生长激素　0.1U/kg　ih　与GnRH联合使用

【说明】用药后应监测雌二醇（E2）水平，要求E2<36.7pmol（10pg/ml），且对GnRH试验无反应；用药至少治疗2年，建议用至12岁停药，或持续到骨骺接合或达到青春期年龄时，若治疗过程中青春期变化再现，甚至出现规则的排卵，亦应停止治疗。基因重组合成的生长激素，可促进四肢长骨线性增长，改善身高，这两种联合使用达到最佳效果。

d.治疗中的监测：每3个月监测性发育情况、生长速度及身高，每半年监测1次骨龄，监测任意或激发后的激素水平以评估性腺轴抑制情况。如生长速度每年＜4cm，应在不影响性腺抑制疗效的前提下适当减量，年龄＜6岁剂量可减半。由于骨骼发育至青春期完成，所以治疗至少应坚持到12～13岁。

② 孕激素　是治疗性早熟应用最普遍的药物。

处方一　甲羟孕酮（安宫黄体酮）10～30mg/d　po（出现疗效后减量维持）

处方二　醋酸果地孕酮10～30mg/d　po

处方三　醋酸环丙氯地孕酮1～2mg/d　po

【说明】定期监测雌激素水平，根据雌激素水平的变化和症状控制的情况调整剂量。上述药物并不能改善成人期身高。

③ 钙剂和维生素D　每天应补充钙剂500～600mg，维生素D 200U。

（3）不需治疗的情况

① 性早熟进程缓慢（骨龄进展不超过年龄进展）而对成年身高影响不显著者；

② 如骨龄虽然提前，但身高生长速度亦快，预测成年身高不受到影响者。青春发育是一个动态的过程，故对个体的指标需动态观察，对于暂不需治疗者应进行定期复查和评估。

（4）其他治疗　对性早熟患者及其父母进行营养知识教育和咨询指导，强调患者保持适当体重、增加体育活动以控制肥胖。GnRHa在治疗开始时脂肪会增加，因而影响女性的心理，值得重视。

（5）中医治疗

① 中药治疗

处方一　生地黄10g、知母15g、黄柏10g、龙胆10g、玄参10g、泽泻10g、龟甲10g、墨旱莲10g、茯苓10g、熟地黄10g、山茱萸10g、牡丹皮10g、甘草6g。每日1剂，水复煎服。

【说明】适用于肾阴不足，肝火偏亢型。证候：乳房发育及月经提前来潮；烦躁易怒，潮热盗汗，面赤口渴，五心烦热，身长及体格短期内超过同龄人，舌红或绛，苔薄腻，脉数。

处方二　柴胡10g、赤芍10g、枳壳10g、夏枯草10g、青皮6g、红花10g、荷叶12g、半夏10g、浙贝母10g、生牡蛎30g、甘草6g。每日1剂，水复煎服。

【说明】适用于气郁痰结型。证候：肥胖，乳房发育及月经早潮；

白带多，质稠，腹胀，胸胁胀闷，舌红，苔薄白，脉弦。

② 针灸治疗

a.耳针取内分泌穴、卵巢穴、肝穴、肾穴。

b.体针取三阴交穴、血海穴、肾俞穴、肝俞穴、太冲穴等。

（二）青春期延迟及性幼稚

青春期延迟（delayed puberty）是指女孩13岁后仍未出现乳房发育或15岁时仍无月经初潮。性幼稚是指永久性的性征及性器官不发育。

1.诊断要点

（1）病史　本症少见，首先应注意遗传因素或下丘脑、垂体因素，继而注意全身疾病，营养、精神状况，运动体能消耗状况和饮食习惯。

（2）体格检查　身高、体重、体型和特征的分期为首查内容〔如正常青春期（≥16岁）仍无月经初潮、乳房发育不良、无阴毛和生长迟缓等〕。面容异常往往提示染色体异常的可能性。

① 缺乏性毛、面色苍白　提示可能是甲状腺功能减退。

② 全身皮肤有片状黄色棕斑　提示神经纤维瘤的存在。

③ 身材短小　可能是生长激素缺乏或染色体异常。

④ 体重过低　往往影响青春期发育，有人报道体重低于正常5%～10%时可引起功能性促性腺素缺乏，青春期延迟。

（3）实验室检查　血常规、尿常规、红细胞沉降率、肝肾功能检测可了解全身情况。

（4）器械检查

① 手腕平片测定骨龄应列为常规检查。因青春期起始与骨龄密切相关，甚于与实足年龄的相关性。体质性青春期延迟者均可见骨龄低于实足年龄，当骨龄达13岁时，一般都会自然发育。因此应定期观察骨龄的情况，尤其出现生长加速时更应了解骨龄。

② 颅咽管瘤大多有蝶鞍异常，且70%呈现钙化，因此侧位片或CT检查可协助诊断。MRI对中枢神经的肿瘤具有诊断价值。

（5）特殊检查

① 甲状腺功能测定　了解有无甲状腺功能低下。

② 肾上腺功能测定　了解肾上腺功能情况。

③ 卵巢功能测定　主要测定雌二醇的水平，以了解卵巢的功能状况。当雌二醇>33.03pmol/L（9pg/ml）时，一般认为已有青春期功能活动。

④ 下丘脑垂体功能测定　正常青春期启动时于夜间出现LH分泌增加，因而测定夜间LH值有诊断价值。

⑤ 生长激素检查　全垂体功能低下时生长激素水平低下，但生长激素稍低于正常水平时，不能排除体质性青春期延迟，因体质性青春期延迟生长激素水平往往低于正常。

⑥ 神经系统检查　应包括眼底、视野和脑电图检查。

⑦ 阴道细胞学涂片　检查包括排卵、性激素反应和癌细胞检查。

⑧ 细胞遗传学检查　包括染色体核型和带型分析。

2. 鉴别诊断

本病应与唐氏综合征、维生素缺乏症、原基性侏儒等疾病相鉴别。

3. 治疗

（1）去除病因　病因去除后青春期会自然来临。对高促性腺素者，主要用激素代替治疗促使性征发育、"月经"来潮或促使生长。规则"月经"来潮对青年女性的性心理状态至关重要。对染色体核型中有Y染色体者应做性腺切除。

（2）期待治疗　在诊断未明确之前，尤其是拟诊断为体质性青春期延迟时更应该采取期待的方法，以观察青春期是否会来临，但需对患者进行说服以取得合作。观察期应做必要的检测，可及时发现青春期启动变化，骨龄达13岁时一般会自动发育。

（3）激素治疗　超生理量的激素可加速骨骺接合，但低剂量的雌激素无促使骨骺接合作用，有轻度促长骨生长作用，长期应用可使乳房稍发育。

处方一　炔雌醇　0.005mg　po　qd

处方二　结合雌激素（倍美力）　0.3mg　po　qd

处方三　雌二醇　0.5mg　im　1次/月

【说明】如加用低剂量雄激素氧雄龙（oxandrolone）每天0.1mg/kg，

可加速生长，但无明显的男性化作用。

（4）中医治疗

① 中药治疗

处方一　熟地黄15g、山茱萸15g、枸杞子15g、菟丝子15g、山药10g、鹿角霜10g、当归10g、杜仲15g、肉桂10g、制附子10g。引火归原加牛膝15g，子宫发育不良者加紫河车15g、巴戟天15g。每日1剂，水复煎服。

【说明】适用于肾阳不足型。证候：发育迟缓，身材矮小，腰膝酸软，形寒肢冷，面白，月经初潮延迟或闭经，舌质淡，脉沉迟。

处方二　熟地黄12g、杜仲10g、菟丝子10g、枸杞子12g、山茱萸12g、当归9g、山药10g、茯苓10g。阴虚血少者加龟甲10g、阿胶10g、鸡血藤15g。每日1剂，水复煎服。

【说明】适用于肝肾不足型。证候：发育迟缓，坐立、行走、生齿较迟或月经超龄未至，或初潮延迟，量少，色红或淡，渐至闭经，头晕耳鸣，腰膝酸软，疲倦喜卧，潮热盗汗，五心烦热，舌淡，脉细弱。

处方三　人参15g、白术15g、茯苓15g、甘草10g。血虚者加何首乌15g、熟地黄15g、白芍15g、当归15g，月经量少、稀发者加鸡血藤15g、紫河车15g、牛膝15g、枸杞子15g。每日1剂，水复煎服。

【说明】适用于脾气虚弱型。证候：智力不健，精神呆滞，数岁不语或语言不清，发疏细黄，月经稀发渐至停闭，面色萎黄或苍白，神倦肢软，食少纳呆，舌淡，脉细弱。

② 针灸治疗

a.耳针取脑干、肾、皮质下、肝、心。每日1次，两耳交替。

b.体针取肾俞、脾俞、肝俞、足三里、三阴交、关元、中极。每日1次，10次为1个疗程。

第2节　异常子宫出血

异常子宫出血（abnormal uterine bleeding，AUB）是妇科临床常

见的症状，指不符合正常月经周期"四要素"（即月经的频率、规律性、经期长度和出血量）的正常参数范围并源自子宫腔的出血。AUB限定于育龄非妊娠妇女。

AUB病因分为两大类9个类型，按英语首字母缩写为PALM-COEIN，PALM存在结构性改变，可采用影像学技术和（或）病理学方法明确诊断，而COEIN无子宫结构性改变。PALM-COEIN具体指子宫内膜息肉所致AUB（AUB-P）、子宫腺肌病所致AUB（AUB-A）、子宫平滑肌瘤所致AUB（AUB-L）、子宫内膜恶变和不典型增生所致AUB（AUB-M）、全身凝血相关疾病所致AUB（AUB-C）、排卵障碍相关的AUB（AUB-O）、子宫内膜局部异常所致AUB（AUB-E）、医源性AUB（AUB-I）、未分类的AUB（AUB-N）。其中AUB-O最为常见，约占AUB的50%。

本节主要论述异常子宫出血中的排卵障碍性异常子宫出血（AUB-O）。其他类型的异常子宫出血见相关章节。排卵障碍包括无排卵、稀发排卵和黄体功能不足，主要由于下丘脑-垂体-卵巢轴功能异常引起的异常子宫出血。常见于青春期、绝经过渡期，生育期也可因多囊卵巢综合征、肥胖、高泌乳素血症、甲状腺疾病等引起。子宫内膜不规则脱落所致的经期延长是临床常见病，虽无明确的归类，但目前国内多认为其与黄体功能异常有关，故本节一并介绍。

一、病史采集

（1）现病史　最重要的是询问出血史，至少记录近3次的子宫出血情况；不同年龄段考虑不同的常见病因；应注意询问性生活情况和避孕措施以除外妊娠或产褥相关的出血；询问既往B超、MRI或病理检查的检查发现，特殊的手术史如剖宫产史、子宫动脉栓塞史等；注意询问体重、情绪、日常生活的变化，询问异常出血的诱因，有无急性AUB及AUB-C的病史；AUB与服药或治疗的关系（AUB-I）；经间期出血（IMB）是否有规律、有无诱因、是否合并其他不适；询问既往药物治疗历史及其效果。

（2）既往史　询问患者婚育史，避孕方式，用药史。既往有无生殖器官肿瘤、感染、内科血液系统及肝肾重要脏器疾病，甲状腺疾病，生殖系统发育畸形等；是否受到外源性刺激，如劳累、应激、流产等；有无药物食物过敏史；有无功血史。

二、体格检查

（1）全身检查　需注意一般情况包括生命体征，及时发现相关线索，如肥胖、消瘦、多毛、泌乳、皮肤瘀斑或色素沉着、有无盆腹腔包块、腹部压痛及反跳痛等。

（2）妇科检查　出血期间应严格消毒检查，未婚者肛查。有过性生活者均建议使用阴道窥具并行盆腔检查，有助于确定出血来源，排除子宫颈、阴道病变；无性生活者必要时经肛门直肠检查盆腔，可发现盆腔包括子宫的异常。

三、辅助检查

（1）血红细胞计数及血细胞比容；凝血功能测定；性激素测定；甲状腺功能检测；测定基础体温（BBT）；动态观察阴道脱落细胞；宫颈黏液结晶检查；阴道涂片雌激素水平测定；B超查子宫、内膜及附件；妊娠试验；宫腔镜检查。

（2）诊断性刮宫（诊刮）或子宫内膜活组织病理检查。对年龄≥45岁、长期不规律子宫出血、有子宫内膜癌高危因素（如高血压、肥胖、糖尿病等）、B超检查提示子宫内膜过度增厚并且回声不均匀、药物治疗效果不满意者应行诊刮并行病理检查，以除外子宫内膜病变；有条件者推荐宫腔镜直视下活检。

四、诊断

（一）无排卵性AUB-O

无排卵性AUB-O是各种原因引起的卵巢无排卵，由下丘脑-垂体-卵巢轴（HPO轴）功能异常引起，常见于青春期、绝经过渡期，生育期可有。

1. 诊断要点

（1）子宫不规则出血　特点是月经周期紊乱，经期长短不一，出血量时多时少，甚至大量出血。有时先有数周或数月停经，然后发生阴道不规则流血，血量较多，持续2～3周或更长，不易自止；有时则一开始即为阴道不规则流血。

（2）贫血　出血多或时间长者常见。

（3）妇科检查　子宫大小正常，出血时子宫较软。

（4）常选择下列辅助检查以明确诊断

① 基础体温（BBT）曲线呈单相型。

② 血常规及凝血功能测定　如血红蛋白计数、血小板计数、出凝血时间和凝血酶原时间、活化部分凝血酶原时间等，以了解贫血程度和排除血液系统病变。

③ B超　子宫、内膜及附件未见异常。

④ 妊娠试验　有性生活史者应行妊娠实验，以排除妊娠及妊娠相关疾病。

⑤ 生殖内分泌测定　通过测定下次月经前5～9日（相当于黄体中期）血孕酮水平估计有无排卵，孕酮浓度<3ng/ml提示无排卵。同时应在早卵泡期测定性激素六项、促甲状腺素（TSH）水平，以了解无排卵的病因。

⑥ 诊断性刮宫　无排卵性异常子宫出血患者的子宫内膜受雌激素持续作用而无孕激素拮抗，可发生不同程度的增生性改变，少数可呈萎缩性改变。病理改变为增殖期子宫内膜、萎缩型子宫内膜、子宫内膜增生。子宫内膜增生根据世界卫生组织（WHO，2014年）标准分型为：不伴有不典型的增生（包括既往所称的单纯型增生、复杂型增生）、不典型增生/子宫内膜上皮内瘤变（发生子宫内膜癌的风险较高，属于癌前病变）。

⑦ 宫腔镜检查　可排除宫腔异物、黏膜下肌瘤、内膜息肉或内膜炎。

⑧ 宫颈细胞学检查　排除宫颈癌及癌前病变。

2. 鉴别诊断

鉴别诊断的关键是排除生殖道及其他部位（泌尿道、直肠肛门）的出血、孕期出血、全身或生殖系统器质性疾病引起的出血及医源性子宫出血。

（1）全身性疾病 如血液病、肝损害、甲状腺功能亢进或甲状腺功能低下等。

（2）异常妊娠或妊娠并发症 如流产、异位妊娠、葡萄胎、子宫复旧不良、胎盘残留、胎盘息肉等。

（3）生殖道感染 如急性或慢性子宫内膜炎、子宫肌炎等。

（4）生殖道肿瘤 如子宫内膜癌、宫颈癌、滋养细胞肿瘤、子宫肌瘤、卵巢肿瘤等。

（5）性激素类药物使用不当 如口服避孕药或其他性激素类药物。

3. 治疗

治疗原则是出血期止血并纠正贫血，血止后调整周期预防子宫内膜增生和AUB复发，有生育要求者促排卵治疗。常用性激素药物止血和调整月经周期。出血期可辅以促进凝血和抗纤溶药物，促进止血。必要时手术治疗。

（1）止血

① 孕激素止血 适用于体内已有一定水平雌激素、血红蛋白≥90g/L、生命体征稳定的患者。

处方一 黄体酮注射剂 20mg/d im qd 3d （用于急性AUB）

处方二 甲羟孕酮（安宫黄体酮）10mg po qd （共7～10天）

处方三 地屈孕酮（达芙通）10～20mg/d po （共7～10天）

处方四 微粒化黄体酮胶囊（安琪坦、益玛欣、琪宁）200～300mg/d po qd（共7～10天）

【说明】孕激素治疗也称"内膜脱落法""药物性刮宫"。上述药停药1～3天后子宫内膜规则脱落，约1周血止，此为"药物刮宫法"。自撤退性出血第5天开始调经治疗。

② 短效COC 止血效果优于单一药物。口服避孕药在治疗青春期和生育年龄无排卵性异常子宫出血时常常有效。

处方一　炔雌醇环丙孕酮片（达英-35）1片　q6h～q12h（血止后每3日递减1片，维持量1片/d，共21d）

处方二　屈螺酮炔雌醇片（优思明）　用法同上

处方三　屈螺酮炔雌醇片Ⅱ（优思悦）　用法同上

处方四　去氧孕烯炔雌醇片（妈富隆、欣妈富隆）　用法同上

处方五　复方左炔诺孕酮（左炔诺孕酮炔雌醇）　用法同上

【说明】止血效果好、速度快、价格低、使用方便，但禁用于有避孕药禁忌证的患者。适用于青春期、生育期长期而严重的无排卵性出血。

③ 高效合成孕激素　也称为"内膜萎缩法"。适用于血红蛋白含量较低者。

处方一　炔诺酮（妇康片）5～10mg/d　连续用药10～21天，血止、贫血纠正后停药

处方二　甲羟孕酮10～30mg/d　连续用药10～21天，血止、贫血纠正后停药

【说明】大剂量高效合成孕激素适合中等或大量出血患者。用药时间从血止日起第20～22天停药；也可在出血完全停止后，维持原剂量治疗3天后仍无出血即开始减量，减量以不超过原剂量的1/3为原则，每3天减量1次，直至每天最低剂量而不再出血为维持量，维持至血红蛋白含量正常、希望月经来潮，停药即可。自撤退性出血第5天开始调经治疗。

④ 手术治疗　对于有诊刮指征（见上文）或有药物治疗禁忌的患者，建议将诊刮（或宫腔镜检查直视下活检）、子宫内膜病理检查作为首次止血的治疗选择，同时可发现或排除子宫内膜病变；对于近期已行子宫内膜病理检查、除外了恶变或癌前病变者不必反复刮宫。对于难治的、无生育要求的患者，可考虑子宫全切除术，不推荐子宫内膜切除术。

（2）调整周期　在止血后运用性激素进行人工周期疗法，促使子宫内膜周期发育和脱落，停药后可出现反跳性排卵和规律月经重建。

① 孕激素定期撤退法　推荐使用对HPO轴无抑制或抑制较轻的

天然孕激素或地屈孕酮。

处方一　地屈孕酮10～20mg/d　月经周期第11～15天起，共10～14天，应用3～6个月

处方二　微粒化黄体酮胶囊200～300mg/d　用法同上

处方三　甲羟孕酮10mg/d　po　qd　用法同上

【说明】于月经周期第11～15天起服用，连服10～14天，3个周期为1个疗程。

② 短效COC　适用于经量多、痤疮、多毛、痛经、经前期综合征、有避孕要求的患者，可达到"一举多得"的作用，服用方法与避孕方法相同。

③ 左炔诺孕酮宫内缓释系统（LNG-IUS）　机制为宫腔内局部定期释放低剂量孕激素（LNG 20μg/d），既有非常好的避孕作用，又可长期保护子宫内膜、显著减少出血量，同时由于外周血中的药物浓度很低，对全身的副作用较小。

④ 促排卵　希望尽快妊娠的患者可予促排卵，包括口服氯米芬、来曲唑、中药等。如能排卵，即使暂时不能妊娠，排卵后产生的孕激素可以调整月经。

处方一　氯米芬50～150mg　po　qn（于出血第5天起，连续5天）

　　　或　来曲唑2.5～7.5mg　po　qn（于出血第5天起，连续5天）

处方二　HCG注射剂5000～10000U　im　qod（周期第16～18天，共2次）

【说明】一般在停药5～10天排卵。可用基础体温或B超监测排卵情况。若无卵泡发育成熟，可重复或增加剂量至每日100mg，或于卵泡发育近成熟时每日肌内注射HCG 5000～10000U，连续2～3天，一般连用3周。本方案适于体内FSH有一定水平、雌激素中等水平者。若内源性雌激素不足，可配伍少量雌激素周期治疗。

⑤ 雌孕激素序贯治疗　适用于青春期功血或育龄期功血内源性雌激素水平较低者。

处方一　结合雌激素（倍美力）0.625～1.25mg　po　qn（于出血第5天起，连服21天）

醋酸甲羟孕酮10mg　po　qd（自服药第16天起每天加用，两药同时用完）

处方二　戊酸雌二醇片/雌二醇环丙孕酮片（克龄蒙）1片　po qd（连用21d）

处方三　雌二醇片/雌二醇地屈孕酮片（芬吗通）1片　po　qd（连用28d）

【说明】停药2～3天发生撤退性出血为1个周期，从撤退性出血第5天开始重复上述治疗。3个周期为1个疗程。在少数青春期或生育期患者，如孕激素治疗后不出现撤退性出血，考虑是内源性雌激素水平不足；或绝经过渡期有雌激素缺乏症状的患者，可使用雌孕激素序贯治疗。

（3）其他治疗　配合性激素治疗可达到更好的止血效果，可酌情同时进行。

① 一般止血药

处方　氨甲环酸（妥塞敏）1g　2～3次/d（每月5～7d）

② 丙酸睾酮　具有对抗雌激素的作用，可减少盆腔充血和增加子宫张力，减少子宫出血速度，并有协助止血、改善贫血的作用。

处方　丙酸睾酮　50mg　im　qod（共3～4次）

③ 出血严重时需输血、补充血红蛋白及凝血因子，如浓缩红细胞、纤维蛋白原、血小板、新鲜冻干血浆或新鲜全血。

④ 对于中、重度贫血患者在上述治疗的同时，酌情选择口服或静脉铁剂、促红细胞生成素、叶酸治疗。

⑤ 对于出血时间长、贫血严重、抵抗力差并有感染征象者，应及时应用抗生素。

4.不同年龄段无排卵或稀发排卵AUB-O患者的治疗方法选择（表13-1）

（1）青春期　青春期AUB-O的主要原因是HPO轴的精细调节尚未成熟，导致无排卵或稀发排卵，孕激素缺乏。

① 出血期止血　推荐孕激素内膜脱落法、短效COC治疗。不推荐高效合成孕激素内膜萎缩法，因不良反应较多。不推荐常规使用诊刮或宫腔镜检查，因子宫内膜病变的风险不高；仅在药物治疗效果不

佳、怀疑或不能除外子宫器质性病变时使用。

② 调整周期　推荐天然孕激素或地屈孕酮定期撤退法及使用短效COC，可连续使用3～6个月作为1个疗程，停药并观察效果，如AUB复发，可积极重新开始治疗。不推荐常规使用雌孕激素序贯疗法。

（2）生育期　生育期AUB-O的常见原因是PCOS、高催乳素血症、肥胖、甲状腺功能异常等。

① 出血期止血　推荐短效COC治疗、孕激素内膜脱落法、高效合成孕激素内膜萎缩法。酌情将诊刮或宫腔镜检查、子宫内膜病理检查作为出血量多、需尽快止血的重要方法。

② 调整周期

a.有生育要求者：希望尽快妊娠者可予促排卵，包括口服氯米芬、来曲唑、中药等。推荐选择不影响妊娠的天然孕激素或地屈孕酮定期撤退法。

b.无生育要求者：短期内无生育要求者，推荐短效COC，既可以避孕、又可调整月经周期。长期（超过1年）无生育要求者，推荐选择LNG-IUS；也可长期使用短效COC。生育期使用短效COC推荐长期连续使用，不建议间歇使用。

（3）绝经过渡期　绝经过渡期持续时间平均为4～5年，AUB-O易反复发生，子宫内膜癌的风险增加，需要长期管理。

① 出血期止血　推荐使用孕激素内膜脱落法、高效合成孕激素内膜萎缩法，相对较安全。不推荐大剂量短效COC止血，因可能增加绝经过渡期患者的血栓发生风险。推荐将诊刮或宫腔镜检查、子宫内膜病理检查作为怀疑有子宫内膜病变患者首次止血的治疗选择。

② 调整周期　调整周期推荐LNG-IUS和孕激素定期撤退。LNG-IUS可长期保护子宫内膜、减少月经量，尤其适合合并子宫内膜息肉、子宫肌瘤、子宫腺肌症、子宫内膜增生的患者。天然孕激素或地屈孕酮定期撤退，不增加心血管病或乳腺癌的风险或较低，推荐一直使用到绝经。短效COC慎用，伴有明确雌激素缺乏、无激素治疗禁忌者可启动激素补充治疗，推荐天然雌激素与天然孕激素或地屈孕酮序贯治疗。

表 13-1　AUB-O 常用的激素治疗方法选择

激素	青春期		生育期		绝经过渡期	
	出血期 止血	调整周期	出血期 止血	调整周期	出血期 止血	调整周期
天然孕激素或地 屈孕酮	可选择	可选择	可选择	可选择	可选择	可选择
短效 COC	可选择	可选择	可选择	可选择	—	慎用
高效合成孕激素	—	—	可选择	可选择	可选择	可选择
LNG-IUS	—	—	—	可选择	—	可选择

注：AUB-O 表示排卵障碍性异常子宫出血；COC 表示复方口服避孕药；LNG-IUS 表示左炔诺孕酮宫内缓释系统

（4）中医治疗

① 针灸　可针灸气海、关元、三阴交等穴位促排卵，近排卵期治疗 1 周。

② 中药治疗

处方一　杜仲炭 10g、山茱萸 10g，熟地黄 15g、菟丝子 30g，制附子 6g、当归 6g、鹿角胶 10g（烊化）、山药 15g、枸杞子 15g、砂仁 6g（后下）。每日 1 剂，水煎内服。

【说明】适合肾气不固、肾阳虚无排卵型异常子宫出血。

处方二　红参 10g（另煎）、炙黄芪 30g、白术 15g、柴胡 10g、升麻 10g、炙甘草 10g、茜草 10g、海螵蛸 25g。每日 1 剂，水煎内服。

【说明】适合脾气虚无排卵型异常子宫出血。

处方三　生地黄 15g、地骨皮 15g、炒栀子 10g、黄芩 10g、龟甲 10g、地榆 15g、藕节 10g、阿胶 10g（烊化）、棕榈炭 10g、甘草 10g、煅牡蛎 30g（先煎）。每日 1 剂，水煎内服。

【说明】适合血热无排卵型异常子宫出血。

处方四　女贞子 30g、生地黄 15g、墨旱莲 30g、当归 6g、阿胶 10g（烊化）、生甘草 10g。每日 1 剂，水煎内服。

【说明】适合阴虚内热无排卵型异常子宫出血。

处方五　生地黄 15g、赤芍 15g、牡丹皮 10g、当归 10g、桃仁

10g、枳壳15g、龟甲胶10g（烊化）、熟大黄炭6g、三七粉3g（分冲）。每日1剂，水煎内服。

【说明】适合血瘀无排卵型异常子宫出血。

（二）排卵型子宫异常出血

排卵型子宫异常出血多发生于生育年龄的妇女，主要是由子宫内膜不同前列腺素（PG）之间比例失衡，内膜纤溶系统亢进等所致。排卵型子宫异常出血患者的月经虽有紊乱，但仍常常有规律可循，因此详细询问出血的起止时间及出血量将有助于鉴别。临床上把本症分为围排卵期出血、经前出血及月经期长三种情况。

1.黄体功能不足

（1）诊断要点

① 月经周期缩短，有时周期虽在正常范围内，但卵泡期延长，黄体期缩短，常伴不孕或孕早期流产。

② 妇科检查　无异常。

③ 基础体温　双相型，但排卵后体温上升缓慢，上升幅度偏低，升高时间仅维持9～10日即下降。

④ 病理　子宫内膜分泌反应不良和黄体期缩短。分泌期子宫内膜腺体分泌不足，间质水肿不明显，腺体与间质发育不同步，或在内膜各个部位显示分泌反应不均。内膜活检显示分泌反应落后2天。

（2）治疗

① 促进卵泡发育

处方一　妊马雌酮（倍美力）　0.625mg　po　qd　（于月经第5天起，连用5～7天）

【说明】卵泡期使用低剂量雌激素，能协同FSH促进优势卵泡发育。

处方二　氯米芬　50mg　po　qd　（于月经第5天起，共5天）

【说明】氯米芬可通过与内源性雌激素受体竞争性结合而促使垂体释放FSH和LH，达到促进卵泡发育的目的。

② 促进月经中期LH峰形成

处方　HCG　5000～10000U　im　1次或分2次（监测卵泡成熟

时使用）

③ 黄体功能刺激疗法

处方 HCG 1000～2000U im qod （每周2次或隔日1次，共2周，于基础体温上升后开始使用）

【说明】HCG有刺激及维持黄体功能的作用。

④ 黄体功能替代疗法

处方 黄体酮 10～20mg im qd （共10～14天）

【说明】自排卵后开始肌内注射以补充黄体分泌孕酮的不足。

⑤ 黄体功能不足合并高泌乳素血症的治疗

处方 溴隐亭 1.25～5mg po qd

【说明】溴隐亭可使催乳素水平下降，并促使垂体分泌促性腺激素及增加卵巢雌激素、孕激素分泌，从而改善黄体功能。

2.子宫内膜不规则脱落

（1）诊断要点

① 月经周期正常，但经期延长，长达9～10天，且出血量多。

② 基础体温呈双相型，但下降缓慢。

③ 月经期第5～6天进行诊断性刮宫，仍能见到呈分泌反应的内膜，且与出血期及增生期内膜并存。

（2）治疗

① 孕激素

处方 甲羟孕酮 10mg po qd （连续10天，自下次月经前10～14天开始服）

【说明】孕激素的作用是调节下丘脑-垂体-卵巢轴的反馈功能，使黄体及时萎缩，内膜及时完整脱落。

② HCG 有促进黄体功能的作用。

处方 HCG 2000～3000IU im qd或qod （于基础体温上升后第3天使用，共5次）

3.排卵期出血

（1）诊断要点

① 出血发生在月经中期，即为接近排卵期出血，可伴有中期腹痛。

② 出血量少，一般3～4天，最长1周。

③ 宫颈和阴道无出血点或赘生物。

④ 诊断性刮宫子宫内膜早期呈分泌期，部分可为晚期增生期。

（2）治疗

处方一　戊酸雌二醇1～2mg　po　qd（少量出血期间，连用3～5天，适用于有生育要求者）

处方二　短效口服避孕药，月经第5天开始服用，连续21天，共用3～6个月经周期，适用于无生育要求者。

4. 子宫内膜局部异常所致异常子宫出血（AUB-E）

（1）诊断要点

① 可表现为月经过多（>80ml），经间期出血或经期延长，而周期、经期持续时间正常。

② 在有排卵月经的基础上排除其他明确异常后而确定。

（2）治疗　有排卵型AUB-E排除器质性病因后，对于月经过多（HMB）的患者，首选药物治疗。

① 有生育要求者

处方　氨甲环酸　0.25～0.5g　iv drip　qd或bid（于月经第1天开始连用5天）

　　　或　氟芬那酸（氟灭酸）1#　po　tid（于月经第1天开始服用5天）

② 无生育要求

处方一　左炔诺孕酮宫内缓释系统（LNC-IUS）于月经量少放置宫内

处方二　短效口服避孕药　月经第5天开始服用，连续21天，共用3～6个月经周期

③ 孕激素子宫内膜萎缩治疗，如炔诺酮5mg每日3次，从周期第5日开始，连续服用21日。

④ 刮宫术仅用于紧急止血及病理检查。对于无生育要求者，可考虑保守性手术，如子宫内膜切除术。

第3节 闭 经

闭经（amenorrhea）为常见的妇科症状，表现为无月经或月经停止。根据既往有无月经来潮，分为原发性闭经和继发性闭经。原发性闭经指年龄超过14岁，第二性征未发育，或年龄超过16岁，第二性征已发育，月经还未来潮。继发性闭经是指正常月经建立后月经停止6个月，或按自身原有月经周期计算停止3个周期以上者。

闭经按其病变部位，又分为下生殖道闭经、子宫性闭经、卵巢性闭经、垂体性闭经和下丘脑性闭经。世界卫生组织（WHO）将闭经分为三型：

① Ⅰ型　为无内源性雌激素产生，促卵泡激素（FSH）水平正常或低下，催乳素（PRL）正常，无下丘脑-垂体器质性病变的证据；

② Ⅱ型　为有内源性雌激素产生，FSH及PRL正常；

③ Ⅲ型　为FSH升高，卵巢功能衰竭。

一、病史采集

（1）现病史　应详细询问病人的年龄、婚育情况以除外生理性闭经。详细询问月经史，包括初潮年龄、月经周期、经期、经量和闭经期限及伴随症状等。发病前有无导致闭经的诱因，如人工流产、刮宫史；以及精神因素、环境改变、体重增减、饮食习惯、剧烈运动、各种疾病及用药情况、职业或学习成绩等。已婚妇女需询问生育史及产后并发症史。原发性闭经应询问第二性征发育情况，了解生长发育史，有无先天缺陷或其他疾病及家族史。应询问外院诊断治疗情况，疗效如何。

（2）过去史　应询问既往有无急慢性疾病，如结核病、甲状腺病、糖尿病及贫血；有无颅脑外伤、垂体切除及放射治疗史，是否服用过避孕药，是否接受过激素治疗及对治疗的反应，有无药物食物过敏史，有无功血史。

二、体格检查

（1）全身检查　注意全身发育、营养状态、胖瘦程度及精神、智力情况，测体重、身高等；检查第二性征发育程度，毛发多少及分布，有无先天畸形、甲状腺、淋巴结、心、肺、肝、脾、肾有无功能异常，有无痤疮、喉结肿大等；对肥胖病人要注意脂肪分布情况。轻挤乳房，观察有无泌乳。

（2）妇科检查　应注意外生殖器发育情况及有无先天畸形（如处女膜闭锁等）、有无阴蒂肥大、卵巢是否可触及，还应注意有无腹部及腹股沟包块、子宫及卵巢是否增大、子宫附件处有无包块或结节等。必要时可用探针检查宫腔大小。

三、辅助检查

1.实验室检查

血常规、尿常规，性激素六项，肥胖、多毛、痤疮患者还需行胰岛素、雄激素（血睾酮、硫酸脱氢表雄酮、尿17酮等）测定、口服葡萄糖耐量试验（OGTT），胰岛素释放试验。

2.影像检查

蝶鞍摄片，内镜检查。

3.特殊检查

（1）子宫功能检查

① 诊断性刮宫及子宫内膜活组织检查　了解子宫腔或宫颈有无粘连、内膜有无结核及性激素分泌情况。

② 子宫输卵管碘油造影　有助于诊断生殖器官发育不良、宫腔粘连及生殖道结核。

③ 内镜检查　腹腔镜或宫腔镜直接观察内生殖器、宫腔及内膜。

④ 药物撤退试验　用于评估体内雌激素水平以确定闭经程度。

a.孕激素试验。

处方　黄体酮针剂20mg　im　qd（连用3～5天）

或　醋酸甲羟孕酮10mg　po　qd（连用8～10天）

或　地屈孕酮10～20mg　po　qd（连用8～10天）

或　微粒化黄体酮100mg　po　bid（连用10天）

或　黄体酮凝胶90mg　塞阴　qd（连用10天）

b.雌、孕激素序贯试验。

戊酸雌二醇2mg　po　qd（连用20天）

甲羟孕酮10mg　po　qd（最后10天加用）

若仍无出血，应重复试验一次，提示子宫内膜有缺陷或被破坏，可诊断为子宫性闭经。

（2）卵巢功能检查

① 基础体温　测定了解卵巢有无排卵。

② 阴道脱落细胞检查及宫颈黏液检查　了解雌激素水平及孕激素作用。

③ 血甾体激素测定　血孕酮水平升高，提示排卵；雌激素水平低，提示卵巢功能不正常或衰竭；睾酮值高，提示可能有多囊卵巢综合征或卵巢支持—间质细胞瘤等。

（3）垂体功能检查

① 血清FSH、LH、PRL放射免疫测定　PRL＞25μg/L时称为高催乳素血症。PRL升高者测定TSH，TSH升高为甲状腺功能减退；TSH正常，而PRL＞100μg/L，应行头颅MRI或CT检查，除外垂体肿瘤。PRL正常应测定垂体促性腺激素。若两次测定FSH＞40U/L，提示卵巢功能衰竭；若LH＞25U/L或LH/FSH＞3时，高度怀疑多囊卵巢综合征；若FSH、LH均＜5U/L，提示垂体功能减退，病变可能在垂体或下丘脑。

② 蝶鞍摄片　可以诊断蝶鞍部有无肿瘤。

③ 垂体兴奋试验　又称GnRH刺激试验，是通过静脉注射GnRH，测定前后FSH和LH，了解垂体FSH和LH对GnRH的反应性的试验。若注入后LH值较注入前基础值上升2倍以上，FSH值上升1.5倍以上，为正常反应，提示垂体功能正常，病变在下丘脑；若经多次重复试验LH值无升高或升高不显著，说明垂体功能减退，如希恩综合征。

④ 其他检查　甲状腺功能测定、肾上腺功能测定、染色体检查等。

（4）超声检查　观察盆腔有无子宫，子宫形态、大小及内膜厚度，卵巢大小、形态、卵泡数目等。

（5）CT或MRI　用于盆腔及头部蝶鞍区检查，了解盆腔肿块和中枢神经系统病变性质，诊断卵巢肿瘤、下丘脑病变、垂体微腺瘤、空蝶鞍等。

（6）宫腔镜检查　能精确诊断宫腔粘连。

（7）腹腔镜检查　能直视下观察卵巢形态、子宫大小，对诊断多囊卵巢综合征等有价值。

（8）染色体检查　对原发性闭经病因诊断及鉴别性腺发育不全病因，指导临床处理有重要意义。

四、诊断

1. 诊断步骤

（1）原发性闭经的诊断步骤　见图13-1。

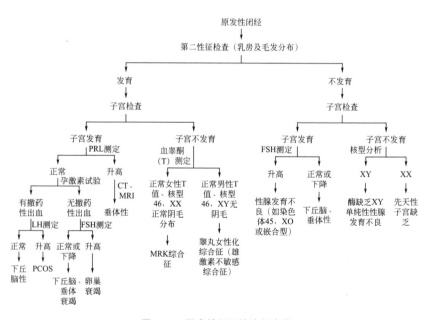

图13-1　原发性闭经的诊断步骤

（2）继发性闭经的诊断步骤　见图13-2。

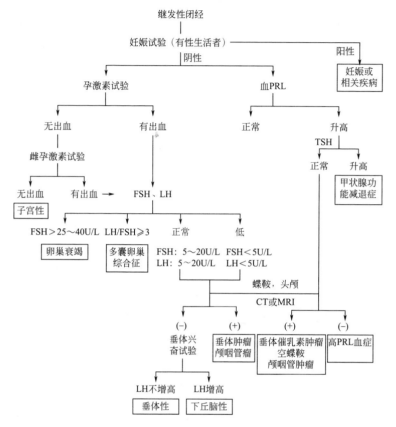

图 13-2　继发性闭经的诊断步骤

2.诊断要点

（1）子宫性闭经

① 先天性无子宫或子宫发育不良，或有粗暴或多次刮宫史，全身结核或盆腔结核史。

② 基础体温双相型，阴道涂片或宫颈黏液检查均提示有排卵。

③ 行人工周期治疗后无撤药性出血。

④ 诊断性刮宫（诊刮）时无子宫内膜或发现宫腔有粘连。

（2）卵巢性闭经

① 基础体温单相型，阴道涂片或宫颈黏液检查提示无排卵及雌激素水平低落。

② 人工周期治疗后有撤药性出血。

③ 尿、血FSH、LH高于正常，E2降低。

（3）垂体性闭经

① 有产后大出血或感染史，有头痛或视力减退、肢端肥大或肥胖、多毛及泌乳症等。

② 基础体温单相，阴道涂片及宫颈黏液检查提示雌激素水平低下。

③ 人工周期治疗后有撤药性出血。

④ 血、尿FSH、LH水平低下，肌内注射LHRH 100μg后仍低下。E2降低，催乳素（PRL）>20ng/ml。

⑤ 如有垂体肿瘤可出现视野偏盲。颅骨蝶鞍区X线摄片及CT检查可协助诊断。

（4）下丘脑性闭经

① 有精神紧张、消耗性疾病、服用特殊药物（如避孕药、镇静药等）及其他内分泌功能异常史等。

② 阴道涂片、宫颈黏液检查提示雌激素水平低下。

③ 血、尿FSH、LH水平低下，肌内注射LHRH 100μg后能升高。E2降低。

④ 人工周期治疗后有撤药性出血。

3. 鉴别诊断

应与生理性闭经（如妊娠期、哺乳期和绝经期）鉴别并与由副中肾管发育异常引起的生殖道梗阻（如处女膜闭锁、阴道畸形等）造成经血不能排出体外的疾病鉴别。

五、治疗

1. 一般治疗

积极治疗全身性疾病，改善体质，供给足够营养，保持标准体重。

运动性闭经者应适当减少运动量。闭经因应激或精神因素所致者，应进行耐心的心理治疗，消除紧张和焦虑。

2.激素治疗

（1）性激素代替疗法　适用于先天性卵巢发育不良或卵巢功能障碍者。

① 雌激素周期治疗

处方　戊酸雌二醇　1mg/d　po　qd（连用21天，停药1周后重复给药）

　或　结合雌激素（倍美力）0.625mg　po　qd（连用21天，停药1周后重复给药）

　或　微粒化17-雌二醇1mg/d　po　qd（连用21天，停药1周后重复给药）

【说明】适用于无子宫者。

② 人工周期疗法

处方　戊酸雌二醇　1mg　po　qd（连用21天）
　　　醋酸甲羟孕酮　6～10mg　po　qd（最后10天加用）

　或　地屈孕酮　10～20mg　po　qd（最后10天加用）

【说明】适用于青春期及育龄期妇女。于撤药性出血第6天起，每晚服己烯雌酚戊酸雌二醇1mg，连服21天，自服药第11天起，每日加用孕酮治疗，3周期为1疗程。

③ 孕激素疗法

处方　地屈孕酮　10～20mg　po　qd（连用5～10天）

　或　醋酸甲羟孕酮6～10mg　po　qd（连用5～10天）

【说明】适用于体内有一定内源性雌激素水平的Ⅰ度闭经。

（2）诱发排卵

① 氯米芬

处方　氯米芬50mg　po　qd

【说明】适用于下丘脑性闭经者。于月经期的第5天开始，连服5天。如无排卵，第2周期加大剂量至每日口服100mg。

② 促性腺激素（HMG、FSH）与HCG

处方　HMG　75 ～ 150U/d　im

　　或　FSH　75 ～ 150U/d　im

　　　HCG　5000 ～ 10000U　im

【说明】适用于下丘脑及垂体性闭经。用药 3 ～ 5 天后根据雌激素反应调整用量，若雌激素水平未上升可增加用量，150 ～ 225U/d，若雌激素已上升，可维持原量，连用 7 天，在 HMG 或 FSH 末次注射的同时或停药 1 ～ 2 天后予 HCG 肌内注射 5000 ～ 10000U，若基础体温不升高，2 ～ 3 天后再重复 1 次。

③ 促性腺激素释放激素（GnRH）

处方一　GnRH 100μg　im　bid（于月经周期第 14、15 天）

处方二　氯米芬 50 ～ 100mg/d　po　qd（于月经周期第 5 天起，连用 5 天）

GnRH100μg　im　bid（于月经周期第 14、15 天）

【说明】适用于丘脑下部功能不足，LHRH 分泌不足者。

④ 溴隐亭

处方　溴隐亭 1.25mg　po　bid 或 tid

【说明】适用于高泌乳素血症。开始时用小剂量 1.25mg，2 ～ 3 次/天，如无明显反应即逐渐加量，最大剂量不超过 10mg/d。

（3）其他激素治疗

① 甲状腺素

处方　甲状腺素 30 ～ 40mg　po　bid ～ qid

【说明】适用于甲状腺功能低下引起的闭经。

② 肾上腺皮质激素

处方　地塞米松 0.75mg　po　tid

【说明】适用于先天性肾上腺皮质增殖症所引起的闭经。

3.辅助生育技术

见第 414 章"不孕症与辅助生殖技术"。

4.手术治疗

（1）宫腔扩张术　适用于宫腔粘连者，并放置节育器以防止再次粘连。

（2）卵巢肿瘤切除术　适用于卵巢功能性肿瘤者。

（3）垂体肿瘤切除术　适用于垂体肿瘤者。

（4）生殖器畸形　如处女膜闭锁、阴道横隔或阴道闭锁，均可手术切开或行成形术，使经血畅流。

5.中医治疗

（1）中药治疗

处方一　菟丝子15g、杜仲15g、枸杞子15g、山茱萸12g、当归12g、熟地黄12g、山药15g、茯苓12g、鸡血藤15g、何首乌15g、甘草6g。每日1剂，水复煎服。

【说明】适用于肝肾不足型闭经。

处方二　党参15g、黄芪15g、白术12g、茯苓12g、远志6g、陈皮12g、五味子6g、当归12g、白芍12g、熟地黄12g、桂枝6g、炙甘草6g。每日1剂，水复煎服。

【说明】适用于气血虚弱型闭经。

处方三　生地黄12g、熟地黄12g、白芍12g、麦冬15g、知母12g、地骨皮12g、炙甘草6g、黄精15g、丹参15g、枳壳12g、鳖甲12g。每日1剂，水复煎服。

【说明】适用于阴虚血燥型闭经。

处方四　桃仁10g、红花6g、当归15g、生地黄12g、川芎6g、赤芍12g、牛膝12g、桔梗6g、柴胡6g、枳壳12g、甘草3g。每日1剂，水复煎服。

【说明】适用于气滞血瘀型闭经。

处方五　茯苓12g、法半夏9g、陈皮6g、苍术12g、香附6g、胆南星12g、枳壳12g、神曲12g、当归12g、川芎6g、甘草6g。每日1剂，水复煎服。

【说明】适用于痰湿阻滞型闭经。

（2）针灸治疗

① 体针　血枯经闭选脾俞、胃俞、气海、足三里，血滞经闭取中极、血海、行间、三阴交等。

② 针灸配按摩法　针刺穴位肾俞、阴交、三阴交，虚证加关元、

足三里；实证加中极、血海。按摩手法以按、揉、点为主，先用两拇指按揉膈俞、肝俞、脾俞、肾俞、八髎等穴，共按摩 2 ～ 3min，再点按气海、关元、足三里、地机、三阴交等穴，共点按 5 ～ 6min。6 次为 1 个疗程，每日或隔日 1 次。

第 4 节　多囊卵巢综合征

多囊卵巢综合征（polycystic ovarian syndrome，PCOS）是妇科一种常见的内分泌疾病，是一种以雄激素过高的临床或生化表现、稀发排卵或无排卵、卵巢多囊改变为特征的病变，常伴有胰岛素抵抗和肥胖，在育龄妇女中的发病率为 5% ～ 10%。

一、病史采集

（1）现病史　患者年龄、就诊的主要原因、月经情况 [如有月经异常应仔细询问异常的类型（稀发、闭经、不规则出血），月经情况有无变化，月经异常的始发年龄等]、婚姻状况、有无不孕病史和目前是否有生育要求。一般情况：体重的改变（超重或肥胖患者应详细询问体重改变情况）、饮食和生活习惯。

（2）既往史　既往就诊的情况、相关检查的结果、治疗措施及治疗效果。家族史：家族中糖尿病、肥胖、高血压、体毛过多的病史，以及女性亲属的月经异常情况、生育状况、妇科肿瘤病史。

二、体格检查

（1）全身检查　身高、体重、腰围、臀围、血压、乳房发育、有无挤压溢乳、体毛多少与分布、有无黑棘皮征、痤疮。注意有无阴蒂略大或喉结突出、肥胖，注意有无多毛、痤疮，在阴唇、颈背部、腋下、乳房下和腹股沟等处皮肤有无灰褐色色素沉着。

（2）妇科检查　注意检查外阴阴毛是否较长而浓密，分布至肛周；阴蒂大小；子宫体的大小，双侧附件是否可扪及增大的卵巢或单侧是否可扪及增大的卵巢，或双侧附件是否正常。

三、辅助检查

（1）激素测定　性激素测定、抗米勒管激素、雄烯二酮（A₂）、脱氢表雄酮硫酸盐（DS）、葡萄糖耐量试验（OGTT）、胰岛素释放试验、血脂、肝功、甲状腺功能皮质醇、肾上腺皮质激素释放激素（ACTH）、17-羟孕酮测定。

（2）器械检查及特殊检查　基础体温测定、宫颈黏液检查、阴道脱落细胞检查、B型超声、腹腔镜检查、子宫内膜活性检查或诊断性刮宫。

四、诊断

1.诊断要点

（1）病史　多起病于青春期。

（2）临床表现　月经失调，闭经，不孕，多毛，痤疮，黑棘皮症，腹部肥胖等。

① 月经失调为最主要症状，多表现为月经稀发（周期长35天～6个月）或闭经，闭经前常有月经量少或月经稀发。或表现为不规则子宫出血（月经周期或经期或经量无规律性）。

② 不孕　生育期妇女因排卵障碍导致不孕。

③ 多毛、痤疮　是高雄激素血症最常见表现。

④ 肥胖　50%以上患者肥胖（体重指数≥25），且常呈腹部肥胖型（腰围/臀围≥0.80）。

⑤ 黑棘皮症　阴唇、颈背部、腋下、乳房下和腹股沟等处皮肤皱褶部位出现灰褐色色素沉着，呈对称性，皮肤增厚，质地柔软。

（3）实验室及其他检查

① 激素测定　血清促卵泡激素（FSH）偏低，黄体生成素（LH）升高，LH/FSH≥2～3。血清睾酮、雄烯二酮水平增高，少数患者脱氢表雄酮（DHEA）及硫酸脱氢表雄酮（DHEAS）升高。尿17-酮类固醇正常或轻度增高，正常时提示雄激素来自卵巢，升高时提示肾上

腺功能亢进。血雌二醇（E2）正常或稍增高，恒定于卵泡期水平，雌酮（E1）水平升高，E1/E2 > 1。部分患者血清催乳素（PRL）轻度升高。血清AMH多为正常人2～4倍。空腹胰岛素增高。

② 基础体温测定　多呈现单相型。

③ 诊断性刮宫　经前数日或月经来潮6h内诊断性刮宫，子宫内膜呈不同程度的增殖改变，无分泌期变化。

④ B型超声检查　一侧或双侧卵巢体积增大，每侧卵巢内每个切面可见≥12个直径为2～9mm小卵泡，呈车轮状排列。连续监测无主导卵泡发育及排卵迹象。

⑤ 腹腔镜检查　卵巢增大，包膜增厚呈珍珠白色，表面光滑，有新生血管，包膜下有多个卵泡散在，无排卵征象。活检病理检查可确诊。

2.诊断标准

2003年鹿特丹会议修正的诊断标准如下。

（1）稀发排卵或无排卵

① 判断标准。初潮2年不能建立规则月经；闭经（停经时间超过3个以往月经周期或月经周期≥6个月）；月经稀发≥35天及每年≥3个月不排卵。

② 月经规则并不能作为判断有排卵的证据。

③ 基础体温、B超监测排卵，月经后半期孕酮测定等方法明确是否有排卵。

④ FSH和E2水平正常。测定目的在于排除低促性腺激素性性腺功能减退和卵巢早衰。

（2）高雄激素血症的临床表现和（或）高雄激素血症

① 痤疮　复发性痤疮，常位于额、双颊、鼻及下颌等部位。

② 多毛　常位于上唇、下颌、乳晕周围、下腹正中线等部位。

③ 生化指标　总睾酮、游离雄激素指数[游离雄激素指数 = 总睾酮(mmol/L)×100/SHBG(nmol/L)]或游离睾酮高于实验室参考正常值。

（3）卵巢多囊样改变　超声（最好用阴道B超）提示一侧或双侧

卵巢同一个切面有直径为2～9mm的卵泡数≥12个，和（或）卵巢体积≥10ml。

以上3项中具备两项可诊断，但需排除其他高雄激素性疾病（如先天性肾上腺皮质增生、库欣综合征、分泌雄激素的肿瘤等）。

PCOS诊断一旦成立，应进一步检查明确有无胰岛素抵抗。胰岛素抵抗（IR）的诊断标准参考各医院空腹胰岛素的正常参考值。

3.PCOS中国诊疗指南诊断标准

（1）育龄期及围绝经期PCOS的诊断　根据2011年《中国PCOS的诊断标准》，采用以下诊断名称：

① 疑似PCOS　月经稀发或闭经或不规则子宫出血是诊断的必需条件。另外再符合下列2项中的1项：

a.高雄激素临床表现或高雄激素血症；

b.超声下表现为PCOM。

② 确诊PCOS　具备上述疑似PCOS诊断条件后还必须逐一排除其他可能引起高雄激素的疾病和引起排卵异常的疾病才能确定PCOS的诊断。

（2）青春期PCOS的诊断　对于青春期PCOS的诊断必须同时符合以下3个指标，包括：

① 初潮后月经稀发持续至少2年或闭经；

② 高雄激素临床表现或高雄激素血症；

③ 超声下卵巢PCOM表现。同时应排除其他疾病。

4.鉴别诊断

本病应与库欣综合征、肾上腺功能亢进、轻型先天性肾上腺皮质增生、卵巢间质卵泡膜增殖症、卵巢男性化肿瘤、高泌乳素血症、甲状腺功能异常、早发性卵巢功能不全等相鉴别。

五、治疗

PCOS病因不明，无有效的治愈方案，以对症治疗为主，且需长期的健康管理。PCOS的治疗主要为调整月经周期、治疗高雄激素及胰岛素抵抗、促排卵和帮助受孕。

1.生活方式干预

生活方式干预是PCOS患者首选的基础治疗，尤其是对合并超重或肥胖的PCOS患者。生活方式干预应在药物治疗之前和（或）伴随药物治疗时进行。生活方式干预包括饮食控制、运动和行为干预。对肥胖的PCOS患者，通过控制饮食、加强运动等方法来减轻体重，有利于降低胰岛素、睾酮及SHBG水平，并有可能恢复排卵及生育功能。

2.调整月经周期

（1）周期性孕激素　青春期、围绝经期患者首选。

　　处方　地屈孕酮　10 ～ 20mg/d　po　连用10 ～ 14d

　　或　微粒化黄体酮　100 ～ 200mg/d　po　连用10 ～ 14d

　　或　醋酸甲羟孕酮　10mg/d　po　连用10 ～ 14d

　　或　黄体酮针　20mg/d　im　每月3 ～ 5d

【说明】月经周期后半周期用，优点是不抑制卵巢轴的功能或抑制较轻，更适合于青春期患者；对代谢影响小。缺点是无降低雄激素、治疗多毛及避孕的作用。推荐首选口服制剂。

（2）短效复方口服避孕药（COC）　育龄期无生育要求患者首选。青春期患者酌情使用；围绝经期可用于无血栓高危因素的患者，但应慎用，不作为首选。

　　处方　炔雌醇环丙孕酮片（达英-35）　1片/d×21d（月经第1 ～ 5天或闭经期开始服用）

　　或　去氧孕烯炔雌醇片（妈富隆）　用法同上

　　或　屈螺酮炔雌醇片（优思明）　用法同上

【说明】短效复方口服避孕药不仅可调整月经周期、预防子宫内膜增生，还可使高雄激素症状减轻，可抑制毛发生长和治疗痤疮。可作为育龄期无生育要求患者的首选。青春期患者酌情使用；围绝经期可用于无血栓高危因素的患者，但应慎用，不作为首选。用药3 ～ 6个月经周期。用药时需注意COC的禁忌证。

（3）雌孕激素周期序贯治疗　对伴有低雌激素症状的青春期、围绝经期PCOS患者可作为首选。

处方　戊酸雌二醇　1～2mg/d　po　qd　连用21～28d

　　或　地屈孕酮　10～20mg　qd　周期的后10～14d加用

【说明】用于胰岛素抵抗严重，雌激素较低、子宫内膜薄，孕激素治疗后子宫内膜无撤药出血反应的患者。也用于雌激素水平偏低、有生育要求或有围绝经期症状的PCOS患者。既可控制月经紊乱，又可缓解低雌激素症状。

3. 降低血雄激素水平

（1）短效COC　建议作为青春期和育龄期PCOS患者高雄激素血症及多毛、痤疮的首选治疗。治疗痤疮，一般用药3～6个月可见效；如为治疗性毛过多，服药至少需要6个月才显效，停药后可能复发。

（2）螺内酯　适用于COC治疗效果不佳、有COC禁忌或不能耐受COC的高雄激素患者。

处方　螺内酯50～200mg（推荐剂量为100mg/d）po　qd

【说明】螺内酯具有抑制卵巢和肾上腺合成雄激素，并在毛囊竞争雄激素受体的作用。治疗多毛时需用药6～9个月。出现月经不规则者可与口服避孕药联合应用。但在大剂量使用时，需注意高钾血症，建议定期复查血钾。育龄期患者在服药期间建议采取避孕措施。

（3）糖皮质激素

处方　地塞米松0.25mg　po　qn

【说明】糖皮质激素适用于过多雄激素为肾上腺来源或混合性来源者。剂量不宜超过0.5mg/d，以免过度抑制垂体肾上腺轴功能。

4. 改善PCOS的胰岛素抵抗

处方一　二甲双胍500mg　po　bid或tid（治疗3～6个月）

【说明】适用于肥胖或有胰岛素抵抗的患者。二甲双胍为双胍类治疗Ⅱ型糖尿病药，可纠正PCOS患者的高雄激素状态，改善卵巢排卵功能，提高促排卵治疗的效果。

处方二　吡格列酮　15～30mg/d　饭前或饭后服用　qd

【说明】吡格列酮为噻唑烷二酮类胰岛素增敏剂，不仅能提高胰岛素敏感性，还具有改善血脂代谢、抗炎、保护血管内皮细胞功能等作用，联合二甲双胍具有协同治疗效果。吡格列酮常作为双胍类药物疗效不佳时的联合用药选择，常用于无生育要求的患者。

处方三　阿卡波糖25mg，bid/tid，6～8周后加量至50mg，tid。餐前即服或与第一口食物一起咀嚼服用

【说明】阿卡波糖是新型口服降糖药。在肠道内竞争性抑制葡萄糖苷水解酶。降低多糖及蔗糖分解成葡萄糖，使糖的吸收相应减缓，具有使餐后血糖降低的作用。一般单用，或与其他口服降糖药或胰岛素合用。

5.诱发排卵

对有生育要求者在生活方式调整、抗雄激素和改善胰岛素抵抗等基础治疗后，进行促排卵治疗。氯米芬为传统一线促排卵药物，氯米芬抵抗患者可给予来曲唑或二线促排卵药物如促性腺激素等。诱发排卵时易发生卵巢过度刺激综合征，需严密监测，加强预防措施。详见本章第2节"异常子宫出血"。

由于PCOS患者诱发排卵时易发生卵巢过度刺激综合征，必须加强预防措施，主要包括：

① HMG-HCG不作为PCOS患者促排卵的首选方案；

② 多个卵泡达到成熟期或卵巢直径＞6cm时，不加用HCG。

6.手术治疗

（1）腹腔镜下卵巢打孔术　适用于LH和游离睾酮升高、对促排卵药物治疗无效者。在腹腔镜下对多囊卵巢应用电凝或激光技术穿刺打孔，每侧卵巢打孔4个为宜，注意打孔深度和避开卵巢门，可获得90%的排卵率和70%的妊娠率，同时又能减少粘连形成。

（2）卵巢楔形切除术　剖腹探查后应先确定诊断，然后将双侧卵巢楔形切除1/3，以降低雄激素水平，减轻多毛症状，提高妊娠率。

7.中药治疗

处方一　熟地黄12g、山药15g、山茱萸9g、枸杞子15g、鹿角胶12g、菟丝子15g、杜仲9g、当归6g、肉桂3g、制附子3g。每日1剂，水复煎服。

【说明】适用于肾虚型多囊卵巢综合征。

处方二　茯苓12g、法半夏12g、陈皮9g、甘草4g、苍术9g、香附12g、胆南星10g、枳壳12g、神曲12g、生姜3片、当归12g、川芎

9g。每日1剂，水复煎服。

【说明】适用于痰湿阻滞型多囊卵巢综合征。

处方三　牡丹皮15g、炒栀子10g、当归10g、白芍15g、柴胡10g、白术10g、茯苓15g、甘草6g。每日1剂，水复煎服。

【说明】适用于肝经郁热型多囊卵巢综合征。

处方四　当归12g、赤芍12g、川芎9g、桃仁12g、红花8g、枳壳12g、延胡索12g、五灵脂12g、乌药12g、牡丹皮10g、制香附12g、甘草4g。每日1剂，水复煎服。

【说明】适用于气滞血瘀型多囊卵巢综合征。

第5节　痛经

痛经（dysmenorrhea）为最常见的妇科症状之一，指行经前后或月经期出现下腹部疼痛、坠胀，伴有腰酸或其他不适。症状严重者影响生活和工作。痛经分为原发性和继发性两类，原发性痛经指生殖器无器质性病变的痛经，占痛经90%以上；继发性痛经指由盆腔器质性疾病引起的痛经。本节仅叙述原发性痛经。

一、病史采集

（1）现病史　询问年龄、婚否，月经情况，疼痛发生时间与月经的关系，疼痛的部位、性质、发生的时间与月经的关系、放射部位；有无恶心、呕吐、腹泻等消化道症状；有无出冷汗、全身无力、四肢厥冷；以往经期有无类似发作；有无诱因，如经期涉水、受寒及精神创伤。

（2）过去史　既往有无盆腔炎、子宫内膜异位症、不孕症史或以往有无输卵管妊娠、高血压、糖尿病、血脂异常等病史，若有应询问诊治过程。询问有无药物、食物过敏史等。

（3）个人史　询问有无经期涉水、受寒及精神创伤，是否喜食生冷食品。

二、体格检查

注意测血压、脉搏。腹部检查注意有无腹肌紧张、压痛、反跳痛；妇科检查注意宫颈有无举痛，后穹隆有无触痛结节，注意子宫大小，附件有无包块。

三、辅助检查

（1）尿HCG　除外异位妊娠。

（2）盆腔超声检查　除外生殖器官器质性病变。

四、诊断

1.诊断要点

（1）病史　有行经腹痛史，在青春期多见，常在初潮后1～2年内发病。

（2）临床表现　疼痛多自月经来潮后开始，最早出现在经前12小时，以行经第1日疼痛最剧烈，持续2～3日后缓解，疼痛常呈痉挛性，通常位于下腹部耻骨上，可放射至腰骶部和大腿内侧；可伴有恶心、呕吐、腹泻、头晕、乏力等症状，严重时面色发白、出冷汗。

（3）妇科检查　多无明显病变，部分患者可有子宫体极度屈曲，宫颈口狭窄。

2.鉴别诊断

本病应与异位妊娠、子宫内膜异位症、子宫腺肌症、盆腔炎、慢性结肠炎、阑尾炎等疾病相鉴别。

五、治疗

1.一般治疗

应重视心理治疗，说明月经时的轻度不适是生理反应，消除紧张和顾虑可缓解疼痛。足够的休息和睡眠、规律而适度的锻炼、戒烟均对缓解疼痛有一定的帮助。摄入丰富的饮食，避免过食甜的、辛辣的、生冷的食物，注意保暖，勿急躁生气。

2. 药物治疗

处方一　前列腺素合成酶抑制剂

　　　　布洛芬0.2～0.4g　po　tid

　或　双氯芬酸25～50mg　po　bid

　或　酮洛芬50mg　po　tid

【说明】通过抑制前列腺素合成酶，减少前列腺素（PG）的产生，防止出现过强或痉挛性子宫收缩，从而减轻或消除痛经。从月经来潮时开始服用，连服2～3d。

处方二　解痉剂

　　　　阿托品0.3mg　po　tid

处方三　口服避孕药（适用于要求避孕的痛经患者）

　　　　短效口服避孕药1粒　po　qd

【说明】通过抑制排卵减少月经血前列腺素含量，疗效达90%以上。

处方四　月月舒1包　po　bid

　或　麝香追风膏贴脐或中脘

3. 中药治疗

处方一　枳壳12g、乌药10g、香附12g、延胡索12g、赤芍15g、桃仁10g、红花5g、牡丹皮10g、五灵脂10g、当归10g、川芎9g。每日1剂，水复煎服。

【说明】适用于气滞血瘀型痛经。

处方二　肉桂3g、小茴香5g、干姜3g、当归10g、川芎6g、赤芍15g、延胡索12g、五灵脂10g、蒲黄10g、没药10g。每日1剂，水复煎服。

【说明】适用于寒凝血瘀型痛经。

处方三　牡丹皮10g、黄连10g、生地黄12g、当归10g、白芍15g、川芎9g、红花5g、桃仁10g、莪术10g、香附12g、延胡索12g。每日1剂，水复煎服。

【说明】适用于湿热瘀阻型痛经。

处方四　当归10g、党参20g、黄芪15g、白芍15g、桂枝10g、炙甘草6g、生姜3g、大枣6g、饴糖10g。每日1剂，水复煎服。

【说明】适用于气血虚弱型痛经。

　　处方五　　当归10g、白芍20g、山茱萸10g、巴戟10g、甘草6g、山药15g、阿胶10g（烊化）、延胡索12g。每日1剂，水复煎服。

【说明】适用于肾气亏损型痛经。

六、随访

　　① 原发性痛经患者用药期间要注意疼痛缓解的程度，观察有无不良反应，如胃肠道反应及肝功能的变化。

　　② 服用中药一般3个月为1个疗程，从月经前7天开始服药一直到月经第3天结束。

第6节　经前期综合征

　　经前期综合征（premenstrual syndrome）是指反复在黄体期出现周期性以情感、行为和躯体障碍为特征的综合征，严重者影响生活质量，月经来潮后症状自然消失。病因尚无定论，可能与精神社会因素、卵巢激素失调和神经递质异常有关。

一、病史采集

　　（1）现病史　　患者就诊时要仔细询问其月经前1～2周有无躯体症状（表现为头痛、乳房胀痛、腹部胀满、肢体水肿、体重增加、运动协调功能减退），有无精神症状（易怒、焦虑，抑郁、情绪不稳定、疲乏以及饮食、睡眠、性欲改变），有无行为改变（注意力不集中、工作效率低、记忆力减退、神经质、易激动）；是否周期性发生系列异常症状，有无诱因。

　　（2）过去史　　既往有无类似周期性发作史，有无精神病以及心、肝、肾等疾病引起的水肿病史，有无药物、食物过敏史。

二、体格检查

注意躯体症状，精神症状，行为的改变。妇科检查没有异常情况。

三、辅助检查

有腹部胀满、肢体水肿的患者，为排除心、肝、肾等疾病引起的水肿，应做肝功能和肾功能的检查。可记录基础体温，以了解症状出现与卵巢功能的关系。

四、诊断

1.诊断要点

（1）周期性发生的系列异常症状。

（2）多见于25～45岁妇女，常因家庭不和睦或工作紧张诱发。

（3）症状出现于月经前1～2周，至月经前最后2～3日最为严重，月经来潮后迅速明显减轻至消失。

（4）主要症状 对日常工作、学习产生负面影响。

① 躯体症状 表现为头痛、乳房胀痛、腹部胀满、肢体水肿、体重增加、运动协调功能减退。

② 精神症状 易怒、焦虑、抑郁、情绪不稳定、疲乏以及饮食、睡眠、性欲改变。

③ 行为改变 注意力不集中、工作效率低、记忆力减退、神经质、易激动。

2.鉴别诊断

本病需要与轻度精神病，乳房肿瘤、乳房疾病如乳腺囊性增生病、乳腺癌等，血管性头痛，心、肝、肾疾病引起的水肿或营养缺乏性水肿常伴有的内科疾病症状相鉴别。

五、治疗

1.一般治疗

首先予以精神安慰与疏导，使精神松弛，重新控制生活。应协助患者合理安排膳食及营养，适当锻炼身体，戒烟，限制盐和咖啡的摄入等。

2. 药物治疗

处方一　抗焦虑药（适用于有明显焦虑症状者）

阿普唑仑0.25mg　po　bid～tid（逐渐递增，最大剂量为每日4mg，在黄体后期口服，用至月经来潮第2～3日）

或　苯巴比妥0.03g　po　tid（月经来潮前口服）

处方二　抗抑郁药（用于缓解精神症状）

氟西汀20mg　po　qd或bid（于黄体期用药，不超过3个周期）

帕罗西汀10～30mg　po　qd（整周期服用）

处方三　利尿剂（用于月经前体重增加明显者）

螺内酯20～40mg　po　tid

处方四　口服避孕药（通过抑制排卵缓解症状，并可减轻水钠潴留症状，抑制循环和内源性激素的波动）

短效避孕药1片　po　qd　21d（自月经第1～5天开始）

处方五　用于乳房胀痛伴高催乳素血症者

溴隐亭1.25～2.5mg　po　bid（于月经周期的后半期开始）

处方六　用于自主神经功能紊乱者

维生素B_6　10～20mg　po　tid

3. 中药治疗

处方一　当归10g、白芍15g、柴胡10g、白术10g、茯苓15g、甘草6g、煨生姜5g、薄荷5g（后下），每日1剂，水复煎服。

【说明】适用于肝气郁结型经行乳房胀痛。

处方二　沙参10g、生地黄12g、麦冬15g、川楝子10g、当归10g、枸杞子12g，每日1剂，水复煎服。

【说明】适用于肝肾亏虚型经行乳房胀痛。

处方三　钩藤10g、羚羊角5g、桑叶10g、川贝母10g、生地黄12g、菊花12g、白芍15g、茯神12g、竹茹12g、甘草6g，每日1剂，水复煎服。

【说明】适用于肝火型经行头痛。

处方四 赤芍15g、川芎10g、桃仁10g、红花6g、老葱10g、麝香0.06g、生姜5g、大枣6g，每日1剂，水复煎服。

【说明】适用于血瘀型经行头痛。

处方五 党参15g、白术10g、茯苓15g、当归10g、熟地黄12g、川芎6g、赤芍15g、甘草6g，每日1剂，水复煎服。

【说明】适用于血虚型经行头痛。

处方六 青蒿10g、地骨皮12g、黄芩10g、牡丹皮12g、生地黄12g、白芍15g、当归10g、川芎6g，每日1剂，水复煎服。

【说明】适用于肝肾阴虚型经行发热。

处方七 党参15g、黄芪15g、甘草6g、当归10g、陈皮6g、升麻6g、柴胡6g、白术10g，每日1剂，水复煎服。

【说明】适用于气虚型经行发热。

处方八 当归10g、生地黄12g、桃仁10g、红花5g、枳壳12g、赤芍15g、柴胡10g、甘草6g、桔梗12g、川芎10g、牛膝15g，每日1剂，水复煎服。

【说明】适用于郁热壅滞型经行发热。

处方九 黄芪15g、当归10g、白芍15g、鸡血藤15g、山茱萸10g、甘草6g，每日1剂，水复煎服。

【说明】适用于血虚型经行身痛。

处方十 当归10g、黄芪15g、白术10g、炙甘草6g、肉桂6g、独活10g、牛膝15g、生姜5g、薤白10g，每日1剂，水复煎服。

【说明】适用于血瘀型经行身痛。

处方十一 知母10g、黄柏10g、生地黄12g、山茱萸10g、山药15g、泽泻6g、牡丹皮6g、茯苓10g，每日1剂，水复煎服。

【说明】适用于阴虚火旺型经行口糜。

处方十二 大黄5g、芒硝10g、甘草6g、栀子10g、薄荷6g、黄芩10g、连翘10g、竹叶6g，每日1剂，水复煎服。

【说明】适用于胃热熏蒸型经行口糜。

处方十三　党参15g、茯苓15g、白术10g、白扁豆10g、甘草6g、山药15g、莲子肉10g、桔梗10g、薏苡仁15g、砂仁6g，每日1剂，水复煎服。

【说明】适用于脾虚型经行泄泻。

处方十四　党参15g、茯苓15g、白术10g、薏苡仁15g、巴戟天10g、补骨脂10g、吴茱萸3g、肉豆蔻6g、五味子5g，每日1剂，水复煎服。

【说明】适用于肾虚型经行泄泻。

处方十五　熟地黄12g、山药15g、山茱萸10g、茯苓15g、牡丹皮10g、桂枝6g、泽泻10g、熟附子10g（先煎1h），每日1剂，水复煎服。

【说明】适用于脾肾阳虚型经行浮肿。

处方十六　当归10g、川芎6g、赤芍15g、熟地黄12g、延胡索10g、川楝子10g、木香6g、槟榔10g，每日1剂，水复煎服。

【说明】适用于气滞血瘀型经行浮肿。

处方十七　当归10g、川芎10g、白芍15g、生地黄12g、防风10g、荆芥10g、黄芪12g、甘草6g、蒺藜10g、何首乌15g，每日1剂，水复煎服。

【说明】适用于血虚型经行风疹块。

处方十八　荆芥10g、防风10g、当归10g、生地黄12g、苦参12g、炒苍术10g、蝉蜕3g、木通3g、火麻仁10g、生知母10g、煅石膏20g、生甘草6g、牛蒡子10g，每日1剂，水复煎服。

【说明】适用于风热型经行风疹块。

第7节　绝经综合征

绝经综合征（menopause syndrome）指妇女绝经前后出现性激素波动或减少所致的一系列躯体及精神心理症状。绝经（menopause）分为自然绝经和人工绝经。自然绝经指卵巢内卵泡生理性耗竭所致的绝经；人工绝经指两侧卵巢经手术切除或放射线照射等所致的绝经。人工绝经者更易发生绝经综合征。

一、病史采集

（1）现病史 仔细询问患者的年龄，有无出现月经紊乱，如月经周期、经期、经量有无异常；有无出现潮红、潮热、出汗、心悸，或是出现高血压（以收缩压升高为主），伴头痛，头胀，或出现心前区闷压感或整个胸部不适等血管舒缩失调症状；有无出现情绪不稳定的精神神经症状；有无出现心悸、眩晕、头痛、失眠、耳鸣等自主神经失调症状；有无出现关节疼痛，尤其是膝关节疼痛等骨质疏松症状；有无出现尿频、尿急及尿痛或夜尿、尿失禁和排尿困难等泌尿生殖道症状。

（2）过去史 了解有无心脏病、精神病等容易与绝经综合征相混淆的疾病。询问患者各重要系统器官有无重要疾病。

二、体格检查

测血压，行心、肺的检查，观察有无水肿。妇科检查时可发现外阴萎缩，外阴皮下脂肪减少，黏膜变薄，阴毛减少并稀疏，腺体分泌减少。阴道黏膜变薄、变红，发生点状充血，阴道内乳酸杆菌减少，酸度下降。尿道可以出现浅表溃疡，尿道肉阜，尿道黏膜脱垂和憩室。

三、辅助检查

（1）内分泌激素测定

① 患者体内的雌激素水平往往偏低，绝经妇女体内的雌二醇水平可低于110.1pmol/L（30pg/ml）。

② 促性腺激素水平升高，绝经后高达40U/L。

③ 血PRL水平和睾酮水平可正常或偏低。

（2）超声检查 超声检查可了解卵巢与子宫的形态，一般表现为正常大小，有时小于正常。

（3）骨密度检查　围绝经期妇女的骨密度显著降低。

四、诊断

1.诊断要点

（1）近期症状

① 月经紊乱　月经紊乱是围绝经期的常见症状，由于稀发排卵或无排卵，表现为月经周期不规则、持续时间长及月经量增加。此期易发生子宫内膜癌及其癌前病变，因而对围绝经期出现异常出血者，应取子宫内膜活检以排除恶性病变。

② 血管舒缩症状　主要表现为潮热，其特点是反复出现短暂的面部和颈部皮肤潮红、潮热、出汗，持续 1～3 分钟。症状轻者每日发作数次，严重者十余次或更多，夜间或应激状态易促发。该症状可持续 1～2 年，有时长达 5 年或更长。潮热严重时可影响妇女的工作、生活和睡眠，是绝经后期妇女需要性激素治疗的主要原因。

③ 自主神经失调症状　常出现如心悸、眩晕、头痛、失眠、耳鸣等自主神经失调症状。

④ 精神神经症状　常表现为注意力不易集中，并且情绪波动大，如激动易怒、焦虑不安或情绪低落、抑郁、不能自我控制等情绪症状。记忆力减退也较常见。

（2）远期症状

① 泌尿生殖器绝经后综合征（GSM）　约50%患者出现阴道干燥、性交困难及反复阴道感染，排尿困难、尿痛、尿急等反复发生的尿路感染。

② 骨质疏松　一般发生在绝经后5～10年内，最常发生在椎体。临床上表现为关节疼痛，尤其以膝关节疼痛较多见，有时会影响行走。

③ 阿尔茨海默病　可能与绝经后内源性雌激素水平降低有关。

④ 心血管病变　绝经后妇女糖脂代谢异常增加，动脉硬化、冠心病的发病风险较绝经前明显增加，可能与雌激素低下有关。

（3）体征　可由外阴萎缩，阴道黏膜变薄，变红，点状充血。

（4）辅助检查　雌二醇水平降低，促性腺激素水平升高，AMH低下，骨密度降低。

2. 鉴别诊断

本病应注意与某些精神病和心血管疾病、泌尿生殖器官器质性病变，还要与神经衰弱、甲亢等鉴别，可试验性使用雌激素，如症状缓解则为绝经综合征，反之不是。

五、治疗

恰当的心理治疗和个体化的激素替代疗法，力求最小的药物剂量获得最大的健康收益，以求缓解近期症状及预防远期症状。

1. 一般治疗

围绝经期精神神经症状可因神经类型不稳定或精神状态不健全而加剧，故应进行心理治疗。老年妇女应坚持体格锻炼，增加日晒时间，摄入足量蛋白质及含钙丰富的食物。必要时可选用适量的镇静药以助睡眠。

处方一　艾司唑仑1～2mg　po　qn

【说明】适用于失眠症状较重者。

处方二　谷维素20mg　po　tid

【说明】适用于调节自主神经功能紊乱。

2. 激素替代治疗（HRT）

有适应证且无禁忌证时选用。HRT是针对绝经相关健康问题而采取的一种医疗措施，可有效缓解绝经相关症状，从而改善生活质量。

（1）适应证

① 绝经相关症状　潮热、盗汗、睡眠障碍、疲倦，情绪障碍如易激动、烦躁、焦虑、紧张或情绪低落等。

② 泌尿生殖道萎缩相关的问题　阴道干涩、疼痛，排尿困难，性交痛、反复发作的阴道炎，反复泌尿系统感染，夜尿多、尿频和尿急。

③ 低骨量及骨质疏松症　有骨质疏松症的危险因素（如低骨量）及绝经后期骨质疏松症。

（2）禁忌证　已知或可疑妊娠，原因不明的阴道流血，已知或可疑患有乳腺癌，已知或可疑患有性激素依赖性恶性肿瘤，最近6个月内患有活动性静脉或动脉血栓栓塞性疾病，严重肝及肾功能障碍，血卟啉症，耳硬化症，脑膜瘤（禁用孕激素）等。

（3）慎用情况　包括子宫肌瘤，子宫内膜异位症，有子宫内膜增生史，尚未控制的糖尿病及严重高血压，有血栓形成倾向，胆囊疾病，癫痫，偏头痛，哮喘，高催乳素血症，系统性红斑狼疮，乳腺良性疾病，有乳腺癌家族史，及已完全缓解的部分性激素依赖性妇科恶性肿瘤，如子宫内膜癌、卵巢上皮性癌等。

（4）用药方案　主要药物为雌激素，辅以孕激素。剂量和用药方案应个体化，以最小剂量且有效为佳。用药方案有：

① 单用雌激素　适用于已切除子宫的妇女；

② 单纯孕激素　后半周期使用，用于绝经过渡期，调整卵巢功能衰退过程中出现的月经问题。

③ 雌、孕激素联合　适用于有完整子宫的妇女，包括序贯用药和联合用药，前者模拟生理周期，在用雌激素的基础上，每后半月加用孕激素 10～14 日。两种用药又分周期性和连续性，前者每周期停用激素 5～7 日，有周期性出血，也称为预期计划性出血，适用于年龄较轻、绝经早期或愿意有月经样定期出血的妇女；后者连续性用药，避免周期性出血，适用于年龄较长或不愿意有月经样出血的绝经后期妇女。

a.雌激素制剂　应选择天然制剂。

处方一　戊酸雌二醇0.5～2mg/d　口服

　　或　结合雌激素（倍美力）0.3～0.625mg/d　口服

　　或　尼尔雌醇（维尼安）1～2mg/2周或5mg/月　口服

处方二　17β-雌二醇[松奇（贴）]　1～2贴/周　经皮贴膜

处方三　结合雌激素[葆丽（软膏）]　0.5～2克/d　阴道内给药
　　　　（连用3周，停药1周）

　　或　普罗雌烯[更宝芬（胶囊）]　1粒/d　连用20d

【说明】雌激素用量应取最小有效量。雌激素替代治疗的期限应视病情而定，一般为短期3～6个月，对需长期用药的骨质疏松患者，应严密随访。对慎用情况中尚未控制的糖尿病及严重的高血压、有血栓形成倾向、胆囊疾病、癫痫、偏头痛、哮喘、高催乳素血症者，需用激素治疗时，推荐应用经皮途径。对以泌尿生殖系统症状为主诉者，推荐应用经阴道途径。

b.孕激素制剂

处方四　甲羟孕酮10mg　po　qd（于周期治疗第16～25天服用）

或　甲羟孕酮2mg　po　qd（于周期治疗第1～25天服用）

或　微粒化孕酮100～300mg/d（于周期治疗第1～25天服用）

【说明】长期使用雌激素时应加用孕激素，可以用序贯疗法或连续疗法，于每日使用雌激素的同时使用甲羟孕酮2～4mg，不停药。子宫切除者不可使用孕激素。

c.复方制剂

处方五　替勃龙（利维爱）1.25～2.5mg　po　qd

【说明】替勃龙，根据靶组织不同，其在体内的3种代谢物分别表现出雌激素、孕激素及弱雄激素活性。

处方六　戊酸雌二醇片/雌二醇环丙孕酮片（克龄蒙）1片/d（按说明服用，连用21天）

【说明】克龄蒙由11片2mg的戊酸雌二醇和10片2mg的戊酸雌二醇加1mg醋酸环丙孕酮组成，供周期性序贯用药者选用。

3.非激素治疗

（1）针对血管舒缩症状

处方　盐酸帕罗西汀20mg　早晨口服　qd

【说明】选择性5-羟色胺再摄取抑制剂可有效改善血管舒缩症状及精神神经症状。非处方药物包括异黄酮、大豆类产品、黑升麻和维生素E等。

（2）针对骨质疏松

处方一　氨基酸螯合钙胶囊1粒（含1g）/d　po　qd

处方二　维生素D　400～500U/d　po　qd

或　维生素D_3/碳酸钙（钙尔奇D）600mg　po　qd

【说明】适用于围绝经期妇女缺少户外活动者，与钙剂合用有助于钙的吸收完全。

处方三　降钙素100U　ih　qd（2周后改为50U　ih　2～3次/月）

【说明】降钙素是作用很强的骨吸收抑制剂，适用于骨质疏松症。

4.中成药治疗（下列制剂可选一种）

处方　坤泰胶囊　4粒　po　tid

　　或　坤宝丸50粒　po　tid（共2个月）

　　或　龙凤宝2粒　po　tid

　　或　佳蓉片4片　po　tid（共2～3周）

5.中药治疗

处方一　熟地黄10g、山药15g、山茱萸15g、枸杞子15g、菟丝子25g、鹿角胶10g（烊化）、龟甲胶10g（烊化）、何首乌15g、牛膝10g。每日1剂，水复煎服。

【说明】适用于用于肾阴虚型绝经综合征。

处方二　肉桂10g、制附子10g、杜仲15g、熟地黄10g、鹿角胶10g（烊化）、山药15g、山茱萸15g、枸杞子15g、菟丝子25g、当归10g。每日1剂，水复煎服。

【说明】适用于用于肾阳虚型绝经综合征。

处方三　仙茅10g、淫羊藿10g、巴戟天10g、当归10g、白芍15g、盐知母10g、盐黄柏10g、女贞子15g、墨旱莲15g、菟丝子25g、何首乌15g。每日1剂，水复煎服。

【说明】适用于用于肾阴阳俱虚型绝经综合征。

第8节　高催乳素血症

各种原因导致的血清催乳素（PRL）异常升高[>1.14nmol/L（25μg/L）]称为高催乳素血症（hyperp-rolactinemia）。

一、病史采集

（1）现病史　应详细询问患者有无月经紊乱，月经少、稀发，甚至闭经，月经紊乱的时间，婚后有无不孕；有无溢乳，乳汁的颜色、性质，溢乳发生的时间，有无诱因；有无出现头晕眼花、恶心呕吐、视野缺损及动眼神经麻痹症状；有无出现性欲减退，阴道分泌物减少；外院诊断治疗情况，疗效如何。

（2）过去史　询问既往有无急、慢性疾病，如结核病、甲状腺病、糖尿病及贫血；有无颅脑外伤、垂体切除及放射治疗史；是否服用过避孕药，曾否接受过激素治疗及对治疗的反应；有无药物食物过敏史；有无功血史。

二、体格检查

（1）全身检查　注意全身发育、营养状态，检查第二性征发育程度，毛发多少及分布，有无先天畸形。检查甲状腺、淋巴结、心、肺、肝、脾、肾有无功能异常。轻挤乳房，观察乳汁的性质、量。

（2）妇科检查　应注意外生殖器发育情况及有无先天畸形（如处女膜闭锁等），有无阴蒂肥大，卵巢是否可触及，还应注意有无腹部及腹股沟包块，子宫及卵巢是否增大，子宫附件处有无包块或结节等。必要时可用探针检查宫腔大小。

三、辅助检查

（1）实验室检查　血常规、尿常规，性激素、泌乳素、甲状腺功能测定，肾上腺功能测定。

（2）影像学检查　蝶鞍CT、MRI。

（3）眼底检查　眼底视野检查可了解垂体腺瘤的大小、部位，是一种简单、价格低廉、有价值的检查方法。

四、诊断

1.临床症状

对出现月经紊乱及不育。溢乳、闭经、多毛、青春期延迟者，应考虑本病。

（1）月经紊乱及不育　生育年龄患者可不排卵或黄体期缩短，表现为月经少、稀发甚至闭经。无排卵性月经可导致不孕。

（2）溢乳　是本病的特征之一。闭经溢乳患者中约2/3存在高催乳素血症，溢乳通常表现为双乳流出或可挤出非血性乳白色或透明液体。

（3）头痛、眼花及视觉障碍　垂体腺瘤增大明显时，由于脑脊液回流障碍及视神经受压，可出现头痛、眼花、呕吐、视野缺损及动眼神经麻痹等症状。

（4）性功能改变　由于垂体LH与FSH分泌受抑制，出现低雌激素状态，表现为阴道壁变薄或萎缩，分泌物减少，性欲减退。

2. 血液学检查血清

催乳素>1.14nmol/L（25μg/L）可确诊为高催乳素血症。检测最好在上午9～12时。

3. 影像学检查

当血清催乳素>4.55nmol/L（100μg/L）时，应行垂体磁共振检查，明确是否存在垂体微腺瘤或腺瘤。

4. 眼底检查

由于垂体腺瘤可侵犯和（或）压迫视交叉，引起视乳头水肿；也可因肿瘤压迫视交叉致使视野缺损，因而眼底、视野检查有助于确定垂体腺瘤的大小及部位，尤其适用于孕妇。

五、治疗

（1）药物治疗　降催乳素治疗。

处方一　溴隐亭　第1周1.25mg　po　qn

　　　　　　　　第2周1.25mg　po　bid

　　　　　　　　第3周2.5mg　po　qn

　　　　　　　　第4周及以后2.5mg　po　bid

【说明】3个月为一疗程。溴隐亭是多巴胺受体激动药，能有效降低催乳素。溴隐亭对功能性或肿瘤引起的PRL水平升高均能产生抑制作用。另外溴隐亭治疗能缩小肿瘤体积，使闭经溢乳妇女月经和生育能力得以恢复。主要不良反应有恶心、头痛、眩晕、疲劳、嗜睡、便秘、直立性低血压等，用药数日后可自行消失。

可用新型溴隐亭长效注射剂50～100mg，每28天注射1次，起始剂量为50mg。可克服口服造成的胃肠功能紊乱。

处方二 喹高利特25μg/d连服3日，随后每3日增加25μg，直至获得最佳效果

【说明】喹高利特为作用于多巴胺受体激动剂，多用于甲磺酸溴隐亭不良反应无法耐受时。

处方三 维生素B_6 20～30mg po tid

【说明】维生素B_6和溴隐亭同时使用时可产生协同作用。

（2）手术治疗 当垂体肿瘤产生明显压迫症状及神经系统症状或药物治疗无效时，应考虑手术切除肿瘤。术前先短期服用溴隐亭能使垂体肿瘤缩小、术中出血减少，也有利于手术，可提高治疗效果。

（3）放射治疗 放疗用于不能坚持或耐受药物治疗，不愿手术或不能耐受手术者。放射治疗显效慢，可能引起垂体功能低下、视神经损伤等并发症，并可诱发肿瘤，故不主张单纯放疗。

（4）中药治疗

处方一 柴胡10g、枳壳12g、白芍15g、川芎9g、香附12g、陈皮6g、炙甘草6g、莪术10g、牛膝15g、麦芽30g。每日1剂，水复煎服。

【说明】适用于肝气郁结型高催乳素血症。

处方二 熟地黄18g、山药15g、山茱萸9g、茯苓15g、当归6g、枸杞子12g、杜仲10g、菟丝子18g、鸡血藤15g、何首乌15g、麦芽20g。每日1剂，水复煎服。

【说明】适用于肝肾亏损型高催乳素血症。

处方三 茯苓12g、法半夏12g、陈皮9g、甘草4g、苍术9g、香附12g、胆南星10g、枳壳12g、神曲12g、生姜3片、石菖蒲10g、白术10g、麦芽20g。每日1剂，水复煎服。

【说明】适用于脾虚痰阻型高催乳素血症。

第9节 早发性卵巢功能不全

早发性卵巢功能不全（premature ovarian insufficiency，POI）指女性在40岁以前出现的卵巢功能减退，主要表现为月经异常、FSH水平升高、雌激素波动性下降。发病率为1%～5%，有增加趋势，报道的发病率可能低于实际发病率。

女性卵巢功能减退是一个逐渐进展的过程，POI是卵巢功能减退至一定阶段所发生的疾病状态，与之相关的另外两个疾病状态分别是卵巢储备功能减退（diminished ovarian reserve，DOR）和卵巢早衰（premature ovarian failure，POF）。DOR指卵巢内卵母细胞的数量减少和（或）质量下降，伴抗米勒管激素水平降低、窦卵泡数减少、FSH升高，表现为生育能力下降，但不强调年龄、病因和月经改变。POF指女性40岁以前出现闭经、FSH>40U/L和雌激素水平降低，并伴有不同程度的围绝经期症状，是POI的终末阶段。

一、病史采集

（1）现病史 应详细询问患者有无月经紊乱，月经少、稀发，甚至闭经，月经紊乱的时间，婚后有无不孕、不育；有无出现潮热出汗、生殖道干涩灼热感、性欲减退、阴道分泌物减少、骨质疏松、情绪和认知功能改变、心血管症状；有无出现第二性征发育不良、体态发育和身高异常，或乳房萎缩、阴毛和（或）腋毛脱落、外阴阴道萎缩症状；外院诊断治疗情况，疗效如何。

（2）过去史 询问既往有无急、慢性疾病，如结核病、甲状腺病、糖尿病及贫血；有无颅脑外伤、垂体切除及放射治疗史；是否服用过避孕药，曾否接受过激素治疗及对治疗的反应；有无药物食物过敏史；有异常子宫出血史。

二、体格检查

（1）全身检查 注意全身发育、营养状态，检查第二性征发育程度，毛发多少及分布，乳房发育的情况。检查甲状腺、淋巴结、心、肺、肝、脾、肾有无功能异常。

（2）妇科检查　应注意外生殖器发育情况，阴道有无潮红，子宫及卵巢是否缩小等。

三、辅助检查

（1）实验室检查　血常规、尿常规，性激素、AMH、甲状腺功能测定，肾上腺功能测定。

（2）超声检查　双侧卵巢体积、窦卵泡数。

（3）遗传、免疫相关检测，染色体核型检测。

四、诊断

1.临床症状

（1）月经改变　可先后出现月经频发或稀发、经量减少、闭经。

（2）雌激素水平低下表现　原发性闭经患者表现为女性第二性征不发育或发育差。继发性闭经患者可有潮热出汗、生殖道干涩灼热感、性欲减退、骨质疏松、情绪和认知功能改变、心血管症状等。

（3）不孕、不育　生育力显著下降；在卵巢储备减退的初期，由于偶发排卵，仍有5%左右的自然妊娠可能，但自然流产和胎儿染色体异常的风险增加。

（4）其他　因病因而异，如Turner综合征患者可发生心血管系统发育缺陷、智力障碍等异常。

2.体征

原发性闭经患者常伴发性器官和第二性征发育不良、体态发育和身高异常，继发性闭经患者有乳房萎缩、阴毛和（或）腋毛脱落、外阴阴道萎缩等。

3.辅助检查

（1）基础内分泌测定　在月经周期的第2～4日，或闭经时随机血检测，两次检测间隔4周，至少两次血清基础FSH>25U/L；基础雌二醇水平因疾病初期卵泡的无序生长而升高（>50pg/ml），继而降低（<5pg/ml）。

（2）超声　双侧卵巢体积较正常明显缩小；双侧小窦卵泡数（AFC）<5枚。

（3）血清AMH≤1.1ng/ml。

4.诊断标准

（1）年龄<40岁。

（2）月经稀发或停经至少4个月及以上。

（3）至少2次血清基础FSH>25U/L（间隔>4周）。亚临床期POI：FSH值15～25U/L，属高危人群。

5.鉴别诊断

需与以下情况相鉴别：卵巢抵抗综合征、生殖道发育异常、完全性雄激素不敏感综合征、Asherman综合征、功能性下丘脑性闭经、多囊卵巢综合征等。

五、治疗

1.心理及生活方式干预

缓解心理压力，健康饮食、规律运动，戒烟，避免生殖毒性物质的接触。适当补充钙剂及维生素D，尤其是已出现骨密度降低者。

2.生育咨询

对有POI或者早绝经家族史或携带POI相关遗传变异的女性建议尽早生育，或适时进行生育力保存。

3.治疗

POI的发病机制尚不明确，目前仍无有效的方法恢复卵巢功能。

（1）激素补充治疗（HRT）　不仅可以缓解低雌激素症状，而且对心血管疾病和骨质疏松症起到一级预防作用。若无禁忌证，POI女性均应给予HRT。由于诊断POI后仍有妊娠概率，对有避孕需求者可以考虑HRT辅助其他避孕措施，或应用复方短效口服避孕药；有生育要求的女性则应用天然雌激素和孕激素补充治疗。

① 原发性闭经　从青春期开始至成年期间必须进行持续治疗。因

大剂量雌激素可加速骨骼成熟，影响身高，建议从12～13岁开始小剂量（成人剂量的1/8～1/4）开始补充雌激素，必要时可联合生长激素，促进身高生长。根据骨龄和身高的变化，在2～4年内逐渐增加雌激素剂量，有子宫并出现阴道流血者应开始加用孕激素以保护子宫内膜。

② 继发性闭经　需长期用药，应遵循以下原则：

a.时机：在无禁忌证、评估慎用证的基础上，尽早开始HRT；

b.持续时间：鼓励持续治疗至平均自然绝经年龄，之后可参考绝经后激素补充治疗方案继续进行；

c.剂量：使用标准剂量，不强调小剂量，根据需求适当调整；

d.方案：有子宫的女性应添加孕激素，没有子宫或已切除子宫者可单用雌激素。

e.随访：需每年定期随诊，以了解患者用药的依从性、满意度、副作用，必要时调整用药方案剂量、药物剂型。

（2）远期健康及并发症管理　POI女性发生骨质疏松、心血管疾病、认知功能障碍的风险增加，应通过健康生活方式减少危险因素带来的不良影响，包括负重运动，避免吸烟以及维持正常体重等。对于存在阴道干涩不适等泌尿生殖系统症状及性交困难者，可局部使用雌激素或阴道润滑剂。

（3）生育相关的管理

① 辅助生殖技术治疗：赠卵体外受精-胚胎移植是POI患者解决生育问题的可选途径，妊娠率可达40%～50%。亚临床期患者可尝试增加促性腺激素剂量、促性腺激素释放激素拮抗剂方案、激动剂短方案、微刺激及自然周期等方案，但妊娠率低，目前尚无最佳用药方案。

② 生育力保存：主要针对POI高风险人群或因某些疾病或接受损伤卵巢功能治疗的女性。根据患者意愿、年龄和婚姻情况，建议采取适当的生育力保存方法，包括胚胎冷冻、卵母细胞冷冻、卵巢组织冷冻，促性腺激素释放激素激动剂等，但其中卵母细胞冷冻、卵巢组织冷冻尚存在的技术、伦理、安全性等问题尚需进一步研究探讨。

4.中医治疗

（1）中药治疗

处方一　菟丝子15g、杜仲15g、枸杞子15g、山茱萸12g、当归12g、熟地黄12g、山药15g、茯苓12g、鸡血藤15g、何首乌15g、甘草6g。每日1剂，水复煎服。

【说明】适用于肝肾不足型闭经。

处方二　党参15g、黄芪15g、白术12g、茯苓12g、远志6g、陈皮12g、五味子6g、当归12g、白芍12g、熟地黄12g、桂枝6g、炙甘草6g。每日1剂，水复煎服。

【说明】适用于气血虚弱型闭经。

处方三　生地黄12g、熟地黄12g、白芍12g、麦冬15g、知母12g、地骨皮12g、炙甘草6g、黄精15g、丹参15g、枳壳12g、鳖甲12g。每日1剂，水复煎服。

【说明】适用于阴虚血燥型闭经。

处方四　桃仁10g、红花6g、当归15g、生地黄12g、川芎6g、赤芍12g、牛膝12g、桔梗6g、柴胡6g、枳壳12g、甘草3g。每日1剂，水复煎服。

【说明】适用于气滞血瘀型闭经。

（2）针灸治疗

① 体针　血枯经闭选脾俞、胃俞、气海、足三里，血滞经闭取中级、血海、行间、三阴交等。

② 针灸配按摩法　针刺穴位肾俞、阴交、三阴交，虚证加关元、足三里；实证加中级、血海。按摩手法以按、揉、点为主，先用两拇指按揉膈俞、肝俞、脾俞、肾俞、八髎等穴，共按摩2～3min，再点按气海、关元、足三里、地机、三阴交等穴，共点按5～6min。6次为1个疗程，每日或隔日1次。

第14章
不孕症与辅助生殖技术

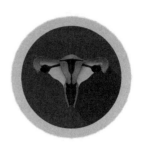

第1节　不孕症

　　女性无避孕性生活至少12个月而未孕称为不孕症（infertility）。未避孕而从未妊娠者称为原发性不孕；曾有过妊娠而后未避孕连续一年不孕者称为继发性不孕。不孕症的诊治关键是要找出导致不孕症的原因。一般1年后不孕即可开始有关不孕症方面的检查。不孕往往由夫妇双方多种因素影响所致，必须双方全面检查找出原因。

　　导致不孕的原因有女方因素、男方因素、不明原因。其中排卵障碍和输卵管因素是女性不孕症的重要原因。另外，生殖道畸形、炎症、子宫内膜异位症、免疫因素等亦可引起女性不孕。本节主要讨论排卵障碍及输卵管因素。

一、病史采集

　　（1）现病史　包括不孕年限、性生活频率、有无避孕及方式，既往妊娠情况，有无盆腹腔疼痛、白带异常、盆腔包块、既往盆腔炎或附件炎史、盆/腹腔手术史等，有无情绪、环境和进食变化、过度运动和体重显著变化、泌乳伴或不伴头痛和视野改变，有无多毛、痤疮和体重改变等。详细了解相关辅助检查及治疗经过。

　　（2）月经婚育史　初潮年龄、周期规律性和频率，经期长短、经量变化和有无痛经，若有痛经，需进一步询问发生的时间、严重程度以及有无伴随症状。婚姻状况、孕产史及有无孕产期并发症。

（3）既往史　有无结核病和性传播疾病史以及治疗情况、盆/腹腔手术史、自身免疫性疾病史、外伤史以及幼时的特殊患病史，有无慢性疾病服药史和药物过敏史。

（4）其他病史信息　个人史包括吸烟、酗酒、成瘾性药物、吸毒、职业以及特殊环境和毒物接触史，以及家族史，特别是家族中有无不孕不育和出生缺陷史。

二、体格检查

（1）全身检查　需评估体格发育及营养状况，包括身高、体重和体脂分布特征，乳房发育及甲状腺情况，注意有无皮肤改变，如多毛、痤疮和黑棘皮征等；

（2）妇科检查　应依次检查外阴发育、阴毛分布、阴蒂大小、阴道和宫颈，注意有无异常排液和分泌物，子宫位置、大小、质地和活动度，附件有无增厚、包块和压痛，子宫直肠陷凹有无触痛结节，下腹有无压痛、反跳痛和异常包块。

三、辅助检查

（1）男方检查　询问既往有无慢性疾病史，如结核、腮腺炎等；了解性生活情况，有无性交困难。有无睾丸手术、腹股沟疝修补术史。检查外生殖器有无畸形或病变，重点是精液常规检查。

（2）女方检查

① 卵巢功能检查　包括排卵的监测和黄体功能检查。常用的方法有：B型超声监测卵泡发育及排卵、基础体温测定、阴道细胞涂片、宫颈黏液检查、黄体期子宫内膜活组织检查、女性激素测定等。

② 输卵管通畅试验　常用方法有输卵管通液术、子宫输卵管碘油造影及子宫输卵管超声造影。输卵管通液术准确性差，宫腔镜下输卵管插管通液有诊断价值，子宫输卵管造影能明确阻塞部位，子宫输卵管超声造影对诊断宫腔占位敏感性较高。

③ 宫腔镜检查　了解宫腔内情况，能发现宫腔粘连、黏膜下肌瘤、内膜息肉、子宫畸形等。

④ 腹腔镜检查　上述检查未见异常者，可做腹腔镜了解盆腔情况，直接观察子宫、输卵管、卵巢有无病变或粘连，并可向输卵管通亚甲蓝液，直视下确定输卵管是否通畅。

⑤ 性交后试验　夫妇双方经上述检查未发现异常时进行此试验。应选择在预测的排卵期进行。在试验前3日禁止性交，避免阴道用药或冲洗。受试者在性交后2～8h内接受检查。

⑥ 宫颈黏液、精液相合试验　试验选在预测的排卵期进行。

四、诊断

1. 排卵障碍

① 月经不调（月经稀发、过少、闭经等）、多毛、肥胖、不孕。

② 基础体温　一般表现为单相型。

③ 女性激素测定　无排卵高峰浓度。

④ 超声监测　连续动态观察卵泡发育未见成熟卵泡。

⑤ 子宫内膜活检　月经来潮6h内进行，如子宫内膜呈分泌期反应，说明有排卵；如子宫内膜呈增生期反应，说明无排卵。

⑥ 宫颈黏液检查　观察宫颈黏液量、性状、拉丝度、有无羊齿状结晶。

⑦ 内分泌功能试验。

2. 输卵管因素

（1）病史　有盆腔炎症或手术史，有生育史，应考虑输卵管粘连与阻塞的可能，输卵管性疾病导致不孕占女性不孕症的1/3。

（2）正确评价输卵管结构和功能是诊断不孕症的重要环节，可行如下检查。

① 输卵管通液试验　作为评价输卵管通畅性的初筛方法。

② X线下子宫输卵管碘油造影　目前仍是评价输卵管通畅性的重要方法。

③ 超声下输卵管通畅试验。

④ 内镜检查 腹腔镜、宫腔镜、输卵管镜；宫腔镜、腹腔镜联合检查是评价输卵管通畅性的金标准。

五、治疗

1.一般治疗

引起不孕症的原因虽很多，但首先应改善全身状况，增强体质和增进健康，纠正营养不良和贫血；戒烟、戒毒、不酗酒；积极治疗内科疾病；掌握性知识，学会预测排卵期（排卵前2～3日至排卵后24h内），性交次数适度，以增加受孕机会。

2.治疗生殖器器质性疾病

若发现能导致不孕症的生殖器器质性疾病应积极治疗。

（1）输卵管慢性炎症及阻塞的治疗

① 一般疗法 对男方精液指标正常，女方卵巢功能良好、不孕年限＜3年的年轻夫妇可试行期待疗法配合中医药调整。口服活血化瘀中药，中药保留灌肠，同时配合超短波、离子透入等促进局部血液循环，有利于炎症消除。

② 输卵管内注药 用地塞米松磷酸钠注射液5mg，庆大霉素4万单位，加于20ml生理盐水中，在150mmHg压力下，以每分钟1ml的速度经输卵管通液器缓慢注入，有减轻输卵管局部充血、水肿，抑制梗阻形成的作用，可达到溶解或软化粘连的目的。应于月经干净2～3日始，每周2次，直到排卵期前，可连用2～3个周期。

③ 输卵管成形术 对不同部位输卵管阻塞可行周围粘连分离术、造口术、吻合术以及输卵管子宫移植术等，应用显微外科技术达到输卵管再通的目的。

经以上方法治疗失败可接受辅助生殖技术助孕。

（2）卵巢肿瘤 可影响卵巢内分泌功能，较大卵巢肿瘤可造成输卵管扭曲，导致不孕。直径＞5cm的卵巢肿瘤有手术探查指征，应予切除，并明确肿瘤性质。

（3）子宫病变　黏膜下子宫肌瘤、子宫内膜息肉、子宫纵隔、宫腔粘连等影响宫腔环境，影响受精卵着床和胚胎发育，可行手术切除、粘连分离或矫形。较大的子宫肌瘤影响子宫形态，可致习惯性流产，应予剔除。慢性宫颈炎，应行局部治疗或物理治疗，宫颈息肉应予切除。

（4）阴道炎　严重的阴道炎应做细菌培养及药物敏感试验，根据结果及时、彻底治疗。

（5）子宫内膜异位症　可致盆腔粘连、输卵管扭曲、输卵管阻塞及免疫性不孕，应尽早非手术治疗，必要时可行腹腔镜检查，术中同时清除异位病灶，松解粘连。

（6）生殖系统畸形及结核　生殖器官畸形如宫颈子宫纵隔切开或分离术，子宫中隔切除成形术，残角子宫切除术，阴道纵隔、斜隔切除成形术等；生殖系统结核活动期应进行抗结核治疗，用药期间应避孕。因盆腔结核多累及输卵管和子宫内膜，多数患者需借助辅助生殖技术妊娠。

（7）免疫性不孕　避免抗原刺激，应用免疫抑制剂。对抗磷脂抗体综合征阳性者采用泼尼松10mg，3次/天，阿司匹林50～100mg/d，孕前和孕中期长期口服，防止反复流产和死胎发生。

3.诱发排卵

用于无排卵的患者。

（1）来曲唑

处方一　来曲唑2.5～7.5mg　po　qd（月经周期第5天起，连用5天，3个周期为1个疗程）

　　　或　氯米芬50～150mg　po　qd（月经周期第5天起，连用5天，3个周期为1个疗程）

【说明】来曲唑是多囊卵巢综合征（PCOS）病人首选促排卵药。

处方二　来曲唑2.5～7.5mg　po　qd（月经周期第5天起，共用5天）

　　　或　氯米芬50～150mg　po　qd（月经周期第5天起，连用5天）

戊酸雌二醇（补佳乐）1～2mg　po　qd

【说明】适用于子宫内膜较薄病人。

（2）HCG　具有类似LH的作用，常与氯米芬合用。

处方一　来曲唑2.5～7.5mg　po　qd（月经周期第5天起，共
5天）

HCG 1000～2000U　im（月经周期第15～17天起，共
5天）

【说明】适用于来曲唑可促排卵但黄体功能不健全。

处方二　来曲唑2.5～7.5mg　po　qd（月经周期第5天起，共
5天）

HCG 5000～10000U　im（一般注射后36～44h排卵）

【说明】适用于来曲唑促排卵黄素化者。停用来曲唑后继续观察
卵泡发育情况，当B超显示优势卵泡直径为18～20mm时开始使用
HCG。

（3）HMG

处方　HMG 75～150U　im（于月经来潮第2～3天起，共7天）

【说明】单用来曲唑或氯米芬促排卵效果不佳者。HMG含有FSH
和LH各75U，促使卵泡生长发育成熟。用药期间需监测血雌激素水平
并用B型超声监测卵泡发育情况，一旦卵泡发育成熟即停用HMG。停
药后24～36h，加用HCG 5000～10000U一次肌内注射，促进排卵
及黄体形成。

（4）促卵泡激素（FSH）

处方　FSH　75～150U　im（于月经来潮第3～5天起）

或　FSH　37.5U　im（于月经来潮第3～5天起，持续8～14
天，若无反应，每日加用半支，以避免OHSS发生。共7天）

【说明】用于HMG治疗失败者。月经第3～5天起，每日肌注
1～2支，监测卵泡发育，适时待卵泡成熟后应用HCG诱导排卵。当
最大卵泡直径达18mm时，加用HCG诱发排卵。

（5）促性腺激素释放激素（GnRH）

处方　GnRH-a 200～500μg　皮下注射　2～4周

【说明】GnRH-a可以降低PCOS患者的LH和雄激素水平，再用HMG、FSH或GnRH脉冲治疗，可提高排卵率和妊娠率，降低OHSS和流产率。

（6）溴隐亭　适用于无排卵伴有高催乳素血症者。

处方　溴隐亭1.25～5mg　po　qd（从月经第1天开始，连续3～6个月）

【说明】溴隐亭属多巴胺受体激动剂，能抑制垂体分泌催乳素。从小剂量（1.25mg/d）开始，如无反应，1周后改为2.5mg/d，分2次口服，一般连续用药3～4周直至血催乳素降至正常水平，多可排卵。

4.补充黄体分泌功能

处方　黄体酮注射液　10～20mg　im　qd（连用5天，于月经期第20天开始使用）

　　或　黄体酮胶囊　100mg　po　bid（月经周期的第16天开始使用，连用10天）

　　或　地屈孕酮　10mg　po　bid（月经周期的第16天开始使用，连用10天）

【说明】适用于黄体功能不全者。

5.改善宫颈黏液

处方　戊酸雌二醇片1mg　po　qd

【说明】于月经周期第5天起连服10天。戊酸雌二醇使宫颈黏液稀薄，有利于精子穿过。

6.免疫性不孕症的治疗

抗精子抗体阳性的患者，性生活时应使用避孕套6～12个月，此法可使部分患者体内的抗精子抗体水平下降。此法无效的患者可行免疫抑制治疗，泼尼松10mg，3次/日，阿司匹林50～100mg/d，孕前和孕中期长期口服，防止反复流产和死胎发生。

7.辅助生殖技术

包括人工授精、体外受精胚胎移植、配子移植技术等。

第2节 辅助生殖技术

辅助生殖技术（assisted reproductive techniques，ART）包括人工授精、体外受精胚胎移植、卵细胞浆内单精子注射、配子移植技术等。本节主要讲人工授精、体外受精胚胎移植及卵细胞浆内单精子注射技术。

一、人工授精

人工授精（artificial insemination，AI）是通过非性交的方式将精液放入女性生殖道内，按其精子来源分为夫精人工授精（AIH）及供精人工授精（AID），人工授精可选择自然周期或促排卵周期进行。

（一）适应证

1.夫精人工授精（AIH）适应证

（1）男性轻度少精、弱精、精液液化异常、性功能异常、生殖器畸形。

（2）宫颈因素不孕。

（3）生殖道畸形及心理因素导致性交不能。

（4）免疫因素不孕。

（5）原因不明不孕。

2.供精人工授精（AID）适应证

（1）不可逆的无精子症、严重少精症、弱精症、畸精症。

（2）输精管绝育术后期望生育而复术失败者。

（3）射精障碍。

（4）适应证（1）、（2）、（3）中，除睾丸性无精子症外，其他拟行供精人工授精技术的患者，医务人员必须向其交代清楚：通过卵胞质内单精子显微注射技术也可使其有自己血亲关系的后代，如果患者本人仍坚持放弃通过卵胞质内单精子显微注射技术助孕的权益，则必须与其签署知情同意书后方可采用供精人工授精技术助孕。

（二）禁忌证

1. 夫精人工授精（AIH）禁忌证

（1）女方因输卵管因素造成的精子和卵子结合障碍。

（2）男女一方患有生殖泌尿系统急性感染或性传播疾病。

（3）一方患有严重的遗传、躯体疾病或精神心理疾病。

（4）一方接触致畸量的射线、毒物、药品并处于作用期。

（5）一方具有酗酒、吸毒等严重不良嗜好。

2. 供精人工授精（AID）禁忌证

（1）女方因输卵管因素造成的精子和卵子结合障碍。

（2）女方患有生殖泌尿系统急性感染或性传播疾病。

（3）女方患有严重的遗传、躯体疾病或精神心理疾病。

（4）女方接触致畸量的射线、毒物、药品并处于作用期。

（5）女方具有酗酒、吸毒等严重不良嗜好。

（三）主要步骤

（1）人工授精前必须详细了解男女双方病史，进行全面体格检查，做一些必要的化验检查，排除生殖道炎症等禁忌证，必须有一条输卵管功能正常。

（2）B超观察卵泡发育生长情况及子宫内膜情况，在自然周期或促排卵周期，卵泡直径≥18mm左右或尿LH阳性时为授精时机。

（3）取出精子，经过洗涤、离心后选优化的精子0.3～0.5ml，通过插入宫腔的导管注入宫腔或输卵管内。

（4）促排卵治疗后黄体酮支持。

（四）说明

（1）授精时机　人工授精时机非常重要，促排卵周期停用促排卵药物改用HCG时机的选择是人工授精成功的重要环节。通常采用阴道超声、尿LH峰值来判断肌内注射HCG的时机。

（2）受精条件　对于男性不育，精子活动率≥30%、活动精子总数＞5×10^6/ml是行IUI最基本条件。

（3）出血、感染　多由操作不当所致。

（4）并发症　由于人工授精常常需进行促排卵或超排卵，故1个周期中常有2个或2个以上的卵子排出，使得多胎妊娠的发生率升高，可达20%。部分超排卵的患者发生卵巢过度刺激综合征，严重过度刺激综合征的发生率约为1%。

二、体外受精胚胎移植

体外受精胚胎移植（IVF-ET）指从妇女体内取出卵子，在体外培养一阶段，与精子结合而受精，再将发育到一定时期的胚泡移植到妇女宫腔内，使其着床发育成胎儿的全过程，通常被称为"试管婴儿"。

1.适应证

临床上对输卵管性不孕症、不明原因不孕症、子宫内膜异位症、男性因素不育症、排卵障碍、宫颈因素所致不孕等患者，通过其他常规治疗最终仍无法妊娠。

2.禁忌证

（1）男女任何一方患有严重的精神疾病、泌尿生殖系统急性感染、性传播疾病；

（2）患有《母婴保健法》规定的不宜生育的、目前无法进行胚胎植入前遗传学诊断的遗传性疾病；

（3）任何一方具有吸毒等严重不良嗜好；

（4）任何一方接触致畸量的射线、毒物、药品并处于作用期；

（5）女方子宫不具备妊娠功能或严重躯体疾病不能承受妊娠。

3.主要步骤

（1）术前常规检查　男女双方的病原学检查，遗传学检查，排除女方妊娠禁忌证，如生殖道炎症，严重心、肝、肾等疾病。

（2）IVF-ET的主要步骤　药物刺激卵巢、监测卵泡至发育成熟，经阴道超声介导下取卵，将卵母细胞和精子在模拟输卵管环境的培养液中受精，受精卵在体外培养3～5日，形成卵裂球期或囊胚期胚胎，再移植入子宫腔内，并同时进行黄体支持。胚胎移植2周后测血或尿

HCG水平确定妊娠，移植4～5周后超声检查确定是否宫内临床妊娠。

（3）移植术后给予黄体酮或绒毛膜促性腺激素支持黄体，2周后检查是否妊娠，若妊娠则在移植后28天行B超检查了解胚胎种植情况。

4. 超促排

（1）长方案 适用于卵巢功能正常的患者。

在治疗周期的前一周期的黄体期（周期第21天或排卵后1周）开始应用GnRH-a，长效制剂［如曲普瑞林（达菲林）］仅在周期第21天注射1次，若短效制剂[如Beserelin、曲普瑞林（达必佳）、丙氨瑞林、那法瑞林]则必须连续注射至应用HCG，于月经周期第3天开始予促卵泡生长激素（如HMG、rFSH、FSH）促排卵，此时垂体已达到降调节作用（标准：内膜厚度＜5mm，血E-2＜50pg/ml，LH＜5mg/ml，P＜0.03ng/ml）。

促排卵至卵泡生长至18mm左右，予HCG 5000～10000U肌内注射，36h后在阴道超声引导下进行取卵，在体外受精，培养48～72h后将胚胎置入宫腔内，移植术后常规予黄体酮（取卵后即开始使用）或HCG（仅限于卵巢功能不佳者）黄体支持，移植后14日检查妊娠。若是尿HCG升高提示妊娠，移植28天后查阴道超声了解胎儿数，胎心搏动及胚胎着床部位，排除异位妊娠。

① Beserelin+HMG（或FSH、rFSH）+HCG

Beserelin喷鼻（每次鼻孔各1喷），每日3次，从治疗月经周期前1周期的第21天开始使用，使用1周后复查B超，观察卵巢有无小囊肿。如有超过1cm的小囊肿，则将其穿刺抽掉，继续用Beserelin至HCG肌内注射前1天。

HMG（或FSH、rFSH）从月经周期第3～5天使用，肌内注射，每日1次，剂量依卵泡数而定。

a.卵泡数≥20个 75～150U。

b.卵泡数10～20个 225～300U。

c.卵泡数≤10个 375～450U。

在使用HMG或FSH、rFSH过程中，观察卵泡发育情况及体内雌激素增长情况，适时调整HMG或FSH、rFSH的用量。当优势卵泡直径达18mm时立刻用HCG 5000～10000U肌内注射，36h后即取卵。

② 曲普瑞林（长效，达菲林）+HMG（或FSH、rFSH）+HCG

达菲林从月经前一周期的第21天开始用，肌内注射使用剂量依卵泡数而定。

a.卵泡数＜10个　不使用。

b.卵泡数10～20个　1.875mg。

c.卵泡数≥20个　2.5～3.75mg。

HMG或FSH用法同①。

HCG用法同①。

③ 曲普瑞林（短效）+HMG（或FSH，rFSH）+HCG

曲普瑞林0.1mg，肌内注射，每日1次，用法同①中的Beserelin。

HMG（或FSH、rFSH）用法同①。

HCG用法同①。

（2）短方案治疗　周期第1天或第2天开始用短效GnRH至肌内注射HCG前1天，Gn从治疗周期第3天开始注射至卵泡成熟即肌内注射HCG前1天，肌内注射HCG36h后取卵，其余同"长方案"。

（3）超短方案　尤其适用于卵巢低反应者。方案同"短方案"，只是GnRH-a用3～7天后停用。

（4）促性腺激素释放激素拮抗药（GnRH-a）方案　治疗周期的第2天或第3天始予Gn促排卵，5天后卵泡直径达到12mm左右时，用注射用醋酸西曲瑞克（思则凯，cetrotide）0.25mg/d至肌内注射HCG前1天。肌内注射HCG 36h后取卵。余同"长方案"。

5.常见并发症

（1）卵巢过度刺激综合征（OHSS）　指诱导排卵药物刺激卵巢后，导致多个卵泡发育，雌激素水平过高及颗粒细胞的黄素化引起全身血流动力学改变的病理情况。是一种发生于促排卵后黄体阶段或妊娠早期的医源性并发症。主要病理改变为全身血管通透性增加，血液中水分进入体腔，血液成分浓缩，应用HCG会加重发病。临床多表现为腹部胀满、卵巢增大；严重者出现腹部膨胀，大量腹腔积液、胸腔积液，导致血液浓缩，重要脏器血栓形成和功能损害、电解质紊乱等并发症，甚至导致死亡。妊娠可能使 OHSS 症状加重。治疗原则是补充血容量，防止血液浓缩。

（2）多胎妊娠　诱导排卵药物导致的多卵泡发育及多个胚胎移植，致使多胎妊娠发生率高达30%以上。多胎妊娠可增加母婴并发症、流产和早产的发生率、围产儿患病率和死亡率的风险。应严格掌握促排卵药物的适应证，减少移植胚胎的数目，多胎妊娠可在孕早期施行选择性胚胎减灭术。

三、卵细胞质内单精子注射术（ICSI）

1.适应证

① 严重少精、弱精或梗阻性无精症病人经手术获得精子。

② 多次 IVF 失败及不明原因者。

③ 上周期 IVF 不受精者。

④ 射精障碍。

2.主要步骤

① 促进排卵和卵泡监测。

② 取卵和卵丘结构处理。

③ 卵母细胞质内单精子注射。

④ 胚胎移植和胚胎移植后处理。

3.如何选择促排卵方案

① 一般认为长方案优于短方案，注射 HCG 时间易控制，且卵子质量好，但决定超促排方案前对卵巢储备的预测极为重要，卵巢储备差或低下者可选用短方案、超短方案，有条件可用 GnRH-a。

② 短方案、超短方案中所用 GnRH-a 均为短效制剂。

③ 取卵可能造成的损伤如出血、脏器损伤、感染等要注意防范并及时处理。

④ IVF、ICSI 后需进行黄体支持，多选用黄体酮或 HCG，若有发生卵巢过度刺激综合征的潜在危险，应避免使用 HCG。

四、植入前胚胎遗传学诊断（PGD）

1.适应证

适用于某些单基因遗传性疾病、染色体数目或结构异常以及性连锁性遗传病的携带者等有可能分娩遗传性疾病后代的高危夫妇的胚胎选择，可使产前诊断提早到胚胎期。

2.主要步骤

指从体外受精第3日的胚胎或第5日的囊胚取1～2个卵裂球或部分滋养细胞进行细胞或分子学检测，检出带致病基因和异常核型的胚胎，然后据此选择适合的正常基因和核型的胚胎进行移植的技术。PGD检测结果正常，胚胎移植后妊娠的妇女，应在孕16～20周进行羊膜腔穿刺行羊水细胞遗传学分析以明确诊断。

3.检测方法

以荧光原位杂交或各种PCR技术为主。

第15章
女性盆底功能障碍性疾病

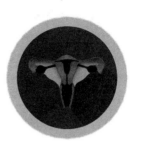

盆底肌肉群、筋膜、韧带及其神经构成复杂的盆底支持系统，其互相作用和支持以维持盆腔器官的正常位置。盆底功能障碍性疾病（pelvic floor dysfunction，PFD）是指由于退化、创伤等因素，导致的盆底支持薄弱，进而盆腔脏器移位，连锁引发其他盆腔器官的位置和功能异常，临床表现为盆腔器官脱垂、尿失禁及性功能障碍等，严重影响患者的生活质量。

第1节　盆腔器官脱垂

盆腔器官脱垂（pelvic organ prolapse，POP）是由于盆底肌肉和筋膜组织异常造成的盆腔器官下降而引发的器官位置异常及功能障碍，主要症状为阴道口肿物脱出，可伴有排尿、排便和性功能障碍，不同程度地影响患者的生活质量。POP是中老年妇女的常见疾病。

一、诊断要点

1.病史

有创伤、多产、产程延长或产后过早参加重体力劳动、肥胖、结缔组织异常疾病、绝经状态、慢性便秘、慢性咳嗽史。

2.症状

（1）POP的特异性症状　轻症一般无症状，中重度患者能看到或者感觉到膨大的组织器官脱出阴道口，可伴有明显腰骶部酸痛或下坠感，久站或劳累后症状明显，卧床休息后症状减轻；严重时不能回纳，可伴有分泌物增多、溃疡、出血等症状。

（2）POP相关的下尿路症状　与膀胱和尿道的支持结构缺陷有关。POP-Q Ⅰ～Ⅱ度患者常合并压力性尿失禁，出现尿频、排尿困难、残余尿增加；随着脱垂程度加重，压力性尿失禁的症状逐渐缓解，继而表现为排尿困难、尿潴留等出口梗阻症状。同时，POP患者患膀胱过度活动症的风险增加，表现为尿急、急迫性尿失禁、尿频和夜尿等症状。

（3）POP相关的肛门直肠功能障碍症状　与后盆腔的支持缺陷有关，表现为便秘、腹泻、排便急迫、排便困难、大便失禁等症状。

（4）POP相关的性功能障碍症状　性交不适、阴道松弛、性欲降低等症状。

3.体征

阴道内前后壁组织或子宫颈及宫体可脱出阴道口外。脱垂的阴道前后壁、宫颈黏膜常增厚角化，可有溃疡和出血。阴道后壁膨出，肛门检查手指向前方可触及向阴道凸出的直肠，呈盲袋状。位于后穹隆部的球形凸出是肠膨出，指诊可触及疝囊内的小肠。

二、临床分度

关于POP的分度，目前常用方法是盆腔器官脱垂定量分期法（pelvic organ prolapse quantitation，POP-Q）。此分期系统是分别利用阴道前壁、阴道顶端、阴道后壁上的2个解剖指示点与处女膜的关系来界定盆腔器官的脱垂程度（表15-1）。与处女膜平行以0表示，位于处女膜以上用负数表示，处女膜以下则用正数表示。阴道前壁上的2个点分别为Aa和Ba点；阴道顶端的2个点分别为C和D点；阴道后壁的Ap、Bp两点与阴道前壁Aa、Ba点是对应的。另外，还包括阴裂的长度（Gh），会阴体的长度（Pb），以及阴道的总长度（TVL）。测量值均用厘米表示。POP-Q通过3×3表格记录以上各测量值（表15-2），客观地反映脱垂程度（表15-3）。

表 15-1　盆腔器官脱垂定量分期法（PoP-Q）的评估指示点

指示点	内容描述	范围
Aa	阴道前壁中线距处女膜缘 3cm 处，相当于尿道膀胱沟处	–3cm 至 +3cm
Ba	阴道顶端或前穹隆到 Aa 点之间阴道前壁上段中的最远点	在无阴道脱垂时，此点位于 –3cm，在子宫切除术后阴道完全外翻时，此点将为 +TVL
C	宫颈或子宫切除后阴道顶端所处的最远端	–TVL 至 +TVL
D	有宫颈时的后穹隆的位置	–TVL 至 +TVL，或空缺（子宫切除后）
Ap	阴道后壁中线距处女膜 3cm 处，Ap 与 Aa 点相对应	–3cm 至 +3cm
Bp	阴道顶端或后穹隆到 Ap 点之间阴道后壁上段中的最远点，Bp 与 Ba 点相对应	在无阴道脱垂时，此点位于 –3cm，在子宫切除术后阴道完全外翻时，此点将为 +TVL

表 15-2　POP-Q 分度九格表

Aa	Ba	C
Gh	Pb	TVL
Ap	Bp	D

注：POP-Q 分期应在向下用力屏气时，以脱垂最大限度出现时的最远端部位距离处女膜的正负值计算；阴裂的长度（Gh）为尿道外口中线到处女膜后缘的中线距离，会阴体的长度（Pb）为阴裂的后端边缘到肛门中点距离，阴道总长度（TVL）为总阴道长度。

表 15-3　盆腔器官脱垂分度

分度	内容
0	无脱垂，Aa、Ap、Ba、Bp 均在 -3cm 处，C、D 两点在 TVL 和 –2cm 之间，即 C 或 D 点量化值 <（TVL-2）cm
I	脱垂最远端在处女膜平面上 >1cm，即量化值 <-1cm
II	脱垂最远端在处女膜平面上 <1cm，即量化值 >–1cm，但 <+1cm
III	脱垂最远端超过处女膜平面 >1cm，但 <TVL–2cm，即量化值 >+1cm，但 <（TVL-2）cm
IV	下生殖道呈全长外翻，脱垂最远端即宫颈或阴道残端脱垂超过阴道总长度 –2cm，即量化值 >（TVL-2）cm

注：为了补偿阴道的伸展性及内在测量上的误差，在0和IV度中的TVL值允许有2cm的误差。

三、功能评价

除以上解剖学分期，还应建立一套标准有效的描述性盆腔器官脱垂引起功能症状的程度分级，手术前后分别询问患者泌尿系症状、肠道症状、性生活情况等，推荐应用经中文验证过的问卷：盆底功能影响问卷简表（PFIQ-7）和盆腔器官脱垂及尿失禁性生活问卷（PISQ-12）评估上述症状的严重程度及对生活质量的影响。才能更精确地评价盆腔器官的功能及手术效果。

四、鉴别诊断

本病应与阴道壁肿物、宫颈延长、子宫黏膜下肌瘤、慢性子宫内翻、阴道壁囊肿等相鉴别。

五、治疗

1.非手术治疗

非手术治疗用于轻度到中度的脱垂、希望保留生育功能、不适合手术或不愿意手术的患者。目标是预防脱垂加重，减轻症状的严重程度，增加盆底肌肉的强度、耐力和支持力，避免或延缓手术干预。非手术治疗包括：

（1）改变生活方式　减轻体重，减少增加腹压的动作。

（2）盆底康复锻炼　嘱咐患者行收缩肛门运动，用力收缩盆底肌肉3s以上后放松，每次10～15min，每日2～3次。

（3）放置子宫托　子宫托是一种支持子宫和阴道壁并使其维持在阴道内而不脱出的工具，有支撑型和填充型。首选环形支撑型子宫托，如果失败再尝试填充型子宫托（如牛角形和面包圈形子宫托）。重度脱垂伴盆底明显萎缩以及宫颈或阴道壁有炎症和溃疡者不宜使用子宫托，经期和妊娠期停用。第一次使用子宫托应在医师指导下进行安置。白天使用，晚间取出，洗净备用，使用后每3个月复查。不良反应包括阴道刺激、溃疡和分泌物增多、异味，膀胱阴道瘘、嵌顿和感染等。

2. 手术治疗

手术治疗适用于尝试过保守治疗而效果不满意或不愿意保守治疗的患者，主要是有症状的脱垂或者POP-Q Ⅲ度及以上的患者。合并中度以上SUI应同时行抗尿失禁手术。手术的主要目的是缓解症状、恢复正常的解剖位置和脏器功能。

手术路径包括经阴道、经腹、腹腔镜或几种方法联合。没有一种术式可适应所有患者，应根据其年龄、对性功能保留的要求、脱垂程度、宫颈长度和病变、有无子宫和附件疾病、合并症及以往治疗情况等综合分析考虑。常用的手术方式包括以下几种。

（1）曼氏手术（Manchester手术）　包括阴道前后壁修补、主韧带缩短及宫颈部分切除术，适用于年龄较轻、宫颈延长的子宫脱垂患者。

（2）经阴道子宫全切除及阴道前后壁修补术　适用于年龄较大、无需考虑生育功能的患者，但重度子宫脱垂患者的术后复发概率较高。

（3）阴道封闭术　分阴道半封闭术（又称LeFort手术）和阴道全封闭术。该手术将阴道前后壁分别剥离长方形黏膜面，然后将阴道前后壁剥离创面相对缝合，以部分或完全封闭阴道。术后失去性交功能，仅适用于年老体弱不能耐受较大手术且无经阴道性生活要求者。

（4）盆底重建手术　可经阴道或腹腔镜或开腹完成。盆底重建手术包括以下几种：

① 子宫/阴道骶前固定术　多采用合成网片一端缝合在双宫骶韧带或子宫切除者的阴道穹隆处宫骶韧带断端，网片另一端缝合在骶骨S1（S4前的坚韧纤维组织，即前纵韧带）上，为阴道顶端缺陷治疗的标准术式。

② 阴道植入网片盆底重建手术　顶端植入合成吊带固定骶棘韧带，阴道前后壁植入合成网片支持阴道前后壁筋膜，达到重建目的。

③ 骶棘韧带固定术　通过近穹隆的阴道后壁切口分离阴道黏膜与直肠间隙达坐骨棘和骶棘韧带。将阴道残端缝合固定于距坐骨棘2.5cm的骶棘韧带上，能较好地保留阴道功能及保持阴道位于肛提肌板上的水平轴向，效果持久。

④ 高位骶韧带悬吊术　将宫骶韧带提起，用不可吸收缝线2～3

针自身宫骶韧带缝合打结，以缩短其韧带长度。

3.术后注意事项及随诊

术后3个月避免增加负压和负重，禁性生活3个月或确认阴道黏膜修复完好为止。术后建议随访终生，及时发现复发、处理手术并发症。

4.中药治疗

处方一　黄芪30g、甘草6g、党参20g、当归10g、陈皮6g、升麻10g、柴胡6g、白术10g、枳壳12g。每日1剂，水煎内服。

【说明】适用于气虚型子宫脱垂。

处方二　党参20g、熟地黄12g、杜仲10g、当归10g、山茱萸10g、枸杞子12g、甘草6g、升麻10g、枳壳12g、鹿角胶10g。

【说明】适用于肾虚型子宫脱垂。

第2节　女性压力性尿失禁

压力性尿失禁（SUI）是指腹压的突然增加导致尿液不自主流出；不是由逼尿肌收缩或膀胱壁对尿液的张力压引起的；特点是正常状态下无遗尿，而腹压突然增高时尿液自动流出。

一、病史采集

（1）现病史　详细询问有无泌尿系统病史，SUI的诱因和伴随症状病史，尿失禁的漏尿频率、漏尿量，对日常生活的影响程度，有无排尿困难。询问病史时需注意结合神经系统病史。既往治疗情况。患者的全身健康状况和活动水平，是否可以耐受手术。患者预期的治疗效果。

（2）过去史　除外继发于其他疾病或服用药物造成的尿失禁，除外造成或影响下尿路症状的疾病如心功能不全、肺部疾病、神经系统硬化性疾病（如多发性硬化病、卒中、帕金森病等），泌尿生殖系统发育异常，询问有无手术史及手术方式，生育状况及生育过程等。

二、体格检查

（1）全身体格检查　神经系统检查包括会阴感觉、球海绵体肌反射及肛门括约肌肌力的检查，骶神经检查主要是骶2～骶4神经的检查，有无引起尿失禁的解剖和神经系统的异常，需了解有无腹部包块，有无膀胱和子宫膨出等。

（2）妇科检查　了解外生殖器有无盆腔器官脱垂及程度；外阴部有无长期感染所引起的异味、皮疹；双合诊了解子宫位置、大小和盆底肌收缩力等；肛门指诊检查肛门括约肌肌力及有无直肠膨出。

三、辅助检查

（1）尿培养　除外感染。

（2）尿细胞学检查　除外泌尿道系统恶性肿瘤。

（3）血尿　应通过细胞学、静脉肾盂造影和膀胱镜检查，除外异常情况。

（4）SUI的诊断性评估

① 压力试验　患者膀胱充盈时取截石位检查，咳嗽时有尿液不自主溢出可提示SUI。如果截石位状态下没有尿液溢出，应让患者站立位时重复压力试验。

② 指压试验　试验前不排尿。患者仰卧于检查床上，双腿屈曲分开。检查者用右手中指、食指放于阴道前壁尿道两侧，指尖位于膀胱与尿道交界处，将膀胱颈向前上抬高。再行诱发试验。如压力性尿失禁现象消失即为阳性。检查时勿压迫尿道，否则会出现假阳性。

③ 棉签试验　患者仰卧位，将涂有利多卡因凝胶的棉签置入尿道，棉签头处于尿道膀胱交界处，分别测量患者在静息时及Valsalva动作时棉签与地面之间形成的角度。角度差值小于15°为良好，大于30°说明解剖学支持薄弱。

④ 尿动力学检查　包括膀胱内压测定和尿流率测定，膀胱内压测定主要观察逼尿肌的反射以及患者控制或抑制这种反射的能力，膀胱内压力的测定可以区别患者是因为非抑制性逼尿肌收缩还是SUI而引

起的尿失禁。尿流率测定可以了解膀胱排尿速度和排空能力。

⑤ 超声检查 利用即时或区域超声，可获得患者静息和做 Valsalva 动作时尿道角度、膀胱基底部和尿道膀胱连接处的运动和漏斗状形成的信息。另外，也可能发现膀胱或尿道憩室。

四、诊断

1.诊断标准

（1）证实有压力下溢尿。腹压增加下不自主溢尿是最典型的症状，而尿急、尿频、急迫性尿失禁和排尿后膀胱区胀满感亦是常见的症状。80%的压力性尿失禁患者伴有阴道膨出。

（2）解剖学支持薄弱。

（3）尿液分析正常，尿培养阴性，除外感染。

（4）神经系统检查正常。

（5）尿动力学检测无不自主性逼尿肌收缩、膀胱容量正常、残余尿正常。

2.分度

（1）Ⅰ度尿失禁 只发生在剧烈压力下，如咳嗽、喷嚏或慢跑时。

（2）Ⅱ度尿失禁 发生在中度压力下，如快速运动或上下楼梯。

（3）Ⅲ度尿失禁 发生在轻度压力下，如在站立时，但患者在仰卧位时可控制尿液。

3.诊断步骤

（1）确定是否存在尿失禁病史和压力试验及指压试验。

（2）进行尿失禁分型 详细病史；临床检查；尿动力学检查。

（3）进行病因分析 依据病史和系统全面检查。

4.鉴别诊断

SUI应与真性尿失禁、充盈性尿失禁、急迫性尿失禁（UUI）及混合性尿失禁鉴别。前两类主要在泌尿科就诊，不易混淆。混合性尿失禁可以通过尿动力学检查来鉴别。（表15-4）

表 15-4　SUI 和 UUI 鉴别诊断

项目	SUI	UUI
定义	物理压力下漏尿，无尿急	不自主漏尿伴尿急
病因	括约肌功能不全 （盆底组织薄弱）	特发性或大脑退化 炎症、肿瘤
尿流	逼尿肌稳定	运动型：逼尿肌不稳定
动力学	受刺激后尿道内部闭合压力不足	感觉型：膀胱对充盈过度敏感
治疗	盆底训练；手术治疗	药物治疗（抗胆碱能）；HRT，骶骨阻滞

五、治疗

1.非外科治疗方法

建议对尿失禁患者首先进行非手术治疗。非手术治疗也可用于手术前后的辅助治疗。非手术治疗具有并发症少、风险小的优点，可减轻患者的尿失禁症状。

（1）生活方式干预　减轻体重，尤其是体质指数（BMI）>30kg/m²者，戒烟，减少饮用含咖啡因的饮料，避免或减少腹压增加的活动。

（2）治疗便秘等慢性腹压增高的疾病。

（3）盆底肌训练（PFMT）又称为Kegel运动。持续收缩盆底肌（即缩肛运动）不少于3s，松弛休息2～6s，连续做15～30min，每天重复3遍；或每天做150～200次缩肛运动。持续3个月或更长时间。

（4）盆底电刺激治疗　通过电流刺激盆底肌使其收缩，并反向抑制排尿肌活性。也可用于训练患者进行盆底肌的锻炼。但不作为治疗SUI的常规方法。对于不能主动收缩盆底肌的患者可采用生物反馈和盆底电刺激的方法，可联合PFMT应用。治疗效果与PFMT相当。

（5）药物治疗　可减少患者的漏尿次数，改善生活质量。

① 选择性α1肾上腺素受体激动剂：有盐酸米多君等。因不良反应较大，不建议长期使用。

② 阴道局部雌激素治疗：对绝经后妇女，阴道局部雌激素治疗可以缓解部分绝经后SUI症状及下尿路症状。

2.手术治疗

非手术治疗效果不佳或依从性不好的患者可选择手术治疗，重度SUI患者可直接选择手术治疗，可以行尿道中段悬吊带术、经腹耻骨后膀胱颈悬吊术等手术，盆腔器官脱垂伴有SUI需行盆底手术者，可同时行抗SUI手术。NICE不推荐阴道前壁修补、阴道旁修补及针刺悬吊术作为SUI的术式。

第3节 生殖道瘘

生殖道瘘是指生殖道某部分与泌尿道或肠道之间有异常通道，前者称为泌尿生殖瘘（尿瘘），后者称为直肠生殖瘘（粪瘘）。

一、病史采集

阴道有无尿液或大便漏出，漏出的时间、量、性质等，有无难产、妇产科手术、盆腔外伤、妇科恶性肿瘤盆腔放射治疗史；有无由于漏出物刺激而引起的外阴瘙痒、烧灼痛，有无并发膀胱炎而出现的尿频、尿急、尿痛。

二、体格检查

通过妇科检查可了解瘘孔位置、大小及其周围瘢痕程度。如瘘孔位于耻骨联合后方难以暴露者，或瘘孔极小无法寻及时，可嘱患者取胸膝卧位，并利用单叶阴道直角拉钩，将阴道后壁向上牵引，直视下再进一步明确瘘孔及其与邻近组织或器官的解剖关系。

三、辅助检查

（1）查血常规、血型、输血前四项、凝血功能四项、心电图、血HCG、子宫及附件B超、胸部正位片。

（2）用金属导尿管自尿道口插入膀胱，于瘘孔处可触及导尿管或探针。

（3）亚甲蓝试验　用稀释消毒亚甲蓝溶液300ml注入膀胱，然后夹紧导尿管，扩张阴道进行鉴别。凡见到蓝色液体经阴道壁小孔流出者为膀胱阴道瘘；自宫颈口流出者为膀胱子宫颈瘘；如流出的为清亮尿液则为输尿管阴道瘘。

（4）膀胱镜、输尿管镜检查　可了解膀胱容量、黏膜状况、瘘孔数目、位置、大小，以及瘘孔与输尿管开口的关系。

（5）静脉肾盂造影　静脉注入泛影酸钠后摄片，并根据肾盂、输尿管及膀胱显影情况，了解双侧输尿管有无梗阻、畸形、异位等情况，以决定手术方式。

四、诊断与治疗

（一）泌尿生殖瘘（尿瘘）

尿瘘系指生殖器与泌尿系统之间形成的异常通道。多见于难产、产伤，也可发生于妇科手术损伤、外伤、癌肿转移、盆腔放射治疗或阴道内子宫托应用不当等情况。

1. 诊断要点

（1）症状

① 漏尿　漏尿开始的时间按产生瘘孔的原因而不同，压迫坏死组织脱落而形成尿瘘者多于产后或术后10天左右开始漏尿；手术损伤者术后即开始漏尿。

② 外阴瘙痒和疼痛　由于尿液长期刺激可致外阴及臀部皮炎。

③ 尿路感染　合并尿路感染者有尿频、尿急尿痛及下腹部不适等症状。

（2）妇科检查　通过妇科检查可了解瘘孔位置、大小及其周围瘢痕程度。明确瘘孔及其与邻近组织或器官的解剖关系。

2. 治疗

以手术为主，局部病变（结核、癌肿）造成者进行病因治疗，然后再根据病情考虑修补术。

（1）非手术治疗　仅限于分娩或手术后1周内发生直径仅数毫米的膀胱阴道瘘和输尿管小瘘孔，留置导尿管于膀胱内或在膀胱镜下插入输尿管导管，4周至3个月有愈合可能。引流管拔除前，应重复诊断检查（如亚甲蓝试验）明确瘘孔是否愈合。引流期间要注意保证患者营养和液体的摄入，促进瘘孔愈合；治疗外阴皮炎和泌尿系统感染，改善患者生活质量。绝经后妇女可给予雌激素，促进阴道黏膜上皮增生，有利于伤口愈合。对于瘘管已经形成并且上皮化者，非手术治疗则通常失败。

（2）手术治疗

① 手术时间的选择

a.器械损伤的新鲜瘘孔应立即修补。

b.如因组织坏死感染等引起，当时不能手术或第一次手术已经失败，应在3～6个月后待局部炎症、水肿充分消退，组织软化后再行修补。

c.手术宜在月经后3～5天进行，有利于伤口愈合。

② 术前准备

a.积极控制炎症，如尿路感染等。

b.老年或闭经患者术前可给予小量雌激素，如己烯雌酚口服，每晚1次，每次1mg，服用20天。

c.局部瘢痕严重者，术前可给肾上腺皮质激素如泼尼松口服，每次5mg，每日3次，服用2～4周。亦可用透明质酸酶、糜蛋白酶等促进瘢痕软化。

d.术前做尿液培养及药敏试验，以利术后选用抗生素。

③ 手术途径的选择

a.一般经阴道修补。

b.孔较大，部位较高时可经腹切开膀胱进行修补，或经阴道、腹部联合修补。

c.输尿管阴道瘘则应经腹做输尿管膀胱吻合术。

④ 术后处理

a.应用抗生素，积极防治感染。

b.保持外阴清洁，防止上行感染。

c.导尿管放置12～14天，拔管后令患者定时排尿，多饮水增加尿量，以达到自身冲洗膀胱的目的。

d.保持大便通畅，以免因用力排便而影响伤口愈合。

（二）直肠生殖瘘（粪瘘）

粪瘘（fecal fistula）指肠道与生殖道之间的异常通道，最常见的是直肠阴道瘘，可以根据瘘孔在阴道的位置，将其分为低位、中位和高位瘘。大都因分娩困难胎头压迫阴道后壁、直肠过久，引起软组织的坏死所致。也可为会阴Ⅲ度裂伤未缝合或虽缝合但未愈合所致，还可以是缝合会阴时缝线穿透直肠黏膜，感染后形成瘘管。少数由于会阴部外伤（骑跨伤），手术损伤，晚期癌症或放射治疗引起。

1.诊断

（1）症状　稀薄粪便及肠中气体不能控制地由阴道排出，外阴和阴道因受粪便刺激而引起慢性炎症。

（2）妇科检查　大的瘘孔可在阴道视诊时见到或触诊时证实。小的瘘孔往往仅在阴道后壁见到一鲜红肉芽组织。

（3）辅助检查

① 从阴道后壁肉芽组织处插入子宫探针，另一手手指伸入肛门，手指与探针相遇，即可确诊。

② 阴道内放置无菌干纱布一块，用导尿管自肛门内注入稀释亚甲蓝溶液，如见纱布及瘘孔部位染蓝，即可确诊。

2.治疗

均需手术治疗。

（1）手术时机

① 先天性粪瘘应在患者15岁左右，月经来潮后再行手术，过早手术容易造成阴道狭窄。

② 手术创伤或会阴裂伤、外伤的伤口应立即行修补术。

③ 产程过长，胎先露压迫坏死引起的粪瘘应待产后4～6个月炎症消失后再行修补术。

④ 高位巨大直肠阴道瘘合并尿瘘者、前次手术失败阴道瘢痕严重者，应先行暂时性乙状结肠造瘘，之后再行修补术。

（2）手术注意点

① 术前准备

a. 手术时间　选在月经干净后3～7天。

b. 术前1周　嘱患者行1∶5000高锰酸钾溶液坐浴，每日2次，每次10min。

c. 术前3日起做肠道准备，卡那霉素1g，口服，每日2次；甲硝唑（灭滴灵）0.2g，口服，每日2次，以控制肠道内细菌。

d. 手术前3天起进少渣饮食，手术前1天进流质饮食。

e. 手术前晚清洁灌肠。

② 术后处理

a. 保持外阴清洁，每次大便后用消毒液冲洗会阴及擦洗伤口表面。保留导尿管1周。

b. 应用抗生素预防感染。

c. 术后需用药控制排便，如手术后5天仍未排便每晚口服石蜡油30ml，软化润滑大便。

d. 术后进少渣饮食3～5天。

e. 术后严禁灌肠或放置肛管，以免影响伤口愈合。

f. 术后5～7天伤口拆线。

第三篇
产　科

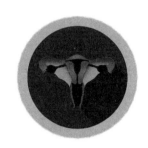

第16章
产前保健

第1节　优生咨询

优生咨询是指具有遗传、产前诊断等相关知识的医生，对咨询者所提出的优生问题进行解答，并提出相关的处理建议和指导。优生咨询一般包括遗传咨询和产前诊断。

出生缺陷的防治可分为三级：一级预防是孕前干预，防止出生缺陷胎儿的发生。二级预防是产前干预，包括产前筛查、诊断及可能的宫内干预。三级预防是产后干预，包括早期诊断和早期治疗，防止严重的致残。

一、遗传咨询

1.遗传性疾病对子代的影响

（1）常染色体显性遗传病　夫妇一方患病，子代患病的机会是1/2。

（2）常染色体隐性遗传病　夫妇双方为携带者，子代患病的机会是1/4。

（3）X连锁显性遗传病　夫为患者，妻正常，其女儿均患病，儿子均正常；夫正常，妻为患者，其子女均有1/2患病。

（4）X连锁隐性遗传病　妻为携带者，夫正常，儿子患病的机会为1/2；夫为患者，儿子通常不发病；妻为患者，夫正常，儿子均发病，女儿均为携带者。

2.遗传咨询的对象

（1）夫妇双方或一方家庭成员中有遗传病、出生缺陷、不明原因的癫痫、智力低下、肿瘤及其他与遗传因素密切相关的患者，曾生育过明确遗传病或出生缺陷儿的夫妇。

（2）夫妻双发或之一本身罹患智力低下或出生缺陷。

（3）不明原因的反复流产或死胎、死产等病史的夫妇。

（4）孕期接触不良环境因素及患有某些慢性病的夫妇。

（5）常规检查或常见遗传病筛查发现异常者。

（6）其他需要咨询者，如婚后多年不育的夫妇，或35岁以上的高龄孕妇；近亲婚配。

3.遗传咨询的类别

婚前咨询、孕前咨询、产前咨询、儿科相关遗传病咨询、肿瘤遗传咨询及其他专科咨询，如神经遗传病咨询、血液病咨询等。

4.遗传咨询的原则

自主原则；知情同意原则；无倾向性原则；守密和尊重隐私原则；公平原则。

5.遗传咨询步骤

（1）帮助患者及家庭成员了解疾病的表型，即疾病的临床症状，比如认知障碍、生理缺陷等。

（2）以通俗易懂的语言向患者及家庭成员普及疾病的遗传机制，即由何种遗传物质异常导致疾病发生的机制。

（3）提供疾病治疗方案信息，即针对该疾病所能够采取的治疗手段及预后，使患者通过遗传诊断而受益。此外还应提供疾病相关协助机构方面的信息。

（4）提供再发风险的咨询，即患者所患的遗传性疾病在家系亲属中再发生的风险率。在明确诊断的基础上判断其遗传方式，同时也应当考虑基因型和表型可能的差异，作出遗传风险的评估，说明子代再发风险。

（5）提供家庭再生育计划咨询，即告知患者及家庭下一胎生育时应该采取的措施及生育方式上的可能选择，如自然受孕直接进行产前诊断、植入前胚胎遗传学诊断、捐精、供卵等。

6. 人类遗传病的类型

人类遗传性疾病可分为6类：染色体疾病；基因组疾病；单基因遗传病；多基因遗传病；线粒体遗传病；体细胞遗传。

二、产前筛查

是通过可行的方法，对一般低风险孕妇进行一系列的检查，发现子代具有患遗传性疾病高风险的可疑人群。

1. 非整倍体染色体异常

（1）妊娠早期联合筛查　包括超声测定胎儿颈项透明层（NT）厚度和孕妇血清学检查两类。血清学检测指标包括妊娠相关血浆蛋白-A（PAPP-A）和游离β-人绒毛膜促性腺激素（β-HCG）。联合应用血清学和NT检测，唐氏综合征的检出率为85%，假阳性率为5%。

（2）妊娠中期筛查　妊娠中期的筛查策略为血清学标志物联合筛查，包括甲胎蛋白（AFP）、人绒毛膜促性腺激素（HCG）或游离β-人绒毛膜促性腺激素（β-HCG）、游离雌三醇（uE$_3$）三联筛查，或增加抑制素A形成四联筛查，结合孕妇的年龄、孕周、体重等综合计算发病风险。检查孕龄一般设定为15～20周，唐氏综合征的检出率为60%～75%，假阳性率为5%。

（3）妊娠早、中期整合筛查

① 整合产前筛查　首先在妊娠10～13^{+6}周检测血清PAPP-A、β-HCC和11～13^{+6}周超声检查NT；然后在妊娠中期15～20周行血清学四联试验。联合6项指标，获得唐氏综合征的风险值。

② 血清序贯筛查　为在整合产前筛查中去除NT检查，该方法可达到妊娠早期联合筛查相同的效果。

③ 酌情筛查　首先进行妊娠早期筛查，筛查结果为胎儿风险极高者（唐氏综合征风险率≥1/50），建议绒毛穿刺取样（CVS）。其他孕妇继续妊娠至中期进行四联试验，获得综合的风险评估报告。

（4）超声遗传学标志物筛查　又称为软指标，包括妊娠早期的NT增厚、鼻骨（NB）缺失，妊娠中期的颈部皮肤皱褶增厚、肠管回声增强、肾盂扩张、长骨（肱骨、股骨）短缩、心室内强光点、脉络膜囊肿等。另外，超声发现结构性畸形的胎儿也可提示染色体异常的风险增高，但何种风险取决于具体的畸形和发现的时机，如淋巴水囊瘤在妊娠早期发现与三结倍体有关，在妊娠中期发现与X染色体单体有关。

超声软指标异常应注意是否存在其他结构畸形，并根据特定软指标的风险度，决定是否需要进一步产前诊断。

（5）无创产前检测技术（NIPT）　NIPT技术是根据孕妇血浆中胎儿来源的游离DNA信息筛查常见的非整倍体染色体异常的方法。目前绝大部分采用二代测序和信息生物学技术，筛查的准确性高，对21-三体、18-三体和13-三体筛查的检出率分别为99%、97%和91%，假阳性率在1%以下。但在可能存在胎儿其他染色体或基因疾病风险的孕妇、胎儿结构畸形、孕妇本身存在染色体异常、胎盘嵌合体等特殊情况下，不宜采用NIPT。NIPT目前仅用于高危人群的次级筛查。

2.神经管畸形

（1）血清学筛查　约有95%的神经管缺陷（NTDs）患儿无家族史，但约90%的孕妇血清和羊水中的AFP水平升高。筛查应在妊娠15～20周进行，以中位数的倍数（MOM）为单位。以2.0MOM为AFP正常值的上限，筛查的阳性率为3%～5%，敏感性90%以上，阳性预测值2%～6%。但孕妇血清AFP水平受多种因素影响，如孕龄、孕妇体重、种族、糖尿病、死胎、多胎、胎儿畸形、胎盘异常等。

（2）超声筛查　99%的NTDs可通过妊娠中期的超声检查获得诊断，因此孕妇血清AFP升高但超声检查正常者，可不必抽取羊水检测AFP。另外，3%～5%的NTDs为非开放性畸形，羊水AFP水平在正常范围。

3.胎儿结构畸形筛查

对于出生缺陷的低危人群，可在妊娠20～24周期间，通过超声对胎儿各器官进行系统的筛查可以发现胎儿结构畸形，如无脑儿、严重脑膨出、严重开放性脊柱裂、严重胸腹壁缺损并内脏外翻、单腔心、致死性软骨发育不良等。因此建议所有孕妇在此时期均进行一次系统胎儿超声检查，妊娠中期产前超声胎儿畸形的检出率为50%～70%，漏诊的主要原因包括：

① 母体因素，如孕周、羊水、胎位、母体腹壁等。

② 部分胎儿畸形的产前超声检出率极低，如房间隔缺损、室间隔缺损、耳畸形、指/趾异常、肛门闭锁、食管闭锁、外生殖器畸形、闭合性脊柱裂等。

③ 部分胎儿畸形目前还不能为超声所发现，如甲状腺缺如、先天性巨结肠等。

三、产前诊断

产前诊断是指在胎儿出生之前应用各种诊断手段，了解胎儿的生长发育情况，例如是否有器官畸形、染色体或基因异常、生化代谢异常等。根据诊断的情况，提出相应的医学建议。

1. 产前诊断的对象

（1）35岁以上的高龄　孕妇超过35岁以后，染色体异常情况使唐氏综合征（21-三体综合征、先天愚型）的发病机会明显升高。

（2）生育过染色体异常儿的孕妇　再次生育染色体异常儿的机会升高。

（3）夫妇一方有染色体平衡易位者　其子代发生染色体异常的机会增加。

（4）生育过无脑儿、脑积水、脊柱裂、唇裂、腭裂、先天性心脏病儿者　其子代再发的机会增加。

（5）性连锁隐性遗传病基因携带者。

（6）夫妇一方有先天性代谢疾病或已生育过患儿的孕妇。

（7）在妊娠早期接触过大剂量化学毒剂、辐射和严重病毒感染的孕妇。

（8）有遗传性家族史或有近亲婚配的孕妇。

（9）有原因不明的流产、死产、畸形胎儿和有新生儿死亡史的孕妇。

（10）羊水过多、过少、怀疑有胎儿畸形的孕妇。

（11）筛查发现染色体核型异常的高危人群、胎儿发育遗传或可疑结构畸形。

2. 产前诊断的疾病

（1）染色体异常　包括染色体数目异常和结构异常两类。染色体数目异常包括整倍体和非整倍体；结构异常包括染色体部分缺失、易位、倒位、环形染色体等。

（2）性连锁遗传病　以X连锁隐性遗传病居多，如红绿色盲、血友病等。致病基因在X染色体上，携带致病基因的男性必定发病，携带致病基因的女性为携带者，生育的男孩可能一半是患病，一半为健康者；生育的女孩表型均正常，但可能一半为携带者，故判断为男胎后，可考虑行人工流产终止妊娠。

（3）遗传性代谢缺陷病　多为常染色体隐性遗传病。因基因突变导致某种酶的缺失，引起代谢抑制、代谢中间产物累积而出现临床表现。除极少数疾病在早期用饮食控制法（如苯丙酮尿症、肝豆状核变性）外，至今尚无有效治疗方法。

（4）先天性结构畸形　有明显的结构改变，如无脑儿、开放性脊柱裂、唇腭裂、先天性心脏病、髋关节脱臼等。

3. 常用的产前诊断方法

目前，胎儿疾病的产前诊断主要针对胎儿结构和胎儿遗传两方面，胎儿结构异常的诊断方面主要为影像技术，包括超声和核磁共振成像；遗传疾病的产前诊断方法包括胎儿组织的取样技术和实验室诊断技术。

（1）绒毛或羊水染色体检查　对于胎儿染色体异常风险比较高的孕妇，可以选择在孕10～14周经腹取绒毛，或在孕16～20周进行羊膜腔穿刺，抽取羊水，进行胎儿细胞培养和染色体核型分析。无条件者必须转院。

（2）B超检查　在孕9～14周测量颈部透明带（NT）、鼻骨长短（NB），妊娠16～22周常规B超检查了解胎儿的生长和发育情况，并除外胎儿畸形。

（3）经皮脐静脉穿刺取胎儿血　检查特殊的胎儿血液疾病、感染性疾病及染色体异常。

第2节　妊娠诊断

一、早期妊娠

妊娠未达14周称为早期妊娠。

（一）诊断要点

1.病史与症状

（1）停经　平时月经周期规则的生育年龄有性生活已婚妇女月经过期10天或10天以上。

（2）早孕反应　60%的妇女于停经6周左右可出现早孕反应，表现为头晕、乏力、嗜睡、食欲不振，喜食酸物或厌食油腻，恶心、晨起呕吐等。

（3）尿频　排尿次数比平时增多，每次尿量减少。

2.体征

（1）乳房的变化　孕妇自觉乳房轻度胀痛及乳头疼痛，乳房增大，有明显的静脉显露，乳头增大，乳头及其周围皮肤着色加深。

（2）生殖器官的变化　阴道壁及宫颈阴道部充血呈蓝紫色。宫颈变软，子宫峡部极软，感觉宫颈与宫体似不连接，称"黑加征"。宫体增大变软，妊娠8周宫体为非孕宫体的2倍，妊娠12周约为3倍。

（3）其他　部分患者出现雌激素增多的表现，如蜘蛛痣、肝掌、皮肤色素沉着。部分患者出现不伴子宫出血的子宫收缩痛或不适、腹胀、便秘等不适。

3.辅助检查

（1）超声检查

① B型超声　是确诊宫内妊娠的金指标。估计孕龄，停经35天，

宫腔可见到妊娠囊（GS）；妊娠6周时，可见到胚芽和原始心管搏动。妊娠11～13周测量胎儿头臀长度（CRL）可较准确估计孕周，校正预产期。

② 超声多普勒法　在增大的子宫区内，听到有节律的、单一高调的、频率在110～160次/min的胎心音，最早出现在妊娠7周时。

（2）妊娠试验　尿HCG试验为阳性，血HCG水平升高

（3）黄体酮试验　每日肌内注射黄体酮20mg，共3天，若停药超过7天仍未出现阴道流血，则妊娠可能性大（此法目前少用）。

（4）宫颈黏液检查　见到排列成行的椭圆体，不见羊齿状结晶，妊娠可能性大。

（5）基础体温测定　双相型体温的妇女，高温相持续18天不见下降，早期妊娠可能性大，高温相持续3周以上，早孕的可能性更大。

（二）治疗

1.一般治疗

注意休息，加强营养，多食水果、牛奶等富含维生素、微量元素、蛋白质的食物。

2.药物治疗

主要针对早期妊娠常见消化道症状处理。

处方一　维生素B_6 10～20mg　po　tid

【说明】恶心、晨吐者选用。

处方二　维生素B_1 20mg　po　tid

　　　　或　干酵母3片　po　tid

　　　　或　胃蛋白酶300mg　饭时与稀盐酸1ml同服　tid

【说明】消化不良者选用。

处方三　叶酸0.4mg　po　qd

【说明】用于预防胎儿神经管畸形。

妊娠是一个正常的生理过程，早孕反应一般对生活与工作影响不大，不需特殊治疗，多在妊娠12周前后自然消失。因个体差异，少数

孕妇早孕反应重，恶心呕吐频繁，不能进食，影响健康，甚至威胁孕妇生命，称为妊娠剧吐，应积极处理。一旦怀疑为妊娠，应及时到医院检查确诊，以防异位妊娠的发生。妊娠前3个月至妊娠3个月应补充叶酸，防止胎儿神经管畸形。

如亚甲基四氢叶酸还原酶基因检测为CT型，孕前三个月应口服叶酸0.4mg/天，孕0～12周口服叶酸0.8mg/天，13～40周口服叶酸0.4mg/天；如亚甲基四氢叶酸还原酶基因检测为TT型，孕前3个月及孕后3个月口服叶酸0.8mg/天，之后一直口服叶酸0.4mg/天至分娩。

二、中晚期妊娠

妊娠第14周至第27周末称为中期妊娠，第28周以后称为晚期妊娠。

（一）诊断要点

① 有早期妊娠的经过，并逐渐感到腹部增大和自觉胎动。

② 子宫增大，孕20周及以后能扪及胎体，24周及以后触诊能区分胎头、胎背、胎臀及胎儿肢体。孕19～20周孕妇可觉到胎动，妊娠12周用多普勒胎心听诊仪能够探及胎心音，并可闻及频率为110～160次/min的胎心音。

③ B超检查能显示胎儿数目、胎产式、胎先露、胎方位，有无胎心搏动，以及胎盘位置、胎头双顶径，还可显示有无胎儿体表畸形。

（二）治疗

1.一般治疗

（1）适当增加优质蛋白来源，尤其是深海鱼类含有较多二十二碳六烯酸（DHA），对胎儿大脑和视网膜发育有益，每周最好食用2～3次深海鱼类。

（2）适当增加奶类的摄入，妊娠中期开始，每日应至少摄入250～500g奶制品以及补充600mg的钙。

（3）适当增加碘的摄入，孕期碘的推荐摄入量为230μg/d，孕妇除坚持选用加碘盐外，每周还应摄入1～2次含碘丰富的海产品如海带、紫菜等。

（4）常吃含铁丰富的食物，孕妇是缺铁性贫血的高发人群，因给予胎儿铁储备的需要，孕中期开始要增加铁的摄入，每日增加20～50g红肉，每周吃1～2次动物内脏或血液。有指征时可额外补充铁剂。

（5）适量身体活动，维持体重的适宜增长，每日进行不少于30分钟的中等强度的身体活动，如散步、体操、游泳等，有利于体重适宜增长和自然分娩。

（6）腰背痛明显者，必要时卧床休息、局部热敷。

（7）下肢静脉曲张者，应避免长时间站立，下肢扎以弹性绷带，晚间睡眠时适当垫高下肢以利静脉回流。

（8）患痔者应多吃蔬菜，少吃辛辣食物，必要时服缓泻剂软化大便，纠正便秘。

（9）仰卧位低血压常出现于妊娠末期，可改为侧卧姿势，血压可迅即恢复正常。

2.药物治疗

主要补充胎儿发育所需的铁、维生素、钙剂等。

有消化系统症状者，处方见"早期妊娠"中的处方一、处方二。

处方一　富马酸亚铁200mg　po　qd

　　　或　硫酸亚铁300mg　po　qd

　　　或　多糖铁复合物胶囊150mg　po　qd

　　　或　琥珀酸铁口服液15ml　po　qd

【说明】妊娠后半期应适时补充铁剂。

处方二　富马酸亚铁400mg　po　tid

　　　或　硫酸亚铁600mg　po　tid

　　　　　维生素C 300mg　po　tid

【说明】用于明确的缺铁性贫血患者。

处方三 　醋酸钙胶囊0.6g　po　qd

　　　　　维生素AD丸1丸　po　tid

　　　　　维生素E 100mg　po　bid或tid

【说明】用于出现下肢肌肉痉挛等孕妇缺钙表现时。

处方四 　乳果糖10ml　po　tid

　　　　　甘油（开塞露）1支　挤入直肠

【说明】便秘者，多喝水，适量运动，多吃新鲜蔬菜水果及粗纤维的食物，比如红薯、韭菜、香蕉、火龙果等增加肠蠕动而促进排便。必要时口服缓泻剂，禁用峻泻剂及灌肠。

3.其他

① 中、晚期妊娠应嘱孕妇定期到医院做产前检查。

② 医师应教会孕妇进行自我监护，如每日数胎动等。

③ 如出现阴道流水、出血等情况，应及时去医院，以免延误治疗和抢救时机，危及孕妇及胎儿生命。

④ 如出现头痛、头晕、皮肤瘙痒等情况，亦应及时去医院就诊。

第3节　孕期保健

产前检查应从妊娠12周前确定妊娠开始，孕20～36周前每4周1次；孕36周后每周1次。根据我国《孕前和孕期保健指南（2018年）》，目前推荐的产前检查孕周分别是：孕6～13^{+6}周，孕14～19^{+6}周，孕20～24周，孕25～28周，孕29～32周，孕33～36周，孕37～41周（每周1次）。正常妊娠孕期保证检查8次。有高危因素者，则酌情增加次数。

一、早孕期保健

（一）目的

（1）确定宫内妊娠。

（2）确定妊娠周数。

（3）排除不宜妊娠的疾病。

（4）提供孕早期保健知识。

（二）内容

1.病史

（1）基本情况　年龄、职业、文化程度等。＜18岁或者≥35岁妊娠为高危因素，≥35岁为高龄妊娠。从事接触有毒物质或放射线等工作的孕妇，其母儿不良结局的风险增加，建议计划妊娠前或妊娠后调换工作岗位。

（2）月经史　初潮年龄、月经周期、经期、经量、前次月经日期、末次月经日期，并按此计算预产期。预产期的推算：按末次月经第一日算起，月份减3或加9，日数加7。若孕妇记不清末次月经日期或哺乳期尚未转经而受孕者，应采用超声检查来协助推算预产期。若根据末次月经推算的孕周与妊娠早期超声检查推算的孕周时间间隔超过5日，应根据妊娠早期超声结果校正预产期，孕早期超声检测胎儿头臀长（CRL）是估计孕周最准确的指标。

（3）现病史　孕早期妊娠反应出现的时间及程度，有无阴道流血、头痛、心悸等，孕期内发热及服药情况，特别注意有无内、外科疾病及其严重程度。

（4）过去史　有无高血压、心、肺、肾、内分泌疾病、出血、传染病等病史及其治疗情况，有何手术史。

（5）婚育史　有无自然流产、早产、难产、死胎、死产及既往分娩情况，有无产后出血、感染，婴儿体重及健康情况，如手术产应了解手术指征、手术方式、术后情况。

（6）家族史　有无高血压、精神病、双胎、糖尿病及与遗传有关的疾病。丈夫健康状况，有无遗传性疾病等。

2.体格检查

（1）一般情况　观察孕妇的发育营养状况、精神状态、身材体态，注意步态及面色是否苍白、有否黄染等。

（2）全身情况　测血压、体重、身高，观察全身皮肤有无皮疹、黄染，心、肺、肝、脾等脏器有无异常，乳房发育情况，脊柱及下肢有无畸形等。

（3）妇科检查　外阴、阴道有无炎症、畸形、肿瘤，阴道窥器查看有无宫颈糜烂、息肉、肌瘤等，双合诊了解软产道和内生殖器官有无异常以及子宫大小。根据情况行宫颈癌涂片检查。

3. 辅助检查

（1）血常规和血型　红细胞计数、血红蛋白、白细胞计数及分类、血小板及血型检查。

（2）尿常规　测定尿蛋白、尿糖及镜检。

（3）空腹血糖。

（4）肝功能、肾功能测定。

（5）产科特异感染检查　乙型肝炎病毒、丙型肝炎病毒，梅毒血清学、艾滋病毒等抗原抗体检查。

（6）B超　确定宫内妊娠和孕周。孕$11 \sim 13^{+6}$周测量胎儿颈项透明层厚度。

（7）地中海贫血筛查　广东、广西、海南、湖南、湖北、四川、重庆等地。

（8）阴道分泌物、心电图酌情检查。

4. 高危妊娠的识别与处理

经一系列检查后，对发现有异常者进行相应的处理。有严重内、外科合并症不能妊娠者，则应尽早终止妊娠。对需要产前诊断者做相应的处理，及早转上级医院。

5. 咨询指导

对每一位孕妇做好早孕期保健的宣教，包括心理保健、营养指导以及如何避免各种有害因素对胚胎的影响。

二、中孕期保健

（一）目的

（1）定期产前检查，以发现并处理影响母亲和胎儿健康的高危因素。

（2）监测胎儿的生长发育。

（3）筛查先天异常胎儿。

（二）内容

1.问诊

（1）胎动　出现时间及胎动变化。

（2）主诉　头痛、眼花、水肿、阴道流血等。

2.体格检查

（1）体重增加　一周内体重增加≥500g，应予重视。

（2）血压　孕妇正常血压不超过140/90mmHg（18.7/12kPa），超过者应进一步检查。

（3）根据主诉进行相应的检查。

（4）检查下肢有无水肿。

3.产科检查

包括腹部检查、骨盆测量及绘制妊娠图等。

（1）四步手法检查子宫底高度、胎位、胎先露。

（2）孕妇平卧位，排空膀胱，两腿伸直，用软尺沿腹壁皮肤测量自耻骨联合上缘至子宫底的高度及环绕脐周处的腹围，填写妊娠图，监测胎儿发育等。

（3）听胎心　每次至少半分钟。

4.化验检查

每次产前检查时行（中段尿）尿蛋白或常规检查，异常者增加次数。血常规每4周至少查1次，异常者增加次数。

5.特殊检查

（1）产前筛查与产前诊断　中孕期非整倍体母体血清学筛查（15～20周），无创前期检测（NIPT）（12～22^{+6}周），羊膜腔穿刺检查胎儿染色体（16～22周）。

（2）B超检查　20周左右常规检查，排除胎儿畸形。

（3）75g葡萄糖耐量试验　孕24～28周及28周后首次就诊时行

75g OGTT检查。

（4）妊娠20周开始，产检项目增加妊娠高血压预测。

（5）孕20～24周阴道超声测量宫颈长度（早产高危）

（6）妊娠25～28周行宫颈阴道分泌物胎儿纤维链接蛋白（fFN）检测（宫颈长度为20～30mm者）。

6.高危妊娠的识别与处理

经一系列检查后，对发现有异常者进行系统监护与相应的处理，或与相关科的医生共同处理。

7.咨询指导

（1）营养咨询。

（2）孕妇及其家属的健康教育。

三、晚孕期保健

（一）目的

（1）孕期并发症的防治。

（2）监测胎儿状况（包括自我监护）。

（3）分娩前教育。

（二）内容

1.问诊

（1）胎动情况。

（2）主诉　头痛、眼花、水肿、腹痛、阴道流血和流水等。

2.体格检查

见"中孕期保健"。

3.产科检查

见"中孕期保健"。

4.化验检查

见"中孕期保健"。

5. 特殊检查

（1）B超　孕30 ～ 32、37 ～ 38周常规检查，末期胎位不能确定，或羊水过多、羊水过少或胎儿发育小或怀疑巨大儿时，应做B超检查，超过40周酌情增加检查次数。

（2）无负荷试验（NST）　32周开始行胎心监测，2周一次，37周起每周一次，高危对象应提前或增加次数。

（3）孕28周　教会孕妇自测胎动计数：每天早、中、晚各数1小时，3次胎动相加乘以4为12小时胎动次数，一般为20 ～ 40次，平均每小时3 ～ 5次；胎盘功能低下时，胎动<10次/2小时或减少50%，提示胎儿宫内缺氧。如有胎动频繁或明显减少甚至消失应立即到医院就诊。

（4）孕35周左右行分泌物B族链球菌（GBS）检测　取阴道口及肛门周围分泌物进行B族链球菌培养，指导临产后的抗生素使用。

6. 产前评估

孕37周时应由主治医师以上的医生进行全面评估，提出适时分娩计划等处理意见。

7. 高危妊娠的识别与处理

经一系列检查后，对发现有异常者进行系统监护与相应的处理，或与相关科的医生共同处理。

8. 咨询指导

包括营养咨询及孕妇及其家属的健康教育，尤其是妊娠并发症的预防与早发现、分娩准备及母乳喂养等知识的教育。

第4节　高危妊娠

妊娠期母婴有某种病理因素或致病因素可能危害母婴健康与生命或导致难产者称为高危妊娠。具有高危因素的孕妇为高危孕妇，具有高危因素的围生儿为高危儿。

一、高危妊娠的因素

孕妇有以下情况时应在高危门诊随访和检查，进行系统监护，并针对各种不同的病因进行治疗，必要时与相关科的医生共同处理。

（1）孕妇本身疾病　这些疾病影响孕妇本身的健康和胎儿发育，如心脏病、糖尿病、甲状腺功能亢进、原发性高血压、慢性肾炎、血液病、肝病、精神病等。

（2）不良分娩史　如早产、死胎、死产、产伤史，新生儿死亡、难产、新生儿溶血性黄疸、新生儿有先天性或遗传性疾病等。

（3）并发症　妊娠高血压综合征（妊高征）、前置胎盘、胎儿宫内生长受限、母儿血型不合、羊水过多或过少、多胎妊娠、性传播疾病、宫内感染等。

（4）估计有分娩异常的可能　身高＜150cm，体重＜45kg或＞85kg，胸廓、脊柱畸形，胎位异常，瘢痕子宫，骨盆异常，软产道异常等。

（5）其他　包括各种不利的社会、经济及个人文化、行为等因素。

① 孕妇年龄<18岁或>35岁。

② 孕妇未行产前检查。

③ 身体素质　肥胖、生殖道畸形、有遗传家族史及营养状态比较差。

④ 多年不育经治疗受孕者。

⑤ 血型　女方血型是O型，而丈夫血型是非O型；或女方血型为Rh阴性而丈夫血型为Rh阳性者。

二、高危妊娠的处理

高危妊娠的范围很广，应根据病因不同而选择适当的处理方案。预防为主、严密监护。早期诊断及积极处理是提高围生质量的关键。不断提高高危妊娠的检出率、随诊率及住院分娩率，可降低孕产妇死亡率、围生儿死亡率、残废儿出生率。

（1）加强营养、注意休息　妊娠期饮食应富含蛋白质、维生素、钙、铁及微量元素。左侧卧位可减轻子宫对椎前大血管的压迫，纠正妊娠期右旋的子宫，从而改善子宫胎盘血流量。

（2）吸氧　间断面罩吸氧，每天2～3次，每次15～30min。

（3）适时终止妊娠　根据高危妊娠的病因、母亲全身状况、胎儿成熟度、胎盘功能决定终止妊娠的时间。

（4）产时处理　产时应严密监护胎儿心率及母亲的情况，发现问题应及时处理，尤其是血压的变化情况。推荐分娩镇痛。警惕宫缩乏力产后出血的发生，同时做好新生儿抢救工作。

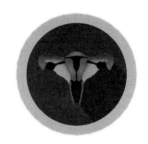

第17章
正常分娩

妊娠≥28周，胎儿及其附属物从临产开始至全部从母体娩出的过程称为分娩。妊娠达28～36^{+6}周期间分娩称早产；妊娠达到37～41^{+6}周期间分娩称足月产，妊娠达到及超过42周期间分娩称为过期产。从临产开始到胎儿、胎盘娩出的全过程可分为三个产程。

第1节　第一产程

第一产程是指临产到宫口开全的过程。第一产程可分为潜伏期和活跃期两个阶段，潜伏期为宫口扩张的缓慢阶段，初产妇不超过20小时，经产妇不超过14小时。活跃期为宫口扩张的加速阶段，可在宫口开至4～5cm即进入活跃期，最迟至6cm才进入活跃期。

一、诊断要点

规律性宫缩，宫口扩张，胎先露下降及胎膜破裂。

二、处理

1.产程观察及处理

（1）子宫收缩　观察临产开始的时间，宫缩频率、强弱、间隔及持续时间，并记录。

（2）宫口扩张及胎先露下降　消毒外阴，经阴道指诊检查，通过食指和中指直接触摸了解骨盆、产道情况，了解宫颈管消退和宫口扩张情况、胎先露高低、确定胎方位、胎先露下方有无脐带，并进行Bishop宫颈成熟度评分。

（3）胎膜破裂　听胎心，记录流出的羊水量及性状、破膜时间，测量体温。若有胎心异常，应立即阴道检查排除脐带脱垂。破膜后应每2小时测量产妇体温，注意排查绒毛膜羊膜炎，根据临床指标决定是否启用抗生素预防或治疗感染。若无感染征象，破膜超过12小时尚未分娩可给予抗生素预防感染。

2.胎心监测

胎心应在宫缩间歇期听诊，至少每小时1次，随产程进展适当增加听诊次数。高危妊娠或怀疑胎儿受累、羊水异常时建议连续电子胎心监护，评估胎心率、基线变异及其与宫缩的关系等，密切监测胎儿宫内情况。

3.母体观察及处理

（1）孕妇可自由活动，如有下列情况须卧床：

① 胎膜已破，胎头未入盆或胎位异常者。

② 阴道流血者。

③ 心功能异常或某些内科合并症者。

④ 妊高征有自觉症状者。

⑤ 孕妇发热或有胎儿窘迫等。

（2）孕妇的休息、饮食和排尿情况。

① 潜伏期长、进展慢或产妇疲乏时可给予药物治疗，如哌替啶100mg肌内注射或喷他佐辛肌注。如宫口扩张≥3cm、无头盆不称，胎头已衔接而产程延缓者，可行人工破膜，破膜后可使胎头直接紧贴子宫下段及宫颈内口，反射性引起宫缩，加速产程进展。如出现协调性宫缩乏力、胎心良好、胎位正常、头盆相称者，可予缩宫素静脉滴注，一般最小给药剂量为2.5U，最大剂量为5U。产程中出现子宫下段不协调收缩，可使用注射用间苯三酚120mg+生理盐水6ml静脉推注。

② 对进食少者给予补液，不能自然排尿者给予导尿。

（3）提供分娩镇痛、陪同待产服务。

（4）测血压、体温、脉搏　正常产妇测血压、体温、脉搏。此后至少每4h测1次血压，血压有增高者根据情况增加监测次数。

4. 描记产程图

（1）从正式临产宫口开大2cm时开始描记，标出宫口扩张及胎头下降的曲线。

（2）将每次检查的胎心、血压、宫缩（间隔、持续时间及强弱）、特殊情况和处理写在相对应的时间内，并签名。如产程进展异常须寻找原因，做出相应的处理和记录。

第2节　第二产程

第二产程为胎儿娩出期，是指从子宫颈口开全到胎儿娩出的过程。未实施硬膜外麻醉者，初产妇最长不应超过3小时，经产妇不应超过2小时；实施硬膜外麻醉镇痛者，可在此基础上延长1小时，即初产妇最长不应超过4小时，经产妇不应超过3小时。初产妇第二产程超过1小时即应关注产程进展。超过2小时必须由有经验的医师进行母胎情况全面评估，决定下一步的处理方案。

一、诊断要点

宫缩时产妇有排便感而向下屏气，会阴部渐膨隆，肛门松弛。胎头逐渐于宫缩时露出阴道口，露出部分随产程进展不断增大。肛查或阴道检查宫口开全。

二、处理

（1）产程观察及处理

① 胎心监测　每5min听胎心1次或连续监护胎心，监测羊水性状，注意产妇主诉。

② 宫缩监测　宫缩持续可达60s，间隔1～2min。如宫缩乏力必要时给予缩宫素加强宫缩。

③ 阴道检查　每隔1小时或有异常情况检查，评估羊水性质、胎方位、胎头下降等。

④ 指导产妇用力　让产妇双足蹬在产床上，两手握住产床把手，

宫缩时深吸气后屏气，如排便样向下用力以增加腹压。于宫缩间歇期，产妇自由呼吸并全身肌肉放松。宫缩时，再做同样的屏气动作，以加速产程进展。

（2）准备接生　初产妇宫口开全后，经产妇宫口开6cm以上时，做好接生准备。

① 做好宣教，指导产妇屏气。

② 胎头"着冠"时开始保护会阴，减少会阴撕裂，面部外露时，先挤出口鼻腔内的黏液。

③ 协助胎头外旋转，正确娩出胎儿双肩。新生儿娩出后应立即擦干保暖。

④ 于胎儿（双胎系第2个胎儿）前肩娩出后，立即给产妇肌内注射缩宫素20U（或缩宫素20U稀释后静脉注射）。

⑤ 胎儿娩出后断脐。

（3）有胎儿窘迫或异常胎位分娩时，做好新生儿抢救准备。

（4）接生时　如产包打开暴露1h以上须更换。

第3节　第三产程

第三产程是指胎儿娩出至胎盘娩出的间隔，不超过30min。

一、胎盘剥离诊断要点

（1）剥离的胎盘降至子宫下段，阴道口外露的一段脐带自行延长。

（2）阴道少量流血。

（3）检查

① 子宫体变硬，子宫底升高。

② 在尺骨联合上方轻压子宫下段，将子宫上推时，外露脐带不再回缩。

二、处理

1.产妇处理

（1）胎儿娩出后，接产者立即于产妇臀下放置消毒贮血器，收集阴道流血并检查有无软产道裂伤，同时测量血压、脉搏。

（2）协助胎盘娩出 胎盘剥离征象出现后，协助胎盘娩出。胎头娩出后30min胎盘末剥离，或等待期间活动性阴道流血，行人工剥离胎盘。粘连严重甚至需剖宫产，且第三产程延长可致产妇产后出血，因此，需注意子宫收缩情况和严密观察产后出血量。

（3）检查胎盘胎膜 胎盘娩出后记录胎盘大小、重量、胎盘及胎膜是否完整、有无副胎盘，以及脐带长度、脐带血管有无异常。胎盘有缺损或胎膜大部分缺损，再次消毒会阴，更换消毒手套，伸入宫腔取出残留组织，必要时用钝刮匙刮取之。

（4）检查软产道 仔细检查外阴、阴道及宫颈有无裂伤，若有裂伤应立即缝合。

（5）预防产后出血 正确测量和估计出血量，产时出血超300ml应寻找原因并开放静脉。查找出血原因积极治疗。

2.新生儿处理

置于辐射台擦干，保温，清理呼吸道。

（1）新生儿评分 出生后1min、5min、10min分别给予Apgar评分，4～7分为轻度窒息，1～3分为重度窒息，需紧急抢救。

（2）处理脐带和眼部护理。

（3）测体重，并放于母亲胸部进行皮肤接触和早吸吮。

（4）将新生儿的足印盖在新生儿病史单上，缚手圈，手圈上写明母亲姓名、住院号、床号及性别。注意有无畸形，做好婴儿记录。产妇有并发症时须注明情况，胎膜早破者要写明破膜时间。

3.产房观察

（1）应在产房观察2h，注意产妇血压、一般状况，了解产后流血量。每15～30min观察子宫收缩、子宫底高度、膀胱充盈、会阴有无血肿等并记录。若产后宫缩良好，无宫腔积血，于产后2h测量一次血压，记录贮血器中血量后送回休养室。若产后2h内出血≥100ml应寻找原因并处理。

（2）观察新生儿皮肤颜色、呼吸及再次检查脐部有无出血。

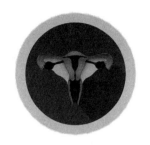

第18章
正常产褥

从胎盘娩出至产妇全身各器官除乳腺外均恢复或接近正常未孕状态所需的一段时期，称产褥期（puerperium），一般规定为产后6周。

一、临床表现

（1）生命体征　产后体温多数在正常范围内。产后24h内体温可略升高，但不超过38℃，可能与产程长导致过度疲劳有关，产后3～4日可能会出现"泌乳热"，乳房充血影响血液和淋巴回流，不能排出乳汁，体温不超过38℃。心率可反映体温和血容量情况，如心率增快应注意有无感染和失血。产后呼吸恢复为胸腹式呼吸。产褥期血压多平稳，如血压下降要警惕产后出血。对有妊高征者，产后仍应监测血压，预防产后子痫的发生。

（2）子宫复旧　胎盘娩出后，子宫收缩圆而硬，宫底位于脐下一指。以后宫底高度每日下降1～2cm，产后1周子宫缩至妊娠12周大小，耻骨联合上方可扪及宫体；产后10天子宫降至盆腔内；产后6周子宫恢复到正常大小。

（3）产后宫缩痛　在产褥早期因子宫收缩引起下腹部阵发性疼痛，一般持续2～3天自然消失。哺乳时反射性引起催产素分泌增加可使疼痛加重。一般无须用药，但可酌情给予镇痛药。

（4）褥汗　产褥早期皮肤排泄功能旺盛，排出大量汗液，以夜间睡眠和初醒时更明显，不属病态，产后1周可自行好转。注意补充水分，防止脱水及中暑。

（5）恶露　产后随子宫蜕膜（特别是胎盘附着处蜕膜）的脱落，含有血液、坏死蜕膜等的组织经阴道排出，称恶露（lochia）。恶露分为3种。

① 血性恶露　色鲜红、量多，有少量胎膜及坏死组织。持续3～4天。

② 浆液性恶露　色淡红，量不多，含有较多的坏死蜕膜组织、宫颈黏液、阴道排液，有细菌。持续10天左右。

③ 白色恶露　黏稠、色白，含有大量白细胞、坏死蜕膜组织、表皮细胞及细菌等。

正常恶露持续4～6周，总量为250～500ml。血性恶露持续约3天，逐渐转为浆液性恶露，约2周后变为白色恶露，约持续3周干净。

二、产褥期处理

（1）营养和饮食　产妇的胃肠功能恢复需要一定时间，产后1小时应进食流食或清淡半流食，以后可进普通饮食。以清淡高蛋白质饮食为主，同时注意补充水分。适当补充维生素和铁剂，推荐补充铁剂3个月。

（2）排尿与排便　产后4h应让产妇自行排尿，警惕产后尿潴留。如排尿困难可采用热敷下腹部、针灸、肌内注射新斯的明1mg等方法促进排尿。上述处理无效者可予留置导尿管。产妇易发生便秘，鼓励产妇早日下床活动，多食富含纤维素的食物。对便秘者可口服适量缓泻剂。

（3）观察子宫复旧及恶露情况　每日手测宫底高度，以了解子宫复旧情况。测量前应嘱产妇排空膀胱。每日观察记录恶露的颜色、数量和气味。如子宫复旧不全、恶露增多，应及早给宫缩药；如合并感染，恶露有臭味、宫体有压痛，应给予广谱抗生素控制感染，同时行细菌培养。

（4）会阴处理　每日冲洗会阴2次。会阴缝线一般于产后3～5天拆除。如有伤口感染，则应酌情处理。会阴部有水肿者，可局部进行冰敷，产后24小时后可用红外线照射外阴。

（5）乳房护理　产后30min内开始哺乳，以后按需哺乳。哺乳前产妇应先洗净双手，清洁乳头后哺乳。一侧乳房吸空后再吸另一侧乳房。如果由于医源性因素不能哺乳，退奶有以下方法可选择。

① 炒麦芽60～90g煎服，连用3～5日。

② 芒硝250g，分装于两纱布袋内，敷于两乳房，湿硬时更换。

③ 维生素B_6 200mg口服，每日3次，共5～7日。

（6）观察情绪变化　产后3～10天，产妇情绪容易出现不稳定，产生轻度抑郁。应帮助产妇减轻不适，给予精神关怀、鼓励等。抑郁严重者，应早诊断及干预。

（7）预防产后中暑。

三、新生儿喂养

（1）早吮吸、早接触、早开奶。乳汁分泌是一生理反射过程，早开奶、勤吸吮则分泌多。于生后30min内帮助新生儿与母亲皮肤接触至少30min，如将新生儿伏卧于母亲胸前，接触过程中新生儿开始吮吸乳头以达到早开奶的目的。

（2）按需哺喂　即喂奶次数和时间均不要限制，随饿随喂。

（3）正确喂奶姿势　喂奶时母、儿体位均处在舒适位置。母、儿必须紧密相贴，婴儿嘴处于母乳头同一水平位置，防止婴儿鼻部受压。母亲用手托起整个乳房喂哺，婴儿需将大部分乳晕含入口内。

（4）母婴同室　为给母乳喂养创造便利、舒适的环境，增进母子感情，提倡母婴同室，做到24小时母婴均在一起。

四、产褥期保健

（1）饮食起居　合理饮食，保持身体清洁，产妇居室应清洁通风，衣着应宽大透气，注意休息。

（2）适当活动及做产后健身操　经阴道自然分娩的产妇，产后6～12h内即可起床轻微活动，于产后第2日可在室内随意走动。

（3）计划生育指导　若已恢复性生活，应采取避孕措施，哺乳者以工具避孕为宜，不哺乳者可选用药物避孕。

（4）产后检查　包括产后访视和产后健康检查。产妇出院后，由社区医疗保健人员在产妇出院后3日、产后14日和产后28日分别做3次产后访视，了解产妇及新生儿健康状况，内容包括：

① 了解产妇饮食、睡眠等一般状况；

② 检查乳房，了解哺乳情况；

③ 观察子宫复旧及恶露；

④ 观察会阴切口、剖宫产腹部切口；

⑤ 了解产妇心理状况。若发现异常应及时给予指导。

产后42天去分娩医院做产后健康检查，包括：

① 全身检查　血压、心率，血、尿常规；

② 如有内、外科合并症，需行相应的检查，对妊娠期糖尿病者应复查糖耐量试验；

③ 妇科检查了解子宫复旧，观察恶露，检查乳房；

④ 婴儿全身体格检查。

第19章
妊娠病理

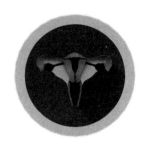

第1节　妊娠剧吐

妊娠早期孕妇出现严重持续的恶心、呕吐，并引起脱水、酮症甚至酸中毒，需要住院治疗者，称妊娠剧吐（hyperemesis gravidarum）。

一、病史采集

（1）现病史　患者就诊时应仔细询问早孕反应出现的时间，呕吐的频率、次数，呕吐物的性质，饮食的情况，尿量的多少，有无发热；起病前有无上感、胃炎等诱因；外院诊断治疗情况，疗效如何。

（2）过去史　应询问既往有无类似发作史，有无肝炎、胆道疾病、胃肠道炎症、溃疡病、甲亢等，有无药物、食物过敏史等。

二、体格检查

注意全身情况、脱水程度、脉率，是否有黄疸，如进行妇科检查需要注意子宫大小。

三、辅助检查

尿酮体、电解质测定，肝肾功能、血常规、超声检查。

四、诊断

1.诊断要点

（1）多见于年轻初孕妇。初为早孕反应，逐渐加重，直至呕吐频繁不能进食，呕吐物中有胆汁或咖啡渣样物。不能进食导致孕妇脱水、电解质紊乱甚至酸中毒。

（2）病人明显消瘦，极度疲乏，皮肤黏膜干燥，眼球下陷，脉搏增快，体温轻度升高，甚至出现血压降低、尿量减少。

（3）实验室检查　血红蛋白及血细胞比容升高，尿比重增加，并出现酮体；可因肝肾功能受损出现黄疸，血胆红素和转氨酶升高，血尿素氮和肌酐增高，尿中出现蛋白和管型。眼底检查可发现视网膜出血。

（4）病情继续发展，可出现嗜睡、意识模糊、谵妄甚至昏迷。

2.鉴别诊断

本病需与其他引起呕吐的疾病相鉴别，如肝炎、胆道疾病、胃肠道炎症、溃疡病、甲亢。

五、治疗

怀孕前1月开始补充维生素可有效减少妊娠期恶心、呕吐的发生率和严重程度。

1.一般治疗

给予精神安慰，解除顾虑；改变生活习惯；通常住院治疗，应先禁食 2～3 日，呕吐停止后可试进食；每日尿量至少应达到 1000ml。

2.药物治疗

（1）补充液体、电解质、维生素，纠正酸碱平衡失调。

处方　5%葡萄糖氯化钠注射液　1000ml

5%葡萄糖注射液　2000ml

10%氯化钾注射液　20ml　　　｜　iv drip　qd

维生素C注射液　1.0g

维生素B_6注射液　50～200mg

【说明】由于呕吐频繁，不能进食，以致发生体液失衡及新陈代谢障碍，故予以静脉补液，补充能量，同时补充电解质，并根据电解质检查结果调整。

（2）纠正代谢性酸中毒

处方　5%碳酸氢钠注射液100ml　iv drip　qd

【说明】二氧化碳结合率低、有酸中毒者，给予碳酸氢钠纠正酸中毒。

（3）补充氨基酸

处方　复方氨基酸250ml　iv drip　qd

【说明】贫血严重或营养不良者，也可输血或静脉滴注复方氨基酸。

（4）补充维生素B_1及其他B族维生素

处方　维生素B_1注射液10mg　im　qd

【说明】妊娠剧吐可并发Wernicke脑病，Wernicke脑病是指因体内维生素B_1缺乏引起的一系列神经精神症状，病死率较高（17%～43%），常死于肺水肿及呼吸肌麻痹。及时合理治疗妊娠剧吐甚为重要，需补充大量维生素B_1及其他B族维生素，并考虑及时终止妊娠。

（5）止吐

处方　甲氧氯普胺（胃复安）10mg　po　tid或肌注（24小时最大剂量30mg或24小时给药量按体重计0.5mg/kg，且最长疗程5d，静推时间＞3min）

或　昂丹司琼　妊娠10周前慎用，单次使用剂量不应超过16mg，二线用药。

或　异丙嗪　25mg　po　tid

或　甲基强的松龙　48mg/d　连续3d，口服或静脉注射（糖皮质激素应避免在妊娠10周前作为一线用药，且仅作为顽固性妊娠剧吐患者的最后止吐方案）

或　在手腕掌侧折痕近端5cm处针灸，30分钟1次，每天3次，可有效缓解剧吐。

【说明】对于孕周大于12～14周的患者可酌情给予止吐药，均可缓解恶心和呕吐等症状。甲氧氯普胺可能有嗜睡、头晕和肌张力障碍等不良反应，其余药物无明显副作用且未发现有致畸风险。

（6）镇静

处方　地西泮（安定）5mg　po　qn

【说明】地西泮具有较强的镇静、抗惊厥、肌肉松弛作用，对胎儿及新生儿的影响较小，适当镇静可消除患者的焦虑和精神紧张。

3.终止妊娠的指征

经上述治疗，若病情不见好转，而出现以下情况，应考虑终止妊娠：

① 体温升高达38℃以上，卧床时心率每分钟超过120次。

② 持续性黄疸和（或）蛋白尿，肝肾功能严重受损。

③ 有多发性神经炎及中枢神经系统病变，经治疗后不见好转。

④ 有颅内或眼底出血，经治疗后不见好转。

4.中药（根据病情选择以下一种处方）

处方一　紫苏叶10g、黄连3克。

【说明】适用于妊娠剧吐的肝胃不和证。

处方二　人参10g、白术10g、茯苓10g、甘草6g、姜半夏10g、陈皮6g、木香6g、砂仁3g、生姜3片。

【说明】适用于妊娠剧吐的脾胃虚弱证。

处方三　人参10g、麦冬10g、五味子5g、玄参12g、生地黄12g。

【说明】适用于妊娠剧吐的气阴两虚证。

第2节　自然流产

妊娠不足28周，胎儿体重不足1000g而妊娠终止者称流产（abortion）。流产发生于妊娠12周以前者称早期流产（early abortion）；发生在妊娠12周之后至不足28周者称晚期流产（late abortion）。流产又分为自然流产和人工流产，本节内容仅限于自然流产。自然流产的发生率占全部妊娠的15%左右，多数为早期流产。

一、病史采集

（1）现病史　应询问患者有无停经史和反复流产的病史，有无早孕反应、阴道流血，应询问阴道流血量及其持续时间，有无腹痛，腹痛的部位、性质及程度，还应了解阴道有无水样排液，阴道排液的色、量及有无臭味，有无妊娠产物排出等。还应了解起病前有无诱因，外院诊断治疗情况，疗效如何。

（2）过去史　应询问既往有无类似发作史，有无感染、生殖器官疾病、内分泌失调疾病、创伤等，有无药物、食物过敏史等。

（3）个人史　仔细询问有无躯体（如手术、腹部直接撞击、性交过频）或心理（过度紧张、焦虑、恐惧、忧伤等）的不良刺激，或过量饮酒、吸烟、吸毒和喝咖啡的生活习惯。

二、体格检查

检查有无贫血及感染，并测量体温、血压及脉搏等。在消毒条件下进行妇科检查，注意宫颈口是否扩张，羊膜囊是否膨出，有无妊娠产物堵塞于宫颈口内；子宫大小与停经周数是否相符，有无压痛等。并应检查双侧附件有无肿块、增厚及压痛，可以得到一个初步印象。检查时操作应轻柔，尤其对疑为先兆流产者。

三、辅助检查

（1）B型超声　对鉴别诊断与确定流产类型有实际价值。对疑为先兆流产者，可根据妊娠囊的形态、有无胎心反射及胎动，确定胚胎或胎儿是否存活，以指导正确的治疗方法。不全流产及稽留流产等均可借助B型超声检查加以确定。

（2）尿、血HCG测定　尿液HCG试纸条检测可快速明确是否妊娠。敏感性高的血HCG水平可进一步判断妊娠转归，正常妊娠6～8周时，其值每日应以66%的速度增长；若48小时增长速度<66%，提示妊娠预后不良。

（3）各种激素水平的测定　如测定母血中的人胎盘泌乳素、早孕因子、雌二醇、雌三醇、孕酮等。因体内孕酮呈脉冲式分泌，血孕酮的测定值波动程度很大，对临床的指导意义不大。

（4）染色体核型检查 检查流产胚胎的染色体核型的异常。母亲年龄逐增，胎儿核型异常率增高，流产发生率也高。

（5）基础体温测定。

四、诊断

1.诊断要点

（1）停经史或伴有早孕反应。

（2）阴道流血和腹痛、腰酸、小腹下坠。

（3）妇科检查 子宫大小、宫颈口是否扩张以及是否破膜，根据妊娠周数及流产过程不同而异。

（4）尿 HCG 阳性。

（5）B 超 确定是否宫内妊娠和胚胎或胎儿是否存活。

2.临床类型

（1）先兆流产 指妊娠28周前，先出现少量阴道流血，继之常出现阵发性下腹痛或腰背痛，妇科检查宫颈口未开，胎膜未破，妊娠产物未排出，子宫大小与停经周数相符，妊娠有希望继续者。经休息及治疗后，若流血停止及下腹痛消失，妊娠可以继续；若阴道流血量增多或下腹痛加剧，可发展为难免流产。

（2）难免流产 指流产已不可避免。由先兆流产发展而来，此时阴道流血量增多，阵发性下腹痛加重或出现阴道流液（胎膜破裂）。妇科检查宫颈口已扩张，有时可见胚胎组织或胎囊堵塞于宫颈口内，子宫大小与停经周数相符或略小。

（3）不全流产 指妊娠产物已部分排出体外，尚有部分残留于宫腔内，由难免流产发展而来。由于宫腔内残留部分妊娠产物，影响子宫收缩，致使子宫出血持续不止，甚至因流血过多而发生失血性休克。妇科检查宫颈口已扩张，不断有血液自宫颈口内流出，有时尚可见胎盘组织堵塞于宫颈口或部分妊娠产物已排出于阴道内，而部分仍留在宫腔内。一般子宫小于停经周数。

（4）完全流产 指妊娠产物已全部排出，阴道流血逐渐停止，腹痛逐渐消失。妇科检查宫颈口已关闭，子宫接近正常大小。

（5）特殊流产

① 稽留流产　也称过期流产。指胚胎或胎儿已死亡滞留在宫腔内尚未自然排出者。子宫不再增大反而缩小，早孕反应消失。若已至中期妊娠，孕妇腹部不见增大，胎动消失。妇科检查宫颈口未开，子宫较停经周数小，质地不软，未闻及胎心。

② 复发性流产　指与同一性伴侣连续发生3次及3次以上的自然流产。多发生在早期流产，少数为晚期流产。但连续发生2次流产即应重视并予评估。早期复发性流产常见原因为胚胎染色体异常、免疫功能异常、黄体功能不全、甲状腺功能低下等；晚期复发性流产常见原因为子宫解剖异常、自身免疫异常、血栓前状态等。

③ 流产合并感染　流产过程中，若阴道流血时间过长、有组织残留于宫腔内，有可能引起宫腔内感染，严重时感染可扩展到盆腔、腹腔乃至全身，并发盆腔炎、腹膜炎、败血症及感染性休克等，称流产感染。

3.鉴别诊断

（1）各类型流产的鉴别诊断（表19-1）

表 19-1　各种类型流产的鉴别诊断

类型	病史			妇科检查	
	出血量	下腹痛	组织排出	宫颈口	子宫大小
先兆流产	少	无或轻	无	闭	与妊娠周数相符
难免流产	中→多	加剧	无	扩张	相符或略小
不全流产	少→多	减轻	部分排出	扩张或有物堵塞或闭	小于妊娠周数
完全流产	少→无	无	全排出	闭	正常或略大

（2）早期流产应与异位妊娠及葡萄胎鉴别，还须与功能失调性子宫出血及子宫肌瘤等鉴别。

五、治疗

1.一般治疗

流产为妇产科常见病，一旦发生流产症状，应根据流产的不同类型，及时进行恰当的处理。首先要消除患者精神上的紧张和思想上的顾虑，并进行合理的营养补充等，无论对妊娠的顺利延续或流产后健康的恢复，都可以起到良好的作用。

2. 先兆流产治疗

（1）一般治疗　最理想的治疗是针对病因治疗，同时要卧床休息，禁忌性生活；还应进行心理治疗，使其情绪稳定，增强信心。

（2）药物治疗　主要以黄体酮、维生素E保胎，必要时给予对胎儿危害小的镇静药。

处方一　黄体酮注射液 20～40mg　im　qd

　　或　黄体酮胶囊　100mg　po　bid

　　或　地屈孕酮　10mg　po　bid

　　或　HCG注射液 2000U　im　qd 或 qod

　　　　维生素E胶囊 100mg　po　bid

　　　　叶酸 0.4mg　po　qd

【说明】适用于早期先兆流产的黄体功能不全者。

处方二　地西泮（安定）2.5mg　po　qd

【说明】用于情绪较为紧张者。

处方三　甲状腺素 10mg　po　qd

【说明】适用于甲状腺功能低下者。

处方四　苯巴比妥 0.03g　po　tid

　　　　黄体酮注射液 20mg　im　qd

利托君注射液 100ml 5% 葡萄糖注射液 500ml	iv drip（起始剂量5滴/min，增加5滴/10min，保持15～35滴/min，维持12～18h）

【说明】适用于晚期先兆流产患者，用药以抑制宫缩、对症治疗为主。合并宫颈功能不全者，则同时行宫颈缝扎术。也可静脉滴注硫酸镁（见本章第3节"早产"）。利托君禁用于妊娠不足20周的孕妇和活跃期的产妇。使用期间密切监测母儿心率、血压等情况。宫缩消失后，需持续输注利托君12h，并在静脉滴注结束前30min开始口服维持治疗。初始每2h用10mg后改为每4～6h用10～20mg，每日总量不超

过120mg。

（3）中药治疗（根据病情选择以下一种处方）

处方一　菟丝子30g、续断15g、桑寄生15g、阿胶10g（烊化）、党参20g、白术10g、白芍15g、甘草6g。

【说明】适用于肾虚型先兆流产。

处方二　党参20g、当归6g、杜仲10g、白芍15g、熟地黄12g、白术10g、陈皮6g、炙甘草6g、阿胶10g（烊化）。

【说明】适用于气血两虚型先兆流产。

处方三　生地黄12g、熟地黄12g、黄芩6g、黄柏10g、白芍15g、山药15g、续断15g、甘草10g、桑寄生15g、苎麻根12g。

【说明】适用于血热型先兆流产。

处方四　菟丝子30g、续断15g、桑寄生15g、桂枝6g、茯苓15g、赤芍15g、桃仁5g、牡丹皮6g。

【说明】适用于血瘀型先兆流产。

（4）经休息及治疗后，若流血停止及下腹痛消失，妊娠可以继续。若阴道流血增多或下腹痛加剧，可发展为难免流产。

3. 难免流产的治疗

一旦确诊，应尽早使胚胎及胚胎组织完全排出。

（1）早期难免流产　立即行负压吸宫术，术后予以处方一　抗菌药口服预防感染。

（2）晚期难免流产　子宫大小在妊娠12～14周可行钳夹术，超过14周以上时用处方二　静脉滴注缩宫素引产，促进胎儿胎盘排出，必要时刮宫以清除宫腔内残留的妊娠产物，术后予以处方一预防感染。

处方一　阿莫西林胶囊0.25g　po　tid

　　或　阿莫西林胶囊0.5g　po　bid

　　或　头孢克洛缓释片0.375g　po　bid

　　　　甲硝唑0.2g　po　tid

处方二　5%葡萄糖注射液500ml ⎤
　　　　缩宫素注射液10～20U ⎦ iv drip

4.不全流产的治疗

（1）未感染者 体温正常及盆腔检查局部无压痛者，尽快清宫腔内容物。刮宫后给抗菌药预防感染（难免流产处方一）。刮出物需送病理检查。

（2）有感染者 不全流产时，残留在宫腔内的组织容易引起感染。患者可发热、腹痛，自阴道流出脓血性有臭味分泌物，检查时子宫有压痛。如出血不多，应先控制感染，待体温平稳2～3天后再行刮宫术或用药物引产。如有大量阴道出血，或感染难以控制高热不退，可在严密消毒下，先用卵圆钳轻取宫腔内容物，尽量取净，原则上暂不刮宫，以免感染扩散。待感染控制后，再次刮宫，彻底清除宫腔内残留组织。若已合并感染休克者，应积极进行抗休克治疗，病情稳定后再进行彻底刮宫。若感染严重或盆腔脓肿形成，应行手术引流，必要时切除子宫。

处方 0.9%氯化钠溶液500ml
　　　注射用青霉素800万单位　｜ iv drip　qd（AST）

或　 0.9%氯化钠溶液100ml
　　　注射用头孢唑林3.0g　　　｜ iv drip　bid（AST）

或　 甲硝唑注射液100ml　iv drip　bid

【说明】有感染者不全流产时，如出血不多，应先控制感染，待体温平稳2～3天后再行刮宫术或用药物引产。

5.完全流产的治疗

一般不需特殊处理。可服益母草膏促进子宫收缩。如流血时间长需预防感染（见难免流产的处方）。

6.稽留流产的治疗

子宫大小超过妊娠3个月以上者收住院治疗。处理前查出凝血时间、血小板计数、血纤维蛋白原定量、血常规、凝血酶原时间。出凝血时间异常者应尽早使用肝素、纤维蛋白原及输新鲜血等，待凝血功能好转后再引产或刮宫，术前找家属谈话签字。

处方一 戊酸雌二醇片5mg　po　tid（用3～5天）

【说明】凝血功能正常者用雌激素，以提高子宫肌对缩宫素的敏感性。子宫大小在妊娠12周以内行刮宫，术时注射宫缩剂减少出血。胎盘机化并与宫壁粘连较紧时应特别小心，防止穿孔。一次不能刮净，可于5～7天后再次刮宫。

处方二　5%葡萄糖注射液500ml ⎰
　　　　缩宫素注射液10～20U ⎱ iv drip

【说明】子宫大于妊娠12周，先给缩宫素诱发宫缩，也可用前列腺素或依沙吖啶（利凡诺）引产，促使胎儿、胎盘排出。胎儿排出后胎盘排出不全行清宫术。

处方三　阿莫西林胶囊0.25g　po　tid
　或　阿莫西林胶囊0.5g　po　bid
　或　甲硝唑0.2g　po　tid

【说明】清宫术后给予抗生素预防感染。

7. 习惯性流产的处理

（1）应积极查找原因并于孕前纠正治疗女方应行卵巢功能检查、甲状腺功能检查；宫腔镜或子宫输卵管碘油造影以除外子宫畸形、宫腔粘连、子宫肌瘤；检查宫颈口是否松弛；检查有无糖尿病，肾炎及高血压等疾病。检查双方有无血型不合，如ABO血型不合或Rh血型不合。还可做染色体核型分析等检查以及丈夫的精液检查。

（2）原因不明的习惯性流产妇女，当有怀孕征兆时，可按黄体功能不全给以治疗。确诊妊娠后继续给药直至妊娠12周或超过以往发生流产的月份，并嘱其卧床休息，禁忌性生活，补充维生素E及给予心理治疗，以解除其精神紧张。也可根据中医辨证施治原则，加用中药口服治疗。

处方　黄体酮注射液20mg　im　qd
　或　HCG注射液3000U　im　qd或qod
　　　维生素E胶囊100mg　po　bid
　　　叶酸0.04mg　po　qd
　　　地西泮（安定）2.5mg　po　qd

（3）抗磷脂抗体综合征　抗磷脂抗体阳性患者，可在确定妊娠以后使用低分子肝素皮下注射，或加小剂量阿司匹林口服。继发于自身免疫性疾病（如SLE等）的抗磷脂抗体阳性患者，除了抗凝治疗之外，还需要使用免疫抑制剂。

处方一　低分子肝素钠　5000～10000u　ih　qd

处方二　阿司匹林　50～100mg　po　qd

（4）宫颈功能不全　应在妊娠12～16周行预防性宫颈环扎术，术后定期随诊，妊娠达到37周或以后拆除环扎的缝线。若环扎术后有阴道流血、宫缩，经积极治疗无效，应及时拆除缝线，以免造成宫颈撕裂。

（5）原因不明的复发性流产妇女，尤其是怀疑同种免疫性流产者，可行淋巴细胞主动免疫或静脉免疫球蛋白治疗，但仍有争议。

（6）中药治疗　治疗应本着预防为主，防治结合的阶段性原则。对病人应言明"预培其损"的重要性和孕后坚持用药的必要性。

处方一　菟丝子30g、续断15g、巴戟天10g、杜仲10g、当归10g、熟地黄12g、鹿角霜10g、枸杞子12g、阿胶10g（烊化）、党参20g、白术10g、大枣6g、砂仁6g。

【说明】治肾气不足，气血两虚，冲任失固，胎元不实的滑胎。

处方二　党参20g、当归6g、杜仲10g、白芍15g、熟地黄12g、白术10g、陈皮6g、炙甘草6g、阿胶10g（烊化）。

【说明】治气血两虚的屡孕屡堕。

处方三　菟丝子30g、续断15g、桑寄生15g、桂枝6g、茯苓15g、赤芍15g、桃仁3g、牡丹皮6g。

【说明】治素有癥瘕之疾的血瘀证，孕后屡屡滑堕。

8. 流产合并感染

治疗原则为控制感染的同时尽快清除宫内残留物。

（1）若阴道流血不多，先选用广谱抗生素治疗2～3日，待感染控制后再行刮宫。

（2）若阴道流血量多，静脉滴注抗生素及输血的同时，先用卵圆钳将宫腔内残留大块组织夹出，使出血减少，切不可用刮匙全面搔刮宫腔，以免造成感染扩散。术后应继续用广谱抗生素，待感染控制后再行彻底刮宫。

（3）若已合并感染性休克者，应积极进行抗休克治疗，病情稳定后再行彻底刮宫。

（4）若感染严重或盆腔脓肿形成，应行手术引流，必要时切除子宫。

第3节　早　产

妊娠足28周至不满37周前终止者称为早产（premature delivery）。此时娩出的新生儿称早产儿，体重小于2500g，发育不够成熟。

一、病史采集

患者就诊时应仔细询问末次月经，月经周期、早孕反应时间，胎动日期；产前检查的情况，有无腹痛，腹痛出现的时间、持续时间、诱因和缓解情况，有无阴道流血，量，有无阴道流液，性质、量、气味，有无胎动异常；外院诊断治疗情况，疗效如何。

二、体格检查

注意有无子宫收缩，宫缩持续的时间和缓解时间，宫高、腹围和胎先露、胎方位，有无宫颈管消失、宫颈扩张和先露部下降，有无胎膜早破，有无阴道流血、流水。

三、辅助检查

（1）实验室检查　血常规、尿常规、粪常规、血型、肝肾功能、血电解质。

（2）器械检查　胎儿B超、心电图。

四、诊断

1.诊断要点

（1）孕28～37周前。

（2）子宫收缩　先兆早产阶段，子宫收缩不规则，可发展为规则宫缩，至少出现1次/10min的宫缩。我国将妊娠满28周至不满37足周，出现规律宫缩（20min≥4次），伴宫颈容受≥80%，宫颈扩张1cm以上，诊断为早产临产。

（3）阴道少量血性分泌物　由于子宫收缩，宫颈扩张而导致阴道少量血性分泌物。

（4）宫颈管变短、消失和宫口扩张，先露部下降。阴道B超动态观察：宫颈长度<25mm，或宫颈内口漏斗形成伴有宫颈缩短。

（5）辅助检查　妊娠20周后阴道分泌物中胎儿纤连蛋白>50ng/mL。

2. 鉴别诊断

本病需与胎盘早剥、前置胎盘等疾病鉴别。

五、治疗

1. 一般治疗

预防早产是降低围生儿死亡率的重要措施之一。应加强高危妊娠的管理，积极治疗妊娠并发症，预防胎膜早破。先兆早产的一般治疗：卧床休息，左侧卧位，减少自发性宫缩，提高子宫血流量，改善胎盘功能，增加胎儿供氧与营养。

2. 先兆早产

胎膜未破，胎儿存活，给予保胎治疗。

（1）抑制宫缩

处方一	利托君注射液 100ml	iv drip（从0.3mg/min开始，
	5%葡萄糖注射液 500ml	根据宫缩调节滴数）
或	利托君　10mg　po q4h～q6h	

【说明】用药期间需密切观察孕妇主诉及心率、血压、宫缩变化，限制静脉输液量（每日不超过2000ml），以防肺水肿。如患者心率>120次/分应减少滴速；如心率>140次/分应停药；如出现胸痛，应立即停药并行心电监护。长期用药者应监测血钾、血糖、肝功能和超声心动图。

处方二　阿托西班注射液100ml ┃ iv drip（从6.75mg/min开始
　　　　5%葡萄糖注射液 ┃ 1分钟；继之18mg/h维持3h，
　　　　500ml ┃ 接着6mg/h持续45小时）

【说明】阿托西班是通过竞争子宫平滑肌细胞膜上的缩宫素受体，抑制由缩宫素所诱发的子宫收缩，其抗早产的效果与利托君相似。药品昂贵，使用前应与患者及家属详细沟通。

处方三　5%葡萄糖注射液100ml ┃ iv drip（30min～1h内滴完，
　　　　25%硫酸镁注射液20ml ┃ 测膝反射、呼吸q2h，注意
　　　　 ┃ 尿量）
　　　　5%葡萄糖注射液500ml ┃ iv drip（1～2g/h，至宫缩
　　　　25%硫酸镁注射液40～ ┃ 消失，测膝反射、呼吸q2h，
　　　　60ml ┃ 注意尿量）

【说明】硫酸镁可松弛子宫平滑肌，抑制宫缩。但应注意其副作用。

处方四　硝苯地平　起始剂量20mg，然后10～20mg　po　q6h～q8h

【说明】当上述药物均效果不佳时，可考虑使用，使用时密切注意孕妇心率及血压变化；慎用硫酸镁，以防血压急剧下降。

处方五　吲哚美辛　初始剂量50～100mg，塞阴/po，6h后改为25mg，q6h，维持48h

【说明】吲哚美辛为前列腺素合成酶抑制剂，因其可以通过胎盘，故孕32周前短期选用，用药过程中要密切观察羊水量及动脉导管血流量。

（2）促胎肺成熟

处方　地塞米松注射液6mg　im　q12h　共4次

或　倍他米松注射液12mg　im　24h重复1次　共2次

【说明】妊娠不足35周，一周内有可能分娩的孕妇，应使用糖皮质激素促胎肺成熟。如果用药后超过2周，但仍存在<34周早产可能者，可重复一个疗程。

（3）预防新生儿颅内出血

处方　维生素K_1　10mg　im　qd（用3天）

【说明】孕妇应用维生素K_1，预防新生儿颅内出血。

（4）控制感染

抗生素可有效延长破膜至胎儿娩出的时间，应根据药敏试验选用对胎儿安全的抗生素。

3.早产不可避免

应设法提高早产儿存活率。

如宫缩规律，宫口开大3cm，或宫内感染，则早产不可避免。临产后应慎用吗啡、哌替啶等抑制呼吸中枢的药物；产程中应吸氧；分娩时应侧切，以缩短第二产程并减少胎头受压。胎儿娩出后予以肌内注射维生素K_1，预防颅内出血，及时给氧，注意保暖。生后进行胎龄评分，不足37周按照早产儿处理。

4.中药治疗

适用于先兆早产，胎膜未破，胎儿存活者，运用中药治疗给予保胎治疗，详见本章第2节"自然流产"中"先兆流产"。

第4节　过期妊娠

凡平时月经周期规则，妊娠达到或超过42周尚未临产者称为过期妊娠（postterm pregnancy）。其围生儿的病死率和死亡率随着妊娠期的延长而增加。

一、病史采集

患者就诊时应仔细询问末次月经，月经周期、早孕反应时间，子宫大小变化，尿HCG阳性出现的时间，胎动出现的时间；孕期产检的情况，有无腹痛和阴道流血，有无胎动异常。

二、体格检查

注意有无子宫收缩，宫缩持续的时间和缓解时间，宫高、腹围和胎先露、胎方位、胎心音，有无宫颈管消失、宫颈扩张和先露下降，宫颈评分。

三、辅助检查

（1）实验室检查　血常规、尿常规、粪常规、血型、肝肾功能、血电解质、出凝血四项、尿雌三醇。

（2）器械检查　胎儿B超、心电图、胎心监护。

四、诊断

1.诊断要点

（1）正确核实预产期　根据患者末次月经，月经周期、早孕反应时间，子宫大小，血、尿HCG出现阳性的时间，胎动出现的时间；产前检查的情况确定孕周、估计预产期。

（2）B超　妊娠20周内，超声检查对确定妊娠周数有重要意义。早期妊娠以胎儿顶-臀长（CRL）推算妊娠周数最为准确，中期妊娠则综合胎儿双顶径、腹围和股骨长度推算预产期。

（3）妊娠达到或超过42周尚未临产者。

（4）判断胎盘功能

① 胎动计数　凡12h内胎动累计数＜10次，或逐渐下降＞50%而不能恢复，或突然下降50%，应考虑胎盘功能不良，胎儿有缺氧的可能性。

② 胎心监护　NST无反应，须做宫缩激惹试验（OCT）。若多次反复出现胎心晚期减速，提示胎盘功能减退，胎儿明显缺氧。出现胎心变异减速，常提示脐带受压，多与羊水有关。

③ 超声监测　观察胎动、肌张力、胎儿呼吸运动及羊水量，多普勒脐动脉血流检查有助于判断胎儿安危状况。

2.鉴别诊断

本病无需与其他疾病鉴别。

五、治疗

1.治疗原则

过期妊娠由于胎盘功能减退易发生胎儿宫内缺氧甚至胎死宫内，

应积极处理。应加强孕期保健，避免发生过期妊娠。孕41周时重复做B超检查以及NST，必要时做胎儿生物物理评分。有羊水过少、NST或胎儿生物物理评分异常者应收入院。如正常根据具体情况可收入院，也可指导孕妇进行自我胎动监护，3天后入院等待引产，入院后考虑分娩方式。

2.产前处理

已确诊过期妊娠，应立即终止妊娠：

终止妊娠的方法应酌情而定。宫颈条件成熟者应人工破膜，破膜时羊水多而清，可在严密监护下经阴道分娩；宫颈条件未成熟者可用促宫颈成熟药物，也可用缩宫素、前列腺素制剂引产；出现胎盘功能不良或胎儿窘迫征象，不论宫颈条件成熟与否，均应行剖宫产尽快结束分娩。

3.有下列情况者应考虑剖宫产

① 羊水过少，胎儿窘迫。

② 胎儿过大。

③ 胎儿宫内发育迟缓（除外畸形后）。

④ 胎位异常。

⑤ 妊娠合并疾病或并发症。

4.引产

若除外以上剖宫产因素，可根据宫颈评分予以引产。

（1）若宫颈评分小于7分，应促宫颈成熟。宫颈成熟是引产成功的关键（可选择以下一种处方）。

处方一　5%葡萄糖注射液 500ml ｜ iv drip（从8滴起，视宫缩
　　　　缩宫素注射液 2.5U ｜ 调节滴数）

【说明】若宫颈评分小于7分，予以缩宫素促宫颈成熟。

处方二　地诺前列酮栓　10mg　塞置阴道后穹隆

【说明】在使用本品之前，应对宫颈的条件仔细评估。置入栓剂后，必须定时监测子宫收缩和胎儿情况。若有任何母婴并发症和不良反应时，应将本品从阴道中取出。由于前列腺素 E_2 将在24小时内持续

释放，应定时监测宫缩和胎儿情况。取出：轻拉终止带，栓剂可快速方便地取出。如果在24小时内仍未达到充分的宫颈成熟，也应该取出本品。

处方三　放置子宫颈扩张球囊，12小时后取出

（2）若宫颈成熟，予以缩宫素引产

处方　5%葡萄糖注射液500ml　｜　iv drip（从8滴起，视宫缩调
　　　缩宫素注射液2.5U　　　　｜　节滴数）

【说明】在产程中密切观察胎儿情况及产程进展，结合人工破膜等方法引产。如引产失败、产程长，胎先露下降不满意，产程中出现胎儿窘迫、头盆不称，均应行剖宫产。

5.做好新生儿抢救准备

羊水Ⅲ度污染的新生儿娩出后应常规行气管内插管及吸痰。

第5节　妊娠高血压疾病

妊娠高血压疾病（hypertensive disorder complicating pregnancy）是妊娠与血压升高并存的一组疾病，临床表现为高血压、水肿、蛋白尿，严重时出现抽搐、昏迷、心肾功能衰竭，甚至发生母婴死亡。

一、病史采集

（1）现病史　患者就诊时应仔细询问孕前及妊娠20周以前有无高血压、蛋白尿和（或）水肿与抽搐等症状；产前检查的情况；有无短时间内体重明显增加；有无水肿，水肿的部位、是否为凹陷性水肿，尿量有无减少，有无尿血；有无头晕眼花、头痛、视物不清、呕吐，呕吐是否呈喷射状，呕吐物的内容；有无抽搐、昏迷；有无胎动异常。起病前有无诱因，外院诊断治疗情况，疗效如何。

（2）过去史　询问既往有无类似发作史，有无原发性高血压、肾炎、肾上腺疾病、糖尿病、系统性红斑狼疮、血栓性疾病等，有无妊

娠期高血压疾病家族史。

二、体格检查

注意测体重、检查有无高血压，有无凹陷性水肿，有无贫血，检查宫高、腹围和胎先露、胎方位、胎心音，做眼底检查。

三、辅助检查

（1）实验室检查　血常规、尿常规、粪常规，电解质，血镁离子，肝肾功能，凝血功能，尿比重，24h尿蛋白定量，血细胞比容，血小板和肌酐清除率，必要时查血气分析。

（2）器械检查　胎儿B超、电子胎心监护、心电图，心脏彩超，肝、胆、胰、脾、双肾彩超，眼底检查。

四、诊断

1.诊断要点

（1）病史　患者有本病的高危因素，如大于40岁、抗磷脂抗体阳性、高血压、慢性肾炎、糖尿病或遗传性血栓形成倾向、初次产检时BMI $\geqslant 35kg/m^2$、子痫前期家族史、妊娠间隔时间 $\geqslant 10$ 年以及早孕期收缩压 $\geqslant 130mmHg$ 或舒张压 $\geqslant 80mmHg$、多胎妊娠均与子痫前期密切相关，特别应询问有无头痛、视力改变、上腹不适等。

（2）高血压　持续血压升高至收缩压 $\geqslant 140mmHg$ 或舒张压 $\geqslant 90mmHg$，血压升高应出现2次以上，间隔 $\geqslant 4h$。慢性高血压并发子痫前期可在妊娠20周后见血压持续上升。

（3）尿蛋白　尿蛋白含量 $\geqslant 0.3g/24h$ 或尿蛋白定性 $\geqslant$（+）。随机尿蛋白定性不准确，只有定量方法不可用时才考虑使用。应留取24h尿做定量检查，也可取中段尿测定。

（4）水肿　体重异常增加是许多患者的症状。

（5）辅助检查

① 常规检查　血常规、尿常规、肝功能、肾功能、凝血功能、血

脂、血糖、心电图、电子胎心监测、产科超声检查等。

② 病情加重（子痫前期及子痫）增加检查眼底、检查血电解质、超声检查肝胆胰脾肾等脏器及胸腹水情况、动脉血气分析、心脏彩超及心功能测定、自身免疫性疾病、头颅CT或MRI检查。

2. 妊娠期高血压疾病分类（表19-2）

表 19-2　妊娠期高血压疾病分类

分类	临床表现
妊娠期高血压	妊娠 20 周后出现高血压，收缩压 ≥ 140mmHg 和（或）舒张压 ≥ 90mmHg，并于产后 12 周内血压恢复正常；尿蛋白（−）；产后方可确诊
子痫前期	妊娠 20 周后出现高血压，收缩压 ≥ 140mmHg 和（或）舒张压 ≥ 90mmHg，尿蛋白 ≥ 300mg/24h，或随机尿蛋白（＋）。或虽无尿蛋白，但合并下列任何一项者： ● 血小板减少（血小板 < $100×10^9$/L） ● 肝功能损害（血清转氨酶水平为正常值 2 倍以上） ● 肾功能损害（血肌酐水平大于 1.1mg/dl 或为正常值 2 倍以上） ● 肺水肿 ● 新发的中枢神经系统异常或视觉障碍
子痫前期重度	子痫前期伴有下面任何一种表现： ● 收缩压 ≥ 160mmHg，或舒张压 ≥ 110mmHg（卧床休息，两侧测量间隔至少 4h） ● 血小板减少（血小板 < $100×10^9$/L） ● 肝功能损害（血清转氨酶水平为正常值 2 倍以上），严重持续性右上腹或上腹疼痛，不能用其他疾病解释，或二者均存在。 ● 肾功能损害（血肌酐水平大于 1.1mg/dl 或无其他肾脏疾病时肌酐浓度为正常值 2 倍以上） ● 肺水肿 ● 新发的中枢神经系统异常或视觉障碍
子痫	子痫前期孕妇抽搐不能用其他原因解释

分类	临床表现
慢性高血压并发子痫前期	慢性高血压孕妇妊娠以前无尿蛋白，妊娠 20 周以后出现蛋白尿；或妊娠前有蛋白尿，妊娠后蛋白尿明显增加，或血压进一步升高，或出现血小板 $<100\times10^9/L$，或出现其他肝肾功能损害、肺水肿、神经系统异常或视觉障碍严重表现
妊娠合并慢性高血压	妊娠 20 周前收缩压 $\geqslant$ 140mmHg 和（或）舒张压 $\geqslant$ 90mmHg（除外滋养细胞疾病），妊娠期无明显加重；或孕 20 周后首次诊断高血压并持续到产后 12 周后

注：1.普遍认为＜34 周发病者为早发性子痫前期；2.大量蛋白尿（24h 蛋白尿 $\geqslant$ 5g）既不作为评判子痫前期严重程度的标准，亦不作为终止妊娠的指征，但需严密监测。

3.鉴别诊断

本病需与妊娠合并原发性高血压、妊娠合并慢性肾炎、出现脑部症状的相关疾病鉴别。

五、治疗

治疗应根据疾病的严重程度及阶段综合治疗。治疗目的是控制病情，延长孕周，确保母儿安全。治疗原则为降压、解痉、镇静、密切监护母儿情况，适时终止妊娠。

1.一般治疗

保证充足睡眠，每天休息不少于10h，采取左侧卧位，吸氧，改善子宫、胎盘血流；摄入足够的蛋白质、蔬菜、水果，应避免进食过多食盐，但不必严格限制。对子痫前期，一经确诊，应住院治疗。病情严重（子痫前期、子痫等），应下病重或病危通知、卧床休息、心电监护等。

2.妊娠期高血压

处方一　苯巴比妥（鲁米那）0.03g　po　tid

处方二　地西泮2.5mg　po　tid

【说明】妊娠期高血压治疗原则是休息、镇静、监测母儿情况，酌情降压治疗。苯巴比妥可致胎儿呼吸抑制，分娩前6小时慎用。

3.子痫前期

治疗原则为预防抽搐，有指征地降压、利尿、镇静，密切监测母儿情况，预防和治疗严重并发症，适时终止妊娠。

（1）镇静

处方一　地西泮（安定）5mg　po　tid

【说明】地西泮具有较强的镇静、抗惊厥、肌肉松弛作用，对胎儿及新生儿的影响较小。适当镇静可消除患者的焦虑和精神紧张，达到降低血压、缓解症状及预防子痫发作的作用。

处方二　地西泮（安定）注射液10mg　im　qd

【说明】用于口服地西泮效果不佳者。

处方三　地西泮（安定）注射液10mg　iv（＞2min）

【说明】用于重度子痫前期或子痫发作病人。1小时内用药超过30mg可能发生呼吸抑制，24小时总量不超过100mg。

处方四　哌替啶50mg
　　　　异丙嗪25mg　｜　im
　　　　氯丙嗪25mg

或　哌替啶100mg
　　　氯丙嗪50mg
　　　异丙嗪50mg　｜　iv drip
　　　5%葡萄糖注射液250ml

【说明】冬眠药物可广泛抑制神经系统，有助于解痉降压，控制抽搐。由于氯丙嗪可使血压急剧下降，导致肾及子宫、胎盘血供减少，导致胎儿缺氧，且对母儿肝脏有一定的损害作用，现仅应用于硫酸镁治疗效果不佳者。

（2）解痉　首选硫酸镁。

处方　25%硫酸镁16～24ml　｜　iv（15～20min，首次负荷
　　　10%葡萄糖注射液20ml　｜　剂量应用）

　　　25%硫酸镁60ml　｜　iv drip（1～2g/h）　qd
　　　5%葡萄糖注射液500ml

　　　25%硫酸镁20ml　｜　臀肌深部注射　qd或bid（根
　　　2%利多卡因2ml　｜　据血压决定）

【说明】硫酸镁通过抑制乙酰胆碱释放；刺激血管内皮合成前列环素；降低钙离子水平，解除血管痉挛；提高血红蛋白亲和力，改

善氧代谢。用药指征：控制子痫抽搐，防止再抽搐；预防重度子痫前期发展成为子痫；子痫前期临床前用药预防抽搐。正常孕妇血镁浓度 0.75 ～ 1.00mmol/L，治疗有效浓度 1.7 ～ 3.0mmol/L，中毒浓度 3mmol/L。毒性反应：膝反射消失；全身肌张力减退及呼吸抑制；严重者心跳可突然停止。用药前及用药过程中应注意：定时检查膝反射是否减弱或消失；呼吸是否大于 16 次 /min；尿量是否不少于 17ml/h 或 400ml/24h。用 10% 葡萄糖酸钙 10ml 静脉注射解毒。如同时合并肾功能不全、心肌病、重症肌无力等，则硫酸镁应慎用或减量使用。条件许可，用药期间可监测血清镁离子浓度。24 小时用药总量不超过 25g，用药时限一般不超过 5 天。在重度子痫前期期待治疗中，必要时间歇性应用。

（3）降压　降压药物适用于：

① 收缩压≥160mmHg 和（或）舒张压≥110mmHg 的严重高血压必须降压。

② 收缩压≥150mmHg 和（或）舒张压≥100mmHg 的非严重高血压建议降压。

③ 收缩压 140 ～ 150mmHg 和（或）舒张压 90 ～ 100mmHg，并发脏器损伤者可考虑降压。

目标血压：无并发脏器功能损伤为 130 ～ 150/80 ～ 105mmHg，并发脏器功能损伤为 130 ～ 139/80 ～ 89mmHg。

处方一　拉贝洛尔 100mg　po　bid

或　拉贝洛尔 50mg

5% 葡萄糖注射液 500ml ｜ iv drip　qd（根据血压调整滴速，血压稳定后改成口服）

【说明】拉贝洛尔是 α、β 受体阻滞剂，为水杨酸氨衍生物，使血管阻力下降，降低血压；不影响子宫、胎盘血流量，对母、儿心率无影响，可对抗血小板凝集，促进胎儿心肺成熟。静脉注射：初始剂量 20mg，10min 后若降压无效则剂量加倍，最大单次剂量 80mg，直至血压控制，每天最大总剂量 220mg。

处方二　硝苯地平 10mg　po　tid 或 qid（一般一日 30 ～ 90mg，24 小时总量不超过 120mg）

【说明】硝苯地平为钙通道阻滞剂，可解除外周血管痉挛，使全身血管扩张，血压下降，由于其降压作用迅速，目前不主张舌下含服。其不良反应为心悸、头痛，与硫酸镁有协同作用。

处方三　尼莫地平20～60mg　po　bid或tid

或　尼莫地平20～40mg
5%葡萄糖注射液250ml ┤ iv drip　qd

【说明】尼莫地平为钙通道阻滞剂，可选择性扩张脑血管。其不良反应为心悸、头痛、恶心及颜面潮红。每日总量不超过360mg。

处方四　尼卡地平20～40mg　po　tid（或静脉滴注1mg/h，根据血压每10分钟调整）

处方五　酚妥拉明10～20mg
5%葡萄糖注射液100～200ml ┤ iv drip　（10μg/min）

处方六　甲基多巴250mg　po　tid或qid（最高不超过2g/天）

【说明】甲基多巴可兴奋血管运动中枢α受体，能抑制外周交感神经，使血压下降，妊娠期使用效果较好。其副作用为嗜睡、便秘、口干、心动过缓。

处方七　硝酸甘油10mg
0.9%NaCl 48ml ┤ 泵入（1.5ml/h，每5～10min增加1.5ml/h，最大维持量15ml/h，视血压情况调节）

硝酸甘油　5～10μg/min静脉滴注，每5～10分钟增加滴速至维持量为20～50μg/min

【说明】硝酸甘油作用于氧化亚氮合酶，可同时扩张动静脉，降低前后负荷，主要用于合并心力衰竭和急性冠脉综合征时高血压急症的降压治疗。

处方八　硝普钠注射液50mg
5%葡萄糖注射液500ml ┤ iv drip　st［缓慢，0.5～0.8μg/（kg·min）］

【说明】硝普钠为强有力的速效血管扩张剂，直接松弛血管平滑肌，扩张周围血管使血压下降。代谢产物氰化物可通过胎盘，引起新生儿氰中毒，妊娠期不宜使用。分娩期或产后血压过高，应用其他降压药效果不佳时，方可考虑使用。用药期间，应严密监测血压及心率。作用极强。

（4）扩容

处方　0.9%生理盐水200ml　冲管用

　　　白蛋白10g　iv drip

【说明】扩容治疗现不主张用，在严重的低蛋白血症、贫血时应用，而且扩容应在解痉的基础上进行。心功能不全、肺水肿、全身水肿、肾功能不全者禁用。

（5）利尿

处方　呋塞米（速尿）20～40mg　iv drip（入壶）

　　　或　甘露醇250ml　iv drip　（15～20min滴完）

【说明】一般不主张用利尿剂，只有在全身水肿、肺水肿、急性心力衰竭、血容量过多伴潜在肺水肿时才给予利尿药脱水治疗。甘露醇主要用于脑水肿，该药属于高渗性利尿剂，患者有心衰或潜在心衰时禁用。

（6）促胎肺成熟

处方　地塞米松注射液6mg　im　q12h（共4次）

　　　或　倍他米松注射液12mg　im　24h重复1次（共2次）

【说明】孕周<35周的子痫前期患者，预计1周内可能分娩者均应给予糖皮质激素促胎肺成熟。

（7）终止妊娠时机

① 妊娠期高血压、无严重表现子痫前期（轻度）　可期待治疗至37周终止妊娠。

② 伴严重表现子痫前期（重度）　妊娠<24周经治疗并且不稳定者，建议终止妊娠；妊娠24～28周根据母胎情况及当地母儿诊治能力决定是否期待治疗；妊娠28～34周，如病情不稳定，经积极治疗24～48h病情仍加重，促胎肺成熟后终止妊娠；如病情稳定，可以考虑继续期待治疗，并建议转至早产儿救治能力较强的医疗机构；妊娠≥34周病人应考虑终止妊娠。

③ 子痫　控制且病情稳定，应尽快终止妊娠。

④ 妊娠合并慢性高血压　可期待治疗至38周终止妊娠。

⑤ 慢性高血压并发子痫前期　伴严重表现子痫前期（重度）者，≥34周则终止妊娠；无严重表现子痫前期（轻度）者，37周可终止妊娠。

（8）期待治疗期间终止妊娠的指征

① 孕妇指征　血压持续不降（≥160/110mmHg）；子痫前期症状（头痛、眼花、少尿等）的反复发作；进行性肾功能不全（血肌酐≥97.2μmol/L或正常值2倍以上）；持续性血小板减少；HELLP综合征；肺水肿；子痫；疑似胎盘早剥；临产；胎膜早破。

② 胎儿指征　≥34孕周；严重FGR；持续性羊水过少；胎儿生物物理评分≤4分，脐动脉舒张末期反流；NST反复性变异或晚期减速；死胎。

选择分娩方式依据产科指征。产后24h直至10日内仍有发生子痫的可能，仍不能放松观察和防治。

早发型重度子痫处理：重度子痫前期发生于妊娠34周之前者称为早发型，发生于妊娠34周及之后者为晚发型。对于早发型重度子痫前期，建议住院治疗，解痉、降压治疗并给予糖皮质激素促胎肺成熟，严密监测母儿情况，充分评估病情以明确有无严重的脏器损害，从而决定是否终止妊娠。当出现以下情况时建议终止妊娠：

① 患者出现持续不适症状或严重高血压。

② 子痫、肺水肿、HELLP综合征。

③ 发生严重肾功能不全或凝血功能障碍。

④ 胎盘早剥。

⑤ 孕周太小无法存活的胎儿。

⑥ 胎儿窘迫。

4.子痫的处理原则

避声、光等刺激，预防坠地外伤、唇舌咬伤，控制抽搐；降低颅压；控制血压；纠正缺氧和酸中毒，抽搐控制后终止妊娠。

5.中药治疗

根据病情选择以下一种处方。

处方一　炙白术10g、茯苓15g、大腹皮10g、生姜皮10g、橘皮10g、砂仁6g。

【说明】适用于妊娠高血压疾病的子肿的脾虚证。

处方二　桂枝10g、白术10g、茯苓15g、猪苓15g、泽泻10g、山药15g、菟丝子20g。

【说明】适用于妊娠高血压疾病的子肿的肾虚证。

处方三　天仙藤10g、香附10g、陈皮6g、甘草6g、乌药10g、生姜5g、木瓜10g、紫苏叶10g。

【说明】适用于妊娠高血压疾病的子肿的气滞证。

处方四　羚羊角6g、桑叶10g、川贝母10g、生地黄12g、钩藤（后下）10g、菊花10g、茯神10g、白芍15g、生甘草6g、鲜竹茹10g。

【说明】适用于妊娠高血压疾病的子痫的肝风内动证。

处方五　半夏10g、白术10g、天麻10g。

【说明】半夏白术天麻汤送服安宫牛黄丸，适用于妊娠高血压疾病的子痫的痰火上扰证。

处方六　枸杞子10g、菊花12g、生地黄12g、山茱萸10g、淮山药10g、泽泻10g、牡丹皮10g、茯苓15g、龟甲15g、牡蛎20g、石决明20g。

【说明】适用于妊娠高血压疾病的子晕的肝肾阴虚证。

第6节　妊娠肝内胆汁淤积症

妊娠肝内胆汁淤积症（intrahepatic cholestasis of pregnancy，ICP）是妊娠中晚期特有的并发症，临床上以皮肤瘙痒和血清总胆汁酸升高为特征，主要危害胎儿，使围生儿发病率和死亡率升高。

一、病史采集

（1）现病史　患者就诊时应仔细询问有无瘙痒，出现的时间、部位，发展的顺序，加重的时间，是否从肢端向心延伸；有无黄疸，出现的时间、部位，有无尿色异常，有无恶心呕吐、食欲减退等；外院诊断治疗情况，疗效如何。

（2）过去史　既往有无类似发作史，有无肝炎史，有无药物、食物过敏史等。

二、体格检查

注意有无发热、皮肤抓痕，有无黄疸，有无肝大、其质地如何，有无压痛，检查宫高、腹围和胎先露、胎方位、胎心音的情况。

三、辅助检查

（1）实验室检查　血常规、尿常规、粪常规，肝肾功能、血清胆酸。

（2）器械检查　胎儿B超。

四、诊断

1.诊断要点

（1）瘙痒　为晚孕期发生的无皮肤损伤的瘙痒，80%的病人在30周后出现。瘙痒呈持续性，白昼轻，夜间加剧。瘙痒一般从手掌和脚掌开始，然后向肢体近端延伸，甚至发展到面部，很少侵及黏膜，于分娩后数小时或数日内症状迅速消失。严重瘙痒时可引起失眠和疲劳、恶心呕吐、食欲减退和脂肪痢。

（2）黄疸　常于瘙痒症状后数日至数周出现轻度黄疸，或同时出现，产后1～2周消退。

（3）体征　四肢皮肤可见抓痕；部分病人黄疸；尿色加深；无急性肝病体征，肝大但质地软，轻压痛。

（4）实验室检查　空腹血清总胆汁酸（TBA）≥10μmol/L，是早期诊断ICP最敏感的方法。肝功能测定转氨酶AST、ALT轻至中度升高2～10倍，部分GGT和胆红素水平升高。

（5）肝脏活检　肝细胞无明显炎症或变性表现，仅在肝小叶中央区见胆红素轻度淤积，毛细胆管胆汁淤积和胆栓形成。

2.ICP分度

对ICP的严重程度进行分度有助于临床管理，常用的指标包括血清总胆汁酸、肝酶水平、瘙痒程度以及是否合并其他异常。总胆汁酸水平与围产结局密切相关。

（1）轻度　血清总胆汁酸 10 ～ 39.9μmol/L；主要症状为瘙痒，无其他明显症状。

（2）重度　血清总胆汁酸 ≥ 40μmol/L；症状严重伴其他情况，如多胎妊娠、妊娠期高血压疾病、复发性 ICP、既往有因 ICP 的死胎史或新生儿窒息死亡史等。满足以上任何一条即为重度。

3.鉴别诊断

本病需与肝炎、急性脂肪肝、妊娠特异性皮炎等疾病鉴别。

五、治疗

本病治疗目的是缓解瘙痒，改善肝功能，降低血胆汁酸水平，延长孕周，改善妊娠结局。

1.一般处理

低脂、易于消化饮食；卧床休息，左侧卧位，吸氧。重视其他不良产科因素的治疗，如妊娠期高血压疾病、妊娠期糖尿病的治疗。休息差者予以镇静药物。每 1 ～ 2 周复查肝功能及胆汁酸。

2.药物治疗（可选择以下一种处方）

（1）降胆酸

处方一　熊去氧胆酸（UDCA）300mg　每日 1g 或 15mg/(kg·d)，分 3 ～ 4 次服务

【说明】服用后抑制肠道对疏水性胆酸的重吸收，降低胆酸，改善胎儿环境从而延长胎龄。瘙痒症状和生化指标均有明显改善。

处方二　腺苷蛋氨酸（SAMe）500mg　iv drip　bid（12 ～ 14d；改 500mg po　bid）

【说明】该药可通过甲基化对雌激素代谢物起灭活作用，刺激膜磷脂生存，调节 Na^+-K^+-ATP 酶的活性，增加膜的通透性，防止雌激素升高所引起的胆汁淤积，可保护雌激素敏感者的肝脏，临床中可改善 ICP 的症状，延缓病情进一步的发展。

处方三　UDCA 250mg　po　tid 联合 SAMe　500mg　iv drip bid

【说明】建议对于重度、进展性、难治性 ICP 患者可考虑两者联合治疗。

处方四 消炎利胆片5片 po tid

【说明】消炎利胆片通过增加胆汁流量起到降低胆酸的作用。

（2）促胎肺成熟

处方 地塞米松 6mg im q12h（共4次）

【说明】地塞米松可用于有早产风险的患者。

（3）改善瘙痒症状

处方 炉甘石液 10ml 外用 tid

（4）预防产后出血

处方 维生素K$_1$ 10mg im qd

或 维生素K$_1$ 10mg po tid

【说明】当伴发明显的脂肪痢或凝血酶原时间延长时使用以上药物预防产后出血。

3.产前监护

通过胎动、电子胎心监护及B超检查脐血流S/D值等监测胎儿情况。从孕32周开始每周行NST，必要时行胎儿生物物理评分，以便及早发现隐性胎儿缺氧。NST基线胎心率变异消失可作为预测ICP胎儿宫内缺氧的指标。

4.产科处理

ICP孕妇会发生突发的不可预测的胎死宫内，因此选择最佳的分娩方式和时机，获得良好的围产结局是对ICP孕期管理的最终目的。关于ICP终止妊娠的时机需考虑孕周、病情严重程度及治疗效果等综合判断，遵循个体化评估的原则。

（1）病情严重程度 对于早期发病、病程较长的重度ICP，期待治疗的时间不宜过久。产前孕妇血清总胆汁酸水平≥40μmol/L是预测不良围产儿结局的良好指标。

（2）终止妊娠的时机 轻度ICP患者终止妊娠的时机在孕38～39周；重度ICP患者在孕34～37周，但需结合患者的治疗效果、胎儿状况及是否有其他合并症等综合评估。

（3）终止妊娠的方式

① 阴道分娩 轻度ICP、无产科和其他剖宫产指征、孕周<40周

者，可考虑阴道试产。产程中密切监测宫缩及胎心情况，做好新生儿复苏准备，若可疑胎儿窘迫应适当放宽剖宫产指征。

② 剖宫产　重度ICP；既往有ICP病史并存在与之相关的死胎、死产及新生儿窒息或死亡病史；高度怀疑胎儿窘迫；合并双胎或多胎、重度子痫前期等；或存在其他阴道分娩禁忌证者，应行剖宫产终止妊娠。

5.中药治疗

根据病情选择以下一种处方。

处方一　柴胡10g、枳壳12g、白芍15g、川芎6g、香附12g、炙甘草6g、陈皮6g、郁金10g、厚朴10g、茯苓15g、栀子10g、茵陈20g、荆芥10g、桑寄生15g。每日1剂，水复煎服。

【说明】适用于肝郁气滞型妊娠肝内胆汁淤积症。

处方二　茵陈20g、栀子10g、制大黄5g、车前子10g、柴胡10g、郁金10g、金钱草15g、黄连6g、赤芍15g、茯苓15g、白术10g、甘草6g。每日1剂，水复煎服。

【说明】适用于肝胆湿热型妊娠肝内胆汁淤积症。

处方三　水牛角20g、黄连10g、茵陈20g、焦栀子12g、生地黄12g、赤芍15g、石斛12g、玄参12g、板蓝根15g、黄芩10g、甘草6g。每日1剂，水复煎服。

【说明】适用于热入营血型妊娠肝内胆汁淤积症。

第7节　前置胎盘

胎盘在正常情况下附着于子宫体部的后壁、前壁或侧壁。孕28周后若胎盘位置低于胎先露部，附着在子宫下段，甚至胎盘下缘达到或覆盖宫颈内口，称前置胎盘。是妊娠晚期出血的主要原因之一，是妊娠期的严重并发症，处理不当能危及母儿生命。低置胎盘，胎盘附着于子宫下段，边缘距离宫颈内口＜2cm。凶险性前置胎盘，既往有剖宫产史或子宫肌瘤剔除术史，此次妊娠为前置胎盘，胎盘附着于原手术瘢痕部位者，发生胎盘粘连、植入和致命性大出血的风险高。

一、病史采集

患者就诊时应仔细询问末次月经、预产期；产前检查的情况，有无阴道流血，其出血的时间、量，有无头晕眼花、恶心呕吐、出冷汗，有无胎动异常，发作次数，有无腹痛；外院诊断治疗情况，疗效如何；妊娠前有无流产、生殖道炎症病史。

二、体格检查

注意有无贫血、休克，有无子宫压痛、子宫收缩，宫高与停经周数是否相符，有无先露部高浮和胎位异常，耻骨联合上方能否听到胎盘杂音。

三、辅助检查

（1）实验室检查　血常规、尿常规、粪常规。
（2）器械检查　胎儿B超、心电图。

四、诊断

1.诊断要点

（1）病史　既往有多次流产史、生殖炎症、宫腔操作史、产褥感染史、高龄、剖宫产史、多孕产次、子宫形态异常等。
（2）无诱因无痛性反复阴道流血　妊娠晚期或临产时，前置部分胎盘与附着处发生错位性剥离，胎盘血窦破裂引起无诱因无痛性反复阴道流血，表现为反复多次、越来越重，发生在不自觉之中。
（3）贫血　反复或大量流血，可出现贫血，贫血程度与出血量成正比，严重者可发生休克，呈现面色苍白、脉搏微弱、血压下降等休克征象。
（4）先露部高浮和胎位异常　腹部检查子宫大小与停经周数相符，先露部高浮，可并发胎位异常，尤其为臀先露。有时可在耻骨联合上方听到胎盘杂音。

（5）阴道检查　应采用超声检查确定胎盘位置，若前置胎盘诊断明确，无需再行阴道检查。若必须通过阴道检查明确诊断或选择分娩方式时，可在输液、输血及做好紧急剖宫产的手术条件下进行。禁止肛查。

（6）辅助检查　孕28周后B超可见胎盘附着于子宫下段，甚至胎盘下缘达到或覆盖宫颈内口，其位置低于胎先露部。怀疑合并胎盘植入者，有条件的医院可选择核磁共振检查，以了解胎盘植入子宫肌层的深度，是否侵袭膀胱等，对凶险性前置胎盘的诊断更有帮助。

（7）产后检查　胎盘及胎膜前置部位的胎盘有紫黑色陈旧性血块附着，胎膜破口距胎盘边缘距离<7cm。

2.鉴别诊断

本病需与胎盘早剥、脐带帆状附着的前置血管破裂、胎盘边缘血窦破裂、宫颈息肉、宫颈糜烂、宫颈癌等疾病鉴别。

五、治疗

1.处理原则

治疗原则是抑制宫缩、纠正贫血、预防感染和适时终止妊娠。根据阴道流血量、孕周、产次、胎位、有无休克，是否临产，胎儿是否存活及前置胎盘类型等综合做出判断。临床处理前以最后一次检查结果来确定其分类。凶险性前置胎盘应当在有救治条件的医院治疗。

做出初步诊断之前，不要轻易行肛门或阴道检查，禁灌肠。查血型、配血，做好剖宫产手术准备，如有休克应积极抢救休克。病情严重（失血性休克、胎儿宫内窘迫等），应下病重或病危通知、卧床休息、心电监护等。

2.预防感染治疗（可选择以下一种处方）

处方一　0.9%氯化钠注射液 100ml

头孢唑啉注射液　　3.0g ｜ iv drip　q12h（AST）

处方二　0.9%氯化钠注射液 100ml

青霉素　400万单位 ｜ iv drip　q8h（AST）

【说明】由于反复出血容易引起感染，应选用青霉素、头孢菌素类抗生素等对胎儿不良影响力小的药物预防感染。

3.纠正贫血

处方 新鲜血200ml iv drip

0.9%氯化钠注射液200ml冲管用

【说明】由于反复出血，量多而导致贫血甚至休克的患者，宜少量多次输新鲜血，纠正贫血以及补充凝血因子。目标使血红蛋白≥110g/L及以上，血细胞比容＞0.30，以增加母体储备。

4.促胎肺成熟

处方 地塞米松注射液6mg im q12h

【说明】反复出血需要终止妊娠时，应用地塞米松促胎肺成熟，连用2天。孕35周前有早产风险时，应促胎肺成熟。

5.期待疗法

对于阴道出血不多或已止血，孕龄小于36周，孕妇全身情况好，胎儿娩出成活率低，目前胎儿成活者，在保证孕妇安全的前提下保胎。期待至孕36周可待其自然发动宫缩。资料表明36周主动终止妊娠比等待至36周以上自然发动分娩围生儿死亡率低。

（1）镇静（可选择以下一种处方）

处方一 苯巴比妥（鲁米那）0.03g po tid

处方二 地西泮2.5mg po qn

【说明】由于反复阴道流血引起孕妇精神紧张而加重阴道流血，予以镇静减轻孕妇精神紧张情绪。

（2）抑制宫缩

处方一	利托君注射液100mg	iv drip（起始剂量5滴/min，每10min增加5滴/min，保持15～35滴/min，维持12～18h）
	5%葡萄糖注射液500ml	
处方二	5%葡萄糖注射液100ml	iv drip（30～60min内滴完，测膝反射、呼吸q2h，注意尿量）
	25%硫酸镁注射液20ml	
	5%葡萄糖注射液500ml	iv drip（1～2g/h，测膝反射、呼吸q2h，注意尿量）
	25%硫酸镁注射液40ml	

处方三　0.9%氯化钠注射液250ml　｜　iv drip（一天用量
　　　　间苯三酚注射液80～120mg　｜　不超过200mg）

【说明】硫酸镁可松弛子宫平滑肌，抑制宫缩。但应注意其副作用。用于32周前，保护胎儿神经系统，一般用药不超过48h，备葡萄糖酸钙针。利托君注射液不可与硫酸镁一起使用。

6.终止妊娠

（1）指征

① 出血量大甚至休克，为挽救孕妇生命，无需考虑胎儿情况，应立即终止妊娠。

② 出现胎儿窘迫等产科指征时，胎儿已可存活，可行急诊剖宫产手术。

③ 临产后诊断的前置胎盘，出血量较多，估计短期内不能分娩者，也应终止妊娠。

④ 无临床症状的前置胎盘根据类型决定分娩时机。合并胎盘植入者可于妊娠36周及以上择期终止妊娠；完全性前置胎盘可于妊娠37周及以上择期终止妊娠；边缘性前置胎盘可于38周及以上择期终止妊娠；部分性前置胎盘应根据胎盘遮盖宫颈内口情况适时终止妊娠。

（2）阴道分娩　适用于枕先露的边缘性前置胎盘、低置胎盘、流血不多、估计在短时间内能结束分娩者。决定阴道分娩后，先行人工破膜，破膜后胎头下降压迫胎盘止血，并可促进子宫收缩加速分娩，若破膜后胎儿先露部下降不理想，仍有出血，或分娩进展不顺利，应立即行剖宫产术。

（3）剖宫产术　是目前处理前置胎盘的主要手段。能迅速结束分娩，达到防止和抢救出血、止血目的。术前要做B超检查胎盘定位，积极纠正贫血，预防感染，做好抢救母婴准备。

7.促宫缩，预防产后出血

处方一　促宫缩
　　　　缩宫素注射液10U　im（或宫颈注射或宫壁注射）
　　或　卡贝缩宫素　100μg　iv或im
　　或　卡前列素氨丁三醇　50μg　im或子宫肌层注射

或　马来酸麦角新碱　0.2mg　iv或im（每隔2～4h可重复使用，总量≤1mg，高血压及其他心血管疾病患者禁用）

或　米索前列醇200U　舌下含服（青光眼、哮喘及过敏体质者禁用）

处方二　止血药

氨甲环酸　1.0g/次　静脉滴注或静脉注射（1d用量为0.75～2.00g）

在剖宫产胎儿娩出后，应迅速徒手剥离胎盘，用上述处方促进宫缩并按摩子宫，避免宫缩乏力性子宫出血。经按摩子宫、缝扎出血点，压迫止血无效者，可行子宫动脉或髂内动脉结扎术，仍出血考虑做子宫次全切除术。

8. 紧急转送的处理

患者阴道大量流血而当地无条件处理，先输液输血，在消毒下进行阴道填纱、腹部加压包扎，以暂时压迫止血，并迅速护送转院治疗。

9. 中药治疗

适用于出血量少或已止血的胎龄尚小于37周的前置胎盘患者，见本章第2节"自然流产"中"先兆流产"。

第8节　胎盘早剥

妊娠20周后或分娩期，正常位置的胎盘在胎儿娩出前，部分或全部从子宫壁剥离者称胎盘早剥（placenta abruption）。本病是妊娠晚期严重并发症，起病急，进展快，可威胁母儿生命。

一、病史采集

（1）现病史　患者就诊时应仔细询问末次月经，预产期；产前检查的情况，有无腹痛，腹痛出现的时间、诱因和缓解情况，有无阴道流血，量，有无胎动异常，有无头晕眼花、恶心呕吐、出冷汗，起病前有无外伤等；外院诊断治疗情况，疗效如何。

（2）过去史　询问既往有无类似发作史，有无妊娠高血压疾病、慢性肾炎、外伤或外倒转术后等，有无药物、食物过敏史。

二、体格检查

注意有无子宫强直性收缩和压痛，有无休克，有无胎儿窘迫，有无贫血，有无阴道流血以及出血量的多少，分娩后的检查胎盘的血块压迹或陈旧性血块占胎盘的面积。

三、辅助检查

（1）实验室检查　血常规、尿常规、粪常规，肝肾功能，电解质，凝血功能状态，必要时查血气分析。

（2）器械检查　胎儿B超、电子胎心监护。

四、诊断

1.诊断要点

（1）病史　本病可能与血管性疾病（妊娠高血压疾病、慢性高血压、肾病）、外伤撞击、子宫体积骤缩、子宫静脉压突然升高等有关。

（2）妊娠中后期突然发生持续性疼痛　在诱因下发生突然的持续性腹痛、腰酸、腰背痛，疼痛程度与胎盘后积血多少呈正相关。

（3）阴道出血　轻度胎盘早剥以外出血为主，陈旧不凝血，伴有轻度腹痛或无腹痛，贫血体征不显著。重度胎盘早剥可无阴道出血或仅有少量阴道出血及血性羊水。

（4）休克、贫血程度　与外出血量不相符。出现恶心、呕吐、出汗、面色苍白、脉搏细弱、血压下降等休克征象。

（5）子宫张力升高和子宫压痛，严重时子宫板样硬、宫底增高。早期胎心率异常，胎位、胎心不清，分娩后检查胎盘有血块压迹或陈旧性血块。

（6）B超检查　胎盘与子宫壁间有液性暗区，胎盘异常增厚。

（7）电子胎心监护　可出现胎心基线变异消失，变异减速，晚期减速及胎心率缓慢等。

2.胎盘早剥的Page分级标准

（1）0级　分娩后回顾性产后诊断。

（2）Ⅰ级　外出血，子宫软，无胎儿窘迫。

（3）Ⅱ级　胎儿宫内窘迫或胎死宫内。

（4）Ⅲ级　产妇出血休克症状，伴或不伴弥散性血管内凝血。

3.鉴别诊断

本病需与前置胎盘、先兆早产、子宫破裂鉴别。

五、治疗

1.处理原则

胎盘早剥严重危及母儿生命，母儿的预后取决于处理是否及时与恰当。怀疑早剥者应立即入院，对于仅由产前B超检查发现的毫无自觉症状的轻度早剥患者，如胎儿尚不易存活，无血管性疾病，可选择期待疗法，对母儿要严密监护，超声监测胎盘面积有无增大、胎儿有无宫内发育迟缓，查血红蛋白、血细胞比容。治疗原则为早期识别，积极处理休克，及时终止妊娠、控制DIC，减少并发症。

2.抗休克，纠正贫血

监测产妇生命征，积极输血、迅速补充血容量及凝血因子，维持全身血液循环稳定。使血细胞比容超过0.30，血红蛋白维持在100g/L，尿量＞30ml/h。

处方　新鲜血400～800ml　iv drip

0.9%氯化钠注射液200ml　冲管用

【说明】由于出血多而导致休克的危重患者，积极开放静脉通路，补充血容量，输新鲜血，纠正贫血以及补充凝血因子。若发生DIC，应监测中心静脉压以指导补液量。

3.监测胎儿宫内情况

连续监测胎心以判断胎儿宫内情况。对于有外伤史的产妇，疑有胎盘早剥时，应连续胎心监护，以早期发现胎盘早剥。

4.保守治疗

妊娠＜34周0～Ⅰ级胎盘早剥者，促使胎肺成熟治疗，一旦出现明显阴道流血、子宫张力高、凝血功能障碍及胎儿窘迫时，应立即终止妊娠。

5.及时终止妊娠

一旦确诊Ⅱ、Ⅲ级胎盘早剥应及时终止妊娠。

处方　5%葡萄糖注射液500ml ｜ iv drip（从8滴开始，视宫缩调
　　　缩宫素注射液2.5U ｜ 节滴数）

（1）阴道分娩　适用于0～Ⅰ级患者，一般情况好，病情轻，以外出血为主，宫口已扩张，估计短时间可以结束分娩。一旦出现明显阴道流血、子宫张力高、凝血功能障碍及胎儿窘迫时，应立即终止妊娠。

（2）剖宫产术　对于胎儿有宫内窘迫；破膜后产程进展不良，产妇情况恶化；Ⅱ级胎盘早剥，不能在短时内结束分娩的轻型患者；Ⅲ级胎盘早剥，产妇病情恶化，不论胎儿是否存活，不能立即分娩者，应尽快剖宫产结束妊娠。

6.并发症处理

（1）产后出血、凝血功能障碍按产后出血处理，胎儿娩出后应立即给予子宫收缩药物，术中发现子宫胎盘卒中时可边按摩子宫，边用湿热盐水纱布垫热敷子宫。

处方一　促宫缩

　　　缩宫素注射液10U　im或宫颈注射或宫壁注射，后
　　　10～20U加入500ml晶体液中持续静脉滴注，滴注速度
　　　250ml/h（80mU/min），24h总量≤60U

　　或　卡贝缩宫素　100μg　iv或im

　　或　卡前列素氨丁三醇　50μg　im或子宫肌层注射，必要时
　　　重复使用，总量≤2000μg

　　或　马来酸麦角新碱　0.2mg iv或im，每隔2～4h可重复使
　　　用，总量≤1mg

　　或　米索前列醇200U　舌下含服（青光眼、哮喘及过敏体质
　　　者禁用）

【说明】胎儿娩出后，用上述处方促进宫缩并按摩子宫，避免宫缩乏力性子宫出血。如在剖宫产中发现子宫胎盘卒中，应用热盐水纱垫敷子宫，子宫肌层注射缩宫素，同时按摩子宫，如子宫仍不收缩，出血量多，可行子宫动脉或髂内动脉结扎术，仍出血考虑做子宫次全切除术。如子宫松弛但无出血，可严密观察20～30min，仍无出血者尽量保留子宫。

处方二　止血药

氨甲环酸　1.0g/次，静脉滴注或静脉注射，1d用量为0.75～2.00g

【说明】重度胎盘早剥应监测凝血功能，根据凝血功能变化，选择性用药。凝血功能障碍高凝阶段用肝素治疗，不宜大量应用，以免加重出血；纤溶亢进阶段补充新鲜血及纤维蛋白原，应用上述处方抗纤溶治疗。

（2）积极预防并发症，如肾功能衰竭、肺水肿、心衰等。

处方　呋塞米（速尿）注射液　20～40mg　iv drip（入壶）

【说明】在补充血容量的基础上出现尿少（尿量<30ml/h）、无尿（尿量<30ml/h），应利尿，必要时重复，一般1～2天可恢复。若短期内尿量不增，伴血肌酐、尿素氮、血钾升高、二氧化碳结合率下降提示肾功能衰竭，出现尿毒症时应行血液透析治疗。

7. 中药治疗

适用于病情稳定的产前B超检查发现的毫无自觉症状的轻型胎盘早剥患者。如胎儿尚不易存活，无血管性疾病，可在严密监护母儿的情况下，运用中药治疗，见本章第2节"自然流产"中"先兆流产"。

第9节　羊水过多

正常妊娠时羊水量随孕周的增加而增多，最后2～4周逐渐减少，足月时达800～1000ml。凡在妊娠任何时期羊水量超过2000ml者称为羊水过多（polyhydramnios）。羊水过多围产儿死亡率为28%。可能与胎儿畸形（无脑儿、脑膨出、脊柱裂）、多胎妊娠、孕妇和胎儿的各种疾病（糖尿病、血型不合、胎儿水肿、妊娠高血压疾病、急性肝炎、孕妇严重贫血）、胎盘脐带病变等有关，另有30%为特发性羊水过多。

一、病史采集

患者就诊时应仔细询问末次月经，预产期；产前检查的情况，有无腹胀、腹胀出现的时间、诱因和缓解情况，有无呼吸困难、不能平卧，有无胎动异常，有无头晕眼花、恶心呕吐、出冷汗；外院诊断治疗情况，疗效如何。

二、体格检查

注意检查宫高、腹围和胎先露、胎方位、胎心音情况。

三、辅助检查

（1）实验室检查 血常规、血型、尿常规、粪常规，血糖、肝肾功能、血或羊水甲胎蛋白。

（2）器械检查 胎儿B超、心电图。

四、诊断

1.诊断要点

（1）病史 妊娠中晚期子宫增长较快，可出现不能平卧、呼吸困难。

（2）子宫大小超过妊娠月份或出现压迫症状。宫高、腹围大于第90百分位数，胎心遥远，胎位不清。

（3）羊水甲胎蛋白含量 如胎儿有开放性神经管畸形，其含量可较正常高4～10倍。妊娠20周前诊断价值较高。

（4）B超 羊水指数（AFI）≥25cm，AFI 25～35cm为轻度羊水过多，36～45cm为中度羊水过多，＞45cm为重度羊水过多。羊水池最大暗区垂直深度（AFV）≥8cm，提示羊水过多，其中AFV8～11cm为轻度羊水过多，12～15cm为中度羊水过多，＞15cm为重度羊水过多。同时应注意胎儿有无畸形。即使B超未见明显畸形，也不能完全除外软组织畸形。

（5）胎儿疾病检查　部分染色体异常胎儿可伴羊水过多，除了超声排除结构异常外，还可采用羊水或脐带血穿刺获取胎儿细胞进行细胞或分子遗传学的检查，了解胎儿染色体数目结构有无异常，以及可能检测的染色体的微小缺失或重复。

（6）产后测羊水量≥2000ml。

2.鉴别诊断

本病需与双胎妊娠、葡萄胎、巨大儿以及糖尿病、母婴血型不合溶血所致的水肿、胎儿染色体异常等疾病鉴别。

五、治疗

（1）治疗原则　对羊水过多的处理原则取决于胎儿是否有畸形及孕妇症状的严重程度。胎儿无明显畸形，患者症状较轻，则可严密观察，继续妊娠。

（2）羊水过多　胎儿正常者，予以减轻症状，保胎治疗。

处方　吲哚美辛2.2～2.4mg/kg　po　qd

【说明】吲哚美辛为前列腺素合成酶抑制剂，可抑制胎尿产生，可于孕22～31周开始用，使用时间通常≤3周。用药1周，胎尿可明显减少，羊水再次增多时可重复应用。但有动脉导管闭合的副作用，不宜广泛应用。妊娠＞32周者也不宜使用。若症状严重，可经腹壁在B超引导下行羊膜腔穿刺，以500ml/h速度放羊水，一次放羊水量不超过1500ml，以免引起早产。注意无菌操作，预防感染，酌情使用镇静及保胎药物以防早产。3～4周可重复穿刺减压。

羊水量反复增长，自觉症状严重者，妊娠34周，胎肺已成熟，可终止妊娠，如胎肺未成熟，可予地塞米松促胎肺成熟后再考虑终止妊娠。

（3）羊水过多，胎儿畸形，应及时终止妊娠。

处方一　依沙吖啶（利凡诺）注射液100mg　羊膜腔内注射

处方二　5%葡萄糖注射液500ml ｜ iv drip（从8滴起视宫缩调节
　　　　缩宫素注射液2.5U ｜ 滴数）

【说明】羊水过多合并胎儿畸形的患者如一般情况好，可经羊膜腔穿刺放适量羊水后用处方一引产；或行高位人工破膜后予以缩宫素引产。高位人工破膜后要严格控制羊水流出的速度，以免引起胎盘早剥和休克。放水过程注意监测血压、脉搏、阴道流血及自觉症状。可腹部加压包扎或放沙袋。破膜达12h给予抗生素预防感染。临产后注意保持胎儿为纵产式。注意观察宫缩，预防产后出血。

（4）中药治疗　根据病情选择以下一种处方。

处方一　鲤鱼1条、白术10g、白芍15g、当归10g、茯苓15g、生姜3g、陈皮6g、橘红6g、大腹皮10g、桑寄生15g、续断15g。

【说明】适用于脾气虚弱型羊水过多。

处方二　茯苓15g、猪苓15g、砂仁10g、木香10g、陈皮6g、泽泻10g、白术10g、木瓜10g、桑白皮10g、紫苏叶10g、大腹皮10g。

【说明】适用于气滞湿阻型羊水过多。

第10节　羊水过少

妊娠晚期羊水量少于300ml者称为羊水过少（oligohydramnios）。羊水过少常与胎盘功能低下并存，是胎儿宫内情况不良的重要表现之一。可能与胎儿畸形、过期妊娠、胎儿宫内发育迟缓、妊娠高血压疾病、羊膜病变等有关。

一、病史采集

患者就诊时应仔细询问末次月经，预产期；产前检查的情况，有无宫高、腹围小于孕龄，有无胎动时出现腹痛，腹痛出现的时间、诱因和缓解情况，有无子宫收缩；外院诊断治疗情况，疗效如何。

二、体格检查

注意检查宫高、腹围和胎先露、胎方位，胎心音以及子宫收缩情况。

三、辅助检查

见本章第9节"羊水过多"。

四、诊断

1.诊断要点

（1）有羊水过少的高危因素。

（2）胎动时腹痛，子宫敏感性高。临产后阵痛剧烈，宫缩不协调，宫口扩张缓慢，产程延长。

（3）宫高、腹围及体重增长慢，宫高在妊娠曲线第10百分位数以下者应高度怀疑。

（4）B超羊水指数（AFI）≤5.0cm，羊水池最大暗区垂直深度（AFV）≤2cm，≤1cm为严重羊水过少；产后测羊水量<300ml。

（5）电子胎心监护　羊水过少胎儿的胎盘储备功能减少，无应激试验（NST）可呈反应型。

（6）胎儿疾病检查　羊水穿刺或脐带血穿刺获取胎儿细胞进行细胞或分子遗传学的检查，了解胎儿染色体数目结构有无异常，以及可能检测的染色体的微小缺失或重复。

2.鉴别诊断

本病需与胎儿生长受限、胎儿结构异常等疾病鉴别。

五、治疗

（1）治疗原则　对羊水过少的处理原则取决于胎儿是否有畸形及胎盘功能的情况及孕周大小。

（2）羊水过少，胎儿畸形，应及时终止妊娠。

处方　依沙吖啶（利凡诺）注射液100mg　羊膜腔内注射

（3）羊水过少，胎儿无畸形，妊娠已足月，应引产。

处方　5%葡萄糖注射液500ml　　iv drip（从8滴起视宫缩调节
　　　缩宫素注射液2.5U　　　　　滴数）

【说明】若宫颈成熟，NST反应型可考虑人工破膜后予以缩宫素引产，加强产时监护。若破膜后如羊水浑浊、出现胎儿窘迫，估计短时期不能从阴道分娩；或羊水过少伴有胎动或NST异常者，除外胎儿畸形后可剖宫产。剖宫产比阴道分娩可明显降低围生儿死亡率。做好新生儿抢救准备。新生儿按高危儿处理，加强随访。

（4）羊水过少，胎儿无畸形，发生在妊娠中晚期，胎肺不成熟，可针对病因对症治疗，尽量延长孕周。

（5）中药治疗　根据病情选择以下一种处方。

处方一　菟丝子30g、桑寄生15g、续断15g、阿胶10g（烊化）、山药15g、巴戟天10g、党参20g、白术10g、覆盆子10g、神曲10g。每日1剂，水复煎服。

【说明】适用于肾气亏虚型羊水过少。

处方二　党参20g、当归10g、白芍15g、熟地黄12g、炒杜仲10g、白术10g、陈皮6g、炙甘草6g、菟丝子20g、桑寄生20g、续断15g、阿胶10g（烊化）。每日1剂，水复煎服。

【说明】适用于气血虚弱型羊水过少。

处方三　生地黄12g、熟地黄12g、白芍15g、山药15g、续断15g、黄芩10g、黄柏10g、甘草6g。每日1剂，水复煎服。

【说明】适用于阴虚内热型羊水过少。

处方四　炙白术10g、川芎9g、川椒3g、干地黄12g、炒阿胶10g、黄芪20g、当归12g、牡蛎30g（先煎）、茯苓15g、巴戟天10g、艾叶10g。每日1剂，水复煎服。

【说明】适用于胞宫虚寒型羊水过少。

第11节　胎儿生长受限

出生体重低于同孕龄体重第10百分位数的新生儿为小于孕龄儿（SGA）。并非所有出生体重小于同孕龄体重第10百分位数者都为病理性的生长受限。SGA包含了健康小样儿，这部分SGA除了体重及体格发育较小外，各器官可无结构及功能障碍，无宫内缺氧表现。

胎儿生长受限（FGR）指胎儿应有的生长潜力受损，估测的胎儿体重小于同孕龄第10百分位的SGA。对部分胎儿的体重经估测达到同孕龄的第10百分位，但胎儿有生长潜力受损，不良妊娠结局风险增加，可按照胎儿生长受限进行管理。严重的FGR指估测的胎儿体重小于同孕龄第3百分位。

一、病史采集

（1）现病史　患者就诊时应仔细询问末次月经，预产期；产前检查的情况，有无宫高、腹围小于孕龄，有无胎动异常，有无头晕眼花、恶心呕吐，有无妊娠高血压疾病；外院诊断治疗情况，疗效如何。

（2）过去史　询问既往有无类似病史，既往有无慢性高血压、肾炎、哮喘、内分泌疾病，有无药物、食物过敏史等。

（3）个人史　孕前体重和身高，孕妇生活习惯，有无偏食，劳动强度，有无烟酒嗜好，或被动吸烟史。

二、体格检查

注意检查宫高、腹围和胎先露、胎方位、胎心音情况。

三、辅助检查

（1）实验室检查　血常规、尿常规、粪常规，血型、肝肾功能。

（2）胎盘功能检测　尿E_3和E/C、胎盘催乳素、甲胎蛋白、妊娠特异性β糖蛋白、碱性核糖核酸酶、微量元素锌、TORCH感染的检测。

（3）器械检查　B超（胎儿大脑中动脉，孕妇子宫动脉）、心电图。

四、诊断

1.诊断要点

（1）病史　有引起FGR的高危因素。曾有生出缺陷儿、FGR、死胎等不良分娩史，有吸烟、吸毒及酗酒等不良嗜好，有孕期子宫增长较慢的病史。

（2）临床指标

① 宫高、腹围值　连续3周测量均在第10百分位数以下者为筛选FGR的指标，预测准确率达13%～86%。

② 计算胎儿发育指数　胎儿发育指数＝宫高（cm）–3×（月份＋1），指数为–3～＋3为正常，小于–3提示有FGR的可能。宫高测量值低于对应标准3cm以上，应疑诊FGR；宫高低于对应标准4cm以上，应高度怀疑FGR。

（3）辅助检查

① B型超声测量

a.测腹围与头围的比值（AC/HC）　AC/HC小于对应孕周平均值的第10百分位数，即应考虑有FGR的可能，也有助于估算不匀称型FGR。

b.测量胎儿双顶径（BPD）、头围、腹围和股骨，并根据本地区个性化的胎儿生长曲线估测胎儿体重，估计胎儿体重低于对应孕周胎儿体重第10百分位数以下或胎儿腹围小于对应孕周腹围第10百分位数以下，需考虑FGR，至少2周复查1次，减少FGR诊断的假阳性。

c.羊水量与胎盘成熟度　多数FGR出现羊水过少、胎盘老化的片型超声图像。

d.超声多普勒测妊娠晚期脐动脉收缩末期峰值（S）/舒张末期峰值（D），≤3为正常值，脐血S/D升高时提示FGR。

e.胎儿生物物理评分（BPS）可协助诊断。

② 化验检查　胎盘功能检测尿，E_3和E/C、胎盘催乳素、甲胎蛋白、妊娠特异性β糖蛋白、碱性核糖核酸酶、微量元素锌、TORCH感染的检测均有助于诊断。研究表明抗心磷脂抗体（ACA）与部分FGR的发生有关。

③ 电子胎心监护　有利于判断胎儿宫内的状况，更有助于决定分娩时机及分娩方式。

2.鉴别诊断

本病需与羊水过少等疾病鉴别。

五、治疗

1.一般治疗

除外胎儿畸形后的外因型FGR，治疗越早效果越好。小于孕32周开始治疗效果佳，孕36周以后治疗效果差。孕妇要均衡膳食，休息吸氧，左侧卧位可改善胎盘血液循环。

2.补充能量合剂

处方一　10%葡萄糖注射液250ml
　　　　复方氨基酸注射液250ml｜iv drip　qd（共用10天）

处方二　低分子右旋糖酐500ml
　　　　复方丹参注射液4ml｜iv drip　qd（共用10天）

　　　　阿司匹林50mg　po　qd（28～30周开始，连用6～8周）

处方三　10%葡萄糖注射液500ml
　　　　维生素C注射液2.0g｜iv drip　qd（共用10天）
　　　　ATP40mg

处方四　硫酸亚铁0.3g　po　tid
　　　　维生素C0.2g　po　tid
　　　　维生素E胶囊100mg　po　qd

3.积极治疗合并症

如妊娠高血压疾病、妊娠后期糖尿病等。

4.监测

（1）自我胎动监测。

（2）每周测量宫高、腹围及体重。

（3）每周进行NST检查1～2次，必要时进行胎儿生物物理评分或测胎盘功能如E_3测定。

（4）定期复查B超，监测胎儿增长情况及羊水量，胎头双顶径（BPD）2周增长大于4mm，提示治疗有效。

（5）有条件时可行胎儿超声心动检查，排除胎儿先天性心脏病。

5.适时终止妊娠

FGR出现单次胎儿多普勒血流异常不宜立即终止妊娠，应严密随访。若出现脐动脉舒张末期血流消失，可期待至≥34周终止妊娠；出现脐动脉舒张末期血流倒置，则考虑期待至≥32周终止妊娠。若32周前出现脐动脉舒张末期血流消失或倒置，合并静脉导管血流异常，综合考虑孕周、新生儿重症监护水平，完成促胎肺成熟后，可考虑终止妊娠。

（1）无胎儿畸形、无产科合并症者，大多数经治疗后有好转，可继续妊娠至38～39周，一般不超过预产期。

（2）阴道分娩者，产程中加强胎儿监护，第二产程予以吸氧，会阴侧切。

（3）胎盘功能不良，孕周未达35周，宫颈条件不成熟者，促胎肺成熟后可考虑剖宫产终止妊娠。

（4）做好新生儿抢救工作。

（5）产后仔细检查胎盘形状、大小、重量、有无单脐动脉畸形，必要时送检。

6. 中药治疗

根据病情选择以下一种处方。

处方一　桑寄生20g、续断15g、菟丝子20g、党参20g、覆盆子10g、桑椹子12g、阿胶10克（烊化）。

【说明】适用于肾气亏损型胎儿生长受阻。

处方二　党参20g、白芍15g、白术10g、茯苓15g、杜仲10g、炙甘草6g、当归10g、熟地黄12g、续断15g、枸杞子12克。

【说明】适用于气血虚弱型胎儿生长受阻。

处方三　黄柏10g、黄芩10g、生地黄12g、熟地黄12g、淮山药15g、续断15g、白芍15g、炙甘草6g、枸杞子12g、桑椹子12g。

【说明】适用于阴虚血热型胎儿生长受阻。

第12节　死　胎

妊娠20周后胎儿在子宫内死亡，称死胎（fetal death）。胎儿在分娩过程中死亡，称死产，亦是死胎的一种。

一、病史采集

（1）现病史　患者就诊时应仔细询问末次月经，月经周期、早孕反应出现的时间；胎动出现的时间，有无胎动异常，胎动消失的时间。子宫不再继续增长的时间和有无乳胀感消失，消失的时间；产前检查的情况，有无腹痛，腹痛出现的时间、持续时间、诱因和缓解情况，有无阴道流血，流血出现的时间、量。

（2）过去史　询问既往有无类似发作史，有无高血压疾病、糖尿病、慢性肾炎、子宫肌瘤、心血管疾病等，有无药物、食物过敏史等。

二、体格检查

注意有无皮肤黏膜出血病灶，检查血压、宫高、腹围和胎先露、胎方位，注意多普勒能否听到胎心音，有无子宫收缩，宫缩持续的时间和缓解时间，有无宫颈管消失、宫颈扩张和先露部下降，有无胎膜早破，有无阴道流血、流水。

三、辅助检查

（1）实验室检查　血常规、尿常规、粪常规，电解质测定，肝肾功能，凝血功能检查，包括血小板计数、凝血时间、凝血酶原及凝血酶时间、纤维蛋白原等。

（2）器械检查　胎儿B超、腹部X线片、心电图。

四、诊断

（1）孕妇自觉胎动停止，子宫停止增长。

（2）检查时听不到胎心者，子宫大小与停经月份不符。

（3）B型超声检查胎心和胎动消失。若胎儿死亡过久可见颅板塌陷，颅骨重叠，呈袋状变形。

（4）尿E_3 < 3mg，羊水甲胎蛋白显著增高。

（5）胎死宫内4周以上，DIC发生机会增多，可引起分娩时的严重出血。

五、治疗

（1）确诊胎死宫内，应及时引产终止妊娠。

处方一　注射用水 5ml ｜

依沙吖啶（利凡诺）注射液 100mg ｜羊膜腔内注射

【说明】依沙吖啶为外用杀菌防腐剂，也能刺激子宫肌肉收缩，用于产科引产。其安全剂量为 100mg，反应剂量为 120mg，中毒剂量为500mg。若依沙吖啶羊膜腔内引产 48h 内不能完成引产，可给予缩宫素静脉滴注；如第一次失败，则 72h 可重复本方案引产。

处方二　戊酸雌二醇 5mg　po　tid（用3天）

维生素 B_6 20mg　po　tid

5% 葡萄糖注射液 500ml ｜ iv drip（从8滴起，视宫缩调

缩宫素注射液 2.5U ｜ 节滴数）

【说明】在用缩宫素引产前用己烯雌酚以提高子宫平滑肌对催产素的敏感性。

（2）胎儿死亡 4 周尚未排出者，应做凝血功能检查，包括血小板计数、凝血时间、凝血酶原及凝血酶时间、纤维蛋白原等，必要时针对检查结果对 DIC 进行治疗。若纤维蛋白原含量 < 1.5g/L，血小板 < 100×10^9/L，可用肝素治疗。

处方　生理盐水 100ml ｜

肝素注射液 25mg ｜ iv drip　q6h

【说明】肝素剂量为每次 0.5mg/kg，用药期间以试管凝血时间监测。一般用药 24 ～ 48h 后，可使纤维蛋白原和血小板恢复到有效止血水平，然后再引产。

（3）临产后应配新鲜血备用，分娩时及时用宫缩药以防产后出血。

处方　缩宫素注射液 10U　im（或宫颈注射）

米索前列醇 200U　舌下含服

【说明】胎儿娩出后，用上述处方促进宫缩并按摩子宫，避免宫缩乏力性子宫出血。

（4）分娩结束后应仔细检查胎盘、脐带、胎膜及胎儿，如有可能

则送病理检查，以明确死亡原因。

（5）疑有宫内感染者，产后应给抗菌药预防感染。

处方　阿莫西林胶囊0.25g　po　tid

　或　阿莫西林胶囊0.5g　po　bid

　　　甲硝唑0.2g　po　tid

（6）产后及时服用退奶药。

处方一　戊酸雌二醇5mg　po　tid（用7天）

　　　　维生素B_6　20mg　po　tid

处方二　炒麦芽200g　煎水代茶喝饮

（7）中药治疗　根据病情选择以下一种处方。

处方一　人参10g、当归10g、川芎10g、益母草20g、赤石脂20g、荆芥穗（炒黑）10g。

【说明】适用于气血虚弱型胎死不下。

处方二　当归10g、川芎10g、肉桂6g、车前子10g、牛膝15g、红花5g。

【说明】适用于血瘀型胎死不下。

处方三　川芎9g、桃仁10g、当归6g、炙甘草6g、益母草15g、炮姜6g、泽兰12g、党参20g。

【说明】适用于产后血瘀证。

第13节　多胎妊娠

一次妊娠宫腔内同时有两个或两个以上胎儿称多胎妊娠（multiple pregnancy）。

一、病史采集

患者就诊时应仔细询问有无多胎妊娠家族史，生殖辅助技术受孕史；末次月经，早孕反应是否重；产前检查的情况，有无子宫明显增大，有无妊娠晚期呼吸困难、不能平卧、下肢水肿、静脉曲张等压迫症状，自觉胎动的情况。

二、体格检查

注意检查宫高、腹围和胎先露、胎方位，注意是否可触及两个或以上胎头和多个肢体，不同部位是否可闻及不同频率的胎心音。

三、辅助检查

（1）实验室检查 血常规、尿常规、粪常规、血型、肝肾功能。

（2）器械检查 胎儿B超、多普勒听胎心音、心电图。

四、诊断

1.诊断要点

（1）病史 多胎妊娠家族史，生殖辅助技术受孕史。

（2）妊娠期 孕妇早孕反应重、子宫增大明显；妊娠晚期有呼吸困难、下肢水肿、静脉曲张等压迫症状，易并发缺铁性贫血、妊高征、羊水过多、前置胎盘、胎膜早破、早产等。

（3）分娩期 产程延长、胎位异常、胎膜早破、脐带脱垂、胎盘早剥、双胎胎头交锁及嵌顿、产后出血及产褥感染。

（4）检查 子宫明显大于相同孕周的单胎妊娠，羊水较多。可触及两个或以上胎头和多个肢体，不同部位可闻及不同频率的胎心音。

（5）B型超声 妊娠8周即可见两个或以上妊娠囊、并可分辨胎囊之间的隔膜，可初步区别单卵双胎或双卵双胎。可见两个或以上胎头光环。

（6）多普勒胎心仪 可闻及不同频率的胎心音。

2.鉴别诊断

本病需与羊水过多、葡萄胎、巨大儿以及糖尿病、母婴血型不合溶血所致的水肿、胎儿染色体异常等疾病鉴别。

五、治疗

（1）妊娠期 预防妊娠期并发症。

（2）定期产前检查　营养，支持，休息，预防贫血和妊娠高血压疾病、早产。

（3）B超检查　监测胎儿的生长发育，警惕双胎输血综合征，确诊为联体儿时，妊娠26周前行引产术，妊娠26周后宜行剖宫产术。

（4）分娩方式　对于无并发症及合并症的双绒毛膜性双胎可期待至孕38周时再考虑分娩，最晚不应超过39周。无并发症及合并症的单绒毛膜双羊膜囊双胎可以在严密监测下至妊娠35～37周分娩。单绒毛膜单羊膜囊双胎的分娩孕周为32～34周。复杂性双胎如TTS、AUGR及TAPS需要结合孕妇及胎儿的具体情况制订个体化的分娩方案。

① 剖宫产指征

a.第一胎儿为横位或臀位，或发生胎头交锁时，双头位发生胎头嵌顿时。

b.产科指征　产程延长或胎儿窘迫。

c.孕三胎以上。

d.其他妊娠并发症　如妊高征、前置胎盘、脐带脱垂、胎膜早破、胎儿窘迫等。

② 阴道分娩　需严密观察产程进展、胎心音变化及宫缩情况。做好输液、输血、抢救新生儿等准备。

③ 第一个胎儿娩出后，警惕脐带脱垂、胎盘早剥和胎位异常。避免胎头交锁的发生。

④ 预防产后出血

a.临产应备血。

b.胎儿娩出前需建立静脉通路。

c.最后的胎儿前肩娩出后静脉注射缩宫素10U。

（5）中药治疗

处方　川芎9g、桃仁10g、当归6g、炙甘草6g、益母草15g、炮姜6g、泽兰12g、党参20g。

【说明】适用于产后血瘀证。

第14节　巨大胎儿

胎儿体重达到或超过4000g，称为巨大胎儿（fetal macrosomia）。若产力、产道及胎位均正常，仅胎儿巨大，可出现头盆不称而发生分娩困难，如肩难产。

一、病史采集

患者就诊时应仔细询问末次月经，预产期；产前检查的情况，有无巨大胎儿分娩史、妊娠合并糖尿病、过期妊娠史；妊晚期有无腹部明显膨隆、沉重、两肋胀痛、呼吸困难，有无体重增加迅速。

二、体格检查

注意检查宫高、腹围和胎先露、胎方位、胎心音情况。

三、辅助检查

（1）实验室检查　血常规、尿常规、粪常规，血型、肝肾功能、血糖。

（2）器械检查　胎儿B超、心电图。

四、诊断

1.诊断要点

（1）病史　有巨大胎儿分娩史，妊娠合并糖尿病及过期妊娠史，孕妇多肥胖或身材高大。

（2）妊娠晚期出现呼吸困难、腹部沉重、两肋胀痛，孕期体重增加迅速，子宫大小超过妊娠月份或出现压迫症状。宫高、腹围大于第90百分位数，胎心音遥远，胎位不清。

（3）腹部检查　腹部明显膨隆，胎体大，先露部高浮，若为头先露，多数胎头夸耻征为阳性，宫底高，宫高超过第90百分位数，宫高＞35cm。

（4）B型超声　胎头双顶径、胎儿腹围测量超过同孕龄第90百分位数以上。胎头双顶径（BPD）＞10cm，应考虑巨大胎儿。

2.鉴别诊断

本病需与双胎妊娠、羊水过多、胎儿畸形、妊娠合并腹部肿物等疾病鉴别。

五、治疗

（1）处理原则　妊娠期检查发现胎儿大于孕龄或分娩巨大儿者，应进行孕妇糖尿病检查。对糖尿病孕妇进行治疗，妊娠36周后，根据胎儿成熟度、胎盘功能及糖尿病控制程度，择期引产或行剖宫产。

（2）胎儿体重≥4500g，择期剖宫产终止妊娠。

（3）胎儿体重≥4000g，无糖尿病者可阴道试产，产程进展异常，剖宫产终止妊娠。

（4）胎儿体重＞4000g，且合并糖尿病者，建议剖宫产终止妊娠

（5）阴道分娩时，注意肩难产。

（6）注意观察宫缩，预防产后出血。

（7）中药治疗

处方　川芎9g、桃仁10g、当归6g、炙甘草6g、益母草15g、炮姜6g、泽兰12g、党参20g。

【说明】适用于产后血瘀证。

第15节　胎儿窘迫

胎儿窘迫（fetal distress）是指胎儿在子宫内因急性或慢性缺氧危及其健康和生命的综合症状，发病率为2.7%～38.5%。急性胎儿窘迫主要发生在分娩期。多因脐带异常、前置胎盘、胎盘早剥、宫缩过强、产程延长及产妇低血压、休克等引起。

慢性胎儿窘迫主要发生在妊娠末期，往往延续至临产并加重。多因妊娠高血压疾病、妊娠合并高血压、慢性肾炎、糖尿病、严重贫血

及过期妊娠等所致。

一、病史采集

患者就诊时应仔细询问定期产前检查的情况，有无异常；自我监测胎动有无异常（减少或频繁），有无胎心音和羊水异常；是否妊娠合并各种严重的心、肺疾病，或伴有心、肺功能不全；是否有急性失血及重度贫血；是否有各种原因引起的休克与急性感染性发热；有无应用麻醉药及镇静药过量，抑制呼吸史；有无缩宫素使用不当，引起过强宫缩史；有无长时间仰卧位低血压史；有无前置胎盘、胎盘早剥、脐带异常等引起母胎间血氧运输及交换障碍的疾病。

二、体格检查

注意有无高血压，检查宫高、腹围和胎先露、胎方位，胎心音有无异常，有无子宫收缩，宫缩持续的时间和缓解时间，宫缩与胎心音异常的关系；骨盆和产道的情况，宫颈扩张和先露部下降的情况，破膜后羊水的性质和量。

三、辅助检查

（1）胎儿电子监护　宫缩无负荷试验（NST）无反应型或催产素激活试验（OCT）阳性。

（2）胎儿生物物理评分　生物物理评分小于6分或羊水少。

（3）胎儿头皮血　进行血气分析。

（4）羊膜镜检查　羊水浑浊，呈现黄染或深褐色。

四、诊断

1.急性胎儿窘迫

（1）胎心率异常　胎心率变化是急性胎儿窘迫的一个重要征象。正常胎心率为110～160次/min，心音强而有规律。缺氧早期，胎心率于无宫缩时加快，大于160次/min；缺氧严重时胎心率小于110次/min。

若行胎儿电子监护宫缩负荷试验（CST）可出现多发晚期减速、重度变异减速，胎心率小于110次/min，基线变异小于5次/min，伴频繁晚期减速提示胎儿缺氧严重，可随时胎死宫内。

（2）羊水胎粪污染　羊水污染程度与胎粪排出时间及量有关。排出时间越长，污染颜色越深，羊水越黏稠。但影响胎粪排出最主要的因素是孕周，孕周越大羊水胎粪污染的概率越高，某些高危因素也会增加胎粪排出的概率，如妊娠期肝内胆汁淤积症。10%～20%的分娩中会出现羊水胎粪污染，羊水中胎粪污染不是胎儿窘迫的征象。

根据程度不同，羊水污染分3度。Ⅰ度：浅绿色；Ⅱ度：深绿色或黄绿色；Ⅲ度：棕黄色，稠厚，提示胎儿缺氧严重。出现羊水胎粪污染时，可考虑连续电子胎心监护，如果胎心监护正常，不需要进行特殊处理；如果胎心监护异常，存在宫内缺氧情况，会引起胎粪吸入综合征，造成不良胎儿结局。

（3）胎动异常　缺氧初期为胎动频繁，继而减弱及次数减少，进而消失。单纯的胎动频繁不属于胎动异常。

（4）酸中毒　胎儿缺氧与酸中毒之间关系密切，采集胎儿头皮血进行血气分析，可反映胎儿宫内安危情况。若 $pH < 7.2$（正常值 $7.25～7.35$），$PO_2 < 10mmHg$（正常值 $15～30mmHg$），$PCO_2 > 60mmHg$（正常值 $35～55mmHg$），可诊断为胎儿酸中毒。但该方法对新生儿缺血缺氧性脑病的阳性预测值仅为3%，应用较少。

2.慢性胎儿窘迫

（1）胎动减少或消失　若胎动计数 ≥ 10 次/2h为正常，< 10 次/2h或减少50%者提示胎儿缺氧可能。临床上常见胎动消失24h后胎心音消失，应予警惕。

嘱孕妇每日早、中、晚自行计数胎动各1h，3h胎动之和乘以4得到12h的胎动计数。胎动过频或胎动减少均为胎儿缺氧征象，每日监测胎动可预测胎儿安危。

（2）胎儿电子监护异常　胎儿缺氧时胎心率可出现以下异常情况。

① 大于80min，2次以下加速超过15次/分，持续15s。

② 在无胎动与宫缩时，胎心率＞160次/min或＜100次/min超过

30min。

③ 基线变异频率≤5次/min，持续80min；≥25次/min，持续10min；正弦波形。

④ 变异减速，持续时间≥60s；晚期减速。

⑤ OCT可见频繁重度变异减速或晚期减速。

（3）胎儿生物物理评分低　根据B型超声监测胎动、胎儿呼吸运动、胎儿肌张力、羊水量及胎儿电子监护NST结果进行综合评分，每项2分，满分为10分。≤4分提示胎儿缺氧，5～6分为可疑胎儿缺氧。

（4）胎儿多普勒超声血流异常　生长受限的胎儿脐动脉多普勒血流可表现为S/D比值升高，提示有胎盘灌注不足；若出现脐动脉舒张末期血流缺失或倒置和静脉导管反向"a"波，提示随时有胎死宫内的危险。

五、治疗

1.急性胎儿窘迫

应采取果断措施，改善胎儿缺氧状态。

（1）一般处理　左侧卧位。应用面罩吸纯氧，10L/min，间隔吸氧30min/次，间隔5min。纠正脱水、酸中毒及电解质紊乱。停止缩宫素使用、抑制宫缩、纠正孕妇低血压等措施，并迅速查找病因，排除脐带脱垂、重度胎盘早剥、子宫破裂等，如果这些措施均不奏效，应该紧急终止妊娠。对于可疑胎儿窘迫者应该综合考虑临床情况、持续胎心监护、采取其他评估方法来判定胎儿有无缺氧，可能需要宫内复苏来改善胎儿状况。

（2）病因治疗　针对病因治疗。

① 如不协调子宫收缩过强，缩宫素使用不当引起的强直性子宫收缩，应停用缩宫素，进行宫内复苏。口服镇静药，也可用硫酸镁抑制宫缩。

处方　5%葡萄糖注射液500ml ｜ iv drip（1～2g/h，测膝反射、
　　　25%硫酸镁注射液60ml ｜ 呼吸q2h，注意尿量）

② 如羊水过少［羊水最大暗区垂直深度（AFV）＜2cm］脐带受压，可经腹羊膜腔输液，5～10ml/min，AFV维持在8～10cm，通过输液可解除脐带受压，使胎心变异减速率、胎粪排除率以及剖宫产率降低，提高新生儿成活率，但有发生绒毛膜羊膜炎等并发症可能。应严格无菌操作，同时可用抗生素预防感染。

处方一　37℃ 0.9%生理盐水溶液250ml　羊膜腔灌注（5～10ml/min）

处方二　37℃乳酸钠林格注射液250ml　羊膜腔灌注（5～10ml/min）

③ 增加组织对缺氧的耐受力。

处方　25%葡萄糖注射液40ml ⎫
　　　维生素C注射液1.0g ⎭ iv　st

（3）尽快终止妊娠

① 宫口未开全　立即行剖宫产的指征：胎心率＜110次/min或＞180次/min，伴羊水污染Ⅱ度；羊水污染Ⅲ度，伴羊水过少；胎儿电子监护CST、OCT出现频繁晚期减速或重度变异减速；胎儿头皮血pH＜7.20。

② 宫口开全　胎先露在坐骨棘以下3cm，尽快经阴道助娩。

2.慢性胎儿窘迫

应针对病因，视孕周、胎儿成熟度及胎儿窘迫程度决定处理。

（1）一般处理　左侧卧位。每日吸氧2～3次，每次30min。积极治疗妊娠合并症及并发症。

（2）期待疗法　孕周小，胎儿娩出后存活可能性小，尽量保守治疗以期延长胎龄，同时促胎儿成熟，等待胎儿成熟后终止妊娠。

处方一　10%葡萄糖注射液250ml ⎫
　　　维生素C注射液2.0g ⎬ iv drip　qd（共用10天）
　　　复方氨基酸注射液250ml ⎭

处方二　低分子右旋糖酐500ml ⎫
　　　复方丹参注射液4ml ⎭ iv drip　qd（共用10天）

处方三　沙丁胺醇2.4～4.8mg　po　q8h

0.9%葡萄糖注射液500ml ｜ iv drip（1～2g/h，测膝反

25%硫酸镁注射液60ml ｜ 射、呼吸q2h，注意尿量）

处方四　地塞米松注射液6mg　im　q12h

【说明】治疗慢性胎儿窘迫，应疏通微循环，舒张子宫平滑肌，改善胎盘血液循环，提高胎儿供氧。如妊娠不足36周，应用地塞米松促胎肺成熟，连用2天。

（3）终止妊娠　妊娠近足月，胎动减少，胎盘功能进行性减退，电子胎心监护出现胎心基线率异常伴基线变异异常，OCT出现频繁的晚期减速或重度变异减速，胎儿生物物理评分＜4分者，均应以剖宫产终止妊娠为宜。

3. 做好新生儿复苏的准备

出生后按有无新生儿窒息及窒息的轻重程度决定高危儿的护理。

① 保持安静。

② 延迟开奶，静脉补液，补充能量。

③ 抗生素预防感染。

④ 预防新生儿颅内出血。

处方　维生素K_1注射液5mg　im　qd（共用3天）

4. 中药治疗

根据病情选择以下一种处方。

处方一　桑寄生20g、续断15g、菟丝子20g、党参20g、覆盆子10g、桑椹12g、阿胶10g（烊化）。

【说明】适用于肾气亏损型慢性胎儿窘迫。

处方二　党参20g、白芍15g、白术10g、茯苓15g、杜仲10g、炙甘草6g、当归10g、熟地黄12g、续断15g、枸杞子12g。

【说明】适用于气血虚弱型慢性胎儿窘迫。

处方三　黄柏10g、黄芩10g、生地黄12g、熟地黄12g、淮山药15g、续断15g、白芍15g、炙甘草6g、枸杞子12g、桑椹12g。

【说明】适用于阴虚血热型慢性胎儿窘迫。

第16节　胎膜早破

在临产前胎膜自然破裂称为胎膜早破（fremature rupture of membrane，PROM）。妊娠满37周后的胎膜早破发生率为8%；妊娠不满37周发生者称为未足月胎膜早破（PPROM），发生率为2.0%～4%。胎膜早破可引起早产、脐带脱垂及母儿感染。

一、病史采集

患者就诊时应仔细询问末次月经，月经周期、早孕反应时间，胎动日期；产前检查情况，有无出现无痛性阴道流液，阴道流液的时间、诱因、量、性质和气味，有无阴道流血、量，有无胎动异常；外院诊断治疗情况，疗效如何。

二、体格检查

测量宫高、腹围和胎先露、胎方位，听胎心音，检查宫颈扩张和先露部下降，注意阴道流液的量、性质、气味的情况，注意有无发热、有无子宫收缩、子宫压痛，有无胎位异常、骨盆狭窄、头盆不称。

三、辅助检查

（1）实验室检查　血常规、尿常规、粪常规，血C反应蛋白，阴道酸碱度检查、阴道液涂片检查，胎儿纤维结合蛋白（fFN）测定，羊水细菌培养，羊水涂片，羊水置于血常规计数板上检查，羊水白细胞介素6（IL-6）测定。

（2）器械检查　胎儿B超。

四、诊断

1.胎膜早破的诊断要点

（1）阴道流液　孕妇突感有较多的液体从阴道流出，增加腹压时阴道流液量增多，可混有胎脂及胎粪。肛诊将胎先露部上推，见阴道流液量增加。

（2）阴道窥器检查 见液体自宫口流出或阴道后穹隆有较多混有胎脂和胎粪的液体。

（3）阴道液酸碱度检查 正常阴道液pH值为4.5～5.5，羊水pH值为7.0～7.5。若pH≥6.5提示胎膜早破。注意血液、尿液、宫颈黏液、精液及细菌污染可出现假阳性。

（4）阴道液涂片检查 阴道液置于载玻片上，干燥后镜检可见羊齿植物叶状结晶。用0.5%硫酸尼罗蓝染色，于镜下见橘黄色胎儿上皮细胞，用苏丹Ⅲ染色见黄色脂肪小粒，均可确定为羊水。

（5）宫颈阴道液生化检查 胰岛素样生长因子结合蛋白-1（IGFBP-1）检测。可溶性细胞间黏附分子-1（sICAM-1）检测。胎盘α微球蛋白-1（PAMC-1）测定。以上生化指标检测诊断PROM均具有较高的敏感性及特异性，且不受精液、尿液、血液或阴道感染的影响。

2.绒毛膜羊膜炎的诊断要点

（1）临床表现 ① 母体体温≥38℃；② 阴道分泌物异味；③ 母儿心率增快：胎心率≥160次/分，母体心率≥100次/分；④ 白细胞计数≥15×10⁹/L；⑤ 子宫压痛。母体体温升高的同时伴上述②～⑤任何一项表现可诊断绒毛膜羊膜炎。

（2）超声引导下羊膜腔穿刺抽取羊水检查，检查的指标有：羊水涂片革兰染色检查、葡萄糖测定、白细胞计数、细菌培养等，但临床较少使用。

（3）胎盘、胎膜或脐带组织病理检查 提示感染或炎症。

3.鉴别诊断

本病需与阴道分泌物、尿失禁等疾病鉴别。

五、治疗

1.足月胎膜早破处理

（1）应评估母胎状况，包括有无胎儿窘迫、绒毛膜羊膜炎、胎盘早剥和脐带脱垂等。

（2）有阴道试产条件，破膜后 2 ～ 12h 内未临产应积极引产。对宫颈成熟的孕妇，首选缩宫素引产。宫颈不成熟且无阴道分娩禁忌证者，可应用前列腺素制剂促宫颈成熟，试产过程中应严密监测母胎情况。有明确剖宫产指征时宜行剖宫产终止妊娠。

（3）破膜后 12h 未分娩者或产妇体温 ≥ 38℃，使用抗生素预防感染。GBS 培养阳性，破膜后立即使用抗生素预防感染。

（4）规律宫缩引产至少 12 ～ 18h，如仍在潜伏期阶段可考虑诊断引产失败。

（5）有明确剖宫产指征时宜行剖宫产终止妊娠。剖宫产指征：

① 胎位异常；头盆不称；胎儿窘迫，明确羊膜腔感染伴有胎儿窘迫。

② 羊水进行性下降且出现胎儿窘迫表现。

③ 引产失败。

2. 未足月胎膜早破处理

综合考虑孕周、早产儿存活率、是否存在羊水过少或绒毛膜羊膜炎、胎儿能否耐受宫缩等因素，并结合孕妇及家属期望值。

（1）引产　妊娠 <24 周，由于胎儿存活率极低、母胎感染风险很大，以引产为宜。妊娠 24 ～ 27^{+6} 周的 PPROM，可根据孕妇及家属意愿、新生儿抢救能力等决定是否引产。

（2）不宜继续妊娠，采用引产或剖宫产终止妊娠。

① 妊娠 34 ～ 36^{+6} 周者。

② 无论任何孕周，明确诊断的绒毛膜羊膜炎，胎儿窘迫、胎盘早剥等不宜继续妊娠者。

（3）期待治疗

① 妊娠 24 ～ 27^{+6} 周，要求期待治疗者，应充分告知期待治疗过程中的风险，慎重抉择。

② 妊娠 28 ～ 33^{+6} 周，无继续妊娠禁忌，应行期待治疗，具体内容如下：

a. 一般处理　绝对卧床，保持外阴清洁，避免不必要的肛查和阴道检查，动态监测体温、宫缩、母胎心率、阴道流液量和性状，定期复查血常规、羊水量、胎心监护和超声检查等，确定有无绒毛膜羊膜炎、胎儿窘迫和胎盘早剥等并发症。

b.妊娠<35周者促胎肺成熟（可选择以下一种处方）。

处方一　地塞米松注射液6mg　im　q12h（用2天，共4次）

处方二　倍他米松注射液12mg　im　qd（用2天）

【说明】如用药后超过2周，仍存在妊娠<34周早产可能者，可重复1个疗程，不推荐反复使用。

c.子宫收缩抑制剂的应用　妊娠<34周者，建议给予宫缩抑制剂48小时，配合完成糖皮质激素的促胎肺成熟治疗并宫内转运至有新生儿ICU的医院。常用吲哚美辛、利托君、阿托西班及硫酸镁等。

【说明】见本章第3节"早产"。

d.预防感染　妊娠<34周使用抗生素可延长孕周，减少母儿风险，降低早产儿并发症。

破膜12h以上者应预防性应用抗生素（可选择以下一种处方）。

处方一　0.9%氯化钠注射液100ml　｜　iv drip（AST，1g/8h，
　　　　头孢唑啉　　1g　　　　　　｜　直至分娩）

处方二　0.9%氯化钠注射液100ml　｜　iv drip（AST，然后240万
　　　　青霉素钠480万单位　　　　｜　单位/4h，直至分娩）

　或　氨苄青霉素　负荷量2g静脉滴注，然后1g/4h，直至分娩

处方三　0.9%氯化钠注射液100ml　｜
　　　　克林霉素　0.9g　　　　　　｜　iv drip　q8h

　或　红霉素500mg　iv drip　q6h

【说明】应及时预防性应用抗生素（如青霉素类、大环内酯类），可有效延长孕周，减少绒毛膜羊膜炎和新生儿感染的发生率。通常5～7日为一个疗程。B族链球菌检测阳性者，青霉素为首选药物。

e.终止妊娠指征　妊娠34～36^{+6}周；明确诊断的宫内感染、胎儿窘迫、胎盘早剥等不宜继续妊娠。

f.胎儿神经系统的保护　妊娠<32周有早产风险者，给予硫酸镁静脉滴注，预防早产儿脑瘫的发生，硫酸镁的用法详见本章第3节"早产"。

3.分娩方式

（1）经阴道分娩　大于34孕周，胎肺成熟，宫颈成熟，可引产。

（2）剖宫产　胎头高浮，胎位异常，宫颈不成熟，胎肺成熟，明显羊膜腔感染，伴有胎儿宫内窘迫，在抗感染的同时行剖宫产术终止妊娠，做好新生儿复苏的准备。

4.绒毛膜羊膜炎

（1）处理：确诊或可疑患者，应及时应用抗生素，尽快终止妊娠，不能短时间内阴道分娩者应选择剖宫产终止妊娠。

（2）注意事项：有条件者胎儿娩出后进行新生儿耳拭子和宫腔分泌物培养及胎盘胎膜病理检查；无病理支持不能否认宫内感染的诊断；新生儿按高危儿处理。

六、预防

加强围产期卫生宣教与指导，积极预防和治疗生殖道感染。避免突然腹压增加。补充足量的维生素、钙、铜及锌等营养素。宫颈功能不全，可于妊娠12～14周行宫颈环扎术。

第20章
妊娠合并症

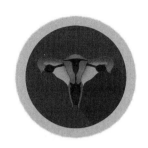

第1节　妊娠合并心脏病

妊娠、分娩及产褥期均可能使心脏病患者的心脏负担加重而诱发心力衰竭，是孕产妇死亡的重要原因之一。妊娠合并心脏病在我国孕产妇死因中高居第二位，为非直接产科死因的第一位。

一、病史采集

患者就诊时应仔细询问心脏病史，疾病种类，治疗经过；有无心衰史，发作时有无诱因；孕期劳累后有无心悸、气急、发绀及能否平卧，能否胜任家务劳动或工作；对近2周用过洋地黄类制剂者，应询问用法、剂量及停药情况。既往有无流产、早产、死胎、胎儿生长受限、胎儿窘迫及新生儿窒息等病史。家族有无心脏病史。

二、体格检查

（1）视诊　有无发绀、呼吸困难、颈静脉怒张、水肿、贫血。

（2）心肺检查　心脏有无扩大，有无杂音，杂音部位、性质、程度，心律、心率；肺部有无啰音。

（3）腹部检查　有无腹水，是否可触及肝肿大，宫高、腹围和胎先露、胎方位、胎心音情况。

三、辅助检查

（1）血常规 妊娠早期、晚期及住院时应随访血常规变化。

（2）胸部X线检查 妊娠期必要时可予摄片。

（3）心电图常规检查（12导联心电图） 妊娠期正常心电图改变包括：心电轴左倾；PR间期、QRS和QT间期缩短，心率增加；非特异性ST段改变，包括ST段低平或V3导联T波倒置。

（4）动态心电监测 根据心电图检查结果决定。

（5）超声心动图检查 评估妊娠期心脏结构和功能，适用于怀疑心衰或有先天性心脏病史或者心脏瓣膜疾病患者。有条件的医院可作为常规检查项目。

（6）心肌酶 有条件的医院可酌情检测。

四、诊断

1.诊断要点

（1）病史 妊娠前有心悸、气短、心力衰竭史，或曾有风湿热病史，曾通过体检、X线、心电图检查诊断有器质性心脏病。

（2）有心功能异常的某些症状 如劳力性呼吸困难、活动后晕厥、经常性夜间端坐呼吸、咯血、经常性胸闷、胸痛等。

（3）查体 可发现有发绀、杵状指、持续性颈静脉怒张。心脏听诊有2级以上舒张期或粗糙的3级以上全收缩期杂音、第4心音。有心包摩擦音、舒张期奔马律、交替脉等。

（4）心电图 有严重的心律失常，如心房颤动、心房扑动、III度房室传导阻滞、ST段及T波异常改变等。

（5）X线检查显示心脏明显扩大，尤其个别心腔扩大。

（6）超声心动图示心腔扩大、心肌肥厚、瓣膜运动异常、心脏结构畸形等。

2.心脏病患者心功能分级

（1）纽约心脏病协会（NYHA）依据患者生活能力状况（主观功能量）将心脏功能分为4级。

① Ⅰ级　一般体力活动不受限。

② Ⅱ级　一般体力活动稍受限，活动后心悸、轻度气短或心绞痛，休息时无症状。

③ Ⅲ级　一般体力活动显著受限，休息时无不适，轻微日常工作即感不适、心悸、呼吸困难或心绞痛，或既往有心力衰竭史者。

④ Ⅳ级　不能进行任何体力活动，休息时仍有心悸、呼吸困难等心力衰竭表现，体力活动后加重。

（2）根据客观检查手段（心电图、负荷试验、X线、超声心动图等）来评估心脏病的严重程度，分级方法如下。

① A级　无心血管病的客观依据。

② B级　客观检查表明属于轻度心血管病患者。

③ C级　属于中度心血管病患者。

④ D级　属于重度心血管病患者。

3.心力衰竭的诊断

（1）早期心力衰竭的诊断

① 轻微活动后即出现胸闷、心悸、气短。

② 休息时心率每分钟超过110次，呼吸频率每分钟超过20次。

③ 夜间常因胸闷而坐起呼吸，或到窗口呼吸新鲜空气。

④ 肺底部出现少量持续性湿啰音，咳嗽后不消失。

（2）心力衰竭的诊断

① 端坐呼吸或需两腿下垂于床边坐位。

② 气急，咳嗽，咯血或血性泡沫痰。

③ 颈静脉怒张，肝肿大，肝颈静脉回流征阳性。

④ 肺底部有持续性湿啰音。

4.对心脏病患者妊娠耐受能力的判断

心脏病患者能否安全度过妊娠、分娩及产褥期，与心脏病的类型、严重程度、是否手术矫治、心功能级别、孕期监护及医疗条件等多种因素有关。

（1）可以妊娠　心脏病变较轻、心功能Ⅰ～Ⅱ级、既往无心力衰竭史，亦无其他并发症者。

（2）不宜妊娠　心脏病变复杂或较重、心功能Ⅲ～Ⅳ级、既往有心力衰竭史、肺动脉高压、右向左分流型先天性心脏病、严重心律失常、风湿热活动期、心脏病并发细菌性心内膜炎、心肌炎遗留有严重的心律不齐、围生期心肌病遗留心脏扩大者孕期极易发生心力衰竭和严重母儿并发症风险者，不宜妊娠。年龄在35岁以上、心脏病病程较长者，发生心力衰竭的可能性极大，不宜妊娠。凡属不宜妊娠的患者应在妊娠早期行治疗性人工流产。

五、治疗

心脏病孕产妇的主要死亡原因是心力衰竭。对于有心脏病的育龄妇女，一定要求做到孕前咨询，以明确心脏病类型、程度、心功能状态，并确定能否妊娠。允许妊娠者一定要从孕早期开始，定期进行产前检查。

1.妊娠期

（1）决定是否继续妊娠　凡不宜妊娠的心脏病孕妇，应在妊娠12周前行人工流产。妊娠超过12周时，终止妊娠必须用较复杂的手术，其危险性不亚于继续妊娠和分娩，因此应密切监护，积极防治心力衰竭，使之度过妊娠与分娩。对顽固性心力衰竭的病例，为减轻心脏负荷，应与内科医生配合，在严密监护下行剖宫取胎术。

（2）加强孕期保健

① 产检频率　孕早期开始产检，告知妊娠风险和可能出现的严重并发症，建议在二级以上妇产专科或综合医院规范产检，每次检查应进行妊娠风险评估，风险分级增高产检次数增加，能及早发现心力衰竭的早期征象。在妊娠20周以前，应每2周行产前检查1次。20周以后，尤其是32周以后，发生心力衰竭的概率增加，产前检查应每周1次。发现早期心力衰竭征象应立即住院。妊娠期注意以下情况。

② 产检内容　常规产检和增加心脏功能的评估，询问患者的自觉症状，以及心肺的听诊。

③ 胎儿监测　妊娠期进行胎儿心脏病的筛查，发现胎儿严重复杂

心脏畸形可以尽早终止妊娠。妊娠28周后进行胎儿脐血流、羊水量和无应激试验（NST）等监测。

（3）防治心力衰竭

① 休息：避免过劳及情绪激动，保证充分休息，每日保证至少10h睡眠。

② 饮食：限制钠盐摄入，每日3～4g，预防水肿。予以高蛋白、低脂肪、富含维生素和铁剂的饮食，妊娠20周以后预防性应用铁剂防止贫血，少量多餐。

③ 预防及治疗各种引起心力衰竭的诱因。预防上呼吸道感染，纠正贫血，治疗心律失常。防治妊娠高血压疾病和其他合并症与并发症。

④ 动态观察心脏功能。定期进行超声心动图检查，测定心脏射血分数、每分钟心排出量、心脏排血指数及室壁运动状态，判断随妊娠进展心功能的变化。

⑤ 心脏功能Ⅲ～Ⅳ级者，立即住院治疗。

⑥ 孕期经过顺利者，亦应在妊娠36～38周提前住院待产。

⑦ 如需输血宜进行成分输血。如需补液则限制液量及速度。

⑧ 心内科会诊　包括对妊娠期风险的评估、心功能和心律失常的诊断、妊娠期药物种类和剂量的调整。

⑨ 预防血栓形成。

2.分娩期的处理

（1）待产时处理

① 卧床休息，间断吸氧，低盐饮食。

② 测体温、脉搏及呼吸，2h 1次。

③ 查血常规、尿常规、心电图，必要时做血电解质测定及血气分析。

④ 水肿明显者，予以利尿。

处方　呋塞米（速尿）注射液20～40mg　im　或iv

⑤ 应用适量镇静剂

处方　地西泮（安定）2.5mg　po　tid

（2）产程处理　心功能Ⅰ～Ⅱ级可经阴道分娩。

① 第一产程处理

a.注意饮食摄入量，保证必要的休息。半卧位，吸氧，测体温、脉搏、呼吸及血压，必要时1～2h 1次。

b.适当使用镇静剂，有条件者可使用分娩镇痛。

处方一　哌替啶（度冷丁）注射液100mg　im（用于宫口＜3cm）

处方二　地西泮注射液10mg　iv（用于宫口＞3cm）

c.产程开始后即应给予抗生素预防感染（可选择以下一种处方）。

处方一　阿莫西林胶囊0.25g　po　tid

　　　或　羟阿莫西林胶囊0.5g　po　bid

处方二　0.9%氯化钠注射液100ml ⎫
　　　　头孢唑啉3.0g ⎭ iv drip　q12h（AST）

处方三　0.9%氯化钠注射液100ml ⎫
　　　　青霉素400万单位 ⎭ iv drip　q12h（AST）

d.若心率＞120次/min，呼吸＞28次/min，一旦发现心力衰竭征象，可强心治疗。

处方　25%葡萄糖注射液20ml ⎫ iv（缓慢，必要时4～6h
　　　毛花苷丙注射液0.4mg ⎭ 重复给药0.2mg）

② 第二产程处理　要避免屏气增加腹压，应行会阴后侧切开术、胎头吸引或产钳助产术，尽可能缩短第二产程。胎儿娩出后，产妇腹部放置沙袋，防止腹压突然下降、内脏血管充血而发生心力衰竭。

③ 第三产程处理　预防产后出血，胎盘娩出后按摩子宫，腹部放置沙袋，以防止腹压骤降诱发心衰。也可肌内注射或静脉注射缩宫素10～20U，以促使子宫收缩；在产房观察2h，待病情稳定后送休养室。

3.剖宫产问题

① 心功能Ⅰ～Ⅱ级有产科指征者，或曾行复杂心脏畸形矫正术者，或心功能Ⅲ～Ⅳ级者，或有明显肺动脉高压、先天性心脏病大动脉骑跨、扩张型心肌病、心脏病栓子脱落有过栓塞病史及较重的心律失常者，均应行剖宫产分娩。不宜再妊娠者，可同时行输卵管结扎术。

② 连续硬膜外麻醉，麻醉剂中不应加用肾上腺素，麻醉平面不宜

过高。

③ 胎儿娩出后立即于腹部放置沙袋加压，缩宫素预防产后出血。

④ 严格控制输液量在 500ml 左右，并注意输液速度，及时适当应用强心苷类药物。

⑤ 采用心电监护仪，术中和术后密切监护心率、血压和呼吸。

⑥ 术中禁用麦角新碱；用缩宫素 5 ～ 10U 子宫肌内注射，尽量不做静脉滴注；必要时可采用小剂量前列腺素 F2a 子宫肌内注射。

⑦ 尽量缩短手术时间，严格无菌操作。

⑧ 妊娠合并严重心脏病时或在有条件的医院中，术中最好有心脏内科医师协助监护。

⑨ 结构异常性心脏病患者剖宫产前预防性应用抗生素 1 ～ 2d，术后继续使用抗生素预防感染 5 ～ 10d。

4. 产褥期的处理

① 产后 3 日尤其在 24h 内，要严密观察呼吸、脉搏，每 4h 1 次，心功能Ⅲ～Ⅳ级者，每 2h 1 次。严密注意心衰症状，最好采用心电监护仪监测心率、血压。

② 产后 24h 内绝对卧床休息，以后需要适当的活动，注意预防栓子脱落形成肺栓塞。根据心功能情况，决定产后出院的时间。

③ 从产程开始至产后 1 周使用抗生素，宜用大剂量，主要为青霉素，以预防感染。

④ 心功能Ⅲ～Ⅳ级者不宜哺乳。华法林可分泌到乳汁，长期服用者建议人工喂养。

5. 急性心力衰竭的处理

（1）体位　半卧位，卧床休息，并给予吸氧。

（2）镇静　吗啡 8 ～ 10mg 肌内注射或哌替啶 50 ～ 70mg 肌内注射。

（3）利尿　呋塞米 20 ～ 40mg 肌内注射或静脉注射。

（4）洋地黄类药物　对心瓣膜病、先天性心脏病、高血压性心脏病引起的充血性心力衰竭疗效较好。对阵发性室上性心动过速和快速型心房颤动或搏动并发心力衰竭有明显效果，而对高排血量型心力衰竭、肺心病、活动性心肌炎、严重心肌劳损等疗效差。

（5）低排高阻性心力衰竭予以强心、利尿治疗。

处方　25%葡萄糖注射液20ml　　┃ iv（缓慢，必要时1～2h

　　　毛花苷C注射液0.2～0.4mg　┃ 重复给药0.2mg）

　　　呋塞米（速尿）注射液20～40mg　iv

【说明】多采用快速洋地黄化，注意总量勿超过0.8～1.0mg，因心力衰竭者易发生洋地黄中毒。然后改为口服药维持，同时快速给予利尿药，对合并肺水肿者，更为需要。

（6）慢性心力衰竭

处方　地高辛0.25mg　po　qd（用6～7天）

【说明】若心率＜70次/min，不用洋地黄。

（7）妊高征并发心力衰竭时应给予扩血管药。首选苄胺唑啉，酌情选用硝普钠或硝酸甘油。

（8）对扩张型心肌病者还应酌情使用激素，有血栓形成者加用抗凝药。

6.心脏手术的指征

一般不主张在孕期手术，尽可能在幼年、孕前或延至分娩后再行心脏手术。若妊娠早期出现循环障碍症状，孕妇不愿做人工流产，内科治疗效果不佳，手术操作不复杂，可考虑手术治疗，手术宜在妊娠12周以前进行，在手术前注意保胎及预防感染。

7.中药治疗

处方一　桑寄生15g、何首乌15g、人参20g、黄芪20g、炙甘草6g、茯苓15g、当归10g、川芎6g、茯神10g、柏子仁10g、远志12g、五味子5g、龙眼肉10g。

【说明】用于治疗妊娠心悸的心气虚证。

处方二　桑寄生15g、杜仲10g、人参20g、黄芪20g、甘草6g、桂枝10g、生姜5g、大枣6g。

【说明】用于治疗妊娠心悸的心阳虚证。

处方三　桑寄生15g、菟丝子20g、杜仲10g、当归10g、瓜蒌

10g、薤白10g、桂枝10g、枳实12g、赤芍15g、川芎6g、生地黄12g、桔梗12g、甘草6g。

【说明】用于治疗妊娠心悸的心血瘀阻证。

第2节　妊娠合并病毒性肝炎

病毒性肝炎是妊娠妇女肝病和黄疸最常见的原因。目前已经确定的肝炎病毒有5种：甲型（HAV）、乙型（HBV）、丙型（HCV）、丁型（HDV）及戊型（HEV）。妊娠的任何时期都有被肝炎病毒感染的可能，其中乙型肝炎病毒感染最常见，母婴垂直传播（MTCT）是乙型肝炎病毒的重要传播途径。在妊娠这一特殊的生理时期，肝炎不仅使病情复杂化，也对胎儿产生一定的影响。重症肝炎仍是我国孕产妇死亡的主要原因之一。

一、病史采集

（1）现病史　患者就诊时应仔细询问有无有与病毒性肝炎患者密切接触史，半年内有无接受输血、注射血制品史，有无食欲减退、恶心、呕吐、腹胀、肝区痛、乏力、畏寒、发热等，有无皮肤、巩膜黄染，有无尿色深黄，有无皮肤黏膜下出血、呕血、精神迟钝、昏迷，有无出现腹水；外院诊断治疗情况，疗效如何。

（2）过去史　询问既往有无类似发作史，有无输血、注射血制品史等，有无药物、食物过敏史等。

（3）个人史　询问有无与病毒性肝炎患者密切接触史。

二、体格检查

注意有无发热，有无皮肤、巩膜黄染，有无皮肤黏膜下出血，有无肝肿大和肝区叩击痛。

三、辅助检查

（1）实验室检查　血常规、尿常规、粪常规，电解质测定，肝肾功能，甲型、乙型、丙型肝炎病毒抗原及抗体，尿三胆，若血清丙氨酸氨基转移酶（ALT）>40U则需进一步测定出凝血时间、血小板计数、凝血酶原时间、纤维蛋白原及血糖。

（2）器械检查　胎儿B超、肝脾B超、心电图。

（3）特殊检查　肝组织活检、HBV-DNA、HCV-RNA（有条件的医院）。

四、诊断

1.诊断要点

（1）病史　有与病毒性肝炎患者密切接触史，半年内曾接受输血、注射血制品史。

（2）症状　食欲减退、恶心、呕吐、厌油、腹胀、腹泻、肝区痛，继而出现乏力、黄疸、畏寒、发热。

（3）体征　皮肤、巩膜黄染，肝脏轻度肿大，并有肝区叩击痛。

（4）实验室检查　血清ALT、AST增高，特别是ALT数值很高（大于正常10倍以上）、持续时间较长时。血清胆红素升高，≥17μmol/L（1mg/dl）、尿胆红素阳性、凝血酶原时间异常等均有助于肝炎的诊断。血小板计数下降，血纤维蛋白下降，血3P试验阳性。凝血酶原时间百分活度（PTA）的正常值为80%～100%，<40%是诊断重型肝炎的重要标志之一。PTA是判断病情严重程度和预后的主要指标，较转氨酶和胆红素具有更重要的临床意义。

（5）血清病原学检测阳性。

2.妊娠合并重症肝炎的诊断要点

① 消化道症状严重，表现为食欲极度减退，频繁呕吐，腹胀，出现腹水。

② 黄疸迅速加深，血清总胆红素值>171μmol/L（10mg/dl），或每日>17.1μmol/L。

③ 出现肝臭气味，肝脏进行性缩小，肝功能明显异常，酶胆分离，白蛋白/球蛋白比值倒置。

④ 凝血功能障碍，全身出血倾向，PTA＜40%。

⑤ 迅速出现肝性脑病表现，烦躁不安、嗜睡、昏迷。

⑥ 肝肾综合征，出现急性肾功能衰竭。

若出现以下三点，可临床诊断为重型肝炎：

① 出现乏力、纳差、恶心呕吐等症状。

② PTA＜40%。

③ 血清总胆红素＞171μmol/L。

3.肝炎病毒抗原抗体系统的临床意义

（1）抗HAV-IgM阳性　提示HAV急性感染。

（2）抗HAV-IgG阳性　提示HAV感染后长期或终身存在。

（3）HBsAg阳性　提示目前感染HBV，见于乙型肝炎病人或病毒携带者。

（4）HBsAb阳性　提示过去感染HBV，产生保护性抗体。

（5）HBeAb-IgM阳性　仅见于病毒复制阶段，处于HBV感染期。

（6）HBeAb-IgG阳性　主要见于HBV恢复期和慢性感染。

（7）HBeAg阳性　提示HBV急性感染期，传染性较强。

（8）HBeAb阳性　提示HBV感染恢复期，传染性较低。

4.鉴别诊断

本病需与妊娠剧吐引起的肝损害、妊娠高血压疾病引起的肝损害、妊娠期急性脂肪肝、药物性肝损害等疾病鉴别。

五、预防

（1）加强围生期保健　重视孕期监护，加强营养，摄取高蛋白、高碳水化合物和高维生素食物。将肝功能及肝炎病毒血清标志物检测列为产前常规检测项目，并定期复查。

（2）甲型肝炎　有甲型肝炎密切接触史的孕妇，接触后7日内可肌内注射丙种球蛋白2～3ml。其新生儿出生时及出生后1周各注射1次丙种球蛋白可以预防感染。甲型肝炎急性期禁止哺乳。

（3）乙型肝炎　预防HBV的母婴传播应从妊娠前着手。患急性肝炎的妇女至少应于肝炎痊愈后半年，最好2年后再怀孕。夫妇一方患肝炎的应用避孕套以免交叉感染。对所有孕妇应筛查夫妇双方HBsAg，进一步检查无症状携带者的血清标志物。妊娠中期HBV DNA载量≥2×10^6U/ml，可在妊娠24～28周开始给予替诺福韦或替比夫定、拉米夫定进行抗病毒治疗，可减少HBV MTCT（替诺福韦不易耐药，建议首选）。HBsAg及HBeAg阳性孕妇分娩时应注意隔离，防止产程延长、胎儿窘迫、羊水吸入、软产道裂伤。产后新生儿尽早联合应用乙型肝炎免疫球蛋白和乙肝疫苗可有效阻断母婴传播。剖宫产可使胎儿接触大量母血，对预防胎儿感染的作用不大。

① 主动免疫　新生儿出生后24h内注射乙型肝炎疫苗10μg，生后1个月、6个月再分别注射10μg。

② 被动免疫　新生儿出生后立即注射乙型肝炎免疫球蛋白（HBIG）100～200U，生后1个月、6个月再各注射0.16ml/kg。

经过主动、被动免疫者，不管孕妇HBeAg阳性还是阴性，其新生儿都可母乳喂养。

（4）丙型肝炎　尚无特异的免疫方法。减少医源性感染是预防丙型肝炎的重要环节。保护易感人群可用丙种球蛋白进行被动免疫。对抗HCV抗体阳性母亲的婴儿，在1岁前注射免疫球蛋白可起保护作用。

六、治疗

确诊为肝炎后应转诊到妊娠合并肝炎治疗中心（或传染病医院）治疗。

1.妊娠期轻症肝炎

（1）注意休息，加强营养，高维生素、高蛋白、足量碳水化合物、低脂肪饮食。

处方　维生素 C　0.2g　po　tid

维生素 B_6　10mg　po　tid

维生素 B_1　10mg　po　tid

（2）保肝药物　避免应用可能损害肝脏的药物，如镇静药、麻醉药、雌激素等。

处方　肌苷 0.2g　im　qd

葡醛内酯 0.1～0.2g　po　tid

（3）退黄疸，降低胆红素，改善肝功能（可选择以下一种处方）。

处方一　丹参注射液 20ml

5% 葡萄糖注射液 500ml ｜ iv drip　qd

处方二　茵栀黄注射液 20ml

5% 葡萄糖注射液 500ml ｜ iv drip　qd

处方三　天冬氨酸注射液 20mg　iv

（4）注意预防感染，产时严格消毒，并用广谱抗生素，以防感染加重肝损害（可选择以下一种处方）。

处方一　阿莫西林胶囊 0.25g　po　tid

或　阿莫西林胶囊 0.5g　po　bid

处方二　0.9% 氯化钠注射液 100ml

头孢唑啉　3.0g ｜ iv drip　q12h（AST）

处方三　0.9% 氯化钠注射液 100ml

青霉素　400 万 U ｜ iv drip　q12h（AST）

2. 妊娠期重症肝炎

（1）保护肝脏

处方一　10% 葡萄糖注射液 500ml

高血糖素 1～2mg ｜ iv drip（2～3 周为 1 个疗程）

胰岛素 6～12U

【说明】高血糖素、胰岛素、葡萄糖联合应用能改善氨基酸及氨的异常代谢，有防止肝细胞坏死和促进肝细胞再生的作用。

处方二　人血白蛋白 10～20g　iv drip　1～2 次/周

0.9% 氯化钠注射液 100ml　冲管用

【说明】人血白蛋白可促进肝细胞再生。

（2）预防及治疗肝性脑病　为控制血氨，蛋白质摄入量每日应＜0.5g/kg，增加碳水化合物，使热量每日维持在7431.2kJ（1800kcal）以上。

处方一　新霉素0.5g　po　q6h

　　或　甲硝唑0.2g　po　tid

【说明】保持大便通畅，抑制大肠杆菌，减少游离氨及其他毒素的形成，减少氨及毒素的吸收。

处方二　醋谷胺注射液600mg
　　　　5%葡萄糖注射液500ml ｝ iv drip

　　或　精氨酸注射液15～20g　iv

【说明】降低血氨，改善脑功能。

处方三　10%葡萄糖注射液250ml
　　　　辅酶A注射液50U
　　　　三磷腺苷注射液20mg ｝ iv drip
　　　　六合氨基酸注射液250ml

【说明】保肝，调整血清氨基酸比值，使肝性脑病患者清醒。

（3）预防及治疗DIC　DIC是妊娠期重症肝炎的主要死因，若有异常应积极加以防治。

处方一　肝素12.5～25mg
　　　　5%～10%葡萄糖注射液20ml ｝ iv drip　q4h～q6h（30～60min）

【说明】肝素用量宜小不宜大，根据病情和凝血功能调整剂量。产前4h至产后12h内不宜应用肝素，以免发生产后出血。

处方二　维生素K_1注射液20～40mg　im　qd

【说明】补充凝血因子。

处方三　新鲜血浆200～400ml　iv drip　2～4次/周
　　　　0.9%氯化钠注射液100ml冲管用

【说明】新鲜血浆促进肝细胞再生和补充凝血因子。

（4）肾功能衰竭的治疗　严格限制入液量，一般每日入液量为

500ml加前一日尿量。

处方一　呋塞米注射液60～80mg　iv

【说明】必要时2～4h重复一次，2～3次无效后停用。

处方二　多巴胺20～80mg ｜ iv drip　qd
　　　　10%葡萄糖注射液500ml ｜

或　　山莨菪碱注射液40～60mg ｜ iv drip　qd
　　　　10%葡萄糖注射液500ml ｜

【说明】扩张肾血管，改善肾血流。防治高血钾。避免应用损害肾脏的药物。

3.产科处理

（1）妊娠早期　妊娠早期患急性肝炎如为轻症，应积极治疗，可继续妊娠。慢性活动性肝炎，妊娠后对母儿威胁较大，故应适当治疗后终止妊娠。

（2）妊娠中期、晚期　尽量避免终止妊娠，避免手术、药物对肝脏的影响。加强胎儿监护，防治妊娠高血压疾病。避免妊娠延长或过期。

（3）分娩期　分娩前数日肌内注射维生素K_1，每日20～40mg。准备好新鲜血液。防止滞产，宫口开全后可行胎头吸引术或产钳术助产，缩短第二产程。防止产道损伤和胎盘残留。胎肩娩出后立即静脉注射缩宫素以减少产后出血。对重症肝炎，经积极治疗24h后迅速终止妊娠。因母儿耐受能力较差，过度的体力消耗可加重肝脏负担，分娩方式以剖宫产为宜。

（4）产褥期　应用对肝脏损害较小的广谱抗生素控制感染，是防止肝炎病情恶化的关键。给予头孢菌素类或氨苄西林等。不宜哺乳者应及早回奶。回奶不能用对肝脏有损害的药物如雌激素，可口服生麦芽或乳房外敷芒硝。

4.中药治疗（根据病情选择以下一种处方）

处方一　茵陈蒿30g、栀子10g、制大黄5g、黄芩9g、甘草6g、金钱草10g、虎杖12g、郁金12g、板蓝根15g、桑寄生15g、续断15g。每日1剂，水复煎服。

【说明】适用于湿热蕴结型黄疸。

处方二　苍术10g、厚朴10g、陈皮6g、桂枝6g、白术10g、泽泻12g、茯苓15g、猪苓15g、生姜3g、大枣5g、甘草5g。每日1剂，水复煎服。

【说明】适用于湿邪困脾型黄疸。

处方三　柴胡10g、当归10g、白芍15g、白术10g、茯苓15g、薄荷5g（后下）、煨姜5g、甘草5g、桑寄生15g、菟丝子30g。每日1剂，水复煎服。

【说明】适用于肝郁脾虚型黄疸。

处方四　水牛角20g、生地黄12g、牡丹皮10g、白芍15g、黄芩10g、黄连10g、黄柏10g、栀子10g、茵陈20g、大青叶20g。每日1剂，水复煎服。

【说明】适用于热毒内陷型黄疸。

第3节　妊娠合并糖尿病

糖尿病是一种以糖代谢紊乱为主要表现的内分泌代谢疾病，主要是由于病人体内胰岛素相对或绝对不足所致。妊娠合并糖尿病（gestational diabetes mellitus，GDM）包括两种情况，即妊娠前已有糖尿病和妊娠后才发生或首次发现的糖尿病，后者又称妊娠期糖尿病。

一、病史采集

（1）现病史　患者就诊时应仔细询问末次月经，预产期；孕前有无糖尿病病史，孕前孕后有无多饮、多尿、多食、消瘦，有无反复出现外阴瘙痒，伤口是否容易化脓感染；妊娠反应如恶心呕吐是否较严重，妊晚期有无腹部明显膨隆、沉重、两胁胀痛、呼吸困难，有无体重增加迅速，有无水肿的部位、是否为凹陷性水肿，尿量有无减少，产前检查的情况；有无外院诊断治疗情况，疗效如何。

（2）过去史　询问既往有无类似发作史，有无多囊卵巢综合征、复杂性外阴阴道假丝酵母菌病等，有无药物、食物过敏史等。

（3）月经分娩史　询问既往有无反复自然流产、死胎或分娩足月呼吸窘迫综合征（RDS）儿、巨大儿、羊水过多、畸形儿史等。

（4）家族史　有无糖尿病家族史。

二、体格检查

测量孕妇的体重，注意有无高血压、水肿，皮肤有无伤口、化脓感染，检查宫高、腹围和胎先露、胎方位、胎心音情况。

三、辅助检查

（1）尿糖　初次产前检查常规查尿糖。

（2）血糖测定　2次或2次以上空腹血糖≥5.8mmol/L者，可诊断为糖尿病。

（3）糖耐量试验（OGTT）　建议在妊娠24～28周及28周后首次就诊进行检查。OGTT前3天正常饮食，每日碳水化合物控制在150～200g以上，禁食8～14h后查空腹血糖，然后将75g葡萄糖溶于200～300ml水中，5min服完，服葡萄糖后1h、2h分别抽取静脉血，查血浆葡萄糖值。诊断标准：空腹5.1mmol/L，1h 10.0mmol/L，2h 8.5mmol/L；任何1项达到或超过正常值，可诊断为妊娠期糖尿病。

（4）肾功能、血脂测定，必要时查糖化血红蛋白、尿培养、血气分析。

（5）胎儿肝肾B超、心电图。

（6）眼底检查　增生性视网膜病变或玻璃体出血。

四、诊断

妊娠期有三多症状（多饮、多食、多尿），本次妊娠并发羊水过多或巨大胎儿者，应警惕合并糖尿病的可能。但大多数GDM患者无明显的临床表现。

1. 孕前糖尿病（PGDM）的诊断

符合以下2项中任意一项者，可确诊为PGDM。

（1）妊娠前已确诊为糖尿病。

（2）妊娠前未进行过血糖检查的孕妇，尤其存在糖尿病高危因素者，如肥胖（尤其重度肥胖）、一级亲属患2型糖尿病、GDM史或大于胎龄儿分娩史、多囊卵巢综合征患者及妊娠早期空腹尿糖反复阳性，首次产前检查时应明确是否存在妊娠前糖尿病，达到以下任何一项标准应诊断为PGDM。

① 空腹血糖（FPG）≥7.0mmol/L（126mg/dl）

② 75g口服葡萄糖耐量试验（OGTT）：服糖后2小时血糖≥11.1mmol/L（200mg/dl）。孕早期不常规推荐进行该项检查。

③ 伴有典型的高血糖或高血糖危象症状，同时任意血糖≥11.1mmolL（200mg/dl）。

④ 糖化血红蛋白（HbA1c）≥6.5%，但不推荐妊娠期常规用HbA1c进行糖尿病筛查。

2. 妊娠期糖尿病（GDM）的诊断

（1）推荐医疗机构对所有尚未被诊断为PGDM或GDM的孕妇，在妊娠24～28周及28周后首次就诊时行75g OGTT。

75g OGTT的诊断标准：空腹及服糖后1h、2h的血糖值分别低于5.1mmoL/L、10.0mmoL/L、8.5mmol/L。任何一点血糖值达到或超过上述标准即诊断为GDM。

（2）孕妇具有GDM高危因素或者医疗资源缺乏地区，建议妊娠24～28周首先检查FPG。FPG≥5.1mmolL，可以直接诊断为GDM，不必行75g OGTT。

GDM的高危因素：

① 孕妇因素　年龄≥35岁、妊娠前超重或肥胖、糖耐量异常史、多囊卵巢综合征。

② 家族史　糖尿病家族史。

③ 妊娠分娩史　不明原因的死胎、死产、流产史、巨大胎儿分娩史，胎儿畸形和羊水过多史，GDM史。

④ 本次妊娠因素　妊娠期发现胎儿大于孕周、羊水过多；反复外阴阴道假丝酵母菌病者。

3.妊娠合并糖尿病的分期

依据患者发生糖尿病的年龄、病程以及是否存在血管并发症等进行分期（White分类法），有助于判断病情的严重程度及预后。

（1）A级　妊娠期出现或发现的糖尿病。

① A1级　经控制饮食，空腹血糖＜5.3mmol/L，餐后2小时血糖＜6.7mmol/L。

② A2级　经控制饮食，空腹血糖≥5.3mmol/L，餐后2小时血糖≥6.7mmol/L。

（2）B级　显性糖尿病，20岁以后发病，病程＜10年。

（3）C级　发病年龄在10～19岁，或病程达10～19年。

（4）D级　10岁以前发病，或病程≥20年，或合并单纯性视网膜病。

（5）F级　糖尿病肾病。

（6）R级　眼底有增生性视网膜病变或玻璃体出血。

（7）H级　冠状动脉粥样硬化性心脏病。

（8）T级　有肾移植史。

4.鉴别诊断

本病需与孕期生理性糖尿鉴别。

五、治疗

1.妊娠前咨询可否妊娠

（1）糖尿病妇女于妊娠前即应确定糖尿病的严重程度。D级、F级、R级糖尿病患者一旦妊娠，对母儿危险均较大，应避孕，不宜妊娠。若已妊娠应尽早终止。

（2）器质性病变较轻、血糖控制良好者，可在积极治疗、密切监护下继续妊娠。

（3）从孕前开始，在内科医师协助下严格控制血糖值。确保受孕前、妊娠期及分娩期血糖在正常范围。

2.糖代谢异常孕妇的管理

（1）妊娠期血糖控制目标　GDM患者妊娠期血糖应控制在餐前及餐后2h血糖值分别≤5.3mmol/L和6.7mmol/L；夜间血糖不低于3.3mmol/L；妊娠期HbA1c宜<5.5%。PGDM患者妊娠期血糖控制应达到下述目标：妊娠早期血糖控制勿过于严格，以防低血糖发生；妊娠期餐前、夜间血糖及FPG宜控制在3.3 ～ 5.6mmol/L，餐后峰值血糖5.6 ～ 7.1mmolL，HbAlc< 6.0%。无论GDM或者PGDM，经过饮食和运动管理，妊娠期血糖达不到上述标准时，应及时加用胰岛素或口服降糖药物进一步控制血糖。

（2）医学营养治疗　目的是使糖尿病孕妇的血糖控制在正常范围，保证孕妇和胎儿的合理营养摄入，减少母儿并发症的发生。多数GDM患者经合理饮食控制和适当运动治疗，均能控制血糖在满意范围。每日摄入总能量应根据不同妊娠前体重和妊娠期的体重增长速度而定（表20-1）。

表20-1　基于妊娠前体重指数推荐的孕妇每日能量摄入量及妊娠期体重增长标准

妊娠前体重指数（kg/m²）	能量系数［kcal/（kg·d）］	平均能量（kcal/ d）	妊娠期体重增长值（kg）	妊娠中晚期每周体重增长值（kg）	
				均数	范围
<18.5	35 ～ 40	2000 ～ 2300	12.5 ～ 18.0	0.51	0.44 ～ 0.58
18.5 ～ 24.9	30 ～ 35	1800 ～ 2100	11.5 ～ 16.0	0.42	0.35 ～ 0.50
≥ 25.0	25 ～ 30	1500 ～ 1800	7.0 ～ 11.5	0.28	0.23 ～ 0.33

（3）运动疗法　可降低妊娠期基础胰岛素抵抗，每餐30min后进行中等强度的运动对母儿无不良影响。

（4）药物治疗　对饮食治疗不能控制的糖尿病，胰岛素是主要的治疗药物。磺脲类及双胍类降糖药均能通过胎盘，干扰胎儿代谢，有导致胎儿死亡或畸形的危险，因此孕妇不宜口服降糖药物治疗。对饮食治疗不能控制的糖尿病，胰岛素是主要首选的治疗药物。

患有糖尿病、高血压或伴有明显蛋白尿的孕妇，若血压持续高于135/85mmHg，应给予治疗以改善孕妇远期健康，由于过低的血压控制目标会对胎儿的生长造成不良影响，因此孕期血压控制目标不应低于120/80mmHg。孕早期开始服用60～150mg/天的低剂量阿司匹林（通常为81mg/天）以降低子痫前期的发生风险。

处方一　适用于妊娠期单纯饮食疗法血糖控制不理想的患者。

胰岛素注射液0.2U/（kg·d）　ih

【说明】根据血糖确定胰岛素剂量，先从小剂量开始，0.2～0.3U/（kg·d），不超过20U/d，根据尿糖和血糖水平调整剂量。用正规胰岛素治疗，全日量分3次餐前30min皮下注射，即早餐前占1/5总量，午、晚餐前各占2/5总量。孕早期胰岛素有时需减量。随孕周增加，体内抗胰岛素物质产生增多，胰岛素用量应不断增加，可比非孕期增加50%～100%，甚至更高。胰岛素用量高峰时期在孕32～33周，部分患者于孕晚期胰岛素用量减少。根据病情、孕期进展及血糖值加以调整，力求控制血糖在正常水平。血糖控制标准：空腹和三餐前血糖值≤5.3mmol/L（95mg/dl），三餐后1h≤7.8mmol/L（140mg/dl）、2h≤6.7mmol/L（120mg/dl）。

处方二　适用于分娩期控制血糖。

10%葡萄糖注射液500ml　｜
胰岛素注射液12U　　　　｜　iv drip　qd

【说明】阴道分娩或剖宫产均为应急状态，易发生酮症酸中毒，也可引起新生儿低血糖和新生儿窒息，需停用皮下注射胰岛素，分娩期间应随时监测血糖、尿糖和尿酮体，使血糖不低于5.6mmol/L（100mg/dl），以防发生低血糖，也可按每4g糖加1U胰岛素比例给予补液。

产褥期随着胎盘排出，体内抗胰岛素物质急骤减少，胰岛素所需量明显下降。胰岛素用量应减少至分娩前的1/3～1/2，并根据产后空腹血糖值调整用量。多在产后1～2周胰岛素用量逐渐恢复至孕前水平。

（5）妊娠期糖尿病酮症酸中毒的处理

处方一　胰岛素注射液0.2～0.4U/kg　iv（血糖过高，大于16.6mmol/L时使用）

处方二　0.9%氯化钠注射液500ml　｜
胰岛素注射液0.1U/（kg·h）　｜　iv drip（4～6U/h）

处方三　5%葡萄糖注射液 500ml
　　　　胰岛素注射液 0.1U/（kg·h） ｝ iv drip

处方四　5%碳酸氢钠注射液 250ml　iv drip

【说明】在监测血气、血糖、电解质，并给予相应治疗的同时，主张应用小剂量胰岛素 [0.1U/（kg·h）] 静脉滴注。每 1～2h 监测血糖 1 次。当血糖＞13.9mmol/L 时应将胰岛素加入生理盐水静脉滴注，血糖≤13.9mmol/L 后，开始用 5%葡萄糖盐水加入胰岛素静脉滴注，酮体转阴后可改为皮下注射。补液原则先快后慢、先盐后糖，注意出入量平衡。补液和静脉滴注胰岛素治疗后，应注意监测血钾，及时补充钾。对严重的酮症患者，应检查血气，了解有无酮症酸中毒。

3.孕期母儿监护

（1）孕期应密切监测血糖变化，及时调整胰岛素用量以防发生低血糖。孕早期每周检查 1 次至妊娠第 10 周。孕中期应 2 周检查 1 次。

（2）妊娠 20～22 周常规 B 超检查，除外胎儿畸形。妊娠 28 周后应每 4～6 周复查 1 次 B 超，监测胎儿发育、羊水情况以及胎儿血流等。

（3）每月测定肾功能及糖化血红蛋白含量，同时进行眼底检查。妊娠 32 周以后应每周检查 1 次。注意血压、水肿、尿蛋白情况。必要时及早住院。对有可能提前终止妊娠者应评价胎肺成熟度。

4.分娩时机

原则上应在加强母儿监护、控制血糖的同时，尽量推迟终止妊娠的时机。

（1）无需胰岛素治疗而血糖控制达标的 GDM 孕妇，若无母儿并发症，在严密监测下可等待至预产期，到预产期仍未临产者可引产终止妊娠。

（2）PGDM 及需胰岛素治疗的 GDM 孕妇，若血糖控制良好且无母儿并发症，严密监测下，妊娠 39 周后可终止妊娠；血糖控制不满意或出现母儿并发症，应及时收入院观察，根据病情决定终止妊娠时机。

（3）糖尿病伴微血管病变或既往有不良产史者，需严密监护，终止妊娠时机应个体化。

5.分娩方式

糖尿病不是剖宫产的指征，决定阴道分娩者，应制订分娩计划，产程中密切监测孕妇血糖、宫缩、胎心变化，避免产程过长。

选择性剖宫产手术指征：糖尿病伴微血管病变及其他产科指征，如怀疑巨大胎儿、胎盘功能不良、胎位异常等产科指征者。妊娠期血糖控制不佳，胎儿偏大（尤其估计胎儿体重≥4250g者）或者既往有死胎、死产史者，应适当放宽剖宫产手术指征。

6.分娩期处理

（1）一般处理　注意休息、镇静，给予适当饮食，严密观察血糖、尿糖及酮体变化，及时调整胰岛素用量，加强胎儿监护。

（2）阴道分娩　临产时情绪紧张及疼痛可使血糖波动，胰岛素用量不易掌握，严格控制产时血糖水平对母儿均十分重要。临产后仍采用糖尿病饮食，产程中一般应停用皮下注射胰岛素，孕前患糖尿病者静脉输注0.9%氯化钠注射液加胰岛素，根据产程中测得的血糖值调整静脉输液速度。

（3）剖宫产　在手术日停止皮下注射胰岛素，监测血糖及尿酮体，根据其空腹血糖及每日胰岛素用量，改为小剂量胰岛素持续静脉滴注。一般按3～4g葡萄糖加1U胰岛素比例配制葡萄糖注射液，并按每小时静脉输入2～3U胰岛素速度持续静脉滴注，每1～2小时测1次血糖，尽量使术中血糖控制在6.7～10.0mmol/L。术后每2～4小时测1次血糖，直到饮食恢复。

（4）产后处理　大部分GDM患者在分娩后即不再需要使用胰岛素，仅少数患者仍需胰岛素治疗。胰岛素用量应减少至分娩前的1/3～1/2，并根据产后空腹血糖值调整用量。

（5）新生儿出生时处理　留脐血，进行血糖监测。足月新生儿血糖＜2.22mmol/L可诊断为新生儿低血糖。无论出生时状况如何，均应视为高危新生儿，尤其是妊娠期血糖控制不满意者，需给予监护，注意保暖和吸氧，重点防止新生儿低血糖，应在开奶同时，定期滴服葡萄糖液。新生儿娩出后30min开始定时滴服25%葡萄糖液［定期监测血糖：监测时间为初次喂养后（出生后1.5h内）以及出生后24h内每

3～6小时检测1次喂养前血糖]。多数新生儿在生后6h内血糖恢复至正常值。

8.中药治疗（根据病情选择以下一种处方）

处方一　黄连3g、生地黄12g、葛根12g、麦冬12g、沙参10g、石斛8g、石莲6g、苎麻根10g、桑寄生15g、玄参12g、甘草6g。

【说明】适用于肺热津伤型妊娠合并糖尿病。

处方二　知母10g、生地黄12g、麦冬12g、黄连5g、栀子10g、卷柏10g、续断15g、桑寄生15g、黄柏10g、菟丝子20g、甘草6g。

【说明】适用于胃热炽盛型妊娠合并糖尿病。

处方三　山茱萸10g、山药15g、生地黄10g、茯苓15g、泽泻10g、知母12g、玄参12g、黄柏10g、地骨皮10g、石莲10g、甘草6g。

【说明】适用于胃热阴虚型妊娠合并糖尿病。

六、随访

所有的GDM孕妇产后应检查空腹血糖，血糖值仍异常者，应诊断为糖尿病合并妊娠；空腹血糖正常的GDM患者，应于产后6～12周行OGTT检查，若异常，则可能是产前漏诊的糖尿病，正常者也要每3年检查1次血糖。如再次妊娠，60%～70%的患者再次发生GDM。

第4节　妊娠合并贫血

贫血是妊娠期最常见的合并症，属高危妊娠范畴。由于妊娠期血容量增加，且血浆增加多于红细胞增加，血液呈稀释状态，又称"生理性贫血"。

一、病史采集

（1）现病史　患者就诊时应详细询问末次月经，预产期；产前检查的情况，有无孕早期呕吐、胃肠功能紊乱导致的营养不良；有无乏力、头晕、心悸、气短、食欲不振、腹胀、腹泻等贫血症状；有无手足麻木、针刺、冰冷等感觉异常以及行走困难等周围神经炎症状；有无出现食欲不振、恶心、呕吐、腹泻、腹胀、舌炎、舌乳头萎缩等消化道症状；有无发热、皮肤黏膜出血；外院诊断治疗情况，疗效如何。

（2）过去史　询问既往有无月经过多等慢性失血性疾病、营养不良类似发作史，有无感染、系统性疾病、结石、创伤、结核等，有无药物、食物过敏史等。

（3）月经分娩史　有无月经过多；有无产时失血过多的分娩史。

（4）个人史　是否长期偏食。

二、体格检查

注意检查有无发热、高血压，有无贫血，皮肤有无出现紫癜，有无肝脾肿大。检查宫高、腹围和胎先露、胎方位、胎心音情况。

三、辅助检查

（1）实验室检查　血常规，尿常规，粪常规，电解质测定，肝肾功能，血清铁，血清叶酸。

（2）器械检查　肝、肾、胰、脾B超，胎儿B超，心电图。

（3）特殊检查　骨髓象检查（有条件的医院）。

四、诊断与治疗

（一）诊断标准与分度

（1）世界卫生组织标准　孕妇外周血血红蛋白（Hb）＜110g/L及血细胞比容＜0.33为妊娠期贫血。

（2）我国多年沿用的标准　孕妇外周血血红蛋白＜100g/L、红细胞计数（RBC）＜3.5×10^{12}个/L，或血细胞比容＜0.30。

（3）妊娠期贫血程度的分度一般可分为4度。

① 轻度贫血：血红蛋白100～109g/L。

② 中度贫血：血红蛋白70～99g/L。

③ 重度贫血：血红蛋白40～69g/L。

④ 极重度贫血：血红蛋白＜39g/L。

对多数贫血孕妇来说，母儿预后并不主要取决于贫血程度，更重要的是贫血原因。

（二）缺铁性贫血

1.诊断

（1）病史　既往有月经过多等慢性失血性疾病史；有长期偏食、孕早期呕吐、胃肠功能紊乱导致的营养不良等病史。

（2）临床表现　轻者无明显症状，或只有皮肤、口唇黏膜和睑结膜稍苍白，重者可有乏力、头晕、心悸、气短、食欲不振、腹胀、腹泻，皮肤黏膜苍白，皮肤毛发干燥，指甲脆薄以及口腔炎、舌炎等。

（3）实验室检查

① 血象　外周血象为小细胞低色素贫血。血红蛋白＜110g/L，红细胞＜3.5×10^{12}/L，红细胞比容＜0.33，红细胞平均体积（MCV）＜80fl，红细胞平均血红蛋白浓度（MCHC）＜32%，白细胞计数和血小板计数均在正常范围。

② 血清铁浓度　能灵敏反映缺铁状况，正常成年妇女血清铁为7～27μmol/L，若孕妇血清铁＜6.5μmol/L（35μg/dl），可诊断为缺铁性贫血。

③ 铁代谢检查　血清铁蛋白是评估铁缺乏最有效和最容易获得的指标。根据储存铁水平，IDA可分为3期：

a.铁减少期　体内储存铁下降，血清铁蛋白<20μg/L，转铁蛋白饱和度及血红蛋白正常。

b.缺铁性红细胞生成期　红细胞摄入铁降低，血清铁蛋白<20μg/L，转铁蛋白饱和度<15%，血红蛋白正常。

c.IDA期　红细胞内血红蛋白明显减少，血清铁蛋白<20μg/L，转铁蛋白饱和度<15%，血红蛋白<110g/L。

④ 骨髓象　红系造血呈轻度或中度活跃，以中晚幼红细胞增生为主，骨髓铁染色可见细胞内外铁均减少，尤以细胞外铁减少明显。

2. 鉴别诊断

本病应与巨幼细胞性贫血、再生障碍性贫血等疾病相鉴别。

3. 治疗

治疗原则是补充铁剂和去除导致缺铁性贫血的原因。

（1）一般治疗　加强营养，鼓励孕妇进食高蛋白及含铁丰富的饮食，胃肠道功能紊乱和消化不良者给予对症处理等。

（2）补充铁剂　以口服给药为主。

处方一　蛋白琥珀酸铁口服液15mL　po　qd/bid

　　　　或多糖铁复合物胶囊0.15g　po　qd/bid

【说明】① 服药时间　饭前1h，饭后2h内不宜口服铁剂，如服后胃肠反应重，也可饭后服用，但影响吸收。服药期间避免饮茶、喝咖啡，避免与牛奶、氢氧化铝同服。维生素C是还原剂，可增加铁的吸收，但是亚铁盐类本身是二价铁，易于吸收，故不必同时服用维生素C。

② 治疗期限　血红蛋白于2周后应该上升，1～2个月后可恢复正常，如规律用药后3周血象仍无明显改善，应考虑是否为缺铁性贫血。口服铁剂待血红蛋白明显上升后，可减少用量，治疗应维持到产后3个月。

③ 口服铁剂的不良反应　有恶心、呕吐、上腹痛、便秘及排黑便。腹泻及溃疡病人慎用，铁过敏者禁用。对不宜口服铁剂病人，如溃疡性结肠炎，可使用注射剂。

处方二　多糖铁复合物150mg　po　bid或tid

【说明】多糖铁复合物是有机复合物，不含游离铁离子，不良反应较少。

处方三　右旋糖酐铁50mg　im（深部）　qd或qod

　　　　或　山梨醇铁50～100mg　im（深部）　qd

【说明】用于妊娠后期重度缺铁性贫血或因严重胃肠道反应不能口服铁剂者。首次给药应从小剂量开始，第1日50mg，若无不良反应，第2天可增至100mg。铁剂的注射一般以深部肌内注射为主，个别会出现类似过敏性休克的副作用，须严密观察。静脉注射不良反应多且重，一般不主张使用。肝肾功能损害者禁用。右旋糖酐铁是最常用的注射铁剂，首次给药须用0.5ml作为试验剂量，1h后无过敏反应可足量治疗，第1日给50mg，以后每日或隔日给100mg，直至总需量。注射山梨醇铁后可有排尿刺激症状，尿排出后变成黑色，山梨醇铁过多可引起血色病，故贫血纠正后即应停用。

（3）输血　血红蛋白＜70g/L、接近预产期或短期内需行剖宫产术者，应少量多次输血，避免加重心脏负担诱发急性左心衰竭。有条件者输浓缩红细胞。

（4）产时及产后的处理　重度贫血者于临产后应配血备用。酌情给予维生素K$_1$、卡巴克络、维生素C等。严密监护产程，积极预防产后出血，积极处理第三产程，出血多时应及时输血。产后预防感染。

（三）巨幼细胞性贫血

1.诊断

（1）贫血　本病多发生于妊娠中晚期，起病较急，贫血多为中度、重度。表现为乏力、头晕、心悸、气短、皮肤黏膜苍白等。

（2）消化道症状　食欲不振、恶心、呕吐、腹泻、腹胀、舌炎、舌乳头萎缩等。

（3）周围神经炎症状　手足麻木、针刺、冰冷等感觉异常以及行走困难等。

（4）其他　低热、水肿、脾肿大、表情淡漠者也较常见。

（5）实验室检查

① 外周血象　为大细胞性贫血，血细胞比容降低，红细胞平均体积（MCV）＞100fl，红细胞平均血红蛋白含量（MCH）＞32pg，大卵圆形红细胞增多、中性粒细胞核分叶过多，网织红细胞大多减少，血小板通常减少。

② 骨髓象　红细胞系统见巨幼细胞增多，巨幼细胞系列占骨髓细胞总数的30%～50%，核染色质疏松，可见核分裂。

③ 血清叶酸值＜6.8mmol/L（3ng/ml）、红细胞叶酸值＜227nmol/L，提示叶酸缺乏。若叶酸值正常，应测孕妇血清维生素B$_{12}$值，若

＜74pmol/L，提示维生素 B$_{12}$ 缺乏。叶酸和（或）维生素 B$_{12}$ 缺乏的临床症状、骨髓象及血象的改变均相似，但维生素 B$_{12}$ 缺乏常有神经系统症状，而叶酸缺乏无神经系统症状。

2.鉴别诊断

本病应与缺铁性贫血、再生障碍性贫血等疾病相鉴别。

3.治疗

（1）一般治疗　加强孕期营养指导，改变不良饮食习惯，多食新鲜蔬菜、水果、瓜豆类、肉类、动物肝脏及肾脏等食物。对有高危因素的孕妇，应从妊娠3个月开始每日口服叶酸0.5～1mg，连续8～12周。

（2）补充叶酸

处方　叶酸15mg　po　tid

或　叶酸10～30mg　im　qd

【说明】补充叶酸直至症状消失、贫血纠正为止。若治疗效果不显著，应检查有无缺铁，应同时补给铁剂。有神经系统症状者，单独用叶酸有可能使神经系统症状加重，应及时补充维生素 B$_{12}$。

（3）补充维生素 B$_{12}$

处方　维生素 B$_{12}$ 注射液　100～200μg　im　qd

【说明】维生素 B$_{12}$ 连续治疗2周后改为每周2次，直至血红蛋白恢复正常。

（4）血红蛋白＜70g/L时，可少量间断输新鲜血或浓缩红细胞。

（5）分娩时避免产程延长，预防产后出血，预防感染。

（四）再生障碍性贫血（再障）

1.诊断

主要表现为进行性贫血、皮肤及内脏出血及反复感染。可分为急性型和慢性型，孕妇以慢性型居多。贫血呈正常细胞性，全血细胞减少。骨髓象见多部位增生减低或重度减低，有核细胞甚少，幼粒细胞、幼红细胞、巨核细胞均减少，淋巴细胞相对增高。

2. 鉴别诊断

本病应与缺铁性贫血、巨幼细胞性贫血等疾病相鉴别。

3. 治疗

（1）妊娠期

① 治疗性人工流产　再障患者在病情未缓解之前应避孕，若已妊娠，在妊娠早期应在做好输血准备的同时行人工流产。妊娠中晚期患者，因终止妊娠有较大危险，应加强支持治疗，在严密监护下继续妊娠直至足月分娩。

② 支持疗法　注意休息，左侧卧位，加强营养，间断吸氧，少量、间断、多次输入新鲜血，提高全血细胞。或间断成分输血，可输入白细胞、血小板及浓缩红细胞。

③ 有明显出血倾向者，给予糖皮质激素治疗，如泼尼松10mg，每日3次，口服，但皮质激素抑制免疫功能，易致感染，不宜久用。也可用蛋白合成激素，如烃甲烯龙5mg，每日2次，口服，有刺激红细胞生成的作用。

④ 预防感染　选用对胎儿无影响的广谱抗生素。

（2）分娩期　尽量经阴道分娩，缩短第二产程，防止第二产程用力过度造成脑出血等重要脏器出血或胎儿颅内出血。可适当助产，但要防止产伤。产后仔细检查软产道，认真缝合伤口，防止产道血肿形成。有剖宫产手术指征者，可采用手术止血措施，以减少产后出血。

（3）产褥期　继续支持疗法，应用宫缩剂加强宫缩，预防产后出血及感染。

第5节　妊娠合并甲状腺功能亢进

甲状腺功能亢进（简称甲亢），是体内甲状腺激素过高，引起机体的神经、循环、消化等系统兴奋性增高和代谢亢进的内分泌疾病。由于妊娠期间各种内分泌腺及各器官系统都会发生一系列的生理变化，又涉及母体与胎儿，故妊娠合并甲亢在诊断、治疗上与非孕期不尽相同。轻症或经治疗后得到较好控制的甲状腺功能亢进一般不影响妊娠，重症不易控制的甲亢引起畸形、流产、早产或死胎，发生甲亢引起的心力衰竭，甚至发生甲状腺危象。

一、病史采集

（1）现病史　主要是针对病人主诉进行有针对性的问诊，如果甲状腺肿大需要询问患者颈部肿块的发现经过、增长速度，有无短期内迅速增大病史，有无局部红肿、疼痛，有无发热。怀疑伴有甲状腺功能异常时，需要询问有无近期体重减轻、心悸、脉快、多汗、怕热、疲乏、两手颤动、易激动、食欲亢进、腹泻、失眠等症状；如果病人伴有眼征则需要询问有无多泪、畏光、眼胀、眼内异物感以及眼睑肿胀等眼部症状。同时结合本次妊娠详细询问末次月经，预产期；产前检查的情况，有无出现下腹痛和阴道流血；有无胎动异常等情况。

（2）既往史　询问患者以往是否有甲亢、高血压、心脏病病史，有无甲状旁功能亢进或髓样癌或嗜铬细胞瘤等病史。怀疑甲状腺炎者需要注意有无近期上呼吸道感染病史。

（3）个人史　询问患者的居住区，是否为单纯性甲状腺肿流行区，有无颈部接受辐射史及有无烟酒嗜好。

（4）家族史　询问直系亲属中有无甲状腺疾病患者。

二、体格检查

注意测量体重，心率、血压，观察有无皮肤潮红、潮湿，皮温升高，有无突眼，有无甲状腺肿大，注意甲状腺肿大的程度，甲状腺肿物的位置、大小、质地、活动度、是否与周围组织粘连、有无震颤、搏动及血管杂音，有无手抖，有无心率快，有无心脏杂音。

三、辅助检查

（1）实验室检查（见表20-2）

表 20-2　甲状腺功能实验室检查

检查项目	正常妇女	孕妇	妊娠合并甲亢
基础代谢率（BMR）（%）	< 15	+20 ～ +30	> +30
血清总甲状腺激素（TT_4）（nmol/L）	64 ～ 167	轻度增高	明显增高
血清三碘甲状腺原氨酸总量（TT_3）（nmol/L）	1.8 ～ 2.9	轻度增高	明显增高
甲状腺素结合球蛋白（TBG）（mg/L）	13 ～ 34	轻度增高	明显增高
血清游离 T_3（pmol/L）	2.2 ～ 6.8	轻度增高	明显增高
血清游离 T_4（pmol/L）	10.3 ～ 25.8	轻度增高	明显增高
促甲状腺激素 TSH（mU/L）	2 ～ 20	正常	明显降低

（2）器械检查　胎儿B超，甲状腺B超，心电图。

四、诊断

1. 妊娠合并甲亢的诊断要点

（1）孕前有甲状腺疾病病史。

（2）症状　多汗、怕热、易激动、心悸，休息时心率超过100次/min，食欲亢进但体重不长甚至减轻，乏力，大便次数增加，夜寐不安。

（3）体征　心率及脉率快；皮肤潮红、潮湿、皮温升高；脉压 > 50mmHg；突眼；甲状腺肿大可伴有震颤和（或）血管杂音；手指震颤。

（4）实验室检查　是诊断甲亢的重要手段。血清促甲状腺激素（TSH）降低，游离 T（FT）或总 T（TT）增高。

2. 甲状腺危象的诊断要点

（1）诱因　未经诊断的甲亢或虽经诊断为甲亢但未得到充分治疗的患者，在临产、分娩、手术、感染、劳累、心理压力大时，大量甲状腺素释放入血，诱发甲状腺危象。

（2）症状　表现为高热、皮肤潮红、大汗淋漓、心动过速，心率的增快与体温的升高不成比例。严重时出现心律失常、心力衰竭、恶心、呕吐、腹泻、烦躁不安、嗜睡，甚至昏迷。

（3）体征　体温升高，心率加快，脉压大，心力衰竭体征。

（4）实验室检查　肝功能异常，电解质紊乱，酸中毒，低钙，FT3、FT4升高。

3. 鉴别诊断

本病需与正常妊娠的代谢亢进、其他甲状腺肿瘤疾病鉴别。

五、治疗

1. 对孕妇的管理

注意休息，避免体力劳动与精神紧张，适当予以镇静药。

处方　地西泮（安定）2.5mg　po　qd

2. 妊娠期

严禁用^{131}I进行诊断或治疗。因为胎儿甲状腺在妊娠9～10周就有浓集碘的作用，应用^{131}I后影响胎儿甲状腺发育，有可能造成先天性甲状腺功能低下（甲低）。^{131}I有放射性，有致畸的可能。

3. 抗甲亢药物治疗

原则是既要控制甲亢发展，又要确保胎儿正常发育，安全度过妊娠及分娩。尽量少用抗甲状腺药物。

（1）轻度甲亢　只需注意休息和适当予以镇静药。如果入睡时脉率≤80次/min，一般不需用抗甲状腺药物。

（2）中重度甲亢　药物以抗甲状腺药和β受体阻滞剂为主。

处方一　丙硫氧嘧啶100～150mg　po　q8h

【说明】抗甲亢药物主要有丙硫氧嘧啶（PTU）、甲疏咪唑等，均能通过胎盘影响胎儿。其中丙硫氧嘧啶通过胎盘量少，速度慢，能在甲状腺内阻断甲状腺激素的合成，并阻断T_4转变为T_3（T_3的生物效应比T_4强数倍），是孕期治疗甲亢的首选药物。药物用量一般为非孕期的半量，参见表20-3。用药期间密切观察病情变化，包括安静时脉率、脉压、食欲和游离T_3、T_4等指标。病情减轻或稳定后应逐渐减量，丙硫氧嘧啶维持剂量为50～150mg。不可骤然停药。用药期间需监测白细胞计数及分类。药物通过胎盘可引起胎儿甲状腺功能减低及甲状腺肿。减药期间加服小剂量甲状腺素20～40mg/d，分2次服用以对抗甲状腺肿。

表20-3　甲亢程度与用药剂量关系

程度	BMR/%	心率/（次/分）	丙基硫氧嘧啶/（mg/d）
轻	＜+30	＜100	200～300
中	+30～+60	100～120	300～400
重	+60	＞120	400～500

处方二　甲巯咪唑10～20mg　po　bid

【说明】适用于对丙硫氧嘧啶有不良反应者。初始剂量15～30mg/d，症状缓解后改为维持量5～10mg/d，每日1次。

处方三　普萘洛尔10mg　po　tid

【说明】重症者在应用抗甲状腺药治疗的1～2个月内联合应用，以控制心率。近预产期停用。

（3）甲状腺危象的抢救措施

① 对症治疗　包括高热时用物理及药物降温，纠正水、电解质紊乱及酸碱平衡失调，吸氧，补充营养及维生素，必要时人工冬眠。

② 药物治疗

处方一　丙硫氧嘧啶首剂300～600mg　po　st　6h后150～300mg
　　　　　　po　q6h

【说明】丙硫氧嘧啶首剂剂量加倍，以阻断甲状腺激素的合成，一旦症状缓解应及时减量。

处方二　饱和碘化钾5滴/次　q6h（20～30滴/日）
　或　10%葡萄糖注射液500ml ⎱
　　　碘化钠溶液0.5～1.0g　　⎰ iv drip

【说明】碘溶液能迅速抑制与球蛋白结合的甲状腺激素水解，减少甲状腺激素向血中释放。给予丙硫氧嘧啶后1h开始使用。

处方三　普萘洛尔10～20mg　po　tid

【说明】重症者在应用抗甲状腺药治疗时联合应用，以控制心率。近预产期停用。

处方四　5%葡萄糖注射液250ml ┃
　　　　氢化可的松100mg ┃ iv drip

　　或　地塞米松10～30mg　iv drip

【说明】宜短期应用，症状缓解即停用。

③分娩前发病者，待病情稳定后2～4h结束分娩，以剖宫产为宜。术后给予大剂量广谱抗生素控制感染（可选择以下一种处方）。

处方一　0.9%氯化钠注射液100ml ┃
　　　　头孢唑啉1.5g ┃ iv drip　q8h（AST）

处方二　0.9%氯化钠注射液100ml ┃
　　　　青霉素240万单位 ┃ iv drip　q8h（AST）

处方三　0.9%氯化钠注射液100ml ┃
　　　　头孢哌酮/舒巴坦1.5g ┃ iv drip　q8h（AST）

处方四　0.9%氯化钠注射液100ml ┃
　　　　克林霉素0.6g ┃ iv drip　bid

4.妊娠期甲亢手术治疗指征

药物治疗不能控制甲亢症状，或疑有癌变者，至妊娠中期可以考虑行甲状腺部分切除术。

5.产科处理

（1）孕前管理　孕前应当询问是否有甲状腺疾病病史及相关症状，做到早期诊断。如果为甲亢患者，应在病情完全控制3个月后妊娠；如接受过^{131}I治疗，至少6个月后方可妊娠。此阶段接受左旋甲状腺素（L-T$_4$）替代治疗，使血清TSH维持在0.3～2.5mU/L。既往分娩过甲亢患儿、接受过^{131}I治疗、部分甲状腺切除者还应当检测TRAb。治疗后有甲状腺功能低下者应当补充适量甲状腺素。生育期患者^{131}I治疗前48h，需要做妊娠试验，核实是否妊娠，以避免^{131}I对胎儿的辐射作用。孕期接受过^{131}I治疗或检查，需终止妊娠。

（2）妊娠期甲亢　妊娠合并甲亢患者应当增加产前检查的次数，监测孕妇血压、体重、宫高、腹围的变化，监测肝功能、白细胞和激素水平等，每月进行一次超声检查，及时发现胎儿甲亢、甲减；并加强对胎儿的监护。孕妇自身还应当注意避免感染、情绪波动，预防由此诱发的甲亢危象。甲亢孕妇易发子痫前期。注意早期补钙、低盐饮食、营养指导，避免高碘摄入。甲亢孕妇易早产。如果发生先兆早产，应积极保胎，用药注意避免β受体兴奋剂。孕37～38周住院观察，加强胎儿监护；孕妇还应行心电图及超声心动图检查，排除甲亢性心脏病。

（3）分娩期　除有产科因素外，应尽量经阴道分娩。临产后给予精神安慰，减轻疼痛（地西泮10mg肌内注射），吸氧，注意补充能量，缩短第二产程。病情重者行手术助产。剖宫产指征适当放宽。无论经阴道分娩还是剖宫产均应预防感染，预防发生并发症，注意产后出血及甲状腺危象，及时发现胎儿甲状腺功能异常。

6.新生儿的处理

出生时留脐血检测 T_3、T_4 及促甲状腺激素（TSH）水平。注意甲状腺大小，有无杂音，有无甲亢或甲状腺功能低下的症状和体征。

7.产后哺乳问题

部分甲亢患者产后有病情加重倾向，不但需要继续用药，且需增加药量。丙硫氧嘧啶可通过乳腺组织到达乳汁，但乳汁含丙硫氧嘧啶量很少，24h内乳汁含量为母亲口服量的0.07%。据此，母亲服用丙硫氧嘧啶哺喂婴儿是安全的。如能定期监测婴儿甲状腺功能则更理想。

第6节　妊娠合并急性肾盂肾炎

急性肾盂肾炎是产科常见的内科合并症。由于妊娠期子宫增大及胎盘所产生内分泌激素的影响，常导致输尿管扩张、肾盂积尿，易由细菌感染而致急性肾盂肾炎。多发生于妊娠晚期及产褥早期。孕妇较非孕妇更容易发生败血症、中毒性休克，甚至诱发急性肾功能衰竭，并可引起早产、胎儿宫内死亡。

一、病史采集

（1）现病史　患者就诊时应仔细询问有无寒战、发热、恶心、呕吐；有无腰酸、腰痛及时间、诱因和缓解情况，有无尿频、尿急、尿痛、尿血，有无头晕眼花、乏力；外院诊断治疗情况，疗效如何。

（2）**过去史**　询问既往有无类似发作史，有无感染、系统性疾病、结石、创伤、结核、肿瘤等，有无药物、食物过敏史等。

二、体格检查

注意有无发热，有无贫血，有无肋腰点、肾区叩痛，检查宫高、腹围和胎先露、胎方位、胎心音情况。

三、辅助检查

（1）**实验室检查**　血常规、尿常规、粪常规，电解质测定，肝肾功能，必要时行血培养、中段尿培养，血气分析、降钙素原检查。

（2）**器械检查**　肾脏、输尿管、膀胱B超，胎儿B超，心电图。

四、诊断

1.诊断要点

（1）常于妊娠后半期或产褥期发病，起病急骤，可有寒战、高热（39～40℃）、恶心、呕吐等全身症状。严重时出现麻痹性肠梗阻。

（2）尿频、尿急、尿痛等膀胱刺激症状。

（3）腰酸、腰痛，检查时患侧肾区有叩击痛、肋脊角压痛。

（4）继发性贫血。

（5）**实验室检查**　血白细胞增高，尿沉渣试验见成堆的脓细胞。尿培养细菌阳性，多为大肠杆菌。10%～15%病例血培养可为阳性。

2.鉴别诊断

本病需与急性肾炎、其他感染性疾病鉴别。

五、治疗

（1）有肾盂肾炎史者，初次产前检查时做尿常规及尿细菌培养，以筛选无症状性菌尿。如为阳性可在2周内使用有效抗生素治疗，以防妊娠后期发生急性肾盂肾炎。

（2）急性期 一旦确诊应住院治疗。治疗原则是支持治疗、保持泌尿道通畅和抗感染。应卧床休息，取侧卧位，以减少子宫对输尿管的压迫。鼓励患者多饮水，入量不足时可输液，保持每日尿量在2000ml以上，起到对尿路冲洗及引流的作用。可用间苯三酚解痉。

处方　0.9%氯化钠注射液250mL
　　　间苯三酚注射液40mg×3　｜　iv drip　qd

【说明】间苯三酚用量一天不超过500mg。

（3）抗生素的应用

① 无症状性菌尿 选用副作用小、尿中浓度高的抗生素，做短程（3～5日）治疗。

处方一　头孢拉定胶囊250～500mg　po　q6h

处方二　阿莫西林胶囊0.5～1.0g　po　tid

② 急性期 病情较急者，则在检查尿的同时给予抗生素治疗，首先给予革兰阴性杆菌敏感抗生素或广谱抗生素，待细菌培养及药敏试验提示敏感抗生素后再更改药物，一般以10～14日为1个疗程。

处方一　氨苄西林注射液0.5～1.0g　im　q6h

　或　5%葡萄糖注射液1000ml
　　　氨苄西林注射液2～4g　｜　iv drip　qd

处方二　5%葡萄糖注射液1000ml
　　　　头孢拉定注射液4～6g　｜　iv drip　qd

处方三　5%葡萄糖注射液1000ml
　　　　头孢噻肟注射液4～6g　｜　iv drip　qd

处方四　0.9%氯化钠注射液100ml
　　　　头孢曲松（头孢三嗪）注射液1g　｜　iv drip　q12h

【说明】急性肾盂肾炎时最常见的致病菌是大肠杆菌，可联合应用抗生素，一般先用青霉素加头孢氨苄或氨苄西林，2周为1个疗程；若治疗后细菌培养仍为阳性，需继续治疗，直至尿培养3次阴性为止。

③ 对妊娠及胎儿有不良影响的常用抗菌药物需慎用或不用。

a.磺胺类药物 可致胎儿发生高胆红素血症、胆红素脑病，估计在2周内要分娩者不用。

b.四环素　易致孕妇发生肝脏急性脂肪坏死，胎儿易发生黄齿综合征等，故禁用。

c.氨基糖苷类　可引起胎儿的听力及前庭损害。

④ 急性肾盂肾炎　经治疗3～5天后即使体温已下降至正常，仍不宜立即停用抗生素，当急性症状控制后，酌情改为肌内注射或口服药物。须经多次培养均转阴后方可停药，一般持续用药2～3周，完成治疗后7～10天复查尿培养。肾功能不良者，应根据病情适当减少药量，以防药物蓄积中毒。

（4）中药治疗　根据病情选择以下一种处方。

处方一　生地黄12g、淡竹叶10g、木通6g、玄参12g、麦冬12g、金钱草20g、白茅根15g、甘草6g。

【说明】适用于心火亢盛型急性肾盂肾炎。

处方二　栀子10g、赤茯苓15g、当归6g、黄芩10g、白芍15g、甘草6g、生地黄12g、泽泻12g、车前子10g、木通6g、滑石20g。

【说明】适用于湿热下注型急性肾盂肾炎。

处方三　知母10g、黄柏10g、生地黄12g、山茱萸10g、淮山药15g、泽泻12g、茯苓15g、牡丹皮10g。

【说明】适用于阴虚火旺型急性肾盂肾炎。

第7节　妊娠合并慢性肾炎

慢性肾炎是以蛋白尿、血尿、水肿、高血压，贫血及肾功能障碍为临床表现的慢性进行性疾病。最终将发展成为慢性肾功能衰竭。以往认为慢性肾炎对母婴危害严重，往往建议患者避免妊娠。近年因围生期监护及治疗手段的进步，使许多患慢性肾炎妇女的妊娠结局大为改善。

一、病史采集

（1）现病史　患者就诊时应仔细询问有无急性肾炎或慢性肾炎病史；有无在妊娠前或妊娠20周前出现蛋白尿或伴管型尿史，有无水肿及水肿的部位、是否为凹陷性水肿；有无贫血；有无高血压；有无血尿；有无头晕、头痛、心悸、呼吸困难、夜尿多、视物模糊；起病前有无感冒；外院诊断治疗情况，疗效如何。

（2）过去史　询问既往有无类似发作史及幼年时有无反复链球菌感染史，有无感染、系统性疾病等，有无药物、食物过敏史等。

二、体格检查

注意有无高血压，有无贫血，有无水肿，水肿的部位及是否为凹陷性，有无肾区叩痛。

三、辅助检查

（1）实验室检查　血常规、尿常规、粪常规，电解质，肝肾功能、血脂，必要时行尿培养、血气分析、24h尿蛋白量、过夜尿浓缩试验，有条件时可测定24h内生肌酐清除率或尿酸清除率。

（2）器械检查　肾脏、输尿管B超，心电图，眼底检查。

（3）特殊检查　肾活检。

四、诊断

1. 诊断要点

（1）病史　可有急性肾炎或慢性肾炎史，幼年时有反复链球菌感染史。

（2）临床表现　非孕前或妊娠20周前出现蛋白尿、血尿、水肿、高血压等症状。肾功能衰竭时可出现贫血和低蛋白血症，出现头痛、心悸、呼吸困难、夜尿多、视物模糊。

（3）实验室检查

① 尿常规　有不同程度的蛋白、红细胞和管型，尿比重下降。

② 血常规　常有贫血，属正细胞正色素性贫血。

③ 24h尿蛋白　总量常在 $1 \sim 3$ g/L。

④ 过夜尿浓缩试验　夜间禁水及食物 $8 \sim 12$ h，收集过夜尿测比重 > 1.020 时，示肾浓缩功能受损。

⑤血清尿素氮及肌酐测定　妊娠期血清肌酐平均值为53μmol/L（0.6mg/dl），若达79.6μmol/L（0.9mg/dl）示轻度肾功能损害。妊娠期血尿素氮平均值为3.40mmol/L（9.5mg/dl），若达4.64mmol/L示肾功能受损。

（4）眼底检查　可见视网膜出现血管病变，可有出血、渗出及符合肾炎的视网膜炎。轻度慢性肾炎眼底检查可以正常。

（5）血清补体测定　慢性肾炎患者可出现低补体血症，该项检查有助于鉴别妊娠期高血压疾病。

（6）血清尿酸测定　慢性肾炎患者一般正常，而妊娠期高血压疾病患者血尿酸水平往往升高。

（7）肾活体组织检查　国内已有些医院在妊娠期做肾活体组织检查，此项检查对明确诊断、了解病变程度有很大帮助。但对妊娠期做此项检查，各学者的意见不一，主要考虑肾活体组织检查若出血不止，反而弊多利少，一般应在妊娠前进行。

2. 鉴别诊断

本病需与妊娠高血压疾病、体位性（直立性）蛋白尿鉴别。

五、治疗

1. 一般治疗

保证充足的睡眠和休息，避免受凉、感染；选择富含必需氨基酸的优质蛋白质，饮食中蛋白质含量不超过40g/d，高血压病人减少钠的摄入（低于3g/d），孕期慎重用药，禁用肾毒性药物。

2. 不宜妊娠的慢性肾炎患者

病程长；妊娠前已有蛋白尿和高血压，尿蛋白＞3.0g/L或血压在160/110mmHg以上，或血肌酐＞265.2μmol/L，有氮质血症者均不宜妊娠，一旦妊娠需行人工流产术。

3. 妊娠期

（1）加强孕期监护，妊娠期间动态监测血压、蛋白尿、水肿、贫血、肾功能及胎儿胎盘功能。孕32周之前至少每2周检查1次，孕32

周入院观察。

（2）药物治疗

① 症状较轻，予以改善微循环，增加肾血流量，用药7～10天为1个疗程，可重复用药，有出血倾向的慎用。

处方一　双嘧达莫（潘生丁）25mg　po　tid

　　或　阿司匹林80mg　po　qd

处方二　维生素C0.2g　po　tid

处方三　10%葡萄糖注射液500ml ┐
　　　　复方丹参注射液16ml　　┘ iv drip　qd

② 症状较重，主要予以降压、利尿、改善肾功能及预防感染治疗。

处方一　甲基多巴250mg　po　tid

　　或　10%葡萄糖注射液500ml ┐
　　　　甲基多巴注射液250ml　┘ iv drip　qd

处方二　肼屈嗪20mg　po　bid或tid

　　或　10%葡萄糖注射液500ml ┐
　　　　肼屈嗪注射液　40ml　　┘ iv drip　qd

处方三　呋塞米片10mg　po　tid

处方四　0.9%氯化钠注射液100ml ┐
　　　　头孢唑啉　2.0g　　　　　┘ iv drip　q8h（AST）

（3）妊娠期仅有蛋白尿或蛋白尿伴高血压［高于150/100mmHg（20/13.3kPa）］时，应在密切监护下继续妊娠。药物治疗不能控制血压，伴有氮质血症或提示胎儿有宫内缺氧时，应考虑终止妊娠。

（4）若孕妇尿蛋白＞5g/L，血肌酐＞79.6μmol/L，于妊娠32周后做胎儿胎盘功能测定，并用地塞米松等促胎肺成熟，如血肌酐＞97μmol/L，血尿素氮达7.5mmol/L时，应择期行剖宫产终止妊娠。

（5）妊娠一般不超过36周，由于36周后往往血压剧增，有胎儿死亡及肾功能恶化的危险。

4.分娩方式

视孕周、宫颈成熟情况及胎儿储备力而定。多以剖宫产术为主，因胎儿呈慢性缺氧状态，难以耐受宫缩压力，易发生死亡、新生儿吸入性肺炎或胎粪吸入综合征。合并妊高征、胎儿胎盘功能低下以及慢性肾炎病情重者，常需提前终止妊娠，而此时宫颈常不成熟，因此难以经阴道分娩。

5.中药治疗

根据病情选择以下一种处方。

处方一　白术10g、茯苓15g、大腹皮10g、生姜皮6g、陈皮6g、桑寄生15g、菟丝子30g。每日1剂，水复煎服。

【说明】适用于脾虚湿盛型妊娠合并慢性肾炎。

处方二　生姜5g、茯苓15g、白术10g、制附子5g、白芍20g、当归10g、桑寄生15g、菟丝子20g。每日1剂，水复煎服。

【说明】适用于肾阳虚型妊娠合并慢性肾炎。

第8节　妊娠合并急性阑尾炎

急性阑尾炎（acute appendicitis）是妊娠期最常见的外科疾病，由于妊娠期腹腔组织疏松，毛细血管壁通透性增高，大网膜与肠段被妊娠子宫推向上方，故妊娠期急性阑尾炎的症状常不典型，增加了诊断难度，使孕妇和胎儿的并发症发生率和死亡率大大提高。因此应掌握妊娠期阑尾炎的特点，早期诊断和及时处理对预后有重要影响。

一、病史采集

（1）现病史　患者就诊时应仔细询问末次月经，预产期；产前检查的情况；胎动的情况；有无腹痛，腹痛的时间、诱因、性质、特点，是否为转移性右下腹疼痛；有无发热，恶心、呕吐，食欲不振、便秘和腹泻；外院诊断治疗情况，疗效如何。

（2）过去史　询问既往有无类似发作史，有无感染、系统性疾病、结石、创伤、结核、肿瘤等，有无药物、食物过敏史等。

二、体格检查

注意有无发热，有无右下腹麦氏点或髂嵴上压痛、反跳痛或伴有肌紧张，有无腰大肌试验阳性。检查宫高、腹围和胎先露、胎方位，胎心音情况。

三、辅助检查

（1）实验室检查　血常规、尿常规、粪常规，肝肾功能。

（2）器械检查　阑尾B超，胎儿B超，心电图。

四、诊断

1.诊断要点

（1）转移性右下腹疼痛　上腹部或脐部不适或腹痛，继而转移至右下腹。

（2）消化道症状　恶心、呕吐、发热、食欲不振、便秘和腹泻。

（3）体征

① 妊娠早期　右下腹麦氏点或髂嵴上压痛、反跳痛或伴有肌紧张。腰大肌试验阳性。甚至出现腹肌紧张、压痛、反跳痛等腹膜刺激征。

② 妊娠中晚期　腹痛和压痛的位置逐渐上升，甚至可达右肋下肝区。阑尾位于子宫背面时，疼痛可位于右侧腰部。增大的子宫将壁层腹膜向前顶起，故压痛、反跳痛和肌紧张常不明显。

（4）不典型症状　烧心，排便不规律，胃肠胀气、不适或腹泻，如果阑尾位于盲肠后位，可引起右下腹钝痛。

（5）实验室检查　血白细胞可增高。白细胞计数 $> 15 \times 10^9$ 个/L、中性粒细胞增高时有诊断意义。

2.鉴别诊断

本病需与先兆早产、胎盘早剥、附件肿物扭转、异位妊娠、子宫肌瘤变性、妊高征合并HELLP综合征鉴别。

五、治疗

1.治疗原则

妊娠期急性阑尾炎不主张保守治疗。一旦确诊，应在积极抗感染治疗的同时，立即手术治疗，尤其在妊娠中期、晚期。如一时难以明确诊断，又高度怀疑急性阑尾炎时，应尽早剖腹探查，有产科指征者可同时行剖宫产。

2.手术要求

在妊娠早期，手术要求与未孕时阑尾切除术相同。妊娠中期、晚期按以下要求进行。

（1）麻醉　以连续硬膜外麻醉为宜。病情危重合并休克者，以全身麻醉较为安全。

（2）体位　右侧臀部垫高30°～45°或采取左侧卧位，使子宫坠向左侧，便于暴露阑尾，减少术中对子宫的刺激，并有利于防止仰卧位低血压综合征的发生。

（3）切口选择　妊娠早期可取麦氏切口，当诊断不能肯定时，可行正中切口，利于术中操作和探查。妊娠中期、晚期采取右侧腹直肌旁切口，高度相当于宫体上1/3部位。

（4）术中操作　避开子宫找到盲肠及阑尾，在基底部结扎、切除阑尾，内翻缝合。最好不放置腹腔引流，以减少对子宫的刺激，避免引起早产。若腹腔炎症严重而局限、阑尾穿孔、盲肠壁水肿，应于其附近放置引流管，避免引流物直接与子宫壁接触。

（5）以下情况可先行剖宫产

① 术中暴露阑尾困难。

② 阑尾穿孔并发弥漫性腹膜炎，盆腔感染严重，子宫及胎盘已有感染征象。

③ 近预产期或胎儿基本成熟，已具备体外生存能力。

（6）随着腹腔镜技术的迅速发展，妊娠早期可应用腹腔镜诊断和治疗，妊娠晚期应慎用。

3. 术后处理

（1）继续抗炎治疗　需继续妊娠者，应选择对胎儿影响小、敏感的广谱抗菌药。

阑尾炎时厌氧菌感染占75%～90%，应选择针对厌氧菌的抗菌药。甲硝唑在妊娠各期对胎儿影响较小，可以应用。应同时与青霉素、头孢菌素类药等配伍使用。

处方一　0.9%氯化钠注射液100ml｜iv drip　q12h（AST）
　　　　头孢唑啉3.0g

　　　　甲硝唑注射液100ml　iv drip　bid

处方二　0.9%氯化钠注射液100ml｜iv drip　q12h（AST）
　　　　青霉素400万单位

　　　　甲硝唑注射液100ml　iv drip　bid

处方三　0.9%氯化钠注射液100ml｜iv drip　q8h（准备抢救
　　　　美罗培南0.5g｜措施下）

（2）保胎治疗　若继续妊娠，术后3～4日内应给予抑制宫缩药及镇静药保胎治疗。根据妊娠时期不同，可给予肌内注射黄体酮、口服维生素E、静脉滴注小剂量硫酸镁、口服沙丁胺醇及利托君等。

处方一　黄体酮注射液20mg　im　qd
　或　HCG注射液2000U　im　qd或qod
　　　　维生素E胶囊100mg　po　bid

【说明】适用于妊娠早期术后病人使用。

处方二　苯巴比妥0.03g　po　tid
　　　　沙丁胺醇2.4～4.8mg　po　q8h
　　　　黄体酮注射液20mg　im　qd
　　　　5%葡萄糖注射液100ml｜iv drip（30min～1h内滴
　　　　25%硫酸镁注射液16ml｜完，每2h测膝反射、呼吸，
　　　　　　　　　　　　　　　｜注意尿量）
　　　　5%葡萄糖注射液1000ml｜iv drip（1～2g/h，至宫缩
　　　　25%硫酸镁注射液40ml｜消失。每2h测膝反射、呼
　　　　　　　　　　　　　　　｜吸，注意尿量）

【说明】适用于妊娠中期、晚期术后病人使用。一旦发生中毒，立即停药，并以10%葡萄糖酸钙10ml缓慢注射。

4. 中药治疗

处方一　牡丹皮12g、冬瓜仁15g、败酱草15g、瓜蒌仁12g、蒲公英12g、太子参20g、枳实12g、车前草12g、桑寄生15g、菟丝子20g。每日1剂，水复煎服。

【说明】适用于妊娠合并急性阑尾炎未成脓期。

处方二　牡丹皮12g、薏苡仁20g、瓜蒌仁15g、冬瓜仁15g、败酱草15g、白芷12g、金银花15g、土茯苓15g、桑寄生15g。每日1剂，水复煎服。

【说明】适用于妊娠合并急性阑尾炎已成脓期。

第9节　妊娠期急性胆囊炎和胆石病

妊娠期急性胆囊炎（acute cholecystitis）和胆石病（cholelithiasis）的发病率仅次于急性阑尾炎，70%急性胆囊炎患者合并胆石病。胆囊炎和胆石病可发生于妊娠各个时期，但以妊娠晚期更多见。

一、病史采集

（1）现病史　患者就诊时应仔细询问末次月经，预产期；产前检查的情况；胎动的情况；有无腹痛，腹痛的时间、部位、诱因、性质、特点、放射部位；有无发热、寒战，有无恶心、呕吐、食欲不振，有无腹胀，有无皮肤巩膜黄染，有无尿色深黄，外院诊断治疗情况，疗效如何。

（2）过去史　询问既往有无类似发作史，有无感染、系统性疾病、结石、创伤、结核、肿瘤等，有无药物、食物过敏史等。

二、体格检查

注意有无发热，有无皮肤、巩膜黄染，有无右上腹压痛、反跳痛、肌紧张,有无莫菲征阳性,有无腹部包块,胆囊区有无叩痛。检查宫高、腹围、胎先露、胎方位及胎心音情况。

三、辅助检查

(1)实验室检查 血常规、尿常规、粪常规,电解质,肝肾功能、血脂,必要时行血气分析。

(2)器械检查 胆囊B超,胎儿B超,心电图。

四、诊断

1.诊断要点

(1)右上腹疼痛 在夜间或进油腻食物后发作,表现为突发右上腹绞痛,阵发性加重,疼痛可向右肩或背部放射。

(2)发热 体温在38~39℃。如病变扩展到胆管时,由于大量的细菌扩散,可迅速出现高热。

(3)消化道症状 食欲不振、恶心、呕吐。

(4)黄疸 15%~20%的病人有轻微黄疸,可能是炎症累及胆总管引起痉挛和水肿所致。

(5)体格检查 右上腹压痛、肌紧张,有时胆囊区深吸气时有触痛反应(莫菲征阳性)。部分患者在右肋下缘可触及紧张而有触痛的胆囊。

(6)实验室检查 血白细胞增多,发生胆囊坏死穿孔时,白细胞可达20×10^9/L;肝功能异常表现为丙氨酸氨基转移酶(ALT)和门冬氨酸氨基转移酶(AST)轻度升高。血或胆道穿刺液细菌培养阳性。

(7)器械检查 B型超声检查是首选的辅助检查,可见胆囊体积增大、壁厚,大部分患者显示有结石影像,可有胆囊周围积液的表现。

2.鉴别诊断

本病需与妊娠期急性脂肪肝,重度妊娠高血压疾病,胃、十二指肠溃疡穿孔,妊娠晚期阑尾炎,急性肠梗阻和急性胰腺炎等疾病鉴别。

五、治疗

1.非手术治疗

多数主张非手术治疗，大部分患者经治疗后症状可缓解。

（1）饮食控制　发作期应禁食，必要时胃肠减压。缓解期给予高糖、高蛋白、低脂肪、低胆固醇饮食。

（2）支持疗法　补充液体，纠正水、电解质紊乱及酸碱平衡失调。

（3）对症治疗　发作期给予解痉、镇痛药物，如阿托品，必要时肌注哌替啶。缓解期给予利胆药物。如选用50%硫酸镁口服，可使Oddi括约肌松弛，促进胆囊排空。其他利胆药有去氢胆酸、熊去氧胆酸。

处方一　阿托品注射液0.5 ～ 1mg　im　bid或tid

　　　或　山莨菪碱（654-2）注射液5 ～ 10mg　im　qd或bid

处方二　哌替啶注射液50 ～ 100mg　im　prn

处方三　葡醛内酯0.1 ～ 0.2g　po　tid

（4）抗炎治疗　轻度急性胆囊炎常为单一的肠道致病菌感染。如果患者腹痛程度较轻，实验室和影像学检查提示炎症反应不严重，可以口服抗菌药物治疗，甚至无需抗菌药物治疗。中度和重度急性胆囊炎首先进行经验性治疗，在明确致病菌后，应根据药敏试验结果选择合适的抗菌药物进行目标治疗。其中头孢菌素类在胆汁中浓度较血液高，且对胎儿无不良影响，应作为首选。选用对胎儿影响小的广谱抗菌药，如青霉素、氨苄西林、头孢菌素类和甲硝唑（妊娠头3个月内慎用）。

处方一　0.9%氯化钠注射液100ml
　　　　　氨苄西林1 ～ 2g　｜　iv drip　q6h（AST）

处方二　5%葡萄糖注射液100ml
　　　　　哌拉西林4 ～ 8g　｜　iv drip　bid（AST）

处方三　0.9%氯化钠注射液100ml
　　　　　头孢拉定2 ～ 4g　｜　iv drip　bid（AST）

处方四　0.9%氯化钠注射液100ml
　　　　　头孢曲松1 ～ 2g　｜　iv drip　bid（AST）

2. 手术治疗

非手术治疗失败，并发胆囊积脓、穿孔及弥漫性腹膜炎者，应尽快手术治疗。妊娠早期手术易导致流产，妊娠中期手术对胎儿无不良影响，妊娠晚期可先行剖宫产术再行胆囊切除术。术后继续抗炎治疗，继续妊娠者给予保胎治疗。手术方式包括腹腔镜或开腹手术行胆囊切除或胆囊造口术。妊娠期腹腔镜下行胆囊切除术和十二指肠乳头切开术效果较好，对胎儿及孕妇的影响小，不易诱发早产，有条件的医院可以采用。

第10节　妊娠合并性传播疾病

性传播疾病（sexually transmitteddiseases，STD）是指以性行为为主要传播途径的一组传染病。病原体包括细菌、病毒、螺旋体、支原体、真菌、原虫及寄生虫等。

孕妇一旦感染性传播性疾病，若未能及时诊治，可通过垂直传播（母婴传播）使胎儿感染，导致流产、早产、死胎、死产；或新生儿感染，严重影响下一代的健康。

一、病史采集

患者就诊时应仔细询问患者及其丈夫有无性病接触史，有无白带增多、色黄稠、脓样或脓血样、腥臭，有无尿频、尿急、尿痛等尿路刺激症状，有无外阴红肿热痛等感染症状，有无外阴赘生物，有无下腹部隐痛、腰酸，有无发热、恶寒。同时结合本次妊娠详细询问末次月经，预产期；产前检查的情况，有无下腹痛和阴道流血；有无胎动异常等情况。并询问外院诊断治疗情况，疗效如何。

二、体格检查

注意有无发热，皮肤黏膜有无皮疹，有无下腹压痛、反跳痛、腹肌紧张。

（1）妇科检查　注意外生殖器、尿道、肛周有无黏膜红肿、流脓，有无赘生物；盆腔有无压痛、反跳痛。

（2）产科检查　注意检查宫高、腹围、胎先露、胎方位及胎心音情况。

三、辅助检查

（1）分泌物涂片检查　取宫颈管或尿道口脓性分泌物涂片，行革兰染色。

（2）分泌物培养　对临床表现可疑但涂片阴性者，取宫颈管分泌物培养。

（3）核酸检测　PCR技术检测淋菌、支原体、衣原体等DNA片段，具有高的敏感性及特异性，操作过程中应注意防止污染造成的假阳性，仅在有条件单位开展。

（4）血清学检查　梅毒血清学检查、抗HIV抗体检测。

（5）病理组织学检查　取赘生物进行病理检查。

四、诊断与治疗

（一）淋病

淋病是由革兰阴性淋病双球菌（淋菌）引起的，通过性交传播。妊娠期淋病以淋菌性宫颈炎最多见，如不及时治疗，可在分娩时感染胎儿。

1. 诊断要点

（1）有淋病接触史。

（2）临床表现　可有脓性白带增多，外阴瘙痒或灼热，尿路刺激症状及前庭大腺感染，下腹部隐痛、腰酸。妊娠期淋菌感染者大多无症状，易引起菌血症或脓血症。

（3）妇科检查　外阴红肿，尿道口充血、流脓；前庭大腺肿胀；宫颈口有脓性分泌物。

（4）实验室检查

① 分泌物涂片检查 宫颈管内、尿道内、尿道旁腺及皮损处分泌物培养或涂片革兰染色镜检找到淋菌。

② 分泌物淋菌培养 为诊断淋病的金标准。

③ 核酸检测 PCR技术检测淋菌DNA片段，具有较高的敏感性及特异性，操作过程中应注意防止污染造成的假阳性。

2. 治疗

（1）治疗原则 在淋病高发地区，孕妇应于产前常规筛查淋菌，最好在妊娠早、中、晚期各做一次宫颈分泌物涂片镜检淋菌并行淋菌培养，以便及早确诊并彻底治疗。治疗应遵循及时、足量、规范用药原则。由于耐青霉素菌株的增多，目前首选药物以第三代头孢菌素为主。

（2）药物治疗

处方一 首选药物。

　　　　头孢曲松250mg　im　（单次）

　或　头孢噻肟注射液1g　im　（单次）

　　　加　阿奇霉素1g　po（单次）

　或　多西环素100mg　po　bid　（共用7天）

处方二 用于不能耐受头孢菌素类者。

　　　　大观霉素4g　im　（单次）

　　　加　阿奇霉素1g　po　（单次）

　或　多西环素100mg　po　bid（共用7天）

【说明】对轻症者可应用大剂量单次给药方法使血液中有足够高浓度的药物杀灭淋菌；重症者应连续每日给药，保证足够的治疗时期，以彻底治愈。由于20%～40%的淋病可同时合并沙眼衣原体感染，因此可同时应用抗衣原体药物。孕妇禁用喹诺酮及四环素类药物。性伴侣应同时治疗。

处方三 头孢曲松1g　im　qd（连用10日）

　或　大观霉素2g　im　qd（连用10日）

　　　加　甲硝唑400mg　po　bid（连用10日）

　或　多西环素100mg　po　bid（连用10日）

【说明】适用于淋菌性盆腔炎、传播性淋病。

处方四　头孢曲松 1g　im（单次）

　　加　阿奇霉素 1g　po（连用 7 ～ 10 日）

治疗结束后，临床症状完全消失 4 ～ 7 日后，应取宫颈管分泌物涂片培养，连续 3 次均为阴性方为治愈。

（3）疗效评价及随访　孕妇经治疗后需做淋菌培养或宫颈管拭子涂片，以确定疗效。在妊娠末期与分娩前应复查，以及时发现再感染。

（4）新生儿处理　为预防新生儿经过产道感染淋菌性结膜炎，新生儿应尽快使用 0.5% 红霉素眼膏，并应预防用药，头孢曲松 25 ～ 50mg/kg（＜125mg）肌内注射或静脉注射，单次给药。

（5）患淋病的孕妇及其性伴侣需检查有无其他性传播疾病，如梅毒螺旋体、沙眼衣原体和（或）人类免疫缺陷病毒感染。

（二）梅毒

梅毒是由苍白密螺旋体引起的慢性全身性疾病。早期以皮肤、黏膜损害为主，晚期心血管、神经系统受损。未治疗的患早期梅毒的孕妇的胎儿感染率为 80% ～ 100%，未治疗的患晚期梅毒的孕妇的胎儿感染的可能性为 30%，孕妇患梅毒可引起晚期流产、早产、死产或分娩先天性梅毒儿。

1.诊断要点

（1）病史　配偶有冶游史、性病及驱梅治疗史，或本人有性乱史，有原因不明的流产、早产或死胎史，子女有胎传梅毒史。

（2）体格检查　注意外生殖器及肛门、皮肤、黏膜、骨骼、口腔及浅表淋巴结等部位，必要时做心血管以及神经系统检查，以明确有无相应并发症。

（3）实验室检查

① 病原体检查　取病损处分泌物涂片，用暗视野显微镜或直接荧光抗体检查确诊。

② 血清学检查

a.非梅毒螺旋体试验　一般用做筛选试验，有性病实验室玻片试验（VDRL）、不加热血清反应素试验（USR）、快速血浆反应素环状卡片试验（RPR）。

b.特异性梅毒血清试验　通常用作证实试验，有荧光螺旋体抗体吸附试验（FTA-ABS）和梅毒螺旋体被动颗粒凝集试验（TP-PA）等。

③ 脑脊液检查　主要用于诊断神经梅毒，包括脑脊液 VDRL、白细胞计数及蛋白测定等。

④ 先天梅毒　诊断或高度怀疑先天梅毒的依据：a.先天梅毒的临床表现；b.病变部位、胎盘、羊水或脐血找到梅毒螺旋体；c.体液中抗梅毒螺旋体 IgM 抗体（+）；d.脐血或新生儿血非梅毒螺旋体试验抗体滴度较母血增高 4 倍以上。

2.梅毒分类与分期

由于病人的个体差异与治疗情况不同，典型病程不是每个病人都能见到的。根据感染途径不同可分为获得性梅毒、先天性梅毒。

（1）获得性梅毒

① 早期梅毒　病程＜2年。一期梅毒（硬下疳）、二期梅毒、早期潜伏期梅毒。

② 晚期梅毒　病程＞2年。三期梅毒（皮肤、黏膜、骨骼）、内脏梅毒（如心血管、肝脏等）、神经梅毒、晚期潜伏期梅毒。

（2）先天性梅毒

① 早期梅毒　年龄＜2岁，表现为皮肤、黏膜损害。

② 晚期梅毒　年龄＞2岁，树胶肿、心血管梅毒、神经梅毒、潜伏梅毒。

各期梅毒的诊断要点见表20-4。

表 20-4　各期梅毒的诊断要点

项目	一期梅毒	二期梅毒	三期梅毒	潜伏期梅毒
病史	有感染史，潜伏期为 2～3 周	有感染史，可有一期梅毒史，病程 2 年以内	有感染史，可有一、二期梅毒史，病程 2 年以上	有感染史，可有一、二、三期梅毒史，病程 2 年以内为早期潜伏期梅毒，2 年以上为晚期潜伏期梅毒

项目	一期梅毒	二期梅毒	三期梅毒	潜伏期梅毒
临床表现	典型硬下疳，腹股沟或患部附近淋巴结肿大	皮疹为多形性，可有口腔、眼、骨及关节损害，全身有轻微不适，浅表淋巴结肿大	心血管、神经系统受累，结节性皮疹、树胶样肿	无任何梅毒的临床表现
实验室检查	暗视野显微镜检查阳性，USR阳性，RPR阳性，TPHA阳性	暗视野显微镜检查阳性，USR强阳性，RPR强阳性，TPHA阳性	RPR阳性/阴性，TPHA阳性；USR阳性/阴性，VDRL阳性；有三期梅毒组织病理改变；脑脊液检查：淋巴细胞>10×10^6/L，蛋白>500mg/L	非特异性梅毒抗原试验2次以上阳性，TPHA阳性

3. 治疗

（1）治疗原则　一方面治疗孕妇，另一方面避免先天性梅毒的发生。应早期明确诊断，及时治疗，用药足量，疗程规则。治疗期间避免性生活，同时性伴侣也应接受检查和治疗。

（2）药物治疗　妊娠期梅毒首选青霉素治疗。妊娠初3个月注射1个疗程，妊娠末3个月注射1个疗程。治疗后每月做一次定量USR或RPR试验，观察有无复发或再感染。对青霉素皮试阳性者用红霉素治疗（禁用四环素）。婴儿出生后应选用青霉素再治疗。

① 一期、二期梅毒及病程在1年以内潜伏期梅毒。

处方　苄星青霉素240万单位　im（青霉素皮试阴性）

　　或　普鲁卡因青霉素120万单位　im　qd（青霉素皮试阴性，连用10天）

　　或　红霉素500mg　qid　（连用14天）

　　或　头孢曲松钠1g　im　qd　（连用10～14日）

　　或　阿奇霉素2g　顿服

【说明】红霉素和阿奇霉素无法通过胎盘，因此，新生儿出生后应尽快开始抗梅毒治疗。四环素和多西环素禁用于孕妇。

② 妊娠末期发现二期梅毒

处方　苄星青霉素240万单位　im（青霉素皮试阴性，1周后重复

1次）

③ 梅毒病程在1年以上

处方　苄星青霉素240万单位　im　1次/周（青霉素皮试阴性，共3次）

④ 三期梅毒及晚期潜伏期梅毒。

处方　苄星青霉素240万U　im　1次/周（连续3周，青霉素皮试阴性）

　或　普鲁卡因青霉素120万U　im　qd（青霉素皮试阴性，连续20日为1个疗程）

　或　红霉素500mg　qid（连用30天）

⑤ 神经梅毒

处方　青霉素300万～400万U　iv　q4h　（青霉素皮试阴性，连用10～14日）

　或　普鲁卡因青霉素240万U　im　qd　（青霉素皮试阴性）

　加　丙磺舒0.5g　po　qid　（连用10～14日）

⑥ 先天梅毒

处方　水剂青霉素5万U/kg　iv　q12h（出生7d内）/q8h（出生7d后）（青霉素皮试阴性，连用10d）

　或　普鲁卡因青霉素5万U/（kg•d）　im　qd　（青霉素皮试阴性，连用10d）

4.产科处理

（1）妊娠24～26周超声检查应注意胎儿有无肝脾大、胃肠道梗阻、腹腔积液、胎儿水肿、胎儿生长受限及胎盘增大变厚等先天梅毒征象。若发现明显异常，提示预后不良；未发现异常无需终止妊娠。

（2）用青霉素抗梅毒治疗时应注意监测和预防吉-海反应，主要表现为发热、子宫收缩、胎动减少、胎心监护提示暂时性晚期减速等。

（3）妊娠合并梅毒不是剖宫产指征，分娩方式应根据产科情况决定。

（4）分娩前已接受规范治疗且效果良好者，排除胎儿感染后，可母乳喂养。

5.随访

（1）经规范治疗后，应用非梅毒螺旋体试验复查抗体滴度评价疗效。早期梅毒应在3个月后下降2个稀释度，6个月后下降4个稀释度；多数一期梅毒1年后，二期梅毒2年后转阴。晚期梅毒治疗后抗体滴度下降缓慢，治疗2年后仍有约50%未转阴。少数晚期梅毒抗体滴度低水平持续3年以上，可诊断为血清学固定。

（2）分娩后随访与未孕梅毒患者一致。对梅毒孕妇分娩的新生儿应密切随访。

（三）尖锐湿疣

尖锐湿疣是由人乳头瘤状病毒（HPV）感染引起的良性性传播疾病。性交为其主要传播途径。

1.诊断要点

（1）症状与体征　外阴瘙痒、灼痛，主要侵犯外阴、阴道、肛门周围皮肤，初起为微小散在的乳头状疣，渐增大，增多，融合形成鸡冠状或菜花样，质软、色灰。宫颈病灶多为扁平状或菜花状。

（2）细胞学检查　挖空细胞（检出率仅0.5%～3%）与角化不良细胞。

（3）阴道镜检查　是宫颈HPV感染有价值的辅助诊断。宫颈涂3%醋酸后病变区变白，移行区外原始鳞状上皮呈白色斑块，表面隆起，不平，粗糙，或呈小乳头状突起，血管呈点状或不规则弯曲。

（4）病理学检查　棘层细胞高度增生，有挖空细胞。

（5）电镜检查　感染细胞内病毒颗粒阳性。

（6）PCR检测　检测组织内HPV。

典型的尖锐湿疣肉眼即可诊断。如果症状不典型、诊断不明确、病情加重，建议行活组织病理检查以明确诊断。不建议行HPV检查。

2.鉴别诊断

本病应与假性湿疣、外阴癌、宫颈癌相鉴别。

3.治疗

产后部分尖锐湿疣可迅速缩小，甚至自然消退。因此，妊娠期常不必切除病灶。治疗主要目的是缓解症状。

（1）一般治疗　停止性交，保持外阴清洁，大小便后以氯己定

（洗必泰）冲洗会阴部，每日换内裤（煮沸消毒）。

（2）局部用药　外阴较小病灶，用80%～90%三氯醋酸涂病灶，每周一次。妊娠期禁用足叶草碱、咪喹莫特乳膏和干扰素。

（3）手术治疗　若病灶大且有蒂，可行物理治疗，如激光、微波、冷冻、电灼等。巨大尖锐湿疣可直接手术切除疣体，待愈合后再行局部药物治疗。

（4）分娩方式　妊娠合并尖锐湿疣不是剖宫产指征。若病灶局限于外阴部，可经阴道分娩。若病灶广泛存在于外阴、阴道、子宫颈，经阴道分娩极易发生软产道裂伤而大出血；或巨大病灶堵塞软产道，应行剖宫产术。

4.预防

孕前接种四价或九价HPV疫苗可预防HPV感染和尖锐湿疣的发生。孕妇不推荐使用HPV疫苗。哺乳期可注射HPV疫苗。

（四）生殖道支原体感染

生殖道支原体感染是指由支原体引起的人类生殖道感染。孕妇患支原体生殖道感染可造成流产、早产、胎儿FGR等。对人类有条件致病作用且与人类生殖感染有关的支原体主要有解脲支原体（Uu）和人型支原体（Mh）、生殖道支原体（MG）。

1.诊断要点

（1）Uu和Mh、MG感染，阴道分泌物增多呈均质性，有异味，严重者呈鱼腥味，宫颈充血发红，分泌物增多。宫内感染者可出现一过性发热。

（2）辅助检查

① 支原体培养　在孕妇阴道、宫颈管处取分泌物进行培养。

② 血清学检查　利用各种免疫学试验进行诊断。

③ PCR技术　较培养法更敏感、特异和快速。

2.治疗

（1）卧床休息，加强营养。

（2）药物治疗　无症状者不需要干预和治疗。有症状者予以治疗

处方　阿奇霉素　1g　顿服用

　　或　红霉素500mg　bid（2周为1个疗程）

【说明】Uu在适宜条件下能引起非淋菌性尿道炎、低体重儿绒毛膜羊膜炎、反复死产、流产等；Mh在适宜条件下能引起盆腔炎、输卵管脓肿、前庭大腺脓肿，产后、流产后发热，产褥败血症等。目前认为生殖道仅有支原体寄生而无任何症状，并不引起妊娠不良结局。

（3）新生儿感染　红霉素25～40mg/（kg•d），分4次静脉滴注，或口服红霉素，连用7～14d。

（五）生殖道沙眼衣原体感染

沙眼衣原体（CT）引起的泌尿生殖道感染是常见的性传播疾病，在发达国家居性传播疾病首位，主要经性交直接传播。

1.诊断要点

（1）既往有性接触史或有典型的尿道炎、宫颈炎症状。

（2）孕妇感染后多无症状或症状轻微，以子宫颈管炎、尿路炎和前庭大腺感染多见。子宫内膜炎、输卵管炎、腹膜炎、反应性关节炎和莱特尔综合征较少见。

（3）辅助检查。

① CT培养法是诊断衣原体的金标准。

② 抗原检测　包括直接免疫荧光法和酶联免疫吸附试验。

③ 核酸扩增试验　敏感性和特异性高，应防止污染的假阳性。

④ 血清学检查　补体结合试验、ELISA或免疫荧光法检测血清特异抗体。

2.治疗

（1）孕妇

处方　阿奇霉素1g　顿服（娠期感染首选）

　　或　阿莫西林500mg　po　tid（共用7天）

【说明】孕妇禁用多西环素及氧氟沙星，应同时治疗性伴侣。治疗3～4周复查沙眼衣原体。

（2）对有可能感染之新生儿，应密切观察，并及时治疗。

处方一　红霉素50mg/（kg·d）po　q6h（共用10～14天）

　　　或　阿奇霉素混悬剂　20mg/（kg·d）po　qd（共用3天）

处方二　0.5%红霉素眼膏或1%四环素眼膏 涂抹

　　　或　1%硝酸银液　滴眼

（六）获得性免疫缺陷综合征

获得性免疫缺陷综合征（acquired immune deficiency syndrome，AIDS），又称艾滋病，是由人类免疫缺陷病毒（human immune deficiency virus，HIV）感染引起的性传播疾病。HTV感染引起T淋巴细胞损害，导致持续性免疫缺陷，多器官机会性感染及罕见恶性肿瘤，最终导致死亡。HIV属反转录RNA病毒，有HIV-1、HIV-2两个型别，引起世界流行的是HIV-1。

1.诊断要点

对高危人群应进行HIV抗体检测。高危人群包括：静脉毒瘾者；性伴侣已证实感染HIV；有多个性伴侣；来自HIV高发区；患有多种STD，尤其有溃疡型病灶；使用过不规范的血制品；HIV抗体阳性患者所生子女。

（1）无症状HIV感染　无任何临床表现，HIV抗体阳性，CD4+T淋巴细胞总数正常，CD4/CD8比值>1，血清p24抗原阴性。

（2）艾滋病　可根据病史、临床表现和实验室检查做出诊断。

① 临床表现

a.急性HIV感染期　潜伏期通常为几日到几周，平均3～6周。急性HIV感染与许多其他病毒感染症状相似，通常持续不到10日。常见症状包括发热、盗汗、疲劳、皮疹、头痛、淋巴结病、咽炎、肌痛、关节痛、恶心、呕吐和腹泻等。

b.无症状期　症状消退，从无症状病毒血症到艾滋病期大概需要10年。

c.艾滋病期　发热，体重下降，全身浅表淋巴结肿大，常合并各种条件性感染（如口腔念珠菌感染、卡氏肺囊虫肺炎、巨细胞病毒感染、疱疹病毒感染、弓形虫感染、隐球菌脑膜炎及活动性肺结核等）

和肿瘤（如卡波西肉瘤、淋巴瘤等），约半数患者出现中枢神经系统症状。

② 实验室检查　抗HIV抗体阳性，CD4$^+$T淋巴细胞总数<200/mm^{3}或200～500/mm^3；CD4/CD8比值<1；血清p24抗原阳性；外周血白细胞计数及血红蛋白含量下降；β$_2$微球蛋白水平增高，合并机会性感染病原学或肿瘤病理依据均可协助诊断。

2.鉴别诊断

应与先天性免疫缺陷病和其他原因引起的免疫缺陷相鉴别。

3.对母儿的影响

孕妇感染HIV可通过胎盘传染给胎儿，或分娩时经产道感染，其中母婴传播20%发生在妊娠36周前，50%发生在分娩前几日，30%发生在产时。出生后也可经母乳喂养感染新生儿，传播率可高达30%～40%，与HIV病毒载量有关。因此，产后不应哺乳。

妊娠期因免疫功能受抑制，可影响HIV感染病程，加速HIV感染者从无症状期发展为AIDS，并可加重AIDS及其相关综合征的病情。

HIV感染可增加不良妊娠结局的发生，如流产、早产、死产、低出生体重儿和新生儿HIV感染等。未接受抗反转录病毒治疗的孕妇，HIV母婴传播率约为30%；经抗反转录病毒治疗、产科干预（如妊娠38周时选择性剖宫产）和避免母乳喂养可降低至2%以下。鉴于HIV感染对胎儿、新生儿的严重危害，对HIV感染合并妊娠者可建议在早孕期终止妊娠。

4.治疗

目前尚无治愈方法，主要采取一般治疗、抗病毒药物治疗及对症处理。

（1）抗病毒药物　有3大类药物可供选择。

处方一　核苷类反转录酶抑制剂（NRTI）。

　　　　奇多夫定（ZDV）200mg　po　tid

　或　司坦夫定（d4T）40mg　po　tid

　或　扎西他滨（DDC）0.75mg　po　tid

处方二　蛋白酶抑制剂（PI）。

　　　　茚地那韦（IDV）800mg　po　tid

或　尼非那韦（NFV）750mg　po　tid

或　利托那韦（RTV）600mg　po　bid

处方三　非核苷类逆转录酶抑制剂（N-NRTI）。

台拉维定（DLV）400mg　po　tid

或　奈韦拉平（NVP）200mg　po　qd

2周后改为400mg　po　qd

处方四　联合用药（鸡尾酒疗法）可增加疗效。

【说明】联合用药多选用2种NRTI加1种PI或2种NRTI加1种N-NRTI的三联治疗。

注意d4T与DDC不能联合应用。

（2）孕产妇应用奇多夫定治疗。

处方一　用于产前。

奇多夫定 500mg/d　po（14 ～ 34周或至分娩）

处方二　用于产时。

奇多夫定首次2mg/kg　iv　后1mg/（kg·h）直至分娩

处方三　用于产后。

奇多夫定2mg/kg　po　q6h（直至产后6周）

（3）其他免疫调节药　α干扰素、IL-2等也可应用。

（4）支持对症治疗　加强营养，治疗机会性感染及恶性肿瘤。

5.产科处理

① 尽可能缩短破膜距分娩的时间；

② 尽量避免进行有创操作，如会阴切开术、人工破膜、胎头吸引器或产钳助产术，胎儿头皮血检测等，以减少胎儿暴露于HIV的危险；

③ 建议在妊娠38周时选择性剖宫产以降低HIV母婴传播；

④ 不推荐HIV感染者母乳喂养；

⑤ 对于产后出血建议用催产素和前列腺素类药物，不主张用麦角生物碱类药物，因其可与反转录酶抑制剂和蛋白酶抑制剂协同促进血管收缩。

6.预防

AIDS无治愈方法，重在预防。

① 利用各种形式宣传教育，了解 HIV/AIDS 危害性及传播途径；

② 取缔吸毒；

③ 对高危人群进行 HIV 抗体检测，对 HIV 阳性者进行教育及随访，防止继续播散，有条件应对其性伴侣检测抗 HIV 抗体；

④ 献血人员献血前检测抗 HIV 抗体；

⑤ 防止医源性感染；

⑥ 广泛宣传避孕套预防 AIDS 传播的作用；

⑦ HIV 感染的妇女避免妊娠；

⑧ 及时治疗 HIV 感染的孕产妇。

第11节　妊娠期合并病毒和寄生虫感染

一、风疹

风疹是由风疹病毒引起的急性传染性疾病，妊娠妇女是风疹的易感人群。风疹病毒可累及各脏器血管内膜，引起胚胎死亡，常累及胎儿的眼、耳、心、肾、肺、肝、脑、骨髓、脾，从而导致胎儿先天发育缺陷。

1.诊断要点

（1）病史

① 风疹病人接触史。潜伏期 10 ～ 20 天。

② 典型的症状和体征

a.耳后、颈后、滑车和周身淋巴结肿大。

b.宫颈急性炎症，淋巴滤泡增生和腹股沟淋巴结肿大，白带增多被认为是生殖道感染的早期症状。

c.特征性为于颜面部、躯干、四肢皮肤依次出现弥漫性麻疹样红色斑疹、丘疹、皮肤黏膜充血，3 日后皮疹消退，不留色素沉着。

③ 病程呈自限性，从数日到 2 周不等，易重复感染。

（2）实验室检查

① 从孕妇咽部、宫颈、阴道分泌物或新生儿鼻咽部分泌物、尿中分离并培养或 PCR 检测出病毒。患者排出病毒从皮疹出现前 7 天一直

持续到皮疹出现后7～10天，此时培养检出阳性率高。

② 孕妇血清或新生儿血液中IgM（+），滴度高于1：16。如检测的滴度高于1：8，应连续动态观察14～21天。

2.治疗

（1）一般治疗　卧床休息，注意营养，多饮水，高温者物理降温。

（2）药物治疗　抗病毒和解热镇痛对症治疗。

处方一　全身抗病毒。

　　　　　板蓝根冲剂1包　po　tid

　　或　小柴胡冲剂1包　po　tid

处方二　缓解头痛及关节、肌肉症状。

　　　　　阿司匹林0.75g　po　tid

【说明】丙种球蛋白注射对防治风疹意义不大。运用水杨酸制剂不排除对胎儿的影响，产妇临产前禁用，以免造成产后出血。

（3）感染风疹的孕妇在孕早期应进行人工流产终止妊娠，孕中晚期欲继续妊娠者需排除胎儿畸形。

二、巨细胞病毒感染性疾病

巨细胞病毒感染性疾病是由巨细胞病毒（CMV）引起的疾病，因其病毒可使感染的组织细胞增大，并在细胞核内形成包涵体而使整个细胞呈特征性"鹰眼"结构，故也称巨细胞包涵体病。可因垂直传播而引起胎儿宫内感染。

1.诊断要点

（1）临床症状

① 孕产妇可无明显的症状体征，部分病人表现为低热、乏力、咽痛、淋巴结肿大，关节、肌肉酸痛，多发性神经炎和单核细胞增多、宫颈炎及阴道分泌物增多。

② 先天CMV感染时，新生儿多为隐性感染，少数由于CMV在胎儿细胞内复制，干扰其细胞正常发育，造成先天畸形、胎儿宫内发育迟缓（IUGR）、新生儿肝脾肿大、黄疸、血小板减少性紫癜、溶血性

贫血、呼吸窘迫、昏睡、抽搐，可在生后数小时、数周内死于败血症或脑膜炎。幸存者亦可能遗留神经性耳聋、永久性智力障碍、双目失明、癫痫、心脏畸形、小头畸形。病人尿中长期排放病毒。

（2）病毒分离及培养　尿、唾液离心沉渣，活检标本可发现典型具有嗜酸性核内包涵体的巨细胞。取病人及隐性CMV感染者尿液、血清及咽部标本接种培养，是诊断CMV感染最可靠的方法。

（3）血清学检查　补体结合试验；间接血凝实验（IHA）；酶联免疫吸附试验（ELISA）；免疫荧光试验（IFA）；新生儿血清CMV的IgM抗体阳性标志宫内感染；孕妇感染CMV，其IgM阳性；PCR检测尿或阴道分泌物可发现CMV病毒阳性。

2. 治疗

（1）一般治疗　隔离病人，切断传播途径，孕早期感染及脐血特异性IgM阳性的中期、晚期妊娠，应终止妊娠。CMV感染活动期的产妇不宜哺乳，以防止乳汁中的CMV传入小儿体内。

（2）药物治疗　选用全身和局部抗病毒药物。

处方一　应用全身抗病毒药物，可选择以下制剂之一。

抗病毒冲剂 1～2包　po　tid（共15天）

或　阿糖胞苷 2mg/kg　iv　q6h～q12h（共7天）

处方二　局部用药可选择以下制剂之一。

碘苷（疱疹净）软膏　外涂　tid

或　阿昔洛韦软膏　外涂　tid

（3）产科处理

① 妊娠早期确诊孕妇感染CMV，应人工流产终止妊娠或等待至妊娠20周时，抽取羊水或脐静脉血检查特异性IgM，若为阳性应进行引产，以免生出先天缺陷儿。

② 于妊娠晚期感染CMV或从宫颈管中分离出CMV，无需特殊处理，妊娠足月临产后，可经阴道分娩，因胎儿可能已在宫内感染CMV。由于新生儿尿液中可能有CMV，新生儿尿布应消毒处理。

③ 乳汁中检测出CMV的产妇，应停止哺乳，以改用人工喂养为宜。

④ 抗病毒药物对 CMV 感染孕妇并无实际应用价值。

三、单纯疱疹病毒感染

单纯疱疹病毒（herpes simplex virus，HSV），可分为Ⅰ型和Ⅱ型两种抗原型，Ⅰ型也称口腔型，主要侵犯口鼻部、颜面部；Ⅱ型也称生殖器型，主要侵犯泌尿生殖道黏膜。

1.诊断要点

（1）临床症状

① 孕妇可表现为疲乏无力、倦怠、低热、腹股沟淋巴结肿大、压痛，外阴、肛门周围可见典型疱疹样病变，红色，肿出基底，表面为疱状隆起，内含有淡黄色渗出液，疱疹可融合成片，呈丛簇状或表浅溃疡状病灶，局部剧痛、痛痒。

② 新生儿眼、口腔、皮肤出现疱疹，并伴有神经系统症状，昏睡、呕吐、发热。出生后 4 ～ 7 日发病，疱疹集中于先露部。

（2）实验室检查

① 孕妇血中和试验，酶联免疫吸附试验阳性。

② 孕妇病灶分泌物 PCR 检出 HSV。

③ 新生儿血清中特异性 IgM 抗体阳性，或 PCR 检出 HSV。

2.单纯疱疹病毒感染的分型

（1）初感染的急性型　主要通过性交传播。经 2 ～ 7 天的潜伏期突然发病，自觉外阴剧痛，甚至影响排尿和走路。检查见外阴多发性、左右对称的表浅溃疡，周围表皮形成疱疹，经 10 日进入恢复期，病灶痊愈后不留瘢痕或硬结。此型病程约 4 周或更长。

（2）再活化的诱发型　孕妇于妊娠前经常出现外阴复发性疱疹，也有的于妊娠初期出现疱疹，均属于已感染 HSV 并潜伏于体内，因妊娠而诱发。常见外阴有 2 ～ 3 个溃疡或水疱，病程短，1 周左右自然痊愈。

3.治疗

（1）一般治疗　已感染胎儿应终止妊娠，未感染胎儿应切断传播途径。

（2）药物治疗　抑制 HSV 的增殖和控制局部感染。可选用全身性和局部抗疱疹病毒药物。

处方一　局部用药。

　　　5%阿昔洛韦软膏　外涂　tid

或　碘苷（疱疹净）软膏　外涂　tid

处方二　全身用药。

　　　阿昔洛韦 200mg　po　q6h（共 7～10 天）

或　阿昔洛韦 5mg/kg　iv　q8h（共 7 天）

　　　阿糖胞苷 2mg/kg　iv　q6h～q12h（共 7 天）

或　首量 5mg/kg　iv　st　维持量 3mg/kg　iv　qd（共 3～5 天）

（3）孕期 B 超检查　发现胎儿解剖异常者可终止妊娠。对于软产道有疱疹病变的足月孕妇应行剖宫产，即使病变已治愈，距初次感染发病不足 1 个月者，仍应以剖宫产结束妊娠为宜。但复发 1 周以上的复发型可经阴道分娩。若破膜超过 6h，剖宫产也不能避免新生儿感染。对合并生殖器疱疹孕妇，于妊娠 32 周开始，每周行宫颈分娩培养，于分娩前出现阳性结果者应剖宫产。若为阴性结果仍应行阴道检查，发现软产道有明显活动性病变且破膜时间不足 4h 者应剖宫产。分娩前宫颈分泌物培养及阴道检查均无阳性结果，但细胞学检查发现特异性多核巨细胞者也应剖宫产。

四、流行性感冒

妊娠是流行性感冒的诱发因素，流行性感冒也是孕产妇死亡的原因之一。孕早期流行性感冒可引起早期胚胎发育异常、流产、死胎、胎儿宫内发育迟缓，早产、新生儿死亡率增加。

1. 诊断要点

（1）病史　潜伏期 1～3 天，起病急骤。

（2）临床表现

① 毒血症　表现为畏寒，高热，关节、肌肉酸痛，头痛，乏力。

② 呼吸道　表现为鼻塞、流涕、喷嚏、干咳和咽喉肿痛。

③ 部分可表现为胃肠型恶心、呕吐、腹痛、腹泻、厌食。

④ 部分以神经症状为主，持续高热、谵妄、呕吐、抽搐、昏迷。

（3）体格检查　急性热病容，皮肤、黏膜充血，结膜炎，鼻咽后壁充血水肿、渗出，淋巴滤泡增生、扁桃体肿大，肺部呼吸音粗糙或可闻及啰音、哮鸣音。

2. 治疗

（1）一般治疗　卧床休息，多饮水，高温者物理降温。若无并发症，无需特殊处理。

（2）药物治疗　抗病毒治疗。若合并细菌感染，应选用抗生素治疗。

处方一　抗病毒治疗。

小柴胡冲剂 1 ～ 2 包　po　tid

或　板蓝根冲剂 1 ～ 2 包　po　tid

处方二　合并细菌感染者，应选用抗生素，而且宜全身用药。

青霉素 320 万～ 400 万 U ｜ iv drip　bid（青霉素皮试

0.9% 氯化钠注射液 250ml ｜ 阴性）

或　头孢拉定 2 ～ 4g ｜

0.9% 氯化钠注射液 500ml ｜ iv drip　qd

处方三　有高热烦躁者选用。

地塞米松 5mg　im　st

或　5% 葡萄糖注射液 250ml ｜

地塞米松 5mg ｜ iv drip　st

【说明】治疗流行性感冒的药物水杨酸制剂致畸作用已引起人们的关注。1986 年英国皇家医学会已明令禁止妊娠期和 12 岁以下幼儿大量使用阿司匹林。为防止孕期发病，流行季节孕妇可接种疫苗。

五、柯萨奇病毒感染

柯萨奇病毒是一种肠病毒，分为 A 和 B 两型，妊娠期感染可引起非麻痹性脊髓灰质炎病变，并致胎儿宫内感染和畸形。

1.诊断要点

（1）病史及症状体征

① 柯萨奇病毒A型感染　潜伏期1～3日，起病急，流涕、咳嗽、咽痛、发热、全身不适。典型症状为疱疹性咽峡炎，即在鼻咽部、会厌、舌和软腭部出现小疱疹、黏膜红肿，淋巴滤泡增生、渗出，扁桃体肿大，伴吞咽困难、食欲下降。皮疹可为疱疹和斑丘疹，主要分布于躯干外侧、背部、四肢背面，呈离心性分布，尤以面部、手指、足趾、背部皮疹多见，故称"手足口三联征"。

② 柯萨奇病毒B型感染　常引起特征性传染性胸肋痛，即所谓Bornholm病，可合并脑膜炎、心肌炎、Guillain-Barre综合征、肝炎、溶血性贫血和肺炎。

（2）病毒分离培养　从鼻咽部分泌物、大便、血液中培养出柯萨奇病毒或行PCR检出柯萨奇病毒，但费时费力。

（3）血清学检查　应动态观察，发病前后2周中若补体结合试验抗体滴度升高4倍可确诊。免疫荧光抗体试验也有助于诊断。

2.治疗

柯萨奇病毒A型易引起胎儿幽门狭窄、唇裂和腭裂。柯萨奇病毒B型是亲心脏性病毒，宫内感染对胎儿心脏发育有不良影响，另外还可能导致尿道下裂和隐睾。故应对孕早期感染柯萨奇病毒的孕妇进行系统检查，排除胎儿畸形。孕期应加强预防、隔离，柯萨奇病毒的传播途径主要是口粪途径，尤其是夏季应加强病房空气消毒、积极治疗医护人员隐匿性感染。

（1）一般治疗　卧床休息，多饮水，加强营养，高热时物理降温。

（2）药物治疗　处方见本节"流行性感冒"处方一 、处方二。

（3）有呕吐、腹泻者，应纠正脱水及酸中毒。有惊厥和严重肌痛者应及时给予镇静药和止痛药。出现急性心肌炎伴心力衰竭时，应尽早快速洋地黄化、吸氧，必要时利尿。疾病早期慎用肾上腺皮质激素。

六、埃可病毒感染

埃可（ECHO）病毒是肠道细胞致病性人类孤独型病毒。

1.诊断要点

（1）临床表现类似于风疹。

（2）实验室检查

① PCR检测检出ECHO病毒。

② 孕妇血液中可检出IgM（阳性）。

2.治疗

（1）一般治疗　卧床休息，加强营养，多饮水，高热时物理降温。

（2）药物治疗　合并细菌感染者应积极选用抗生素治疗，处方见本节"流行性感冒"处方二。

（3）孕期感染者应注意排除胎儿畸形，新生儿则应隔离观察。

七、流行性腮腺炎

流行性腮腺炎是由腮腺炎病毒引起的急性传染病，主要侵犯腮腺和其他涎腺，并可侵犯脑、肾、胰腺和性腺。易感人群为儿童和青春期妇女。腮腺炎易并发中枢神经系统并发症，但较轻微，主要为非化脓性脑膜炎，偶可并发胰腺炎、糖尿病和心肌炎。

1.诊断要点

（1）流行病学接触史，潜伏期14～18天。

（2）起病急，体温升高，肌痛，乏力，咽痛，扁桃体肿大。特征性一侧或两侧腮腺肿大，以耳垂为中心向前、后下方扩展，肿胀，并有压痛。2～3日达高峰，持续5～7日，病程7～14日。

（3）体格检查　急性热病容，一侧或双侧腮腺肿大，边缘不清，压痛，腮腺管口周围红肿，有脓性分泌物。部分病人颌下腺、舌下腺也增大，伴下颌骨膜炎、下颌关节炎，也可合并卵巢炎、胰腺炎、乳腺炎、脑膜炎。

（4）病毒分离培养　急性期从血、尿和咽分泌物中可分离出病毒。

（5）血清学检查　初发期和恢复期相比，血凝抑制试验、补体结合试验抗体效价升高4倍，应用免疫荧光技术，可从血、尿、咽分泌物中查得IgM抗体，早期IgM升高，恢复期IgG升高。

2.治疗

（1）一般治疗　卧床休息，多饮水，注意营养。

（2）药物治疗　局部症状重者可选用消炎解毒中药外用，合并细菌感染选用抗生素。

处方一　局部症状较重，应选用局部外敷药物。

如意金黄散1包　醋调开　外敷　qd

或　大黄末1包　醋调开　外敷　qd

处方二　见本节"流行性感冒"处方二。

【说明】流行季节注意隔离，丙种球蛋白注射有一定效果，妊娠妇女不应注射腮腺炎减毒活疫苗。

八、水痘带状疱疹病毒感染

水痘和带状疱疹是由水痘带状疱疹病毒（VSV）感染引起的皮肤传染病。病毒在儿童初次感染时引起水痘，潜伏多年后，在成人或老年人中复发则表现为带状疱疹。妊娠期妇女是易感人群，妊娠期感染可由胎盘传播引起胎儿宫内感染和先天畸形。

1.诊断要点

（1）有流行病学病史。

（2）典型的症状和体征　出现水痘或带状疱疹，可并发水痘性肺炎。孕早期感染，胎儿易发生宫内发育迟缓、眼小、白内障、视网膜脉络膜炎、脑膜脑炎、肢体畸形、皮肤萎缩并有瘢痕。

（3）实验室检查　取水痘液、咽部分泌物、血液进行病毒分离或PCR检测找到水痘带状疱疹病毒。

2.治疗

（1）一般治疗　多饮水，卧床休息，注意营养，注意预防。

（2）药物治疗　全身结合局部用药抗疱疹病毒感染。

处方一　全身症状较重者，可选用阿糖胞苷全身用药。

阿糖胞苷　首量5mg/kg　iv　st　维持量3mg/kg　iv

qd（共3～5天）

处方二　局部症状较重者，可选择下列制剂之一局部用药。

　　　　40%碘苷（疱疹净）溶液　局部湿敷　prn

　或　二甲基亚砜溶液　局部湿敷prn

【说明】早期妊娠VSV感染可引起流产或宫内感染，引起胎儿多发畸形，故可考虑终止妊娠。妊娠期妇女应注意孕期保健，避免接触和被传染。

九、弓形虫病

弓形虫病（toxoplasmosis）是由刚地弓形虫引起的人畜共患疾病，免疫正常者感染后多无明显的临床症状，而免疫缺陷者（艾滋病患者或器官移植者）感染后常侵犯多个脏器。孕妇初次感染弓形虫常引起流产、死胎、死产或胎儿先天性弓形虫病。

1. 诊断要点

① 与猫、狗等有密切接触史，有吃生肉、半熟肉的生活习惯或生活在卫生状况不佳的地区。

② 孕妇病情轻微，有低热、乏力伴淋巴结肿大。新生儿可表现为隐匿型和显性型。隐匿型仅表现为脉络膜视网膜炎。显性型出现发热、黄疸、贫血、出血、肝脾肿大、体重低，伴有脑积水、脑内钙化、脉络膜视网膜炎等中枢神经系统损害。

③ 患儿脑脊液和孕妇肿大的淋巴结中找到弓形虫滋养体是确诊的依据。

④ 孕妇血清及脐静脉血清弓形虫抗体IgM、IgG检测。

⑤ 新生儿眼底检查发现脉络膜视网膜炎。

⑥ 影像学检查发现脑内钙化灶。

2. 治疗

（1）一般治疗　孕期不要与猫、狗密切接触以及不吃半熟的肉类食品。

（2）药物治疗　主要是针对弓形虫病进行治疗。

处方一　适用于各个妊娠时期患弓形虫病的孕妇，治疗脉络膜视网膜炎。

乙酰螺旋霉素 0.5 ～ 1.0g　po　q6h（共 3 周，停药 1 周后再重复 3 周）

处方二　适用于中晚期妊娠患弓形虫病的孕妇，治疗中枢神经系统症状效果较好。

乙胺嘧啶 25mg　po　bid　2 天后改为 12.5mg　bid

磺胺嘧啶 / 甲氧苄啶 2 粒　po　bid（共用 1 个月）

处方三　用于增强免疫力。

转移因子 2ml　ih　每周 2 次

或　左旋咪唑 50mg　po　tid（共用 3 天，休息 1 ～ 2 周后再用 3 天）

（3）孕妇若于妊娠早期患弓形虫病，除积极治疗外，应尽早行人工流产终止妊娠。若已是妊娠中期或晚期，治疗弓形虫感染越早，发生后遗症的机会越少。所以，妊娠各期应分别行 ELISA 检测血清中弓形虫 IgM 抗体，力争早期发现。早期口服乙酰螺旋霉素，尽可能避免胎儿宫内感染。

（4）血清抗体 IgM、IgG 有假阳性、假阴性结果。孕妇感染不能代表胎儿感染，不能以孕妇血清学抗体结果决定终止妊娠，需要在孕 20 周以后行羊水穿刺、脐血穿刺、B 超检查进一步确诊。

（5）对患弓形虫病孕妇所生的新生儿，即使其外观正常，也应该服用乙酰螺旋霉素 30mg，每天 4 次，共 7 天。

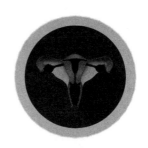

第21章
异常分娩

分娩过程能否顺利完成取决于产力、产道、胎儿和精神心理四大因素。任何一个或一个以上因素发生异常，以及四个因素间不能相互适应，而使分娩进展受到阻碍，称异常分娩，通常称难产。

第1节　产力异常

子宫收缩是产力的主要组成部分，是分娩的主要动力，贯穿分娩的全过程，故产力异常主要表现为子宫收缩力异常。子宫收缩力异常的具体分类如图21-1所示。

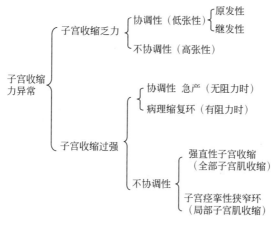

图 21-1　子宫收缩力异常的分类

一、协调性子宫收缩乏力

（一）诊断要点

1.临床表现

① 宫缩乏力　多发生在产程一开始（原发性宫缩乏力），也可发生在活跃后期或第二产程（继发性宫缩乏力）。

② 宫缩持续时间短，间歇时间长且不规律，宫缩＜2次/10min。

③ 子宫收缩力弱，宫腔内压＜15mmHg，宫缩高峰时宫体隆起不明显，以手指按压宫底部肌壁仍可出现凹陷。

④ 宫口不能如期扩张，胎先露不能如期下降，产程进展缓慢甚至停滞。

2.产程曲线异常

可出现下列一种或数种异常。

（1）潜伏期延长　从临产规律宫缩开始至活跃期起点（4～6cm）为潜伏期，潜伏期初产妇＞20小时、经产妇＞14小时。

（2）活跃期延长　活跃期≥8h。

（3）活跃期停滞　当破膜且宫口扩张≥6cm后，如宫缩正常，而宫口停止扩张≥4h；如宫缩欠佳，宫口停止扩张≥6h。

（4）第二产程延长　初产妇＞3小时，经产妇＞2小时；硬膜外麻醉镇痛分娩时初产妇＞4小时，经产妇＞3小时。

（5）胎头下降延缓　活跃晚期胎头下降速度初产妇＜1.0cm/h、经产妇＜2.0cm/h。

（6）胎头下降停滞　活跃晚期胎头停留在原处不下降达1h以上。

（7）滞产　总产程超过24h。

（二）治疗方案及原则

针对产程的不同时期，采取相应的措施。

1.第一产程

（1）运用四步触诊法　复查胎产式及胎方位，重新估计胎儿大小。

（2）阴道检查　了解宫颈口扩张程度，宫颈有无水肿，胎方位、胎先露高低及胎头水肿有无和大小；了解骨盆大小、形态，除外头盆不称。如发现产道和/或胎位异常，估计不能经阴道分娩者，及时施行剖宫产术。

（3）估计可经阴道分娩而胎儿监测无窘迫征象，采取下列措施。

① 鼓励进食 摄入不足者，可予补液，纠正酸中毒、电解质紊乱。

处方 10%葡萄糖注射液500～1000ml ⎱ iv drip
　　　维生素C 2.0g ⎰

② 产妇极度疲劳时，可予镇静。

处方 哌替啶50～100mg im（潜伏期）
　　或 地西泮10mg iv（缓慢）

③ 经以上处理2～4h后，如子宫收缩不见转强，或宫口无进展应加强子宫收缩，按下列步骤进行。

a.嘱排空膀胱 排尿困难而膀胱胀满者，应予导尿。

b.破膜 宫口扩张≥3cm、无头盆不称、胎头已衔接者，可行人工破膜。破膜前必须检查有无脐带先露，破膜应在宫缩间歇、下次宫缩将开始时进行。破膜前后听胎心音，破膜后注意有无脐带脱垂，羊水流出量、颜色及性状。

c.静脉滴注催产素 破膜后0.5～1h，如宫缩不见转强，静脉滴注催产素加强宫缩。

处方 0.9%生理盐水 ⎸ iv drip（从4～5滴/min开始，每
　　　500ml ⎸ 15～30min调节一次，根据宫缩
　　　缩宫素2.5U ⎸ 调节滴数）

【说明】应用缩宫素时，应有专人观察产程进展，监测宫缩、听胎心率及测量血压。一般临产时宫缩强度为80～120MU，活跃期宫缩强度为200～250MU，应用缩宫素促进宫缩时必须达到250～300MU，才能引起有效宫缩。若10min内宫缩超过5次、宫缩持续1min以上或听胎心率有变化，应立即停滴缩宫素。外源性缩宫素在母体血中的半衰期为1～6min，故停药后能迅速好转，必要时加用镇静药。若发现血压升高，应减慢滴注速度。由于缩宫素有抗利尿作

用，水的重吸收增加，可出现尿少，需警惕水中毒的发生。

④ 地西泮静脉注射。

处方　地西泮10mg　iv（缓慢）q4h ～ q6h

【说明】地西泮能使宫颈平滑肌松弛，软化宫颈，促进宫口扩张，适用于宫口扩张缓慢及宫颈水肿时。常用剂量为10mg，间隔4 ～ 6h可重复应用，与缩宫素联合应用效果更佳。

经上述处理，若产程仍无进展或出现胎儿窘迫征象时，应及时行剖宫产术。

2. 第二产程

（1）无头盆不称　加强宫缩，给予缩宫素静脉滴注促进产程进展。

（2）头盆不称或胎儿窘迫　及时施行剖宫产术。

（3）胎头双顶径已过坐骨棘平面　等待自然分娩或必要时助产。

3. 第三产程

预防产后出血。

处方　麦角新碱0.2mg　iv

　　或　缩宫素10U　iv

　　　　5%葡萄糖注射液500ml
　　　　缩宫素10 ～ 20U　⎫ iv drip

　　或　卡前列甲酯栓　1mg　塞肛

　　或　卡前列素氨丁三醇注射液　250μg　im

【说明】当胎儿前肩娩出时，可麦角新碱或缩宫素静脉注射，并同时给予缩宫素滴注，使宫缩增强，促使胎盘剥离与娩出及子宫血窦关闭。产程长、破膜时间＞12h未分娩及剖宫产者，应给予抗生素预防感染。

二、不协调性子宫收缩乏力

（一）诊断要点

（1）常与不适当应用缩宫素有关

（2）临床表现

① 宫缩乏力　多发生在产程开始阶段。

444

② 宫缩不协调　宫缩时子宫底部弱，下段强，宫缩间歇期子宫壁不完全松弛。

③ 产妇自觉下腹部持续疼痛，烦躁不安，可出现电解质紊乱、酸中毒、胎儿窘迫。

④ 产科检查　下腹部压痛，胎位不清，胎心音不规律。

（3）产程图异常　潜伏期延长，活跃期延长或停滞。

（二）治疗方案及原则

（1）处理原则　调节子宫收缩，阻断不协调宫缩，恢复其正常节律性及极性。

（2）潜伏期可应用强镇静药，使产妇充分休息。如有缩宫素滴注应暂停。

处方一　哌替啶100mg　im

处方二　吗啡10 ～ 15mg　im

处方三　地西泮10mg　iv（缓慢）

（3）经处理后，不协调性宫缩未能得到纠正，或伴有胎儿窘迫，或伴有头盆不称，均应行剖宫产术。

三、协调性子宫收缩过强

（一）诊断要点

（1）临床表现

① 宫口迅速开张，分娩短时间结束。总产程不足3h为急产，多见于经产妇。

② 可出现胎儿宫内窘迫。

（2）子宫收缩过频（大于6次/10min），收缩力过强（持续时间大于60s）。

（二）治疗

① 有急产史者应提前住院待产。

② 有临产征象时，及早做好接生及抢救新生儿窒息的准备。

③ 胎头娩出时，勿使产妇向下屏气。

④ 产后仔细检查软产道，及时缝合裂伤。

⑤ 因急产而未消毒分娩者，新生儿及早肌内注射精制破伤风抗毒素1500U，产妇给予抗生素预防感染。

⑥ 新生儿预防颅内出血。

处方 维生素K_1 1mg im qd（共用3天）

四、不协调性子宫收缩过强

（一）诊断要点

（1）临床表现

① 强直性子宫收缩，子宫收缩极为强烈，宫缩间歇期短或无间歇。

② 产妇持续性腹痛，烦躁不安，拒按。

③ 宫缩间歇期短或无间歇，胎位、胎心不清。

④ 子宫痉挛性狭窄环，不随宫缩上升，有时可出现病理性缩复环，子宫下段过度拉长、变薄、血尿等先兆子宫破裂征象。

⑤ 宫颈扩张缓慢，胎先露下降停滞，胎心音可不规律。

（2）可见于不适当应用宫缩药，头盆不称者，或发生胎盘早剥者。

（二）治疗方案及原则

（1）强直性子宫收缩一旦确诊，应寻找原因，及时纠正。停止阴道内操作及停用缩宫素等。

（2）无胎儿窘迫，可给予镇静药。

处方一 哌替啶注射液 100mg im

处方二 吗啡注射液 10mg im

（3）予以宫缩抑制剂。

处方一 沙丁胺醇 4.8mg po

处方二 25%葡萄糖注射液 20ml
25%硫酸镁注射液 20ml ｝ iv（缓慢，不小于5分钟）

（4）等待异常宫缩自然消失，当宫缩恢复正常时，可行阴道助产或等待自然分娩。若属梗阻性原因，或出现胎儿宫内窘迫不能纠正，应立即行剖宫产术。

第2节　产道异常

产道包括骨产道（骨盆腔）及软产道（子宫下段、宫颈、阴道、外阴），是胎儿经阴道娩出的通道。产道异常可使胎儿娩出受阻，临床上以骨产道异常多见。

一、骨产道异常

骨产道异常系指骨盆结构、形态异常或径线较正常短小，包括骨盆入口平面、中骨盆及出口平面狭窄，以及因发育或疾病、损伤所致的骨盆畸形等。

（一）诊断要点

1.临床表现

（1）骨盆入口平面狭窄

① 初产妇近预产期或已临产胎头仍未衔接，可有胎位异常悬垂腹，临产后可出现潜伏期及活跃早期延长。

② 常伴有胎膜早破或继发性宫缩乏力。头盆不称时可发生先兆子宫破裂或子宫破裂。

（2）中骨盆及骨盆出口平面狭窄

① 中骨盆平面狭窄与骨盆出口平面狭窄常同时存在。

② 活跃后期及第二产程延长，甚至第二产程停滞。

③ 多有继发性宫缩乏力。

④ 可有持续性枕横位或枕后位。

⑤ 狭窄程度严重宫缩又较强时，可发生先兆子宫破裂及子宫破裂。

（3）均小骨盆孕妇身材矮小、体形匀称。

（4）畸形骨盆

① 孕妇可有脊髓灰质炎，脊柱和髋关节结核史或外伤史。

② 孕妇可有跛足，脊柱及髋关节畸形。

2.骨盆测量

（1）腹部检查　胎头跨耻征可疑阳性或阳性，可能存在头盆不称。

（2）骨盆测量

① 骶耻外径＜18cm，前后径＜10cm，为骨盆入口平面狭窄。

② 坐骨棘间径＜10cm，坐骨切迹宽度＜3横指，为中骨盆平面狭窄。

③ 坐骨结节间径＜7.5cm，坐骨结节间径加出口后矢状径＜15cm，为骨盆出口平面狭窄。

④ 三个平面各径线均小于正常值2cm或更多，为均小骨盆。

⑤ 米氏菱形窝不对称　骨盆两侧斜径及同侧直径（同侧髂前上棘与髂后上棘间径）相差大于1cm，为畸形骨盆。

3.产程表现

（1）入口平面狭窄　产程中可以出现原发性宫缩乏力，潜伏期延长，胎头下降受阻在入口平面。

（2）中骨盆平面狭窄　产程中可以出现继发性宫缩乏力，活跃期异常，常伴持续性枕横（后）位。

（3）出口平面狭窄　常表现为活跃后期异常或第二产程停滞。

（二）治疗方案及原则

1.一般处理

在分娩过程中，应安慰产妇，使其精神舒畅，信心倍增，保证营养及水分的摄入，必要时补液。还需注意产妇休息，要监测宫缩强弱，勤听胎心，检查胎先露部下降及宫口扩张程度。

2.骨盆入口平面狭窄的处理

（1）绝对性骨盆狭窄　足月活胎不能入盆，应行剖宫产终止妊娠。

（2）相对性骨盆狭窄　足月活胎体重＜3000g，胎心、胎位及产力正常，破膜后宫口扩张≥6cm，应试产4～6小时为宜，胎头仍不入盆，宫口扩张缓慢，或伴有胎儿窘迫，应及时行剖宫产术结束分娩。

3.中骨盆及骨盆出口平面狭窄的处理

① 如宫口开全，胎头双顶径达坐骨棘水平或更低，无明显胎头塑型，可经阴道分娩。

② 如宫口开全，胎头双顶径未达坐骨棘水平，应行剖宫产术。

③ 骨盆出口平面狭窄根据胎儿大小，慎重试产。

4.均小骨盆的处理

应根据胎儿大小、母体合并症选择适宜的分娩方式。

5.畸形骨盆的处理

① 根据畸形骨盆的种类、狭窄程度、胎儿大小、产力等情况具体分析。

② 骨盆畸形严重，明显头盆不称，应行剖宫产术。

二、软产道异常

软产道包括子宫下段、宫颈、阴道及外阴。软产道异常所致的难产少见，容易被忽视。应于妊娠早期常规行双合诊检查，了解软产道有无异常。软产道异常包括外阴异常、阴道异常、宫颈异常、子宫下段异常。

（一）诊断要点

（1）临床表现

① 外阴异常　包括会阴坚韧、外阴水肿、外阴瘢痕、会阴伸展性差，影响胎头拨露。

② 阴道异常　包括阴道横隔、阴道纵隔、阴道狭窄、阴道肿瘤，影响胎先露部下降。

③ 宫颈异常　多见于宫颈外口粘合、宫颈水肿、宫颈坚韧、宫颈瘢痕、宫颈癌、宫颈肌瘤，导致宫颈难产。

④ 子宫因素　包括子宫畸形、子宫肌瘤、瘢痕子宫等。

（2）阴道检查　可确诊。

（二）治疗方案及原则

1.外阴异常

（1）会阴坚韧　分娩时，应行预防性会阴侧切。

（2）外阴水肿　分娩前，局部应用50%硫酸镁湿热敷。临产后，严重水肿可在严格消毒下进行多点针刺皮肤放液。分娩时，可行会阴侧切。

（3）外阴瘢痕　瘢痕范围不大，分娩时可行会阴侧切；瘢痕过大，应行剖宫产术。

2.阴道异常

（1）阴道横隔　产程中当横隔阻碍胎头下降时，可在直视下切开。分娩后再切除并缝合残端。如横隔高且坚厚，应行剖宫产术。

（2）阴道纵隔　临产后，当纵隔阻挡胎头下降，可行切开，产后修剪并缝合残端。

（3）阴道狭窄　根据部位、程度决定分娩方式。

（4）阴道肿瘤　阴道壁囊肿较大时，行囊肿穿刺抽出其内容物，待产后再选择时机进行处理。阴道内肿瘤阻碍胎先露下降又不能经阴道处理者，应行剖宫产术。

3.宫颈异常

（1）宫颈外口黏合　产程中影响宫颈扩张或胎头下降时应行剖宫产术。

（2）宫颈水肿　地西泮静脉注射或宫颈注射，或利多卡因加阿托品宫颈多点注射。宫口近开全时，可用手指将水肿的宫颈前唇上推。如无效，宫口不能继续扩张，应行剖宫产术。

（3）宫颈坚韧　宫颈瘢痕，宫口不扩张，应行剖宫产术。

（4）宫颈癌　必须行剖宫产术。

（5）宫颈肌瘤　影响胎先露部衔接，应行剖宫产术。

4.子宫因素

（1）子宫畸形　子宫畸形易导致子宫收缩乏力、产程异常、子宫破裂等，故妊娠合并子宫畸形者，临产后严格观察，适当放宽剖宫产手术指征。

（2）子宫肌瘤　若子宫肌瘤不阻塞产道，可阴道试产，产后必要时处理肌瘤。但子宫下段肌瘤或嵌顿于盆腔内的浆膜下肌瘤，若阻碍产道，可行剖宫产，经过评估后必要时行子宫肌瘤剔除术。孕期肌瘤易发生红色变性，一般对症治疗，数天后缓解。

（3）瘢痕子宫　剖宫产后阴道分娩应根据前次剖宫产的术式、指征、术后有无感染、术后再孕间隔的时间、既往剖宫产的次数、有无紧急剖宫产的条件、本次妊娠胎儿大小、胎位、产力、产道等因素综合分析决定。若瘢痕子宫在阴道试产的过程中，发现子宫破裂的征象，紧急剖宫产同时修补子宫破口，必要时切除子宫。

第3节　胎位异常

胎位异常是造成难产的常见因素之一。

一、持续性枕后位、枕横位

经过充分试产，在分娩后期胎头枕骨仍位于母体骨盆后方或侧方，致使分娩发生困难者，称持续性枕后位或持续性枕横位。

1.诊断要点

（1）临床表现

① 可能出现协调性宫缩乏力和活跃晚期及第二产程延长。

② 枕后位时，宫口尚未开全即可出现肛门坠胀及排便感而过早使用腹压。

（2）腹部检查　胎背偏向母体后方或侧方，可在前壁明显触及胎儿肢体。胎心于脐下一侧偏外方或胎儿肢体侧最为清晰。

（3）阴道检查　胎头水肿、颅骨重叠时，胎头矢状缝位于骨盆横径（枕横位）或斜径（枕后位）上，前囟位于骨盆前方（枕后位）或侧方（枕横位）时，囟门常触不清，需借助胎儿耳郭及耳屏位置和方向判定胎位，胎儿耳郭朝向骨盆后方为枕后位，胎儿耳郭朝向骨盆侧方为枕横位。

（4）B超检查　胎儿颜面部、枕部、脊柱的位置有助于胎方位的判断，但胎头已深入骨盆时判断有一定困难。

2.治疗方案及原则

（1）第一产程

① 潜伏期　保证产妇充分的营养与休息，可向胎儿肢体方向侧卧。

② 活跃期　保证产妇充分休息，继续体位纠正，活跃晚期可手转胎头，密切观察产程进展，必要时行人工破膜，如宫缩乏力，则可加强宫缩。如经处理，产程进展仍缓慢或无进展，应行剖宫产术。

（2）第二产程

① 第二产程进展缓慢或停滞，应行阴道检查，再次判断头盆关系，决定分娩方式。

② 胎头双顶径已达坐骨棘平面或更低，而胎头骨质最低点达S^{+3}，可手转胎头成正枕前位，经阴道分娩。有困难时也可转成正枕后位，以产钳助产。

③ 胎头位置较高，疑有头盆不称或伴胎儿窘迫，应行剖宫产术。

（3）第三产程

① 做好新生儿抢救准备。

② 注意预防产后出血及感染。

③ 仔细检查软产道，有裂伤部位需及时修补，并给予抗生素控制感染。

二、胎头高直位

当胎头矢状缝位于骨盆入口前后径上时，称胎头高直位，又分高直前位及高直后位。

1.诊断要点

（1）临床表现　胎头入盆困难，但高直前位部分可以衔接入盆，从而转为正常产程。部分高直前位孕妇可能有耻骨联合部位疼痛。高直后位一般胎头不入盆、不下降。高直后位部分可有排尿困难及尿潴留。产程延长，宫口扩张缓慢，常表现为活跃早期宫口停滞于开大

3～5cm，胎头不下降或下降缓慢。

（2）腹部检查　高直前位时胎背靠近腹前壁。不易触及胎儿肢体，胎心位置稍高，近腹中线最为清晰。高直后位时胎儿肢体靠近腹前壁，有时在耻骨联合上方可触及胎儿下颏。

（3）阴道检查　胎头矢状缝位于骨盆入口平面的前后径上，其偏斜角度左右不超过15°，前囟位于骶骨前、后囟位于耻骨联合后为高直前位，反之为高直后位。常可发现胎头水肿，胎头水肿范围常与宫颈扩张程度相符。

（4）B型超声检查　胎头双顶径与骨盆入口横径一致，胎头矢状缝与骨盆入口前后径一致。

2.治疗方案及原则

（1）高直前位　如骨盆正常、胎儿不大、产力强，可以试产，加强宫缩的同时指导侧卧位或半卧位，促进胎头下降、衔接。试产失败应行剖宫产术。

（2）高直后位　多需行剖宫产术。

三、前不均倾位

胎头以矢状缝与骨盆入口横径相一致，以前顶骨先入盆，为前不均倾位，常在悬垂腹、骨盆入口平面倾斜度大等情况下发生。头盆不称是导致前不均倾的最主要原因。

1.诊断

（1）胎膜早破　活跃期子宫颈扩张阻滞而致产程延长，潜伏期延长或活跃期停滞，胎头水肿。宫颈前唇水肿，甚至发生阴道前壁、小阴唇上部及阴蒂水肿。前顶骨紧紧嵌顿于耻骨联合，压迫尿道而成尿潴留，易发生胎膜早破。

（2）腹部检查　因胎头不易入盆，随着产程进展，胎头不断加重侧屈，使胎儿头与肩折叠于骨盆入口处，从耻骨联合上方扪到一侧胎肩，而扪不到胎头。

（3）肛门或阴道检查　胎头矢状缝在骨盆入口平面横径上，向后移近骶岬，扪到紧紧嵌顿于耻骨联合后的前顶骨，而盆腔后部空虚。

2.处理

确定诊断后，除个别胎儿较小、产力强者可给予短期试产外，一般均需剖宫产结束分娩。

四、面先露

临产后胎头极度仰伸，致胎儿枕部与背部相接触，颏部成为胎先露的最低部位时，称为面先露。

1.诊断要点

（1）临床表现

① 潜伏期延长，可合并活跃期延长，胎头迟迟不易入盆，可能出现继发性宫缩乏力，产程延长。

② 腹部检查　胎头入盆受阻，胎体伸直，宫底位置较高。颏前位时，胎儿肢体靠近母体腹壁，易触及，胎心在胎儿肢体侧听诊最清晰。颏后位时，在耻骨联合上方可触及胎儿枕骨隆突与胎背间有明显的凹沟，胎心多远而弱。

③ 阴道检查　可触及软硬不均、高低不平的颜面部。宫口开大时，可辨明胎儿的口、鼻、颧、眼、颏各部。可依据颏部所在位置确定颏前位或颏后位。

（2）B型超声检查　有助于胎方位的确定。

2.治疗方案及原则

（1）颏后位　应行剖宫产术。

（2）颏前位　如无头盆不称，产力良好，有可能经阴道分娩。如有头盆不称，应行剖宫产术。

五、臀先露

臀位是最常见的异常胎位，分为单臀先露、混合臀先露、单足先露、双足先露。

1.诊断要点

（1）孕妇常感肋下有圆而硬的胎头，先露胎臀不能紧贴子宫下段，常致宫缩乏力，宫口扩张延缓，产程延长。足先露时易发生胎膜早破和脐带脱垂。

（2）腹部检查　胎体纵轴与母体纵轴一致，于子宫底部可触及胎头，在耻骨联合上方可触及胎臀。胎心音以脐部左上方或右上方最为清晰。

（3）肛门检查或阴道检查　胎先露部较低时，可触及软而不规则的胎儿臀、足或膝。如胎膜已破，可直接触到胎儿臀、外生殖器及肛门。

（4）B型超声检查　可提示臀先露的类型及胎头姿势等。

2.治疗方案及原则

（1）妊娠期　妊娠期30周发现臀位，无合并症、无不良孕产史者试予矫正。

① 膝胸卧位　每日2～3次，每次15min。1周为1个疗程，如有不适或胎动改变应立即停止。

② 艾灸或激光照射至阴穴　每日1～2次，每次15～30min，共1～2周。

③ 经上述处理无效，妊娠36～37周后，在排除禁忌证后可静脉滴注子宫松弛剂，在B超监测下试行外倒转术，但需向孕妇及其家属讲明利弊，征得同意并签字后进行，术前必须做好紧急剖宫产手术。

（2）分娩期　胎儿无畸形，初产、足月、单胎臀位，足先露、胎儿估计重3500g，胎头仰伸，骨盆任一平面狭窄，高年初产，珍贵胎儿，以选择剖宫结束妊娠为妥。产道正常，经产、臀位、胎儿较小，单臀先露，应争取阴道分娩。决定试产者，处理如下。

① 第一产程

a.产妇取左侧卧位，不灌肠，不做肛查，少做阴道检查，不用缩宫素引产，尽可能保持胎膜完整。

b.胎膜自破时，立即听胎心音，并检查有无脐带脱出。持续胎心监护或每10～15min听胎心音1次。堵臀过程中每次宫缩后听胎心音。

c.严密观察产程，进入活跃期后，子宫颈扩张进度在初产妇应为1cm/h，经产妇应达1.5cm/h；胎先露下降进度应与子宫颈扩张平行。

d.如宫缩时在阴道口见到胎臀或胎足，应消毒外阴部做阴道检查以明确子宫颈扩张情况。即使子宫颈口已开全，为使阴道得以充分扩张、胎臀得以继续下降，应于宫缩时，用手掌以消毒治疗巾堵住阴道口，直至冲力甚大，估计胎臀即将娩出时，才准备接生。过程中，勤听胎心音，注意排空膀胱，并做好新生儿窒息的抢救准备。

e.如活跃期子宫颈扩张停滞、宫颈口开全而胎臀仍在坐骨棘水平以上，一般不用催产素静脉滴注，改行剖宫产术结束分娩。

f.产程中发生脐带脱垂如宫颈开全有条件阴道分娩即做臀牵引术，若宫口未开全立即取臀高位将脐带轻轻还纳或托在阴道内以最快速度在原地行剖宫产术。

② 第二产程　准备接生时，应再次观察宫缩情况，保持良好的子宫收缩力，必要时静脉滴注缩宫素。

a.经产妇，胎儿不大，产力良好，等待自然分娩。

b.臀助产术　当胎臀自然娩出至脐部后，胎肩及胎头由接生者协助娩出。注意脐部娩出后应在2～3min内娩出胎头，最长不能超过8min。接生前，初产妇行会阴侧切术。

c.臀牵引术　胎儿全部由接产者牵拉娩出，此种手术对胎儿损伤较大，非特殊情况应禁止使用。臀位后出头困难时，可行后出头产钳助产。

③ 第三产程

a.注意预防发生产后宫缩乏力性出血及感染。

b.仔细检查有无软产道损伤。

六、肩难产

胎头娩出后胎儿前肩嵌顿于耻骨联合上方，用常规助产手法不能娩出胎儿双肩，称为肩难产。肩难产好发于巨大儿、过期儿及头盆不称时。由于肩难产发生突然，常不能准确预测，易引发严重的母婴并发症。

1.诊断要点

① 产程延长，尤其活跃晚期延长、第二产程延长、胎头下降阻

滞、阴道助产手术娩出胎头困难时，均应警惕肩难产。

② 胎头娩出较快，胎头娩出后颈部回缩呈"乌龟征"，胎儿颏部紧紧压向会阴部，胎肩娩出困难，则诊为肩难产。

2. 治疗

（1）注意识别容易发生肩难产的各种因素。

（2）一旦发生肩难产，应采取以下措施。

① 做足够大的会阴侧切。

② 可选择屈大腿助产，或耻骨联合上压前肩、旋肩、先牵出后肩四肢着地等方法助产。

③ 做好新生儿窒息的复苏准备。

七、复合先露

复合先露系指先露部除头部或臀部外，尚有肢体同时进入骨盆入口，最常见的是头与手，多发生于早产。

1. 诊断

① 活跃期缓慢或停滞。

② 阴道检查发现先露为胎儿头，其旁触及胎手或胎足。

2. 鉴别诊断

应注意与臀位或横位的小肢体鉴别。

3. 处理

（1）肢体脱垂　如头先露伴手脱垂，使产妇卧向脱出肢体的对侧，非宫缩时，脱垂肢体移动，可能自然缩回。

（2）脱垂肢体阻碍产程进展，如能及时发现，产程早期还纳肢体，以后下推胎头加以固定。宫颈口开全者，还纳肢体后立即以产钳助产。

（3）如有头盆不称，尤其合并胎儿窘迫，应尽早行剖宫产术。

第22章
分娩期并发症

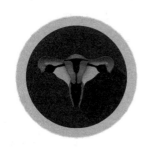

第1节 羊水栓塞

羊水栓塞系指羊水及其内容物突然进入母体血循环后引起肺栓塞、休克、弥散性血管内凝血（DIC）、肾功能衰竭或骤然死亡等一系列严重症状的综合征。

一、诊断要点

应基于临床表现和诱发因素进行诊断，是排除性诊断。

1.病史

常有胎膜早破及宫缩过强，尤易发生在产前静脉滴注催产素者。也可发生在子宫有异常血窦开放而使羊水有进入的途径者，如剖宫产、胎盘早期剥离、前置胎盘等。

2.临床表现

羊水栓塞通常起病急骤、来势凶险。70%发生在阴道分娩时，19%发生在剖宫时。大多发生在分娩前2h至产后30min之间。极少发生在中孕引产、羊膜腔穿刺术中和外伤时。孕产妇突然出现下列表现。

（1）典型羊水栓塞 以骤然出现的低氧血症、低血压（血压与失血量不符合）和凝血功能障碍为特征，也称羊水栓塞三联征。

① 前驱症状　30%～40%的患者会出现非特异性的前驱症状，如呼吸急促、胸痛、憋气、寒战、呛咳、头晕、乏力、心慌、恶心、呕吐，麻木，针刺样感觉、焦虑、烦躁和濒死感，胎心减速，胎心基线变异消失等。重视前驱症状有助于及时识别羊水栓塞。

② 心肺功能衰竭和休克　出现突发呼吸困难和（或）发绀、心动过速、低血压、抽搐、意识丧失或昏迷、突发血氧饱和度下降、心电图ST段改变及右心受损和肺底部湿啰音等。严重者，产妇于数分钟内猝死。

③ 凝血功能障碍　出现以子宫出血为主的全身出血倾向，如切口渗血、全身皮肤黏膜出血，针眼渗血、血尿、消化道大出血等。

④ 急性肾衰竭等脏器受损　全身脏器均可受损，除心肺功能衰竭及凝血功能障碍外，中枢神经系统和肾脏是最常见的受损器官。

羊水栓塞以上临床表现有时按顺序出现，有时也可不按顺序出现，表现具有多样性和复杂性。

（2）不典型羊水栓塞　有些羊水栓塞的临床表现并不典型，仅出现低血压、心律失常、呼吸短促、抽搐、急性胎儿窘迫、心搏骤停、产后出血、凝血功能障碍或典型羊水栓塞的前驱症状。当其他原因不能解释时，应考虑羊水栓塞。

（3）以上临床表现不能用其他疾病来解释。

羊水栓塞的诊断是临床诊断，母血涂片或器官病理检查找到羊水有形成分不是诊断羊水栓塞的必需依据，即使找到羊水有形成分，如果临床表现不支持，也不能诊断羊水栓塞；如果临床表现支持羊水栓塞的诊断，即使没有找到羊水有形成分，也应诊断羊水栓塞。

3.辅助检查

如有条件且时间允许时可做以下检查。

① 血涂片　取下腔静脉血3～5ml放置沉淀，取上层羊水成分涂片染色，寻找胎儿上皮细胞、毳毛、黏液、脂肪及角蛋白等羊水有形成分。

② DIC实验室指标动态检测。

③ X线胸片　示双肺弥漫性、点片状浸润阴影，右心扩大。

④ 心电图　示心肌劳损。

⑤ 血气分析　显示PO_2下降，pH值下降，碱剩余（BE）下降。

⑥ 死亡后诊断

a.取右心室血做沉淀试验，血涂片寻找羊水的有形成分。

b.子宫切除标本病理检查。

c.尸检。

二、鉴别诊断

应逐一排除导致心力衰竭、呼吸衰竭、循环衰竭的疾病，包括肺栓塞、空气栓塞、心肌梗死、心律失常、围产期心肌病、主动脉夹层、脑血管意外、药物引发的过敏性反应、输血反应、麻醉并发症（全身麻醉或高位硬膜外麻醉）、子宫破裂、胎盘早剥、子痫等。特别要注意与产后出血量未准确评估的凝血功能障碍相鉴别。

三、治疗

处理原则是维持生命体征和保护器官功能。一旦怀疑羊水栓塞，立即按羊水栓塞急救流程实施抢救，分秒必争，推荐多学科密切协作以提高抢救成功率。处理主要采取支持性和对症性方法，各种手段应尽快和同时进行。

1.增加氧合

应立即保持气道通畅，尽早实施面罩吸氧、气管插管或人工辅助呼吸，维持氧供以避免呼吸和心搏骤停。

2.血流动力学支持

根据血流动力学状态，保证心排出量和血压稳定，避免过度输液。

（1）维持血流动力学稳定

处方一　多巴酚丁胺5 ～ 10μg/（kg·min）　静脉泵入

　　　　或　磷酸二酯酶-5抑制剂　首剂25 ～ 75μg/kg静脉推注，然后1.2 ～ 3mg/h泵入

　　　　或　去甲肾上腺素　0.01 ～ 0.1μg/（kg·min）　静脉泵入。

【说明】羊水栓塞初始阶段表现为肺动脉高压和右心功能不全。多巴酚丁胺、磷酸二酯酶-5抑制剂兼具强心和扩张肺动脉的作用，是治疗的首选药物。低血压时予升压。

（2）缓解肺动脉高压。

处方一　前列环素1～2ng/（kg·h）　静脉泵入

处方二　西地那非　20mg/次　po　tid

处方三　10%～25%葡萄糖注射液20ml ┐
　　　　盐酸罂粟碱30～90mg　　　　┘ iv

【说明】盐酸罂粟碱可松弛平滑肌，扩张小动脉（冠状动脉、肺、脑血管），降低小动脉阻力，为解除肺动脉高压首选药物，每日剂量不超过300mg。

处方四　10%～25%葡萄糖注射液20ml ┐
　　　　阿托品注射液1mg　　　　　　┘ iv（1次/15～30min）

【说明】阿托品可阻断迷走神经反射所引起的肺血管痉挛及支气管痉挛，与罂粟碱联合应用效果更好。每15～30min静脉注射1次，直至面色潮红症状缓解为止，心率快者不宜使用。

处方五　氨茶碱注射液0.25g ┐
　　　　25%葡萄糖注射液20ml ┘ iv

【说明】氨茶碱可扩张冠状动脉及支气管平滑肌。

处方六　5%葡萄糖注射液100ml ┐
　　　　酚妥拉明5～10ml　　　┘ iv drip（0.3mg/min）

【说明】酚妥拉明为α受体阻滞剂，有解除肺血管痉挛，降低肺动脉阻力，消除肺动脉高压的作用。

（3）液体管理　需注意管理液体出入量，避免左心衰和肺水肿。

3.抗过敏

处方一　5%～10%葡萄糖注射液100ml ┐
　　　　氢化可的松100～200mg　　　┘ iv drip

续用　5%～10%葡萄糖注射液500ml ┐
　　　氢化可的松300～800mg　　　 ┘ iv drip

处方二　地塞米松20mg

25%葡萄糖注射液20ml ｜ iv

地塞米松20mg　iv（入壶）

【说明】在改善缺氧同时，早期使用大剂量糖皮质激素，可抗过敏，解痉，稳定溶酶体，保护细胞。

4.纠正凝血功能障碍

应积极处理产后出血；及时补充凝血因子；应用肝素。

处方一　肝素25～50mg ｜ iv drip（1h内滴完必要

5%葡萄糖注射液100ml ｜ 时4～6h重复用药）

在用完上面处方后4～6h，必要时可用下面处方。

肝素50mg

5%葡萄糖注射液250ml ｜ iv drip

【说明】肝素治疗羊水栓塞DIC的争议很大，由于DIC早期高凝状态难以把握，使用肝素治疗弊大于利，因此不推荐肝素治疗。肝素用于羊水栓塞早期血液高凝状态时，多在发病后短期内使用，或病因未消除时用。用药过程中可用试管法测定凝血时间，控制在20～25min。肝素24h总量可达150～200mg。肝素过量（凝血时间超过30min）有出血倾向（伤口渗血、产后出血、血肿或颅内出血）可用1mg鱼精蛋白对抗肝素100U。

处方二　双嘧达莫400～600mg　po　或iv

【说明】双嘧达莫为抗血小板凝集药物，有对抗血小板聚集和黏附作用，副作用少，安全，病情严重者可配合肝素使用。

处方三　新鲜血液和血浆200ml　iv drip

【说明】应及时补充凝血因子。

处方四　抗纤溶药物。

5%葡萄糖注射液100ml

氨基己酸5g

氨甲苯酸0.3g ｜ iv drip

氨甲环酸0.5g

　或　纤维蛋白原2～4g　iv drip

【说明】处于纤溶亢进时予以抗纤溶药物对抗或抑制纤溶激活酶，使纤溶酶原不被激活，从而抑制纤维蛋白的溶解。

5.预防肾功能衰竭

处方　呋塞米20～40mg　iv

　　或　20%甘露醇250ml　iv drip（快速）

【说明】羊水栓塞发展的第三阶段为肾功能衰竭，应注意尿量，当血容量补足后若仍少尿，可用呋塞米或甘露醇扩张肾小球动脉（有心力衰竭时慎用）预防肾功能衰竭，并应注意检测电解质。

6.预防感染

慎用肾毒性类抗生素。

7.全面监测

包括血压、呼吸、心率、血氧饱和度、心电图、中心静脉压、心排出量、动脉血气和凝血功能等。

8.产科处理

尽快结束分娩。羊水栓塞发生于分娩前时，应考虑立即终止妊娠，心搏骤停者应实施心肺复苏，复苏后仍无自主心跳可考虑紧急实施剖宫产。出现凝血功能障碍时，应果断快速地实施子宫切除术。

第2节　产后出血

产后出血指胎儿娩出后24h内，阴道分娩者出血量≥500ml，剖宫产者≥1000ml。一般多发生在产后2h内。是分娩严重并发症，是我国孕产妇死亡的首要原因。严重产后出血指胎儿娩出后24小时内出血量≥1000ml；难治性产后出血指经过宫缩剂、持续性子宫按摩或按压等保守措施无法止血，需要外科手术、介入治疗甚至切除子宫的严重产后出血。

子宫收缩乏力、胎盘因素、软产道裂伤及凝血功能障碍是产后出血的主要原因。这些原因可共存、相互影响或互为因果。

一、诊断要点

1. 临床表现

胎儿娩出后阴道流血、严重者出现失血性休克、严重贫血等相应症状。

（1）阴道流血 根据原因不同临床表现各有不同。

① 宫缩乏力性出血 出血多为间歇性，血色暗红，有血凝块，宫缩差时出血增多，宫缩好时出血减少，有时阴道流血量不多，但按压宫底有大量血液和血块自阴道流出。若出血量多、出血速度快，产妇可迅速出现休克症状。检查宫底较高，子宫松软呈带状，甚至子宫轮廓不清，摸不到宫底。

② 胎盘因素 胎盘部分粘连或部分植入、胎盘剥离不全或胎盘剥离后滞留于宫腔。表现为胎盘娩出前后阴道流血多，间歇性，血色暗红，有凝血块，多伴有宫缩乏力。

③ 软产道损伤 胎儿娩出后，阴道持续性出血，色鲜红，可自凝，出血量与裂伤的程度有关。

④ 凝血机制障碍 孕前或妊娠期已有易于出血倾向，胎盘娩出后子宫大量出血或少量持续不断出血，血液不凝，可表现为伤口处和全身不同部位出血。

失血导致的临床表现明显，伴阴道疼痛而阴道流血不多，应考虑隐匿性软产道损伤，如阴道血肿。

（2）低血压症状 若出血量多、出血速度快，产妇可迅速出现烦躁、头晕心慌、皮肤苍白湿冷、脉搏细数、血压下降等休克症状。

2. 辅助检查

血常规及凝血功能检查。

3. 产后出血量的测量

（1）称重法 失血量（ml）=［胎儿娩出后接血敷料湿重（g）－接血前敷料干重（g）］/1.05（血液比重 g/ ml）。

（2）容积法 用产后接血容器收集血液后，放入量杯测量失血量。

（3）面积法 可按纱布血湿面积估计失血量。

（4）休克指数法（SI） 休克指数=脉率/收缩压（mmHg），当SI=0.5，血容量正常；SI=1.0，失血量为10%～30%（500～1500ml）；SI=1.5，失血量为30%～50%（1500～2500ml）；SI=2.0，失血量为50%～70%（2500～3500ml）。

（5）血红蛋白测定 血红蛋白每下降10g/L，失血量为400～500ml。但是在产后出血的早期，由于血液浓缩，血红蛋白常无法准确反映实际的出血量。

二、治疗方案及原则

治疗原则：针对出血原因，迅速止血；补充血容量，纠正失血性休克；预防感染。若产后出血难以控制，危及产妇生命，应行子宫次全切除或子宫全切除术。

（一）一般处理

在寻找产后出血原因的同时需要进行一般处理。包括向有经验的助产士、产科医师、麻醉医师及重症医学医师等求助；交叉配血，通知检验科和血库做好准备；建立双静脉通道，积极补充血容量；保持气道通畅，必要时给氧；监测生命体征和出血量，留置尿管，记录尿量；进行基础的实验室检查（血常规、凝血功能及肝肾功能等）并动态监测。

（二）针对产后出血原因的处理

1.子宫收缩乏力

处理原则是加强宫缩，积极抗休克治疗及预防感染。导尿排空膀胱后可采用以下方法：

（1）药物治疗 促使子宫收缩。

处方一 5%葡萄糖注射液 500ml $\left.\begin{array}{l} \\ \\ \end{array}\right\}$ iv drip
　　　　缩宫素注射液 10～20U

　　或 缩宫素注射液 10U 宫体注射

处方二 卡贝缩宫素 100μg iv或im

处方三　麦角新碱0.2～0.4mg　im（或宫体注射）

【说明】 心脏病、妊娠期高血压疾病和高血压患者慎用

处方四　前列腺素F_2a　500～1000μg　im（或宫体注射）

　　　　或　前列腺素F_2a（或卡前列素）1mg　直肠（或阴道）内给药

　　　　或　米索前列醇400～600mg　含服或直肠（或阴道）内给药

（2）子宫按摩或压迫法　按摩时配合使用宫缩剂。

① 经腹壁按摩子宫。

② 腹部-阴道双手压迫子宫法。

（3）手术止血　经上述治疗无效，可考虑手术止血，按具体情况选用下列方法。

① 宫腔填塞　包括宫腔纱条填塞和宫腔球囊填塞。阴道分娩后宜使用球囊填塞，剖宫产术中可选用球囊填塞或纱条填塞。填塞后24～48小时取出，注意预防感染。同时配合强有力宫缩剂。

② 子宫压缩缝合术。

③ 结扎盆腔血管　以上治疗无效时，可行子宫动脉上、下行支结扎，必要时行髂内动脉结扎。

④ 经导管动脉栓塞术　髂内动脉或子宫动脉栓塞术。

⑤ 子宫次全（或全）切除术。

（4）应注意纠正血容量及补充凝血物质。

2.胎盘因素

（1）胎盘滞留　应迅速在消毒情况下做人工剥离胎盘术。

（2）胎盘残留　如用手剥离有困难时，可用有齿卵圆钳及大型钝刮匙剥离，如能在B超指引下钳刮则效果会更好，取出物应做病理检查。

（3）植入性胎盘　胎盘迟迟不能自行剥离，人工剥离时发现胎盘或部分胎盘与子宫壁紧贴，无明显分界，出血不多，可行化疗或动脉栓塞术，出血多时常需做子宫切除术。

3.软产道损伤

及时进行出血点的缝扎止血及裂伤的缝合。

4.凝血功能障碍

尽快输新鲜全血，补充血小板、纤维蛋白原或凝血酶原复合物、凝血因子等。如发生弥散性血管内凝血（DIC）应按DIC处理。

5.失血性休克处理

（1）密切观察生命体征，保暖、吸氧、呼救，做好记录。

（2）及时快速补充血容量，有条件的医院应测中心静脉压指导输血输液。

（3）血压低时临时应用升压药物及肾上腺皮质激素，改善心、肾功能。

（4）抢救过程中随时做血气检查，及时纠正酸中毒。

（5）防治肾衰，如尿量少于25ml/h，应积极快速补充液体，监测尿量。

（6）保护心脏，出现心衰时应用强心药物同时加用利尿剂，如呋塞米20～40mg静脉滴注，必要时4小时后可重复使用。

6.预防感染

通常给予大剂量广谱抗生素。

（三）产后出血的输血治疗

应结合临床实际情况掌握好输血指征，做到输血及时合理。血红蛋白<60g/L几乎均需要输血，血红蛋白<70g/L可考虑输血，若评估继续出血风险仍较大，可适当放宽输血指征。通常给予成分输血（① 红细胞悬液；② 凝血因子：包括新鲜冰冻血浆、冷沉淀、血小板和纤维蛋白原等）。大量输血方案（MTP）：最常用的推荐方案为红细胞：血浆：血小板以1：1：1的比例输入（如10U红细胞悬液+1000ml新鲜冰冻血浆+1U机采血小板）。有条件的医院可使用自体血液过滤后回输。

（四）预防

（1）产前预防　加强围产保健，预防及治疗贫血，对有可能发生产后出血的高危人群进行一般转诊和紧急转诊。

（2）产时预防　密切观察产程进展，防止产程延长，正确处理第二产程，积极处理第三产程。

（3）产后预防　因产后出血多发生在产后2小时内，故胎盘娩出后，密切监测生命体征，包括血压、脉搏、阴道流血量、子宫高度、膀胱充盈情况，及早发现出血和休克。鼓励产妇排空膀胱，与新生儿早接触、早吸吮，以便能反射性引起子宫收缩，减少出血量。

第3节　子宫破裂

子宫破裂（rupture of uterus）指在分娩期或妊娠晚期子宫体部或子宫下段发生破裂，多发生于分娩期，多数可分为先兆子宫破裂和子宫破裂两个阶段。

一、诊断要点

1.先兆子宫破裂

（1）病史　多见于阻塞性难产，如骨盆狭窄、胎位不正、胎儿过大或胎儿畸形，包括脑积水、联体双胎等，临产后常有产程停滞或延长，也可发生在不适当使用缩宫素时。

（2）临床表现

① 产妇明显下腹痛，烦躁不安，呼叫，脉搏、呼吸加快，排尿困难，或可见血尿，可有阴道流血。

② 检查　子宫下段膨隆拒按，菲薄的子宫下段与增厚的子宫体之间出现病理性缩复环，并逐渐上移，可与脐平甚至脐上，整个子宫为葫芦形，胎心率改变或听不清。

③ 由于产程停滞、延长，孕妇可有水、电解质紊乱。

（3）病理性缩复环的形成、下腹部压痛、胎心率的变化及血尿的出现，是先兆子宫破裂的四个重要症状。

2.子宫破裂

（1）病史　子宫体部破裂可发生在妊娠晚期，多系子宫体部原有瘢痕所致，可无先兆而突然破裂。子宫下段破裂一般都发生在临产后，可有子宫下段剖宫产史，或此次临产有分娩梗阻，或临产后不恰当使用缩宫素。

（2）临床表现

① 症状　在先兆子宫破裂的基础上突感下腹部撕裂样疼痛，随之强烈宫缩停止，疼痛暂时缓解，但很快出现持续性全腹痛，伴恶心、呕吐和阴道出血，或有休克表现。

② 腹部检查　全腹有压痛、反跳痛及肌紧张，胎心音往往消失。子宫轮廓不清，典型时可扪及缩小的子宫、胀大的膀胱及游离的胎儿三个包块。

③ 阴道检查　原已下降或拨露的胎先露部上升或消失。

④ B 型超声检查能确定破口部位及胎儿与子宫的关系。

（3）在先兆子宫破裂的基础上突然发生剧烈腹痛，有休克及明显的腹部体征，可诊断为子宫破裂。

二、治疗原则及方案

（1）明确为先兆子宫破裂时，立即抑制子宫收缩：肌注哌替啶 100mg 或静脉全身麻醉。迅速行剖宫产术。

处方　25% 葡萄糖注射液　20ml ┐
　　　25% 硫酸镁注射液　20ml ┘ iv（缓慢）

（2）子宫破裂的治疗应做到三早，即早诊断、早手术、早输血。明确诊断后应紧急剖腹探查，同时积极纠正休克及输血，预防感染。

（3）应根据破裂时间的长短、子宫裂口整齐与否、有无感染，以及当时当地的条件，决定行修补术、次全子宫切除术或全子宫切除术。

① 子宫破裂时间在 12h 以内、裂口边缘整齐、无明显感染者，可考虑修补缝合裂口。

② 子宫破裂口较大或不整齐，且有感染可能者，可考虑次全子宫切除。

③ 子宫破裂口不仅在下段，且向下延及宫颈管或为多发性撕裂，

或已有感染者应考虑做全子宫切除。

④ 阔韧带内有巨大血肿而不易寻找到出血点时，可行双侧髂内动脉结扎术。随后寻找出血点，进行缝扎止血。

⑤ 手术中应仔细探察有无邻脏器损伤。

（4）术后应用大量广谱抗感染药物。

处方　0.9%氯化钠注射液　250ml | iv drip　bid（AST）
　　　青霉素　400万单位

或　0.9%氯化钠注射液　250ml | iv drip　bid（AST）
　　头孢噻肟　2～3g

甲硝唑100ml　iv drip　bid

（5）严重休克者应尽可能就地抢救，若必须转院，应输血、输液、抗休克后方可转送。

三、预防

（1）做好产前保健，有子宫破裂高危因素患者，提前入院待产。

（2）严密观察产程进展，警惕并尽早发现先兆子宫破裂征象并及时处理。

（3）严格掌握缩宫剂应用指征，应用缩宫素引产时，应有专人守护或监护，按规定稀释为小剂量静脉缓慢滴注，严防发生过强宫缩；应用前列腺素制剂引产应按指征进行，严密观察。

（4）正确掌握产科手术助产的指征及操作常规，阴道助产术后应仔细检查宫颈及宫腔，及时发现损伤给予修补。

第4节　脐带脱垂

胎膜完整而脐带位于胎先露部以下者，称脐带先露；胎膜破裂后脐带脱出于子宫颈口以下者，称脐带脱垂。多发生在胎位异常（如横位、臀位）、羊水过多、骨盆狭窄或头盆不称等情况。

一、诊断要点

（1）胎膜早破、胎先露异常、头盆不称、前置胎盘、羊水过多等，都有可能导致脐带脱垂。

（2）临床表现

① 胎膜未破，于胎动、宫缩后胎心率突然变慢，改变体位、上推胎先露部及抬高臀部后迅速恢复者，应考虑脐带先露，临产后胎膜已破，出现胎心率异常，应立即行阴道检查。

② 胎膜已破裂，脐带在孕妇起床活动或改变体位时随羊水流出，或在胎膜破裂时阴道有一带状物脱出。

③ 阴道检查　待产中发现有原因不明的胎儿窘迫，特别是已临产且胎膜已破者，必须行阴道检查。检查时发现阴道内有脐带；若胎儿存活，则可扪及脐带内有血管搏动；若胎儿死亡，则脐带血管搏动消失。在胎先露部旁或其前方以及阴道内触及脐带者，或脐带脱出于外阴者，即可确诊。

④ 听诊胎心异常或胎心电子监护出现异常提示脐带受压，应高度警惕脐带脱垂的发生。

⑤ B型超声及彩色多普勒超声等有助于明确诊断。

二、治疗方案及原则

（1）宫口已开全，胎儿存活，无头盆不称，先露部已较低者若为头位可行手术助产，包括低位产钳助产，臀位则行臀位牵引术。

（2）宫口未开全，脐带脱垂紧急处理：

① 立即取头低臀高位，启动产房紧急剖宫产流程。

② 立即胎心音听诊，持续胎心监护，必要时床边B超检查。

③ 立即消毒会阴，进行阴道检查，了解宫口扩张情况，了解胎先露及胎方位，了解有无助产条件；医护人员将手伸入阴道上推先露，缓解脐带受压。

④ 决定分娩方式。

第23章
异常产褥

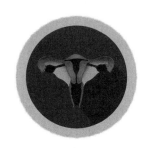

第1节　产褥感染

产褥感染是指分娩及产褥期生殖道受病原体侵袭，引起局部或全身的感染。感染主要来源于孕妇的自身感染，孕末期性交或产程中操作或手术产均可诱发感染。

一、诊断要点

1.症状

（1）产后发热　分娩24h后的10天内，每4～6h测量体温1次，连续或断续有2次达38℃或38℃以上者，应考虑产褥感染。

（2）疼痛　注意疼痛部位和伴发症状，如会阴侧切伤口疼痛，常影响产妇活动，不能取坐位；子宫感染出现下腹痛时，常伴恶露异味，子宫体压痛；剖宫产切口感染，切口周围出现红、肿、热、痛、产后血栓性静脉炎，产后1～2天发病，间或出现下肢疼痛。

（3）恶露不净有异味。

2.体征

（1）局部感染　会阴侧切或腹部伤口红、肿、触痛或有脓液。

（2）子宫内膜炎、肌炎　子宫复旧差，有轻触痛，恶露混浊并有臭味。可伴发高热、寒战、头痛，白细胞明显增高等全身感染症状。

（3）子宫周围结缔组织炎、盆腔腹膜炎和弥漫性腹膜炎　下腹一侧或双侧有压痛、反跳痛、肌紧张，肠鸣音减弱或消失，偶可触及包块，与子宫的关系密切。可伴寒战、高热、头痛等全身症状。

（4）下肢血栓性静脉炎　常为一侧下肢红肿，静脉呈红线状，有压痛，深静脉炎时患肢粗于对侧，表面无红肿，故称"股白肿"。产后1～2周多见，表现为寒战、高热，症状可持续数周或反复发作。

3.辅助检查

（1）血常规　白细胞可在$20×10^9$/L以上。血清C反应蛋白＞8mg/L。

（2）中段尿常规及培养　阴性者排除尿路感染。

（3）血培养及药敏试验　有条件加做厌氧菌培养。

（4）宫颈管分泌物行细菌培养及药敏试验。

（5）B超、彩色超声多普勒、CT或MRI等技术，可协助诊断炎性包块或静脉血栓。

二、鉴别诊断

排除上呼吸道感染、泌尿系统感染、乳腺炎及产褥期中暑。

三、治疗

（1）一般处理　加强营养，增强全身抵抗力，纠正水、电解质紊乱。定时测量血压、体温、脉搏、呼吸，适当物理降温，必要时取半卧位。病情严重或贫血者，多次少量输新鲜血或血浆。

（2）清除宫腔残留物，脓肿切开引流，半卧位以利于引流。若会阴伤口或腹部切口感染，则行切开引流术。

（3）抗菌药的应用　应按药敏试验选用广谱高效抗菌药，注意需氧菌、厌氧菌及耐药菌株问题。中毒症状严重者，短期加用肾上腺皮质激素，提高机体应激能力。

① 首选青霉素类和头孢菌素类药物，同时加用甲硝唑。

处方一　0.9%氯化钠注射液 100ml
　　　　青霉素钠 240万～320万单位 ｜ iv drip　tid（AST）

　或　5%葡萄糖注射液 250ml
　　　头孢唑林 3.0g ｜ iv drip　bid（AST）

处方二　5%葡萄糖注射液 500ml
　　　　庆大霉素 8万单位 ｜ iv drip　bid（连用7天）

　或　阿米卡星注射液 0.2g　im　bid（连用7天）

处方三　甲硝唑注射液 100ml　iv drip　bid（连用7天）

② 青霉素过敏可选用林可霉素或红霉素。

处方　5%葡萄糖注射液 500ml
　　　红霉素 0.6g ｜ iv drip　qd（连用7天）

　或　5%葡萄糖注射液 500ml
　　　林克霉素 0.6g ｜ iv drip　tid（连用7天）

③ 重症或上述治疗效果不明显时，可酌情选用以下一种方案。

处方　0.9%氯化钠注射液 100ml　iv drip　q6h（AST，
　　　头孢西丁 1～2g ｜ 连用7天）

　或　0.9%氯化钠注射液 100ml　iv drip　q12h（AST，
　　　头孢替坦 1～2g ｜ 连用7天）

　或　0.9%氯化钠注射液 100ml　iv drip　q12h（AST，
　　　头孢噻肟注射液 2.0g ｜ 连用7天）

（4）血栓性静脉炎的治疗　使用抗炎药的同时可加服中药，有条件可行抗凝溶栓治疗，病程较长。

处方　5%葡萄糖盐水 500ml　iv drip　q6h（体温下降后
　　　肝素 150U/（kg·d） ｜ 改为bid，连用4～7日）

　或　5%葡萄糖注射液 500ml
　　　尿激酶 40万U ｜ iv drip　10d

【说明】连用4～10天，如无效，需进一步检查有无脓肿存在。用药期间监测凝血功能。

（5）手术治疗　会阴伤口或腹部切口感染，应及时切开引流；盆腔脓肿可经腹或后穹隆穿刺或切开引流；子宫严重感染，经积极治疗无效，炎症继续扩展，出现不能控制的出血、脓毒血症或感染性休克时，应及时行子宫切除术，清除感染源，挽救患者生命。

（6）中药治疗

处方一　金银花15g、野菊花15g、蒲公英15g、败酱草15g、紫花地丁15g、天葵子15g、牡丹皮15g、栀子15g、桃仁10g、延胡索10g、甘草6g。每日1剂，水复煎服。

【说明】适用于热毒壅盛型产褥感染。

处方二　金银花15g、甘草6g、赤芍15g、当归10g、乳香10g、没药10g、天花粉10g、陈皮10g、防风10g、川贝母10g、白芷10g、皂角刺12g、穿山甲5g、败酱草10g、薏苡仁20g、土茯苓20g。每日1剂，水复煎服。

【说明】适用于湿热瘀结型产褥感染。

处方三　紫花地丁30g、蒲公英30g、败酱草30g、白花蛇舌草30g、苦参30g、毛冬青30g、金银花15g、野菊花30g。每日1剂，浓煎100ml，保留灌肠，10次为1个疗程。

【说明】适用于湿热瘀结型产褥感染。

四、预防

加强妊娠期卫生宣传，临产前2个月避免性生活及盆浴，加强营养，增强体质。保持外阴清洁。及时治疗外阴阴道炎及宫颈炎症。避免胎膜早破、滞产、产道损伤与产后出血。接产严格无菌操作，正确掌握手术指征。消毒产妇用物。必要时给予广谱抗生素预防感染。

第2节　晚期产后出血

分娩24h后，在产褥期内发生的子宫大量出血，称晚期产后出血（late puerperal hemorrhage）。以产后1～2周发病最常见，亦有迟至产后6周发病者。阴道流血可为少量或中等量，持续或间断；亦可表现为急骤大量流血，同时有血凝块排出。产妇多伴有寒战、低热，且常因失血过多导致严重贫血或失血性休克。

一、诊断要点

1.症状

（1）阴道流血　胎盘胎膜残留、蜕膜残留引起的阴道流血多在产后10日发生。胎盘附着部位复旧不良常发生在产后2周左右，可以反复多次阴道流血，也可突然大量阴道流血。剖宫产子宫伤口裂开所致的阴道流血多在术后2～3周发生，表现为突然大量阴道流血，甚至引起失血性休克。

（2）腹痛和发热　反复出血并发感染者，可出现腹痛和发热，恶露恶臭。

（3）全身症状　出血多时有头晕、心悸等，甚至休克表现。

2.体征

（1）一般体格检查　可有贫血貌，有不同程度的心率加快，血压降低，脉压缩小，呼吸增快。

（2）妇科检查　子宫复旧不佳可扪及子宫增大、变软，宫口松弛，有时可触及残留组织和血块；伴有感染者，子宫有压痛；剖宫产切口裂开，宫颈内有血块，宫颈外口松，有时可触及子宫下段明显变软，切口部位有凹陷或突起；滋养细胞肿瘤患者，有时可于产道内发现转移结节。

3.辅助检查

（1）血常规　了解贫血程度及有无炎症，必要时查血HCG有助于排除胎盘残留及产后滋养细胞肿瘤；病原菌和药敏实验可有助于选择有效广谱抗生素。

（2）B超探查　宫腔内有无残留组织，剖宫产分娩者需了解子宫下段切口愈合情况。

（3）胸片　有咳嗽主诉或血HCG异常者可行胸部X线检查。

二、治疗

（1）急症住院治疗，如有休克立刻纠正休克，同时止血治疗，记录出血量。

（2）阴道分娩且B超显示无宫内残留组织者，可用宫缩剂和抗生素。

（3）B超显示有宫内组织残留，立即在输液、配血备用的情况下行清宫术，刮出物送病理检查。术后继续给予抗生素及宫缩剂。

（4）剖宫产术后出血，B超除外胎盘残留者，绝对卧床，大量广谱抗生素和宫缩剂静脉滴注，注意出血情况，如反复多量出血，可做剖腹探查。若切口周围组织坏死范围小，炎症反应轻微，可做清创缝合及髂内动脉、子宫动脉结扎止血或行髂内动脉栓塞术。若组织坏死范围大，酌情做低位子宫次全切除术或子宫全切除术。

（5）剖宫产术后如疑有胎盘残留，应在手术室输血、输液并做好开腹手术的准备，由有经验的医生行清宫术，或有条件者在B超下行清宫术，一旦出血不止应立即行开腹手术。

（6）观察期间和术后注意改善贫血，定时检查血常规。

（7）中药治疗

处方一　黄芪30g、党参20g、白术10g、升麻10g、炙甘草6g、蒲黄炭12g（包煎）、五灵脂12g（包煎）、益母草20g。每日1剂，水煎服。

【说明】适用于气虚型晚期产后出血。

处方二　黄芩10g、黄柏10g、生地黄12g、熟地黄12g、淮山药15g、续断15g、白芍15g、甘草6g、益母草20g、茜草12g。每日1剂，水煎服。

【说明】适用于阴虚血热型晚期产后出血。

处方三　川芎9g、当归10g、桃仁10g、炮姜5g、甘草6g、益母草20g、蒲黄炭12g（包煎）、五灵脂12g（包煎）、茜草12g。每日1剂，水煎服。

【说明】适用于血瘀型晚期产后出血。

第3节 产褥期抑郁症

产褥期抑郁症（postpartum depression）是指产妇在产褥期内出现的抑郁症状，是产褥期精神综合征中最常见的一种类型。通常在产后2周出现症状，表现为易激惹、恐怖、焦虑、沮丧和对自身及婴儿健康过度担忧，常失去生活自理能力及照料婴儿的能力，有时还会陷入错乱或嗜睡状态。

一、诊断

产褥期抑郁症至今尚无统一的诊断标准。美国精神学会（1994年）在《精神疾病的诊断与统计手册》一书中，制定了产褥期抑郁症的诊断标准。

（1）在产后2周内出现下列5条或5条以上的症状，必须具备①、②两条。

① 情绪抑郁。

② 对全部或多数活动明显缺乏兴趣或愉悦。

③ 体重显著下降或增加。

④ 失眠或睡眠过度。

⑤ 精神运动性兴奋或阻滞。

⑥ 疲劳或乏力。

⑦ 遇事皆感毫无意义或自责感。

⑧ 思维能力减退或注意力溃散。

⑨ 反复出现死亡想法。

（2）在产后4周内发病。

二、治疗

通常需要治疗，包括心理治疗及药物治疗。

（1）心理治疗 通过心理咨询，解除致病的心理因素（如婚姻关系紧张、想生男孩却生女孩、既往有精神障碍史等）。对产妇多加关心，同时要无微不至地照顾，尽量调整好家庭关系，指导其养成良好的睡眠习惯。

（2）药物治疗　应用抗抑郁药，主要是选择性5-羟色胺再吸收抑制药、三环类抗抑郁药等（可选择以下一种处方）。

处方一　帕罗西汀　开始剂量　20mg/d，逐渐增至　50mg/d

处方二　舍曲林　开始剂量　50mg/d，逐渐增至　200mg/d（此剂量不得连续应用超过8周）

处方三　氟西汀　开始剂量　20mg/d，逐渐增至　80mg/d

处方四　阿米替林　开始剂量　50mg/d，逐渐增至　150mg/d

【说明】这类药物不进入乳汁中，可用于产褥期抑郁症。

第4节　产褥中暑

产褥中暑（puerperal heat stroke）是指产褥期因在高温环境中，体内余热不能及时散发引起的中枢性体温调节功能障碍性急性热病，表现为高热，水、电解质紊乱，循环衰竭和神经系统功能损害等。本病起病急骤，发展迅速，处理不当可遗留严重的后遗症，甚至死亡。

一、诊断

（1）病史　气候炎热，房间通风不良，产妇分娩不久。

（2）中暑先兆　发病急骤，出现口渴、多汗、心悸、恶心、胸闷及乏力。

（3）轻度中暑　体温升高，面色潮红、心率增快、呼吸急促、体表痱疹。

（4）重度中暑　体温高达41～42℃，谵妄、抽搐、昏迷、面色苍白、血压下降、皮肤干燥无汗、瞳孔缩小、反射减弱。

（5）排除产褥感染、败血症、产后子痫等疾病。

二、治疗

（1）治疗原则　立即改变高温和不通风环境，迅速降温，及时纠正水、电解质紊乱及酸中毒。迅速降低体温是抢救成功的关键。

（2）一般治疗　首先应将患者置于阴凉、通风处，脱去产妇过多衣着，室内温度宜降至25℃，鼓励多饮冷开水，用冷水、乙醇等擦洗。在头、颈、腋下、腹股沟、腘窝浅表大血管分布区放置冰袋，快速物理降温。按摩四肢，促进肢体血液循环。

（3）药物治疗　应用氯丙嗪、异丙嗪及糖皮质激素降温，用地西泮、硫酸镁抗惊厥、解痉。低血压病人补充血容量、升高血压。心力衰竭病人给予毛花苷C强心。

处方一　药物降温。

5%葡萄糖氯化钠注射液（4℃）　1000ml　iv drip

5%葡萄糖氯化钠注射液　500ml ｜ iv drip　st（1～2h

氯丙嗪　25～50mg ｜ 滴完）

【说明】当血压下降时，停用氯丙嗪改用地塞米松。紧急时也可使用氯丙嗪加异丙嗪静脉滴注，体温降至38℃时，停止降温。在降温的同时应积极纠正水、电解质紊乱和酸中毒，24h补液量控制在2000～3000ml。注意补充钾、钠盐。高热昏迷抽搐的危重患者或物理降温后体温复升者可用冬眠疗法。使用药物降温时需监测血压、心率、呼吸等生命体征。加强护理，注意体温、血压、心脏及肾脏情况。

处方二　血压下降者选用。

右旋糖酐-40　250～500ml　iv drip　st

5%葡萄糖注射液　250ml ｜ iv drip　st（根据血

多巴胺　20μg ｜ 压调节滴数）

处方三　心力衰竭选用。

5%葡萄糖注射液　20ml ｜

毛花苷C（西地兰）　0.2～0.4g ｜ iv st（缓慢）

处方四　抽搐病人选用。

地西泮（安定）　10mg　im　st

或　25%硫酸镁　20ml　iv（缓慢）

或　5%葡萄糖注射液　500ml
　　哌替啶　100mg
　　氯丙嗪　50mg
　　异丙嗪　50mg

iv drip　st

处方五　脑水肿可选用。

20%甘露醇　250ml　iv drip　（快速，3～4h可重复给药）

第24章
新生儿处理

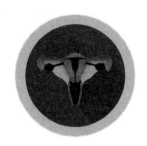

第1节　新生儿窒息与复苏

新生儿窒息是指胎儿缺氧、发生宫内窘迫及娩出过程中各种原因引起呼吸循环障碍，生后1min内未能建立规则呼吸引起的缺氧状态。新生儿窒息是一种紧急状态，因此要准确、快速地复苏，以减少并发症、后遗症发生率或死亡率。

一、病因

（1）母亲因素　疾病（如心功能不全、重症呼吸系统疾病、休克、重度贫血等）、胎盘早剥（胎盘功能不全、胎盘形态异常）及脐带缠绕、打结、脱垂、过长、受压等。

（2）胎儿因素　早产、过期产、宫内感染、IUGR、先天性心脏病、心功能不全或是肺泡及呼吸中枢发育不全。

（3）产时因素　产程异常，如子宫收缩过频，无节律性，使宫内压力升高，子宫动脉受阻，胎儿PaO_2下降。头盆不称、使用产钳或用麻醉药。

二、诊断标准

Apgar评分仍是目前常用的标准（表24-1）。

表 24-1　Apgar 评分

体征	评分		
	0	1	2
心率	无	< 100 次 /min	> 100 次 /min
呼吸	无	慢，不规则	良好，哭声好
肌张力	松弛	稍屈曲	四肢活动好
刺激反应	无	差	好
肤色	苍白	肢体发绀	红润

注：4 ～ 7 分为轻度窒息，0 ～ 3 分为重度窒息。

1min 评分为一评，5min 评分为二评，10min 为三评。Apgar 评分是对新生儿出生后 1min 和 5min 窒息程度的客观评价，不能作为决定是否需要复苏的依据。但是它对复苏效果的判断是很重要的，尤其5min 以后的评分，可预测预后。

三、治疗原则

1.复苏的准备

（1）分娩时，应做好人员准备，每次分娩必须至少有 1 名能够实施初步复苏并启动正压通气的医护人员在场，负责护理新生儿。如果有高危因素，则需多名医护人员在场，组建合格的、熟练掌握复苏技术的团队。团队要明确组长和成员的分工，做好复苏计划。

（2）准备好复苏用具（吸球、吸管和喉镜等）和药品，启动复苏程序后的评估主要基于以下 3 项指标：呼吸、心率和脉搏、血氧饱和度。通过评估这 3 项指标确定每一步骤是否有效，其中心率是最重要的指标。

2.胎头娩出立即挤净并用吸引器吸净口鼻咽内的分泌物。

3.出生后立即进行初步复苏

① 放置热射床上，提前预热辐射保暖台，足月儿时设置辐射保暖台温度为 32 ～ 34 ℃。

② 立即擦干身上的羊水（若羊水重度胎粪污染，则在保暖下立即行气管内吸引）。

③ 摆好体位，呈鼻吸气位（肩背垫高2cm），头侧向一边。

④ 吸清咽喉、鼻部分泌物，特别是胎粪样羊水污染时，首先评估新生儿有无活力：有活力时，继续初步复苏；无活力时，应在20 s内完成气管插管及吸引胎粪。

⑤ 触觉刺激　快速彻底擦干新生儿头部、躯干和四肢，去掉湿毛巾。彻底擦干也是刺激新生儿诱发自主呼吸的方法。如仍无自主呼吸，用手轻拍或手指弹新生儿足底或摩擦背部2次以诱发自主呼吸。如上述努力无效，表明新生儿处于继发性呼吸暂停，需要正压通气。

以上五步初步复苏应在20s内完成。

绝大多数新生儿或原发性呼吸暂停儿，经以上五步初步复苏后会很快建立自主呼吸。对少数继发性呼吸暂停者，需进一步复苏纠正低氧血症和酸中毒。

4. 复苏的程序和方案

（1）评估、决策、操作的循环程序（图24-1）

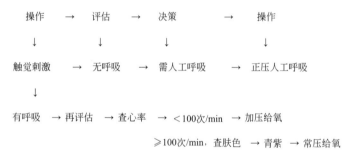

图 24-1　循环程序图

① 正压给氧　氧浓度90% ～ 100%（足月儿和胎龄≥35周早产儿开始用21%氧气进行复苏。胎龄<35周早产儿自21% ～ 30%氧气开始），面罩气囊给氧。

② 常压给氧　氧流量5L/min。

a.导管距口1.5cm氧浓度80%。

b.导管距口2.5cm氧浓度60%。

c.导管距口5cm氧浓度40%。

（2）ABCD复苏方案

① 保持呼吸道通畅（A） 吸黏液或气管插管。

② 建立呼吸（B） 触觉刺激、正压通气。

③ 建立有效循环（C） 心脏按压（需气管插管进行正压通气，将氧浓度提高至100%）。

④ 药物（D） 少数重度窒息儿，有效的正压通气和胸外按压60 s后，心率仍＜60次/min。或患儿出生前有心跳，而出生后无心跳者，在插管人工呼吸，胸外按压心脏的同时，应给予肾上腺素（1：10000），静脉用量0.1～0.3ml/kg；气管内用量0.5～1ml/kg，必要时间隔3～5min重复给药。

根据病史和体格检查，怀疑有低血容量的新生儿〔皮肤苍白、毛细血管再充盈时间延长（>3 s）、心音低钝和大动脉搏动微弱〕。尽管给予了正压通气、胸外按压和肾上腺素，心率仍然<60次/min，应使用扩容剂：生理盐水，首次剂量为10ml/kg，经脐静脉或骨髓腔5～10min缓慢推入，必要时可重复使用。

复苏过程、评估和决策的依据是呼吸、心率和肤色，而不是Apgar评分。

5. 复苏后的监测

① 监测呼吸、心率、心律、体温、肌张力、肤色和神经反射。

② 注意尿量及尿比重、蛋白、血细胞和管型变化，必要时查尿素氮。

③ 有条件时，应查血气，酌情处理。

④ 维生素K_1 3～5mg，肌内注射，每天1次，共3天。

⑤ 苯巴比妥，剂量为15～20mg/(kg·24h)，首次剂量8～10mg/kg，余量8h以后分2次肌内注射。其目的是减少活动，降低代谢率和减少儿茶酚胺的分泌，以预防或减轻缺血缺氧性颅内出血，并减少惊厥的发生，降低或减轻后遗症的发生。

⑥ 对症治疗，适当加用抗生素。

⑦ 护脑，如给能量合剂、脑活素或胞磷胆碱等。

第2节　新生儿产伤

胎儿娩出过程中发生的机械性损伤称新生儿产伤。临床上可分为四大类（按损伤部位）：软组织损伤、周围神经损伤、骨折、内脏损伤。

一、软组织损伤

1.胎头水肿

胎头水肿为胎儿在产道持续受压时间较长所致。

（1）临床表现　肿胀范围不受颅缝限制，可为凹陷性水肿，无波动感，2～3天内消退。

（2）治疗方案及原则　无须特殊治疗。

2.骨膜下血肿

骨膜下血肿是由于胎儿颅骨骨膜下血管破裂所致。

（1）临床表现　一侧多见，有波动感，边界分明，不超过骨缝，出生后逐渐增大，24h最明显，消退慢，一般6～8周吸收。胎头血肿的下面常有骨折（线形或凹陷粉碎性骨折），必要时行CT或X线片检查，如骨折凹陷≥5mm应开颅。

（2）治疗方案及原则　保护皮肤，预防感染，不穿刺血肿。

3.皮下瘀斑及水肿

（1）临床表现　多见于先露部娩出部位的受压处。

（2）治疗方案及原则　局部用药预防继发感染。

4.皮肤擦伤及皮下脂肪坏死

（1）临床表现　大都发生于难产，如局部受压擦伤致皮下脂肪坏死，多见于生后7～10天，在四肢、面部、臂前受压处出现硬结，边缘清楚，皮肤呈深红色或紫红色。

（2）治疗方案及原则　以局部热敷为主，全身抗感染治疗。

5.角膜损伤或意外擦伤

（1）临床表现　角膜处可见损伤处。

（2）治疗方案及原则

① 维生素 K_1　5～10mg，每天1次，共3天，待自然吸收。

② 角膜损伤可氯霉素眼药水及红霉素眼药膏交替使用，预防感染。

6. 球结膜下出血、眼底出血

（1）临床表现　出生时胎头受挤压，静脉充血，小儿毛细血管脆性大，出现单侧或双侧球结膜下出血。眼底检查可见出血斑。

（2）治疗方案及原则　禁搬动，保持安静。

7. 胸锁乳突肌损伤

（1）临床表现　单侧多见，胸锁乳突肌血肿，纤维变性形成肿块，可活动，头向患侧偏斜。大部分能在3～6个月内自行吸收。

（2）治疗方案及原则　2周内以止血、保静为主，2周后可辅以按摩、理疗加速消退，半年内仍不好转，考虑手术治疗。

二、周围神经损伤

1. 面神经损伤

面神经损伤多为产钳损伤面神经或面神经在骨盆入口处受压所致。

（1）临床表现　面神经麻痹，患侧眼睑不能闭合，不能皱眉，鼻唇沟变浅，口角向对侧歪斜。

（2）治疗方案及原则　三磷腺苷15mg，隔日1次，口服；维生素 B_1 10mg，每日3次，口服，帮助麻痹神经恢复。保护眼角膜，用湿无菌纱布覆盖不能闭合的眼部。

2. 臂丛神经损伤

臂丛神经损伤为胎儿娩出时牵拉颈部用力过度所致，引起肢体完全或部分麻痹。

（1）上臂型　伤及第5、6颈神经的前干连接处。

① 临床表现　患肢下垂紧靠身侧，肩部内收、内旋。肘关节伸直，前臂旋前，腕指关节呈屈曲状，拥抱反射消失，握持反射存在。

② 治疗原则　用小夹板使上肢外展、外旋位固定8～12周，使肘关节呈屈曲位，手掌向上。以后行功能训练。

（2）下臂型　第7、8颈神经损伤。

① 临床表现　手指屈肌和手内肌肉麻痹，大、小鱼际肌萎缩，腕部屈肌及手肌无力，握持反射弱，感觉消失。颈交感神经受损者上眼睑下垂，瞳孔缩小。

② 治疗原则　使手指呈全功能握物位，腕关节15°屈曲4周，以后行功能训练。

（3）全臂型　第5颈神经至第1胸神经损伤。

① 临床表现　整个上肢麻痹。

② 治疗原则　见上臂型及下臂型的治疗原则。

3. 膈神经损伤

（1）临床表现　呼吸困难，不规则，口唇发绀，窒息，患侧呼吸减弱，膈肌活动消失。

（2）治疗方案及原则　吸氧（必要时人工呼吸），鼻饲喂养，预防肺炎。严重者需手术治疗。

4. 脊髓损伤

常见于臀牵引用力过度者，常发生在颈椎、胸椎。临床表现为远端随意肌麻痹、上睑下垂、瞳孔缩小、呼吸困难、大小便失禁，重者迅速死亡。

三、骨折

1. 颅骨骨折

颅骨骨折多因产钳助产或在产道受压过度所致。

（1）临床表现　颅骨可见凹陷、裂纹形骨折，可同时伴有脑组织损伤。多发生在颞部、顶部和额部。

（2）治疗方案及原则　通过X线确诊，若骨折无症状可自愈。如骨折深度>5mm伤及脑组织时，严重者可导致颅内出血，应手术治疗；<5mm者可予非手术治疗。

2. 锁骨骨折

锁骨骨折为常见病，可因产力强，胎儿下降太快，前肩通过耻骨联合处过快并受压；各种原因所致的娩肩困难，或娩肩不充分时过早上抬前肩等原因所造成。

（1）临床表现　发生在锁骨中部或外1/3处，锁骨轮廓不清，局部压痛，拥抱反射消失，部分可出现骨擦音，周围软组织轻微饱满感。青枝骨折时症状不明显。可疑时以X线确诊。

（2）治疗方案及原则　制动、保静，严重时用绷带"8"字形固定7～10天，2周后复查X线片了解骨痂愈合情况。

3. 肱骨骨折

肱骨骨折多见于臀位牵引和横位内倒转时，多发生在肱骨上、中1/3交界处，多为完全骨折伴移位。

（1）临床表现　前臂缩短，假性瘫痪，肿胀，可伴桡神经麻痹。

（2）治疗方案及原则　对错位肱骨面行牵引后，用压舌板、棉花和绷带制成的夹板固定内、外侧，包扎，患肢呈小于90°的屈曲位姿势，手指指向对侧肩部，绷带固定于胸前，3～4周后愈合。成角或重叠均可自行矫正。

4. 股骨骨折

股骨骨折多为臀位牵引不当（剖宫产或阴道分娩）所致，多发生于股骨中1/3处。

（1）临床表现　患肢缩短，向前方隆起，局部肿胀，动时哭闹，可听到骨擦音。

（2）治疗方案及原则

① 用夹板固定在臀部及膝关节后行下肢牵引，固定4周，X线复查。

② 股骨骨折的悬垂牵引法　患儿平躺，髋关节保持90°屈曲，臀部距床面2～3cm，利用患儿自身重量为向下牵引的力量，需3～4周。

（3）绷带固定法　将患肢伸直竖贴于胸腹壁，足置于肩上，皮肤之间放置软纱布，然后用绷带将躯干和下肢固定起来，需3～4周。

5. 先天性髋关节脱臼

先天性髋关节脱臼的主要原因是髋关节骨性结构异常和关节四周软组织发育欠佳。半脱位较全脱位多见，发病率女：男为8：1。

（1）临床表现

① 患侧肢体明显缩短。

② 大腿屈曲姿势时，外展不佳，股部皱褶不对称。

③ 单侧脱位时，臀部和大腿的皱褶比健侧多，可发现1～2个额外皱纹。半脱位时患侧大腿不能充分外展，大腿不能接触桌面。患侧肢体活动不佳，处于轻度内旋或屈曲位。

（2）治疗方案及原则　治疗愈早，效果愈好。在新生儿期，将患儿双下肢保持于高度外展位，用三角巾或夹板保持6～9个月，多可治愈。

四、内脏损伤

1.肝脏破裂

因肝脏相对较大，胸肌壁内容薄弱，故在分娩过程中肝脏受力过大易致肝破裂，多见于巨大儿或大于胎龄儿，也可因胎头娩出后在宫底过度加压，或海绵状血管瘤自发破裂所致。常发生于臀位产或其他类型的难产。

（1）临床表现　全身状况极差，呈急性失血性休克，腹胀进行性加重，腹壁发蓝，腹部移动性浊音。

① X线　肝脏阴影增大，膈肌上升。

② B型超声　可见液平，行腹腔穿刺可确诊。

③ 实验室检查　贫血，血细胞比容和血红蛋白降低。

（2）治疗方案及原则　积极抢救失血性休克，输血。开腹做引流、肝脏修补术或肝部分切除术。

2.脾脏破裂

脾脏破裂常发生于臀位产或其他类型的难产。

（1）临床表现　急性失血性休克，腹胀，腹壁呈暗蓝色。

（2）治疗方案及原则　迅速抢救失血性休克，同时剖腹检查行脾修补或切除术。

3.肾上腺出血

肾上腺出血可由产伤或窒息所致。

（1）临床表现　少量出血可无症状。大量出血可有腹胀、贫血和腹水征，双侧出血可引起肾上腺功能不全。

（2）诊断要点　X线腹部侧位片示后腹膜肿块将肠管前推。

（3）治疗方案及原则　积极抗休克治疗，应用肾上腺皮质激素，静脉滴注氢化可的松5mg/（kg·d），纠正电解质紊乱，严重者手术止血。

第3节　新生儿黄疸

黄疸是新生儿期，特别是新生儿早期最常见的症状，可以是生理性的，也可以是疾病的一个症状。

一、生理性黄疸

（一）诊断标准

（1）出现黄疸时间　30%足月儿、80%早产儿生后2～3天皮肤可见黄疸，4～6天达高峰。无其他异常伴随症状，肝脾不大，吃奶好。

（2）消退时间　足月儿10～14天，早产儿2～3周（可延长到1个月）。

（3）血清胆红素值　足月儿≤220.4μmol/L（12.9mg/dl），早产儿≤256.5μmol/L（15mg/dl）。

（二）治疗原则

（1）早吃母乳，促胎粪排出，以减少肝肠循环。

（2）高峰期后无下降趋势者，或有轻微症状（如嗜睡、纳差）可给予蓝光照射。约24h后黄疸明显减轻。

（3）酶诱导剂苯巴比妥5mg，尼可刹米1/3支，口服，每天3次。

（4）中药消黄汤和茵栀黄口服液。

二、病理性黄疸

（一）诊断标准

（1）出生24h之内肉眼可见黄疸。

（2）血清胆红素　第1天>85.5μmol/L（5mg/dl），第2天>171μmol/L（10mg/dl），第3天>256.5μmol/L（15mg/dl）。总值：足月儿≥220.4μmol/L，早产儿≥256.5μmol/L，超过342μmol/L应积极预防胆红素脑病的发生。

（3）进展快　24h递增>85.5μmol/L。

（4）长久不退或消退后又出现者。

（二）以间接胆红素增高为主的黄疸

1.病因

溶血性黄疸，ABO血型不合溶血，Rh血型不合溶血，其他血型系统不合溶血。葡萄糖-6-磷酸脱氢酶（G-6-PD）缺乏，遗传性球形红细胞增多症，遗传性椭圆形细胞增多症，珠蛋白生成障碍性贫血（地中海贫血），细菌或病毒感染，药物性溶血。此外，还有红细胞增多症、各部位的血肿、母乳性黄疸、代谢性疾病、甲状腺功能减退症、半乳糖血症等。

2.诊断标准

（1）根据黄疸出现时间　生后24h以内出现黄疸多为溶血性黄疸（特别是ABO溶血或Rh溶血多见）或是宫内感染。生后2～3天出现轻微黄疸为生理性黄疸。1周以后出现黄疸可见于母乳性黄疸。黄疸延迟消退见于代谢性疾病、葡萄糖醛酸转移酶缺乏、生后感染性黄疸，于出生5～6天又加重或久不消退，病情进展快，严重者可出现胆红素脑病。

（2）辅助检查

① 查母婴血型。

② 血型不合者行血清学检查库姆试验或（红细胞）释放试验，1项阳性即可诊断血型不合溶血。

③ 查血常规及血细胞比容鉴别贫血、红细胞增多症。

④ 网织红细胞计数溶血时增高。

⑤ 白细胞、血小板计数、C反应蛋白、血培养等有助于感染的诊断。

⑥ 甲状腺功能检查　T_4、TSH测定。

⑦ 血清总胆红素、间接胆红素和直接胆红素测定。

（3）治疗原则

① 光疗　依病情定照射时间。

② 酶诱导剂　苯巴比妥、尼可刹米。

③ 输注白蛋白　可减少游离胆红素，降低胆红素脑病的发生，1g/（kg·d），静脉滴注。

④ 肾上腺皮质激素　可提高肝酶活力，抑制抗原抗体反应，口服泼尼松1～2mg/（kg·d）分2次。

⑤ 中药　消黄汤，以茵陈为主或茵栀黄口服液。

⑥ 换血治疗　凡出生24h内出现黄疸，进展快，胆红素以0.5mg/（kg·h）速度增长或脐血胆红素>3mg/dl，末梢血红蛋白≤145g/L，伴肝、脾大或有心力衰竭者（术前应先控制心力衰竭），或其母亲有过新生儿死于黄疸的不良产史者应换血。或任何时候，胆红素≥25mg/dl也应考虑。

a.Rh血型不合，选用与母亲相同的Rh血型血；ABO血型用与婴儿相同的血型或O型血。ABO血型不合，母O型患儿为A型或B型时，最好采用O型血的红细胞、AB型血的血浆混合血。如无条件可用O型血为血源。

b.G-6-PD和感染性重症黄疸者，用与患儿相同血型的血为血源。

c.途径　脐静脉导管插入脐静脉内5cm左右，脐带断面愈合者在腹壁上做腹膜外脐静脉切开插入。换血量170ml/kg，可换出致敏细胞85%，降低胆红素50%，足月儿每次换血15～20ml，早产儿每次5～10ml，2min换1次，全过程2h内换完。或用桡动脉和末梢静脉同步换血法。

基层医院之重症黄疸患儿，应及早转入上级医院，争取时间以防发生胆红素脑病。

（三）以直接胆红素增高为主的黄疸

结合胆红素水平>34.2μmol/L（2mg/dl）或直接胆红素占总胆红素的15%以上。为肝胆系统功能障碍的表现，多见于晚期新生儿。

1.病因

（1）肝炎综合征　常见于宫内感染，由母亲垂直传播，以病毒感染为主。

（2）胆汁黏稠综合征　胆总管被黏稠的胆汁阻塞。

（3）先天性胆道畸形　肝内肝外胆道闭锁或缺陷。

（4）代谢缺陷病　半乳糖血症、糖原贮积病、酪氨酸血症等，多伴有明显的发育障碍史。

2.诊断标准

（1）临床表现　生理性黄疸消退后又复发，并逐渐加重，黄疸呈灰黄色或暗黄色，黄疸伴随呕吐、食欲缺乏、精神差、体重不增等症状，生后大便正常，后转为淡黄色或白陶土色，尿深黄，肝、脾大，可致肝腹水、肝性脑病、大出血等。

（2）辅助检查

① 血清胆红素高，以总胆红素、结合胆红素增高为主。

② 肝功能不正常。

③ 尿胆红素阳性。

④ TORCH特异抗体IgG、IgM检查。

⑤ 乙肝五项检查及丙肝检查。

3.治疗原则

对症治疗。

三、母乳性黄疸

母乳性黄疸是指新生儿以母乳喂养出现的黄疸，不伴有其他疾病。经临床确认，黄疸与母乳有关，根据黄疸出现早晚可分早发性和晚发性。

1.诊断标准

（1）早发性母乳性黄疸　生后2～4天黄疸明显，由于母乳少，喂养奶量不足，以致胎便排泄延迟。一旦喂养情况改善，胎便排净，黄疸随之减轻。

（2）晚发性母乳性黄疸（指通称的母乳性黄疸）指生后7～8天以后黄疸无减退迹象，而且有逐渐加重趋势，黄疸最重在生后15天左右，可持续2～3周甚至2～4个月后才消退。

（3）吃奶好，体重增加良好，大小便正常。

（4）停喂母乳2天后黄疸很快减轻，总胆红素可下降50%。重新母乳喂养后，黄疸可能又会轻度加重。

（5）肝功能和血常规均在正常范围，病毒检测阴性。

（6）血清胆红素可达加205.2～342.0μmol/L（12～20mg/dl），偶尔甚至达427.5μmol/L（25mg/dl）。

2. 治疗原则

（1）轻症　一般在家中治疗，可指导母亲白天将婴儿置于有太阳处，光线可透过玻璃照到患儿的脸、手等暴露部位。

（2）收住院者，应继喂母乳喂养，光疗，输液。

（3）均应口服退黄中药，如茵栀黄口服液3ml，每日3次，光疗者应加服维生素B_2 5mg，每日2次。

（4）重症（胆红素在20mg/dl以上者）酌情停母乳，以光疗、输液和白蛋白治疗。

（5）母乳挤出加热（56℃）15min，再用奶瓶喂奶，同时加其他治疗。

第4节　胎头水肿和新生儿头颅血肿

胎头水肿即产瘤，胎头在产道持续受压，使局部循环受阻，血管通透性增加，淋巴液淤积，造成局部头皮水肿。而头颅血肿系由于胎儿娩出时，其颅骨与母体骨盆相擦或受挤压致颅骨骨膜损伤，骨膜下血管破裂，血液积聚在顶骨与骨膜之间而形成，可出现在经阴道自然分娩和阴道助产的新生儿，出现在早产儿凝血机制障碍时。

一、诊断

胎头水肿与新生儿头颅血肿的诊断并不困难，因处理完全不同，故需鉴别，见表24-2。

表24-2　胎头水肿与新生儿头颅血肿的鉴别

项目	胎头水肿	新生儿头颅血肿
部位	骨膜上局部头皮水肿超越骨边缘，无明确边界	顶、枕骨骨膜下，不超越骨缝，有明确边界
出现时间	出生时即存在	出生时可不明显，以后越来越大
消失时间	很快消失，出生时最小的水肿生后几小时消失，比较大的2～3天消失	消失较慢，生后3～8周
内容物	水肿液体	血
局部波动感	无	有

二、治疗

（1）胎头水肿属生理性的，无需处理。

（2）头颅血肿的治疗

① 保持安静，勿揉挤局部，不穿刺抽吸，以防引起感染。

② 血肿大、发展快的可冷敷或加压包扎，注意贫血和失血性休克。必要时输血。

③ 给止血药，如维生素K_1 5mg，肌内注射，每日1次，共3天。

④ 局部可应用中成药跌打丸外敷，即将跌打丸弄碎，以75%乙醇调成糊状，涂于患处，每日2～3次。

⑤ 如合并局部感染，宜静脉滴注抗生素，如氨苄西林每日100mg/kg。

⑥ 如合并高胆红素血症，应给予光疗等处理。

第5节　新生儿颅内出血

新生儿颅内出血是新生儿出生过程中或生后几天内死亡的重要原

因之一。其发病主要与缺氧和产伤有关，临床上以窒息及中枢神经系统兴奋或抑制为主要特征，并常留下永久性轻重不等的精神神经损害。

一、病因

（1）产伤　臀位产，急产，产钳、胎吸等阴道手术助产常是损伤性颅内出血的原因，足月儿多见。

（2）缺氧　窒息，产程过长，胎盘早剥，前置胎盘，胎盘功能低下，脐带脱垂以及产母患严重疾病等常是缺氧性颅内出血的原因，早产儿多见。

二、诊断

（1）病史　多数有异常分娩史、新生儿窒息史，生后短时期内发病。

（2）生后短时期内出现烦躁、呻吟、尖叫、抽搐等兴奋症状；未成熟儿常有嗜睡、反应差、拒奶、肌张力低下、反射消失等抑制症状。

（3）常有呼吸不规则，前囟饱满或紧张，神经反射消失及瞳孔改变等体征。

（4）颅脑B超检查　安全准确，可明确出血部位。尤其是对未成熟儿的脑室出血，有重要的诊断意义，而且价格较CT低，有可能反复做，进行动态观察。

（5）CT　可准确显示颅内出血的部位和范围，并可提示有无脑水肿存在、脑室移位及受压情况，对脑室周围及脑室内出血、脑实质出血尤有重要价值。

（6）腰穿或硬脑膜下穿刺　必要时进行。做脑脊液细胞形态学检查可见红细胞增多，红细胞吞噬细胞，含铁血黄素吞噬细胞等。

三、鉴别诊断

（1）新生儿败血症　有感染史或感染病灶，如脐部感染或其他感染，败血症严重时常伴黄疸、肝脾大等感染中毒症状，血常规和血培养检查有助于鉴别。

（2）脑膜炎　发病较晚，有神经系统和颅内压升高的体征，中毒症状明显，血象中白细胞增高，脑脊液检查有炎症性变化，细菌培养和涂片可助诊断。

（3）呼吸系统病变　如呼吸窘迫综合征、肺炎、肺不张等，初起时一般情况欠佳，反应差，拒奶，与颅内出血症状易混淆，但呼吸系统病变无明显产伤、难产史，无神经系统症状和体征，多有呼吸增快、呼吸困难、鼻翼扇动、肺部啰音等。胸部X线摄片有助鉴别。

四、治疗

（1）一般治疗　保持安静，保暖，给予氧气吸入，头位抬高，减少惊扰，适当延迟开奶时间，密切观察瞳孔和呼吸情况。

（2）维持营养　早期由静脉补充营养和液体，给10%葡萄糖60～80ml/（kg·d）并适当给予1/5张含钠液体，病情稳定后不会吮奶者可用鼻胃管喂养。

（3）镇静药　烦躁不安或惊厥时用地西泮0.1～0.3mg/kg肌内注射，或苯巴比妥3～5mg/（kg·d）肌内注射，呻吟者可用氯丙嗪1mg/kg肌内注射。

（4）止血　维生素K_1 5mg/d肌内注射或静脉注射，共用3日；补充凝血因子，可输新鲜血5～10ml/kg。

（5）降低颅内压　一般病例可用地塞米松0.5mg/kg静脉注射或静脉滴注，连用2～3日；有脑水肿者，地塞米松首次用量1～2mg，以后0.5～1mg，每8h肌内注射1次；呼吸不规则，疑脑疝时可用2%甘露醇2.5～5ml/kg，6～8h静脉注射1次。

（6）抗生素　一般按新生儿早期感染治疗原则选用抗生素以预防肺部感染，如用氨苄西林100mg/（kg·d）静脉滴注。

（7）改善脑细胞缺氧和代谢障碍　可选用能量合剂，每日1次，连用1～2周。

第四篇
计划生育

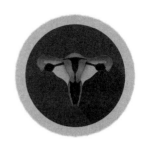

第25章
避孕

第1节　激素避孕

一、适应证

健康育龄妇女，要求避孕，无禁忌证者。

二、禁忌证

（1）严重的心血管疾病、血液病或血栓性疾病；

（2）急、慢性肝炎或肾炎；

（3）内分泌疾病，如糖尿病需用胰岛素控制、甲状腺功能亢进；

（4）恶性肿瘤、癌前病变、子宫或乳房内有肿块者；

（5）哺乳期；

（6）年龄＞35岁吸烟者或年龄＞45岁或月经稀发；

（7）精神病生活不能自理者；

（8）严重偏头疼反复发作者。

三、激素避孕机制

（1）抑制排卵　通过干扰下丘脑-垂体-卵巢轴的正常功能抑制排卵。

（2）改变宫颈黏液性状　避孕药中的孕激素使宫颈黏液量变少，

黏稠度增加、拉丝度减少，不利于精子穿透。

（3）改变子宫内膜的形态与功能　避孕药中的孕激素干扰雌激素效应，抑制子宫内膜增殖，腺体停留在发育不完全阶段，使子宫内膜与胚胎发育不同步，不适于受精卵着床。

（4）改变输卵管功能　在持续雌、孕激素作用下，改变输卵管正常的分泌活动与蠕动，改变受精卵在输卵管内的正常运行速度，从而干扰受精卵着床。

四、用药

（一）服药前检查

① 服药前进行咨询宣教。

② 详细询问病史，排除禁忌证。

③ 测体重、血压、体温，必要时进行全身体检。

④ 做乳房及妇科检查，必要时做宫颈防癌刮片检查。

（二）药物种类及使用方法

1.复方短效口服避孕药

（1）炔诺酮/炔雌醇（复方炔诺酮，1号口服避孕药）每片含炔雌醇0.035mg、炔诺酮0.6mg。

（2）甲地孕酮/炔雌醇（复方甲地孕酮，2号口服避孕药）每片含炔雌醇0.035mg、甲地孕酮1mg。

（3）炔诺酮/甲地孕酮/炔雌醇（0号避孕药）每片含炔雌醇0.035mg、炔诺酮0.3mg、甲地孕酮0.5mg。

（4）左炔诺孕酮/炔雌醇（复方左炔诺孕酮）每片含炔雌醇0.03mg、左炔诺孕酮0.15mg。

【说明】以上4种短效药服法：月经周期第5天起每晚服1片，连服22天。如漏服需在24h内加服1片，停药7天无撤退性出血，排除妊娠后可继续服下周期药，连续2～3周期闭经需停药。

（5）去氧孕烯/炔雌醇（妈富隆）每片含炔雌醇0.03mg、去氧孕烯 0.15mg。

（6）炔雌醇/环丙孕酮（达英-35）含炔雌醇 0.035mg、环丙孕酮 2.0mg

（7）屈螺酮/炔雌醇（优思明）含炔雌醇 0.03mg、屈螺酮 3.0mg

（8）屈螺酮/炔雌醇 II（优思悦）含炔雌醇 0.02mg、屈螺酮 3.0mg

【说明】以上为第 3 代孕激素。服法：月经周期第 1 天起每晚服 1 片，连服 21 天，停药 7 天（或服安慰剂）开始下一周期药。若有漏服应及早补服，且警惕妊娠可能，若漏服 2 片，补服后要加用其他避孕措施，漏服 3 片应停药，待出血后开始服用下一个周期药物。

（9）三相口服避孕药　第一时相药每片含炔雌醇 0.03mg、左炔诺孕酮 0.05mg；第二时相药每片含炔雌醇 0.04mg、左炔诺孕酮 0.075mg；第三时相药每片含炔雌醇 0.03mg、左炔诺孕酮 0.125mg。月经周期第 1 天起服第一时相药 6 片，接着服第二时相药 5 片，再服第三时相药 10 片。停药 7 天，再服下一周期药。

2. 复方长效口服避孕药

（1）左炔诺孕酮/炔雌醚（复方左炔诺孕酮全量药）每片含炔雌醚 3.0mg、左炔诺孕酮 6mg。服法：月经周期第 5 天中午服 1 片，隔 20 天后服第 2 片，以后按第 2 次服药日期每月服药 1 片。

（2）左炔诺孕酮/炔雌醚（复方左炔诺孕酮减量药）每片含炔雌醚 2.0mg、左炔诺孕酮 5mg。服法：月经周期第 5 天中午服 1 片，隔 5 天后再服第 2 片，以后按第 1 次服药日期每月服药 1 片。

从服短效避孕药改服长效避孕药时，可于服完 22 片短效药第 2 天服长效药 1 片，以后每月服药 1 片。

3. 长效避孕针

（1）己酸羟孕酮/雌二醇（复方己酸羟孕酮避孕针）每针 1ml，含戊酸雌二醇 5mg，己酸羟孕酮 250mg。用法：月经周期第 5 天肌内注射 2 支，以后月经周期第 10 ～ 12 天肌内注射 1 支。

（2）庚炔诺酮/戊酸雌二醇（复方庚酸炔诺酮注射液）每针 1ml，含戊酸雌二醇 5mg、庚炔诺酮 50mg。用法：与"复方己酸羟孕酮避孕针"相同。

（3）醋酸甲羟孕酮长效避孕针（DMPA）每支含醋酸甲羟孕酮150mg。用法：月经周期第5天或产后6周肌内注射1支，隔90天再肌内注射1次。单孕激素制剂对乳汁的质与量影响小，较适用于哺乳期妇女。

4.速效（探亲）口服避孕药

（1）炔诺酮（天津探亲避孕药）每片含炔诺酮5mg。用法：探亲前一天起，每晚服1片，共服15片。探亲期未满可继续服复方短效药7片。

（2）左炔诺孕酮　每片含左炔诺孕酮1.5mg。服法与炔诺酮相同。

（3）甲地孕酮（上海探亲1号避孕药片）每片含甲地孕酮2mg。服法：探亲当日中午服1片，当晚加服1片，以后每晚服1片，探亲结束加服1片。

（4）双炔失碳酯（53号抗孕片）每片含双炔失碳酯7.5mg、咖啡因10mg、维生素B_6 15mg。每次性生活后服1片，第1次性生活后次晨加服1片，总量不少于12片/月。

5.避孕药缓慢释放系统

（1）左炔诺孕酮（乐陪您）（6根）含左炔诺孕酮216mg，每日释放30μg。经期埋植，使用5年。

（2）左炔诺孕酮（乐陪您）（2根）含左炔诺孕酮140mg，每日释放30μg。经期埋植，使用4年。

（3）左炔诺孕酮硅胶埋植剂（6根）含左炔诺孕酮216mg，每日释放30μg。经期埋植，使用5年。

（4）左炔诺孕酮硅胶埋植剂（2根）含左炔诺孕酮150mg，每日释放30μg。经期埋植，使用4年。

（5）甲地孕酮阴道环（甲硅环）含甲地孕酮250mg，每日释放150μg。月经周期第5天置入阴道深部，使用1年。

6.紧急避孕药

紧急避孕药指在无避孕防护措施性生活后或避孕失败后在72h内口服避孕药，以防止非意愿妊娠。

（1）米非司酮　米非司酮25mg/片。72h内服1片。也可在12h后加服1片。

（2）左炔诺孕酮（毓婷）左炔诺孕酮0.75mg/片。72h内服1片，12h后加服1片。

（3）复方左炔诺酮片　含左炔诺酮150μg，炔雌醇30μg。无保护性生活72小时内服用4片，12小时后加服4片。

注意事项：① 首次服药越早越好；② 确定本周期内仅有一次无保护性生活；③ 本周期内再有性生活需严格避孕；④ 紧急避孕不能当作常规避孕，须在医生指导下使用。

（三）激素避孕药副作用及处理

（1）类早孕反应　短效药反应轻微，一般不需处理。长效避孕药反应较重，前三次服药需加服副作用抑制剂片。速效避孕药、避孕针剂及缓释系统均反应轻微。

（2）突破性出血　多由于漏服药或药片破损导致剂量不足，或体内激素水平不平衡引起。服药前半周期出血，可每晚加服炔雌醇$5 \sim 12.5$μg，直到本周期药服完。服药后半期出血，可每晚加服1片短效避孕药。突破性出血量同月经则停药。于下一周期开始服用药物，或更换避孕药。

（3）不规则阴道出血　多发生于单孕激素针剂、皮下埋植剂、载药宫内节育器等。表现为不定期阴道出血，出血量时多时少，持续天数不定。治疗方法除应用止血药外，可配合口服激素治疗（炔雌醇$25 \sim 50$μg，连服20天，或口服短效避孕药$2 \sim 3$周期）。出血量多继发贫血须做诊断性刮宫。

（4）闭经　停药后无撤退性出血连续3个周期者为闭经，需停药观察。一般3个月内可自行恢复，超过3个月仍未行经应进一步诊断处理，注意排除妊娠、卵巢早衰、垂体微腺瘤等疾病。

（5）体重及皮肤变化　早期研制的避孕药中其雄激素活性强，个别妇女服药后食欲亢进，体内合成代谢增加，体重增加；极少数妇女面部出现淡褐色色素沉着。近年来随着口服避孕药不断发展，雄激素活性降低，孕激素活性增强，用药量小，副作用也明显降低，而且能改善皮肤痤疮等。新一代口服避孕药屈螺酮炔雌醇片有抗盐皮质激素的作用，可减少雌激素引起的水钠潴留。

（6）其他　个别妇女可有头痛、乳房胀痛、食欲亢进、体重增加、皮肤痤疮、色素沉着等反应，轻者不必处理，重者可停药对症处理。有偏头痛、视力异常时应停药。

第2节 宫内节育器

宫内节育器（IUD）是一种安全、有效、简便、经济、可逆的避孕工具，为我国生育期妇女的主要避孕措施。

一、宫内节育器放置

（一）适应证

育龄妇女无禁忌证，自愿要求以IUD避孕者。

（二）禁忌证

（1）妊娠或妊娠可疑。

（2）生殖道急性炎症。

（3）人工流产出血多，怀疑有妊娠组织物残留或感染可能；中期妊娠引产、分娩或剖宫产胎盘娩出后，子宫收缩不良有出血或潜在感染可能。

（4）生殖器肿瘤。

（5）生殖器畸形，如纵隔子宫、双子宫等。

（6）宫颈内口过松，重度陈旧性宫颈裂伤或子宫脱垂。

（7）严重的全身性疾病。

（8）宫腔<5.5cm或>9.0cm（除外足月分娩后、大月份引产后或放置含铜无支架宫内节育器）。

（9）近3个月内有月经失调、阴道不规则流血。

（10）有铜过敏史。

（三）手术常规

1.术前准备

（1）做好术前咨询，受术者签署知情手术同意书。

（2）妇科检查　血常规、尿 HCG、白带清洁度、真菌、滴虫（必要时做宫颈 TCT 和衣原体、淋球菌检查）

（3）测体温　术前两次体温在 37.5℃以上者暂不放置。

（4）排空小便。

（5）认真消毒外阴及阴道。

① 受术者取膀胱截石位。

② 消毒外阴及阴道　用 0.5%碘伏棉球擦洗外阴（顺序为阴阜、大小阴唇、前庭、大腿内 1/3 部位、会阴、肛门），用阴道窥器暴露阴道及宫颈，另换碘伏棉球擦洗阴道 2 遍。

2. 放置时间

① 月经干净后 3～7 天，无性交。

② 月经延期或哺乳期闭经者，排除早孕后放置。

③ 人工流产术后立即放置。

④ 产后 42 日恶露已净，会阴伤口愈合，子宫恢复正常者。

⑤ 剖宫产术后半年。

⑥ 含孕激素 IUD 在月经第 3～7 日放置。

⑦ 自然流产于转经后、药物流产 2 次正常月经后放置。

⑧ 性交后 5 日内放置为紧急避孕方法之一。

特殊情况放置应由有经验医师操作。

3. 节育器消毒

宫内节育器单个包装，均已用环氧乙烷消毒。请注意消毒有效期。如包装破损或超过消毒有效期则禁止放置。需用环氧乙烷或 γ 射线重新消毒。无消毒包装的不含药的活性宫内节育器可连同放置器用 75%乙醇浸泡消毒 30min，时间不宜过长，以免影响质量。

4. 放置步骤

（1）双合诊检查子宫大小，位置及附件情况。

（2）铺臀下消毒治疗巾，外阴阴道部常规消毒铺巾。

（3）阴道窥器暴露宫颈后消毒宫颈与宫颈管。

（4）以宫颈钳夹持宫颈前唇或后唇，用子宫探针顺子宫位置探测宫腔深度。

（5）牵拉宫颈，拉直子宫轴　根据宫颈松紧及节育器种类决定是否扩张宫颈口，放置金属铜环及 Y 型带铜节育器宜扩到 6 号。

（6）用放置器将节育器推送入宫腔，宫内节育器上缘必须抵达宫底部，带有尾丝的宫内节育器在距宫口 2cm 处剪断尾丝。不同类型的节育器放置方法有所不同

① 环形节育器　如金塑铜环可用叉式或钳式放置器，术中将选定型号的节育器放在放置器上，按宫腔方向和深度将放置器送到宫底，然后轻轻退出达宫颈内口处，再用放置器推节育器的下缘，使其保持在宫腔底部。

② V 型节育器（铜）、T 型节育器（铜）等类型节育器　均用套管式放置器，放置前将节育器按要求插入套管内，按宫腔深度调整好套管外的刻度标记，将套管沿宫腔方向送达底部，固定中心轴，然后退出放置套管，节育器即置于宫腔内，再用外套管轻推节育器的双臂，将内芯及外套管取出，在距宫颈外口 1.5 ～ 2cm 处剪断尾丝。

③ 宫形节育器　可用放环叉放置，将放置叉叉在横臂正中，下端用一根丝线牵拉，使其变长后按环形的节育器的放置方法将节育器置入宫腔底部，取出丝线，上推节育器下缘，将叉取出。也可用特制的专用放置钳放置。

④ 母体乐宫内节育器　将带有节育器的放置管按宫内节育器的平面与宫腔平面相同的方向小心置入宫腔内，直到宫腔底部。1 ～ 2min 后，抽出放置管，母体乐宫内节育器即置入宫腔。在距宫颈外口 1.5 ～ 2cm 处剪断尾丝。

⑤ 吉妮宫内节育器　握住放置器后端从包装中取出宫内节育器及放置器以防其向后滑动。调整定位器到所测宫腔长度的位置。将放置器穿过子宫颈直到放置管顶端接触到子宫底。继续向前稳稳推进放置插入器进入子宫肌层 1cm。再固定住放置器使其紧紧抵住子宫底，同时轻轻从插入器上松开吉妮的尾丝，取出放置插入器及放置管。在距宫颈外口 2cm 处剪断尾丝。

⑥ 左炔诺酮宫内缓释系统（曼月乐）　取出放置套管，缓慢牵拉尾丝使其横臂进入套管内，定位器下移至宫腔深度位置，定位器和

横臂均保持水平位。将放置器放进入宫腔到达宫底，此时定位器位于宫颈外口，向下退出放置器约1cm使其上方留出空隙，在宫腔内展开横臂固定内杆，后退套管至内杆有槽部位，使节育器在宫腔内展开横臂。再同时将套管和内杆轻缓向宫腔推进，直至定位器到达宫颈外口，固定内杆，后退套管达内杆环形尾端，小心退出套管，于宫颈外口1.5～2cm处剪去多余的尾丝。

（7）观察无出血即可取出宫颈钳和阴道窥器。

5.术后注意事项

① 酌情给予消炎药，告知放置节育器种类、使用年限、随访时间及注意事项。

② 填写手术记录和登记本。

③ 3～7天内有少量阴道出血或下腹部不适，一般可自行恢复。如出血过多，腹痛剧烈，发热时应随时就诊。

④ 休息3天，1周内避免重体力劳动。2周内避免性生活和盆浴。

⑤ 3个月内注意节育器有无脱落，尤其是月经期和排便后。

⑥ 术后第一年1、3、6、12个月进行随访，以后每年随访1次直至停用，特殊情况随时就诊；随访宫内节育器在宫腔内情况，发现问题，及时处理，以保证宫内节育器避孕的有效性。

二、宫内节育器取出

（一）适应证

（1）生理情况

① 计划再生育或已无性生活不需避孕者；

② 放置期限已满需更换者；

③ 绝经过渡期停经1年内；

④ 拟改用其他避孕措施或绝育者。

（2）病理情况

① 因副反应及并发症经治疗无效者；

② 带器妊娠，包括宫内和宫外妊娠。

（二）禁忌证

① 并发生殖道炎症时，一般需在抗感染治疗后再取出节育器，情况严重者可在积极抗感染同时取出节育器。

② 全身情况不良、各种疾病的急性期暂不取，待好转后再取。

（三）手术常规

1. 术前准备

① 了解病史及月经史。做好术前咨询，受术者签署知情手术同意书。

② 妇科检查。B超检查确定IUD位置及类型。

③ 45岁以上取器者，术前应测血压、听心肺，必要时做心电图检查。

④ 绝经1年以上妇女，宫颈细胞学检查正常，无雌激素禁忌证可于术前7天顿服尼尔雌醇4～5mg（或补充其他雌激素），以改善宫颈和外生殖道的局部条件。

2. 取出时间

① 月经干净后3～7天为宜。

② 子宫不规则出血者，随时可取，取IUD同时需行诊断性刮宫，刮出组织送病理检查，排除子宫内膜病变。

③ 带器妊娠则于人工流产同时取出，带器妊娠不宜采用药物流产。

④ 带器异位妊娠术前行诊断性刮宫时，或在术后出院前取出IUD。

3. 操作步骤

（1）无尾丝节育器

① 在取器之前，应确定节育器是否在宫腔内。

② 取出宫内节育器术前准备同宫内节育器放置术。

③ 排空膀胱，膀胱结石位，常规消毒后铺巾及内诊检查（同宫内节育器放置术）。

④ 轻轻用探针在宫腔内探查节育器的位置，扩张宫颈口后用取出器钩住宫内节育器的下缘后轻轻拉出，如遇困难，酌情扩张宫口（一般扩宫至5～6号扩宫棒），切勿强拉，以免损伤子宫壁。必要时将带

出子宫内膜送病理检查。

⑤ 节育器嵌顿于肌壁内可拉丝，应剪断后取出。

⑥ 节育器断裂或残留可用特殊取环器钳夹取出或在B超监导下取出。

⑦ 节育器部分嵌顿、断裂、残留、迷失可在宫腔镜下取出。

⑧ 节育器异位于子宫外需在腹腔镜下取出或开腹手术取出。

⑨ 如尾丝断裂则按无尾丝节育器方法取出。

⑩ 取出节育器后核对节育器是否完整，必要时行超声或X线检查。

（2）有尾丝节育器

① 同"无尾丝节育器"中①～③步骤。

② 用钳或镊子在近宫颈外口处夹住尾丝、轻轻向外牵引取出节育器。

③ T形节育器纵臂嵌顿颈管造成取出困难时，可酌情扩张宫口，用止血钳或填塞钳夹住T形节育器纵臂向宫腔内推入1cm，旋转后即可顺利取出。

4. 手术注意事项

① 取器前应做超声检查或X线检查，确定节育器是否在宫腔内，同时了解节育器的类型。

② 使用取环钩取节育器时，应十分小心，不能盲目钩取，更应避免向宫壁钩取，以免损伤子宫壁。

③ 取出节育器后核对节育器是否完整，必要时行超声或X线检查，同时应落实其他避孕措施。

5. 术后注意事项

① 2周内禁性生活及盆浴，同时落实其他避孕措施。

② 如有出血、腹痛、发热应随时就诊。

6. 宫内节育器的副作用

不规则阴道流血是放置宫内节育器常见的副作用，主要表现为经量增多、经期延长或少量点滴出血，一般不需处理，3～6个月后逐渐恢复。少数妇女放置节育器后可出现白带增多或伴有下腹胀痛，应

510

根据具体情况明确诊断后对症处理。

三、宫内节育器并发症

（一）节育器异位

1.原因

① 子宫穿孔，操作不当将节育器放到宫腔外。

② 节育器过大、过硬或子宫壁薄而软，子宫收缩造成节育器逐渐移位至宫腔外。

2.诊断要点

① 施术者在手术操作中有"落空感"或"无底感"，或手术器械进入深度超过宫腔深度。

② 患者感到腹部剧痛。

③ 术后用探针在宫腔内触不到节育器。

④ 有内出血时，B超检查可见盆、腹腔有游离液体或阔韧带血肿。

⑤ 并发膀胱、肠管损伤可有腹膜刺激征。

3.治疗原则

① 如为单纯性穿孔，应停止操作，严密观察，应用抗生素，保守治疗。

② 发现节育器进入腹腔，有内出血，阔韧带血肿，膀胱、肠管损伤时，应立即在腹腔镜下或经腹取出节育器，修补损伤子宫及损伤脏器。

（二）节育器嵌顿

由于节育器放置时损伤子宫壁或带器时间过长，致部分器体嵌入子宫肌壁或发生断裂，应及时取出。

1.诊断要点

① 一般症状不明显，有的可有下腹坠痛或不规则阴道出血。

② TCuIUD纵臂尖端穿出宫颈，可有性交疼痛。

③ 大多数在取器困难时进一步检查才作出诊断。

④ 必要时可做子宫碘油造影、B超、宫腔镜或腹腔镜检查，以明确诊断。

2.治疗原则

① 宫内节育器嵌入肌层，可经阴道用取器钩取或用取器夹取。必要时拉丝，剪断后取出。

② 如有条件在宫腔镜下取出。

③ TCuIUD纵臂嵌入宫颈，可用止血钳夹住T形节育器纵臂向宫腔内推入1cm，旋转后取出。

④ 宫内节育器嵌入深肌层及达浆膜层下，应定位后决定行穹隆切开、腹腔镜或开腹取出。

（三）出血

1.诊断标准

原无出血性疾病，放置、取出宫内节育器时外出血≥100ml或有内出血，阔韧带血肿等。

2.治疗原则

外出血时可用止血药和缩宫药。内出血及阔韧带血肿则根据病情决定保守治疗或腹腔镜手术，如宫内节育器异位于子宫外需开腹或腹腔镜下取出节育器。

（四）盆腔炎

放置、取出节育器后近期或远期发生的盆腔感染或盆腔脓肿。

1.诊断要点

① 放置、取出节育器后腹痛、腰痛。② 阴道分泌物增多，有异味及发热。③ 体温≥38℃（口表）。④ 下腹部肌紧张。⑤ 阴道检查时有宫颈举痛。⑥ 单侧或双侧附件区触痛或触及包块。

有①、②两项主诉；并有③～⑥项中三项者即可诊断。

2.治疗原则

① 参见妇科相关章节。② 若治疗无效应取出节育器。

（五）节育器下移或脱落

原因有：操作不规范，节育器放置未达宫底部；节育器与宫腔大小、形态不符；月经过多；宫颈内口过松及子宫过度敏感。常见于放置宫内节育器后一年之内。一经确诊，建议取出宫内节育器。

（六）带器妊娠

多见于节育器下移、脱落或异位。一经确诊，行人工流产同时取出宫内节育器。

第26章
输卵管结扎术

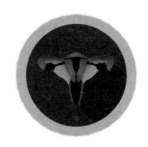

一、经腹输卵管结扎术

（一）适应证

① 要求接受绝育手术无禁忌证者；② 严重全身疾病不宜生育者。

（二）禁忌证

① 24小时内两次体温达37.5℃或以上。

② 全身状况不佳，如心力衰竭、血液病等，不能胜任手术。

③ 患严重的神经官能症。

④ 各种疾病急性期。

⑤ 腹部皮肤有感染灶或患有急、慢性盆腔炎。

（三）手术常规

1.术前准备工作

① 术前进行咨询、宣教，解除顾虑，签署手术同意书。

② 详细询问病史，行体格检查、妇科检查。

③ 辅助检查血常规、尿常规，测阴道分泌物常规、凝血功能，血型（必要时查Rh因子），肝功能、肾功能，乙型肝炎抗原和抗体，宫颈防癌检查，胸透，心电图。

④ 腹部备皮。

⑤ 手术当日禁食禁饮，术前测体温、排空膀胱。

⑥ 术前0.5～1h可给予镇静药。

2. 手术时间选择

非孕妇女在月经干净后3～4日；人工流产或分娩后宜在48小时内施术；哺乳期或闭经妇女应排除早孕后再行绝育术；取出宫内节育器后，带器异位妊娠手术同时；剖宫产同时。

3. 手术准备

① 手术者穿刷手衣裤，戴帽子、口罩，刷手，穿无菌手术衣，戴无菌手套。

② 受术者术前排空膀胱，取平卧位，或头低臀高位，留置尿管。

③ 2.5%碘酒及75%乙醇消毒皮肤（也可用0.5%碘伏）。消毒范围上达剑突下水平，下至阴阜耻骨联合及腹股沟以下水平，至大腿上1/3，两侧达腋中线。

④ 用无菌巾（或大孔巾）遮盖腹部，盖开腹大单，露出手术视野。

4. 麻醉

① 切口部位注射0.5%～1%普鲁卡因，做局部浸润麻醉。

② 如遇特殊情况，可酌选其他麻醉方法。

5. 手术步骤

（1）切口可选纵切口或横切口，长度为2～3cm。产后绝育术者，切口上缘可选在宫底下2横指。月经后结扎者，手术切口下缘距耻骨联合（上缘）2横指为宜。

（2）逐层切开腹壁，切开腹膜前可用丁卡因棉球涂抹，表面麻醉，确认为腹膜后切开腹膜。

（3）寻找输卵管要稳、准、轻、细，尽量减少患者痛苦。

① 输卵管吊钩取管法　将输卵管吊钩沿膀胱子宫陷凹入腹腔，紧贴子宫壁由峡部向子宫体方向滑动，当滑到子宫底部后方时沿一侧子宫角向子宫体后方旋转45°钩住输卵管壶腹部轻轻上拉，感觉有一定张力表示已钩住输卵管，上提至切口处，在直视下，用长无齿平镊夹住，暴露伞端，行结扎术（对侧相同）。

② 卵圆钳取管法　如为后位子宫，复位到前位再夹取。将无齿卵圆钳两叶合拢，沿膀胱子宫陷凹滑入子宫体部，达宫底时将卵圆钳转

向一侧，至宫角处，将卵圆钳与腹壁垂直，分开两叶夹住输卵管后，轻轻提出，应做虚夹，切忌扣合，上提卵管到感觉有一定张力，上提至切口处，同样在直视下以长平镊将其夹住，暴露伞端后再行结扎。

③ 指板取管法　术者以示指从子宫底部外沿子宫角便可触及输卵管，再将压板插入，将输卵管置于压板与示指间，轻轻提出，适用于子宫前位者。如子宫为后位，可将子宫复成前位。

（4）确认输卵管无误，才能进行输卵管结扎手术。

（5）结扎输卵管方法

① 抽芯近端包埋法　选择峡部外1/3无血管处，用两把组织钳在相距1.5～2.0cm处夹住输卵管，先于浆膜下注入少量生理盐水或普鲁卡因，使其膨起，纵行切开，游离出输卵管约2cm，用两把文氏钳夹住两端，切除中间1～1.5cm的输卵管，断端分别用4号丝线结扎，用0号丝线间断缝合输卵管系膜，将近端输卵管仔细包埋于输卵管系膜内，远端置于系膜之外。

② 银夹法　将银夹安放在上夹钳上，钳嘴对准提起的输卵管峡部，使峡部横径全部进入银夹的两臂环抱中，缓缓压紧钳柄，压迫夹的上下臂，使银夹紧压在输卵管上，持续压迫1～2s，然后放开上夹钳。用同样方法阻断对侧输卵管，术中常规检查双侧卵巢。

（6）检查腹腔内有无出血、血肿及组织损伤，核对手术器械及敷料后常规关腹。

（7）用无菌纱布覆盖伤口。

6.手术注意事项

① 手术时间应在排卵前。

② 整个操作过程，均需严格执行无菌操作，防止术后感染。出血点结扎仔细，以防出血及血肿形成。

③ 使用恰当的器械，操作要稳、准、轻、细，防止损伤输卵管系膜、血管、肠管、膀胱或其他脏器。

④ 手术时术者思想要高度集中，不要盲目追求小切口及高速度，并应避免语言不当对患者造成的不良刺激。

⑤ 寻找输卵管必须追溯到伞端，以免误扎；结扎线粗细要按规定

标准，结扎松紧要适度，以免造成输卵管瘘或滑脱。

⑥ 关闭腹腔前应核对手术器械及敷料数目，严防腹腔异物遗留。

⑦ 不宜与阑尾切除术同时进行。

⑧ 认真填写手术记录。

7. 术后处理

① 手术当日即可下地活动。

② 4 ～ 6h内注意排尿，避免尿潴留。

③ 可进半流食或普通饮食。

④ 每日测体温2次。

⑤ 有其他内科合并症时，按合并症处理。

⑥ 术后5天左右拆线，无异常当日或次日即可出院。

⑦ 告知术后保持伤口局部清洁卫生，2周内避免性生活。流产后、引产后、产后同时绝育，术后1个月内或流血未净前不宜有性生活及洗盆浴。

⑧ 休假期内避免重体力劳动或剧烈劳动。

8. 随访时间及内容

① 术后1个月、3个月各随访1次，以后可结合每年妇科普查进行随访。

② 随访内容包括手术效果、主诉、月经情况、检查手术切口并行盆腔检查。

二、经腹腔镜输卵管结扎术

（1）禁忌证　主要为腹腔粘连、心肺功能不全、膈疝等，余同经腹输卵管结扎术。

（2）术前准备　同经腹输卵管结扎术，受术者应取头低臀高仰卧位。

（3）手术步骤　硬膜外麻醉或全身麻醉。脐孔下缘做1cm小切口，先用气腹针插入腹腔，充CO_2 2 ～ 3L，然后插入套管针，放置腹腔镜。在腹腔镜直视下将弹簧夹或硅胶环置于输卵管峡部，以阻断输卵管通道。也可采用双极电凝法烧灼输卵管峡部1～2cm。机械性绝育术比电凝术毁损组织少，可能为以后输卵管复通提供更高成功率。

（4）术后处理　静卧4～6h后可下床活动。观察生命体征有无改变。

三、输卵管绝育术并发症

（一）腹壁血肿

腹式输卵管结扎术并发腹壁血肿常因术中分离腹直肌或腹膜前脂肪时发生出血而未及时处理所致，多发生在筋膜下。

1.诊断要点

术后患者感切口下疼痛，检查扣及筋膜下有包块常可确诊。

2.治疗原则

血肿较小者，可予非手术治疗。血肿较大者，应切开伤口，清除血肿，寻找出血点，缝合结扎。血肿合并感染时应切开引流，给予抗生素控制感染，并配合理疗促进其吸收及伤口愈合。

（二）感染

包括腹壁切口感染及盆腔感染。

1.腹壁切口感染

（1）诊断标准

① 主诉伤口疼痛，伴有或不伴有全身症状（如发热等）。

② 伤口周围有红、肿，并可扣及浸润块，甚至有波动感。

③ 伤口流脓。

④ 白细胞计数升高。

（2）治疗原则

① 伤口轻度感染可非手术治疗，给予抗生素并配合理疗。

② 伤口化脓，应尽早予以切开引流，配合理疗和全身抗生素治疗，促进伤口早期愈合，以免形成窦道。

③ 伤口长期不愈合或反复化脓，要考虑有窦道形成的可能，应行彻底清创手术。

2.盆腔感染

（1）诊断标准

① 主诉腹痛。

② 伴有全身症状，如发热。

③ 下腹有压痛、反跳痛及肌紧张。

④ 白细胞计数升高。

⑤ 妇科检查见附件增厚或扪及包块，压痛明显。

⑥ 严重时可继发盆腔脓肿及败血症。

（2）治疗原则

① 给予大量广谱抗生素积极控制感染。

② 配合中医治疗。

③ 如已形成盆腔脓肿，应予以切开引流。

④ 并发败血症及感染中毒性休克处理原则。

a.积极控制感染，联合应用大剂量的广谱抗生素。必要时根据细菌培养及敏感试验结果选择抗生素。

b.静滴糖皮质激素，提高机体应激能力以预防和控制休克。

c.补充有效血容量，纠正微循环障碍，抢救休克。

d.纠正代谢性酸中毒。

e.选择应用血管活性物质。

f.快速清除感染源。

g.防止心肺功能不全和肾功能衰竭。

（三）输卵管结扎术后综合征

1.诊断标准

① 腹痛、腰痛、性交痛。

② 月经正常或增多或减少甚至闭经。

③ 阴道分泌物正常或增多。

④ 自主神经系统症状，如心悸、气短、头痛、头晕、四肢麻木、

恶心、呕吐、腹胀、甚至出现神经性厌食，丧失劳动能力。

⑤ 体格检查及妇科检查无器质性病变。

⑥ 腹腔镜或开腹探查可确诊为盆腔静脉淤血症、大网膜综合征、慢性盆腔炎、盆腔粘连或正常盆腔。

2. 治疗原则

① 盆腔静脉淤血症　可行中医活血等非手术治疗，无效者可开腹行双输卵管、部分系膜或子宫切除术，保留双侧或单侧卵巢。

② 大网膜综合征　可非手术治疗，无效者可腹腔镜或开腹探查，行粘连松解术。

③ 慢性盆腔炎及盆腔粘连，可非手术治疗。

④ 腹腔镜或开腹探查无阳性发现者　常为神经症或身心疾病患者，要做好思想工作，给予关怀和体贴。行暗示疗法及心理疏导。给予镇静药、谷维素及中药治疗。

第27章
输卵管复通术

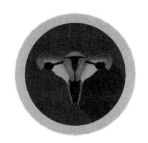

（一）适应证

① 输卵管结扎术后由于各种原因要求恢复生育。

② 无严重全身疾病者。

（二）禁忌证

① 结核性输卵管炎，双侧输卵管多次阻塞。

② 急性盆腔炎、腹膜炎。

③ 严重的盆腔粘连。

④ 各种疾病急性期。

（三）手术常规

1.术前准备工作

① 术前详细询问病史，了解之前输卵管节育手术的具体情况，包括具体手术方式及术中术后情况。

② 进行咨询、宣教，解除顾虑。同时行体格检查、妇科检查。

③ 辅助检查血尿常规，白带常规、凝血功能，血型，肝肾功能，HCV，RPR，HIV，妇科B超、胸片，心电图等。

④ 术前谈话、肠道准备、签署手术同意书。

⑤ 腹部皮肤准备，排空膀胱，留置尿管。

⑥ 放置子宫双腔导管，准备生理盐水40ml，加入少许亚甲蓝溶液，同时准备庆大霉素或阿米卡星注射液、a-糜蛋白酶及地塞米松注

射液各1支，以备术后通液。

2. 手术时间选择

① 年龄 <40 岁为宜。

② 月经干净 3 ～ 7 天内为宜。

3. 手术准备

同输卵管结扎术。

4. 麻醉

① 一般采用连续硬膜外麻醉。

② 如遇特殊情况，可酌选其他麻醉方法。

5. 手术步骤

（1）下腹部正中切口或正中旁切口，长 8 ～ 10cm，逐层切开腹壁，进入腹腔。

（2）进入腹腔后寻找输卵管，要稳、准、轻、细，同时探查盆腔器官情况，分离粘连并纠正输卵管形态。

（3）切除输卵管结扎部位，可由宫颈向宫腔注入亚甲蓝溶液，可确定输卵管远端管腔阻塞部位。在结扎瘢痕的浆膜下注射生理盐水，使浆膜膨胀。纵行切开输卵管浆膜分离出输卵管，将结扎部位切除。

（4）置支架　将准备好的硬膜导管或钝头细玻璃棒从输卵管伞端缓慢插入，通过输卵管两断端直达输卵管间质部。

（5）吻合　支架摆好后，用显微血管钳夹住两端输卵管，相互拉拢，用 6-0 或 7-0 带针尼龙线，缝合输卵管两断端，全层缝合 4 ～ 6 针。

（6）缝合浆膜层　吻合完输卵管后，间断缝合输卵管系膜，同法处理对侧输卵管。

（7）输卵管通液术　从阴道放置的子宫输卵管通液管注入含有亚甲蓝的混合液，输卵管伞端有液体流出，表示手术成功。

（8）冲洗　手术过程中及术后可用低分子肝素钠 5000U 加入生理盐水或平衡液 1000ml 中进行创面冲洗保持湿润，同时可冲洗腹腔，检查腹腔内有无出血、血肿及组织损伤，核对手术器械及敷料后常规关腹。

（9）用无菌纱布覆盖伤口。

6.手术注意事项

① 手术过程中保持组织湿润，应用低分子肝素钠和平衡液不间断冲洗组织，防止粘连。

② 止血不用血管钳和结扎，可使用电凝，切割可使用小解剖剪刀。

③ 手术操作应轻巧，提取输卵管要轻柔，吻合时要精细，最大限度减少组织损伤，减轻术后反应。

④ 断端吻合全层缝合，保持管腔两缘的完整性，避免对合不齐。

⑤ 手术时放置支架以利于断端吻合，但不留置。

⑥ 术中难以确定阻塞部位，可用麻醉导管从伞部注入生理盐水，输卵管膨胀的近端即为阻塞部位。

⑦ 分离浆膜层应最大限度减少切除，以致完整缝合。术毕腹腔内留置药液预防感染及防止粘连，药液如右旋糖苷250ml+庆大霉素16万U+糜蛋白酶4000U+地塞米松5mg。

⑧ 认真填写手术记录。

7.术后处理

① 可进半流食，排气后可普通饮食。

② 4～6小时内注意排尿，避免尿潴留。

③ 术后5天左右拆线，术后第7天可行双侧输卵管通液术，对于通而不畅者，可反复多次缓慢推注。

④ 告知术后保持伤口局部清洁卫生，2周内避免性生活。

8.随访时间及内容

① 术后1个月开始，连续随访1年。

② 随访内容包括月经情况、检查手术切口、监测排卵，指导同房，了解妊娠情况。

第28章
避孕失败的补救措施

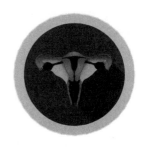

第1节　人工流产术

一、负压吸宫术

（一）适应证

① 妊娠10周以内要求终止妊娠而无禁忌证者。

② 因某种疾病或遗传性疾病不宜继续妊娠者。

（二）禁忌证

① 各种疾病的急性期。

② 生殖器道炎症。

③ 全身情况不良，不能胜任手术者。

④ 术前2次体温在37.5℃以上。

（三）手术常规

1.术前检查

（1）术前进行咨询宣教，解除思想顾虑。

（2）详细询问病史及避孕史，符合高危节育手术标准者，在病历右上角标记高危记号。

（3）做妇科检查及尿妊娠试验、血常规检查，测血压，听心肺，取阴道分泌物检查滴虫、真菌、清洁度。

（4）生殖器炎症术前进行治疗后手术。

（5）有以下情况酌情住院治疗或建议去综合性医院手术。

① 高血压（≥150/100mmHg）者。

② 血红蛋白≤80g/L者。

③ 子宫肌瘤合并妊娠，子宫体在11～12孕周以上者。

④ 先天性心脏病、风湿性心脏病者。

⑤ 妊娠10周以上者。

⑥ 急性肝炎、浸润性肺结核者（应去传染病医院）。

⑦ 早孕反应重，尿酮体（++）以上者。

⑧ 生殖道畸形合并妊娠者。

⑨ 剖宫产半年内，足月产3个月内妊娠，1年内3次人工流产者。

⑩ 盆腔或脊柱、肢体畸形不能采取膀胱截石位者。

2.术前准备

① 测体温。

② 排空膀胱。

③ 消毒外阴，灌洗阴道，参见"宫内节育器放置"。

3.手术步骤

（1）手术者穿清洁工作服，戴口罩、帽子，刷手后戴消毒手套、袖套。

（2）受术者取膀胱截石位。常规消毒外阴和阴道，铺无菌巾。

（3）做双合诊复查子宫位置、大小及附件等情况。

（4）阴道窥器扩张阴道，消毒阴道及宫颈管，用宫颈钳夹持宫颈前唇。

（5）顺子宫位置的方向，用探针探测宫腔方向及深度，根据宫腔大小选择吸管。

（6）宫颈扩张器扩张宫颈管，由小号到大号，循序渐进。扩张到比选用吸头大半号或1号。

（7）吸引管及负压的选择，应根据妊娠天数及宫颈口大小，选择适当的吸管，负压一般在53～66kPa（400～500mmHg）。

（8）负压吸引

① 将吸管与术前准备的负压装置连接，如用电吸机，则应先测试负压。

② 依子宫方向将吸管轻轻送入宫腔（不带负压），达宫底部退出0.5cm。

③ 踩专用电动负压吸引机（设有安全阀和负压装置）的踏板开关，待负压上升到需要的高度时，将吸管沿子宫壁顺时针或逆时针方向转动并上、下移动，待感到有物体流向吸管，同时子宫收缩而子宫壁粗糙时，可折叠捏住橡皮管，待负压降低后将吸管取出，必要时用40～53kPa（300～400mmHg）负压再继续吸引1～2次。

（9）用刮匙轻轻搔刮宫底及宫角，检查是否吸净。

（10）必要时重新放入吸管，再次用低负压吸宫腔1圈。如需放置宫内节育器可按常规操作放置。

（11）检查吸出物中胎囊、绒毛是否完整，测量出血量，如发现异常情况送病理检查。

（12）确认手术无异常时，用纱布拭净阴道血液，取去宫颈钳，取出窥器。

（13）如遇持续性出血，需查清原因，可注射缩宫剂或阴道置卡前列素1mg以加强子宫收缩。若子宫收缩好转仍出血，应注意检查有无生殖道损伤。

（14）填写手术记录，开术后处方。

4.术中注意事项

① 正确判别子宫大小及方向，动作轻柔，减少损伤。

② 扩宫颈管时用力均匀，以防宫颈内口撕裂。

③ 严格遵守无菌操作常规。

④ 目前静脉麻醉应用广泛，应由麻醉医师实施和监护，以防麻醉意外。

⑤ 妊娠≥10周的早期妊娠应采用钳刮术；该手术应先通过机械或药物方法使宫颈松软，然后用卵圆钳钳夹胎儿及胎盘。由于此时胎儿较大、骨骼形成，容易造成出血多、宫颈裂伤、子宫穿孔等并发症。

⑥ 流产后做好避孕宣教，告知流产的利害关系，立即落实避孕措施，避免再次意外妊娠。

5. 术后注意事项

① 在观察室休息 0.5 ～ 1h，注意出血、腹痛，无异常方可离院。

② 1 个月内禁止性交、盆浴。

③ 术中未吸出绒毛、胎囊者应将吸出物送病理检查，术后复查妊娠试验。对尿妊娠试验仍阳性者应重点随诊，动态观察血 HCG 结果及 B 超检查，警惕异位妊娠及滋养细胞疾病。

④ 指导避孕方法。

⑤ 人流术预防感染用药　术前选用单次单一抗菌药物预防感染，首选口服给药，可酌情静脉给药，如应用麻醉镇痛技术实施的人工流产手术，口服给药时机为术前 1 ～ 2h，静脉给药时机为术前 0.5 ～ 2h。多西环素 200mg，或米诺环素 200mg，或阿奇霉素 500mg，或甲硝唑 1 g；或者二代头孢菌素，或头孢曲松，或头孢噻肟 + 甲硝唑，如均过敏，可用喹诺酮类抗生素，例如左氧氟沙星 500mg + 甲硝唑 1 g 或莫西沙星 400mg 静脉滴注或口服。

6. 人工流产术后关爱

人工流产术后对患者进行子宫内膜修复治疗，避免再次计划外妊娠。常用药物如下：

（1）单用雌激素

处方　雌二醇凝胶 2.5g　经皮涂抹　Bid（术后第 1 天用，连用 28d 停药）

　　或　戊酸雌二醇 1mg　口服　Bid（术后第 1 天开始使用，连用 28d 停药）

【说明】如用药期间月经来潮则停药。雌激素用药同时应采用屏障避孕，避免再次发生意外妊娠；用药期间如发生淋漓出血，或用药 1 个月停药后未出现月经来潮，建议超声排除残留，且排除意外妊娠后，加用孕激素转换内膜撤退出血。

（2）雌 - 孕激素序贯疗法

① 雌二醇凝胶联合孕激素　雌二醇凝胶 2.5 g（1 计量尺），经皮

涂抹，Bid，术后第1天开始使用，连用28d；第15～28天加用孕激素（地屈孕酮10mg或黄体酮100mg），Bid。推荐使用1～3个周期，下一周期可于月经来潮第5天开始用药。

② 戊酸雌二醇联合孕激素　术后第1天开始使用。戊酸雌二醇1mg，口服，Bid，连用21d；后10d加用孕激素（地屈孕酮10mg或黄体酮100mg），Bid。如需使用2～3个周期，可于月经来潮第5天开始下一周期用药。

③ 雌二醇/雌二醇地屈孕酮片　1片，口服，qd，术后第1天开始，连用28d。如需使用2～3个周期，可连续不间断用药。

④ 戊酸雌二醇片/雌二醇环丙孕酮片　1片，口服，qd，术后第1天开始，连用21d。如需使用2～3个周期，可于停药第7天或月经第5天开始下一周期用药。

（3）复方口服避孕药　屈螺酮炔雌醇片（优思明）1片，口服，qd，术后第1天开始，连用21d。如需使用2～3个周期，可于停药第7天或月经第5天开始下一周期用药；屈螺酮炔雌醇片（Ⅱ）（优思悦）1片，口服，qd，术后第1天开始，连用28d。如需使用2～3个周期，可连续不间断用药。

（4）中医药治疗　益母草颗粒　1袋，冲服，Bid；新生化颗粒2袋，冲服，Bid。

（5）仿生物电刺激治疗　人工流产术后2h应用仿生物电刺激可减少术后阴道出血量，缩短术后阴道流血时间，月经复潮时间缩短，疼痛程度减轻，术后2周子宫内膜更厚。

（6）特殊人群用药方法

a.雌、孕激素禁忌人群　妊娠终止后，若无生育计划，排除禁忌建议术后采取长效避孕，可根据个体情况选择宫内节育器或绝育手术，避免再次流产造成子宫内膜及生殖系统损伤。对于终止妊娠后有生育需求者，可根据自身情况使用中药或仿生物电刺激等方式促进子宫内膜修复。

b.血栓形成倾向　具有VTE家族史及VTE病史者禁用雌孕激素，建议专科就诊咨询。

7.人工流产随诊

① 人工流产后阴道大量出血、腹痛、发热可随诊。

② 术后14天以上仍有阴道出血，则进一步检查治疗。

③ 术后1个月应随诊一次。

二、钳刮术

（一）适应证

① 妊娠10～14周以内，要求终止妊娠而无禁忌证者。

② 因某种疾病或遗传性疾病不宜继续妊娠者。

③ 其他方法引产失败者。

（二）禁忌证

与"负压吸引术"相同。

（三）手术常规

1.术前准备

除与"负压吸引术"相同外，还需做尿常规、血型、出凝血时间检查。收住院者需做肝肾功能，甲型、乙型、丙型肝炎抗原、抗体检查（妊娠11周以上应收住院手术）。

2.宫颈准备

钳刮术前应行宫颈准备（可选下列方法之一）。

① 术前12h宫腔插18号无菌导尿管一根，约插入宫腔半根导尿管，将留在阴道内的导尿管尾端扎紧，用无菌纱布包裹放入阴道后穹隆，手术前取出。

② 术前12h放一个特制的无菌水囊于宫腔内，注入生理盐水100～200ml，导尿管留置及取出同①。

③ 术前1h口服米索前列醇400～600μg。

④ 术前1h舌下含服卡前列素0.5mg。

⑤ 术前1h阴道置卡前列素1mg。

3. 手术步骤

（1）～（8）同负压吸宫术。

（9）用胎盘钳进入宫腔夹破羊膜，流尽羊水后，于宫颈注射催产素10U。

（10）取胎盘用卵圆钳，沿子宫壁逐渐滑入，越过胎体达到宫底后，退出1cm，在子宫后壁、前壁、侧壁寻找胎盘附着部位，夹住胎盘后左右轻轻转动，使胎盘逐渐剥离，以便能完整或大块地将胎盘夹出。

（11）取胎体应以尽可能保持胎儿纵位为宜，注意勿使胎儿骨骼伤及子宫壁，也可用8号吸管低负压将破碎胎体吸出。如妊娠月份较大，也可先取出胎体后取胎盘。

（12）核对胎儿是否完整，胎盘是否完整。

（13）用中号钝刮匙或用6号、7号吸管低负压顺子宫壁四周轻轻搔刮或吸净残留组织。

（14）测量宫腔深度，观察出血及宫缩情况。

（15）取出宫颈钳，检查钳夹部位有无出血，擦净阴道血迹，取下窥器。

（16）填写手术记录，开术后医嘱。

4. 术时注意事项

① 进入宫腔的任何器械均严禁碰触阴道壁，以防感染。

② 胎儿骨骼通过宫颈管时不宜用暴力，钳出时以胎儿纵位为宜，以免损伤颈管组织。

③ 出血较多时可在宫颈注射催产素10U或阴道后穹隆置卡前列素1mg。

④ 警惕羊水栓塞，及时诊断、抢救。

5. 术后注意事项

（1）钳刮术比负压吸引术更容易造成出血多、宫颈裂伤、子宫穿孔、流产不全等，应尽量避免大月份钳刮术。

（2）妊娠12周内钳刮术术后休息3周，12周以上休息4周。

三、人工流产并发症及处理

（一）子宫穿孔及脏器损伤

1.诊断要点

主要依据施术者操作中的感觉和患者的表现。子宫损伤的危险信号有以下几点。

① 探针进入宫腔深度与妊娠周数或妇科检查子宫大小不符。

② 施术者在手术操作中有"落空感"或"无底感"。

③ 术中发现手术器械进入深度超过原探测宫腔深度。

④ 开始扩张宫颈困难、阻力大而手术中突然感到器械进出宫腔阻力低（警惕宫颈裂伤）。

⑤ 用吸管进行负压吸引时感到空荡而滑，但吸不出组织。

⑥ 术中感子宫位置发生变化或感到原查子宫位置有误。

⑦ 吸出或夹出异常组织，如脂肪组织、网膜组织、肠管组织、输卵管伞端或卵巢组织。

⑧ 患者感到下腹部剧烈疼痛，并在术后观察中继发休克、腹腔内出血或阔韧带血肿。B超检查盆腔、腹腔有游离液体或附件出现包块。

⑨ 术中有固定疼痛点，牵引时疼痛加剧。

⑩ 术后患者腹痛、腹胀进行性加重，检查有腹膜刺激征。如腹部叩诊肝浊音界消失、X线检查可见膈下有游离气体则有肠管损伤的可能。

2.治疗原则

① 单纯性穿孔　可采用非手术治疗，给予缩宫药及抗生素。如宫腔内容物已清除干净可观察数天。若宫腔内妊娠组织尚未吸出，在非手术治疗观察后1周，由有经验医师再次操作或在B超监导下手术，也可采用药物流产。

② 复杂性子宫穿孔　应尽早进行剖腹探查术，术中根据子宫损伤部位、程度、有无感染和宫腔内容物是否清除干净而采取不同手术方式。一般进行子宫修补术。如胚胎及妊娠组织尚未清除干净，可在

破口处进行吸引及刮宫，也可在腹部手术者指导下经阴道手术；或在腹腔镜监视下经阴道手术。

③ 子宫损伤严重、多处损伤或子宫侧壁穿孔伴有阔韧带血肿，或有严重感染，应行子宫切除术。

④ 剖腹探查术中必须探查肠管、膀胱、附件、输尿管等有无损伤，以免漏诊而造成严重后果。

⑤ 发现脏器损伤及时修补。

⑥ 根据患者要求及子宫损伤程度决定是否同时绝育。

（二）术中出血

1.诊断要点

原无出血性疾病而人工流产术中外出血量≥200ml，或有内出血、阔韧带血肿等。

2.治疗原则

① 首先应迅速清除宫腔内容物。同时开放静脉通路，积极备血，做好栓塞和手术的准备。

② 可宫颈注射、肌内注射、静脉注射缩宫药（缩宫素、麦角新碱）。必要时可在阴道后穹隆置入卡前列素0.5 ～ 1.0mg，常可取得较好效果。

③ 子宫损伤处理同前述。吸管过细、胶管过软或负压不足引起出血，应及时更换吸管和胶管，调整负压。

④ 宫颈妊娠及子宫下段妊娠处理见妇科"异位妊娠"相关章节。近年来由于剖宫产率升高，种植在瘢痕部位的妊娠发生率明显增加，一旦漏诊，术中出血严重甚至危及生命。

（三）人工流产综合征

1.诊断标准

① 患者头晕、胸闷、恶心、呕吐、面色苍白、出冷汗，甚至发生一过性意识丧失、晕厥、抽搐等症状。

② 血压下降，收缩压比术前下降4kPa（30mmHg）、舒张压下降2kPa（15mmHg），或血压下降到12/8kPa（90/60mmHg）以下、心率减少到60次/min以下。

2.治疗原则

① 吸氧、保暖。

② 取平卧位。

③ 严密观察血压、脉搏变化。

④ 皮下注射或静推阿托品0.5～1.0mg或山莨菪碱20mg。

⑤ 必要时给予50%葡萄糖60～100ml静脉注射，也可开放静脉给予补液。

⑥ 病情重或经上述处理仍不减轻者应在心电监测下进行急救处理。

（四）流产不全

1.诊断标准

① 人工流产术后持续性阴道出血，量或多或少。

② 可伴有小腹痛及腰痛。

③ 妇科检查发现子宫体增大、稍软或宫颈口松弛并堵有组织块。

④ 尿妊娠试验仍阳性。

⑤ B超提示宫腔内有异常强回声。

⑥ 刮出物病理检查有绒毛组织。

2.治疗原则

无明显感染征象，即行刮宫术，刮出物送病理检查。术后给予抗生素预防感染。若同时伴有感染，应控制感染后再行刮宫术。

（五）宫腔积血

1.诊断标准

① 术后数小时或2～3天内出现较严重下腹痛伴下坠感。

② 子宫增大迅速，甚至超过术前。

③ 术后无或少量阴道出血。

④ B超检查提示宫腔积血。

2.治疗原则

① 吸宫术，将宫腔内血块及残留蜕膜组织清理干净。

② 给予缩宫素。

③ 给予抗生素预防感染。

（六）感染

1.诊断标准

① 术后发热、腹痛。

② 下腹有压痛、反跳痛，甚至可有肌紧张。

③ 阴道持续性出血或有脓性分泌物排出，有臭味。

④ 子宫体稍大、稍软，宫体或宫旁组织有压痛，有的出现附件增厚或盆腔包块。

⑤ 白细胞计数增高。

⑥ 继发败血症、中毒性休克、弥散性血管内凝血的诊断见"产褥感染"相关章节。

2.治疗原则

① 积极控制感染，联合应用大剂量的广谱抗生素。用药前取宫颈分泌物进行细菌培养+药敏，指导用药。

② 如流产不全继发感染，在控制感染的同时行刮宫术。

③ 严重的子宫感染，有时需行子宫切除术。

④ 感染中毒性休克、弥散性血管内凝血抢救应请内科、麻醉科协同治疗。

（七）宫颈、宫腔粘连

1.诊断标准

① 人工流产术后出血量少或术后无出血。

② 继发闭经。

③ 周期性下腹痛（腹痛发作周期与月经周期相同，持续天数与经期天数相同，腹痛数日后自行缓解）。

④ 常伴有肛门下坠，排气、排便困难。

⑤ 妇科检查有宫颈举痛和阴道后穹隆触痛。

⑥ 子宫正常或稍大，子宫及附件有压痛。

⑦ B超检查宫腔有分离，宫腔有积液。

2. 治疗原则

① 用探针按宫腔方向稍用力可分离粘连，并随即有陈旧血液流出，患者腹痛随之减轻，诊断也可明确。

② 用扩张器扩张宫颈，用探针横扫宫腔，防止再次粘连。也可在术后放节育器，防再次粘连。

③ 术后给予抗生素及活血化瘀药。

④ 对于探针分离粘连困难者，或子宫彩超提示粘连较严重者，建议宫腔镜检查，必要时行宫腔镜下宫腔粘连分离术，术后放置宫内节育器或水囊防止再粘连，宫内节育器术后一个月取出，水囊术后一周取出；并予雌孕激素序贯治疗促进内膜修复，预防再次粘连。

（八）羊水栓塞

少见，往往由于宫颈损伤、胎盘剥离使血窦开放，为羊水进入创造条件，即使并发羊水栓塞，其症状及严重性不如晚期妊娠发病凶猛。治疗包括抗过敏、抗休克等。

第2节　药物流产

一、适应证

① 早期妊娠≤49日可门诊行药物流产；>49日应酌情考虑，必要时住院流产。

② 本人自愿，血或尿HCG阳性，超声确诊为宫内妊娠。

③ 人工流产术高危因素者，如瘢痕子宫、哺乳期、宫颈发育不良或严重骨盆畸形。

④ 多次人工流产术史，对手术流产有恐惧和顾虑心理者。

二、禁忌证

① 有使用米非司酮禁忌证，如肾上腺及其他内分泌疾病、妊娠期皮肤瘙痒史、血液病、血管栓塞等病史。

② 有使用前列腺素药物禁忌证，如心血管疾病、青光眼、哮喘、癫痫、结肠炎等。

③ 带器妊娠、异位妊娠。

④ 其他　过敏体质、妊娠剧吐、长期服用抗结核、抗癫痫、抗抑郁、抗前列腺素药等。

三、操作常规

1.药物流产接纳程序

（1）咨询　说明药物流产成功率、优缺点、可能出现的不良反应及随访重要性。

（2）详细询问病史，进行体检及妇科检查，测血压、听心肺。

（3）化验检查　尿妊娠试验、阴道清洁度、滴虫、真菌、血常规及血小板。

（4）B超检查　确诊为宫内妊娠，如胎囊单一直径≥3.0cm，平均直径≥2.5cm，有胎芽、胎心搏动者不宜药物流产。

（5）填写病历，确定服药日期、随访日期，告知注意事项。

2.药物流产用药方法（米非司酮配伍米索前列醇方法）

（1）顿服法　用药第1天空腹顿服米非司酮200mg，第3天加用米索前列醇。

（2）分服法　150mg米非司酮分次服，服药第1天早晨服50mg，8～12小时再服25mg；第2天，早晚各服25mg。每次服药前后至少空腹1小时。第3天晨再空腹服米非司酮25mg（总量150mg），1h后加用米索前列醇。

（3）前列腺素用法　第3天晨空腹服米索前列醇0.6mg。留院观察6h。

3.用药后观察

（1）服用米非司酮后应注意观察米非司酮引起的不良反应，阴道出血情况，有无组织物排出，应将排出的组织物留置于小瓶内，用酒精浸泡，第3天去医院交医师检查。

（2）用米索前列醇后留院观察6h，观察恶心、呕吐、腹泻、头晕、腹痛、药物过敏等反应，密切注意阴道出血及胎囊排出情况。胎囊排出后（有活动出血及时刮宫）观察1h离院，离院前测血压及脉搏，登记记录，并嘱随访日期（流产后2周、6周）及注意事项。肉眼不能确诊为绒毛胎囊者应送病理检查。

（3）胎囊未排出者6h离院，预约1周内复查B超及随诊。如有组织物排出，应将组织物留置于小瓶内，用酒精浸泡，去医院交医师检查。

4.注意事项

（1）药物流产必须在有正规抢救条件的医疗机构进行。

（2）必须在医护人员监护下使用，严密观察出血及副作用的发生情况。

（3）注意鉴别异位妊娠、葡萄胎等疾病，防止漏诊或误诊。

（4）出血时间长、出血多是药物流产的主要副作用。极少数人可大量出血而需急诊刮宫终止妊娠。

（5）药流后需落实避孕措施，可立即服用复方短效口服避孕药。

5.随访

（1）未排胎囊者1周内复诊 阴道有组织物排出者，应肉眼鉴别是否为胎囊，不能确定者送病理检查。B超检查确诊宫内妊娠继续或胎停育者及时刮宫。胎囊已排出者可随诊。

（2）已排囊者2周内复诊。胎囊排出后2周，阴道出血未止，应做超声检查或HCG测定，诊断为不全流产及阴道出血量多于月经者应清宫处理，出血不多可继续观察，1周后随诊。

（3）用药后6周随诊做流产效果评定并了解首次月经情况。

（4）药物流产后发热、阴道大量出血、持续腹痛随时就诊。

（5）药物流产过程中医务人员应随时注意鉴别异位妊娠、葡萄胎及滋养细胞疾病等，防止漏诊。

第3节　依沙吖啶羊膜腔内注射引产

一、适应证

① 妊娠14～27周要求终止妊娠者。

② 因某种疾病不宜继续妊娠者。

③ 产前诊断发现胎儿畸形者。

二、禁忌证

① 心、肝、肾、肺疾病活动期及肝肾功能不全者。

② 各种疾病急性期者。

③ 血液系统疾病者。

④ 子宫体上有手术瘢痕，宫颈有陈旧裂伤，子宫发育不良者慎用。

⑤ 腹部穿刺部位皮肤有感染或有急性生殖道感染者。

⑥ 术前24h内2次体温在37.5℃以上者。

⑦ 0.5%依沙吖啶滴鼻试验有过敏反应者。

三、操作常规

1. 术前准备

（1）必须住院引产且出具计生部门引产证明，入院前门诊完善体检、妇科检查及住院所必需的化验检查（血常规、尿常规、凝血功能、血型，必要时查胸透，心电图，肝功能，肾功能，乙型、丙型肝炎抗原和抗体，梅毒抗体、HIV抗体）。

（2）主管医师或主管护士向病人及其家属交代引产可能发生出血、感染、羊水栓塞、流产不全、流产失败等并发症，履行手术同意书签字手续。填写详细单位、地址、邮编、电话、联系人，以便发生情况及时联系。

（3）询问病史、既往史、孕产史。行体格检查，包括全身体检、妇科检查，测血压、脉搏、体温。

（4）备皮（腹部、外阴）。

（5）有条件时行B超下胎盘、羊水定位。

2.操作方法

（1）患者术前排空膀胱。

（2）引产应在手术室或产房进行。术者穿手术衣裤，戴帽子、口罩。

（3）患者一般取平卧位。

（4）腹部穿刺部位皮肤用碘酊、乙醇消毒，范围同下腹部开腹手术，铺无菌孔巾。

（5）穿刺部位　将子宫固定于下腹部正中，在子宫底2～3横指下方中线上（或中线两侧）选择囊性感最明显的部位作为穿刺点，也可按术前B超定位点穿刺。

（6）羊膜腔穿刺　以7号腰麻套针垂直刺入羊膜腔内，回抽羊水确认无疑时，方可注药，如回抽羊水有血液溢出，暂勿注药，需调整穿刺部位，重新穿刺，不得超过2次。

（7）注药　将准备好装有依沙吖啶药液的注射器与穿刺针相接，注药前再回抽少许羊水，证实在羊膜腔内再注药液，药液注入一半时需再回抽羊水，见有云雾状物质再将全部药液注入。注毕药液后，再回抽少量羊水冲洗针管内药液，并证实在羊膜腔内，插入针芯快速拔针，局部以纱布压迫覆盖。

（8）药量选择　一般用量为依沙吖啶100mg。患者年龄小于18岁，体重在45kg以下，药物剂量可酌减为50～80mg。

（9）如穿刺失败，重复穿刺需间隔5～7天。若再次失败，应停止操作，改用其他引产方法。

（10）填写手术记录。

3.用药后观察与处理

① 穿刺后24h内卧床休息，必须住院观察。一般48小时内出现宫

缩，72小时内胎盘胎儿排出，5天仍未排出，考虑此次失败，可再行第2次注射。

② 严密观察药物副作用，并记录体温、宫缩、血压、脉搏、呼吸、体温、阴道出血及阴道流水情况。

③ 规律宫缩后应严密监护患者状态，临产前送入产房待产，孕周小者待胎儿自然流产，孕周大者按分娩机制接产，注意保护会阴，外阴用消毒液冲洗消毒，臀部铺上无菌巾。若有强直宫缩，阴道前或后穹隆膨出时，应及时肌注哌替啶或地西泮。

④ 胎儿娩出后常规肌内注射缩宫素10U，如出血不多可待胎盘自行娩出。半小时胎盘不娩出或阴道出血增多，应立即进行刮宫术。警惕及早期诊断羊水栓塞，并做好抢救准备。

⑤ 胎盘娩出后仔细察看胎盘、蜕膜是否完整，可疑部分胎盘残留及1/3以上蜕膜及胎膜残留均应行刮宫术。

⑥ 引产后常规检查宫颈、阴道有无裂伤，发现轻度裂伤及时缝合，引产后1h测血压、脉搏及出血量。

⑦ 详细填写引产记录。

⑧ 引产后酌情用抗感染药及宫缩药。

⑨ 每日观察体温、恶露性状、出血量、子宫复旧及宫体压痛情况。

⑩ 给予回奶药。

4.交代注意事项

1个月内避免性生活和洗盆浴，指导避孕方法，1个月后门诊随诊。流产后阴道出血多、有组织物排出、发热、腹痛应随时就诊。

四、中期妊娠引产并发症

（一）子宫损伤（子宫破裂及宫颈裂伤）

1.子宫破裂

（1）诊断标准

① 引产中宫缩过强，痉挛性腹痛，且宫体有压痛，为先兆子宫破裂症状。

② 继之腹痛突然缓解，宫缩消失，出现内出血腹膜刺激征，伴休克，休克程度与阴道外出血量不相符。

③ 腹部检查或妇科检查见子宫缩小，而子宫外可清楚地扪及胎体。

④ 有时并发羊水栓塞和弥散性血管内凝血。

（2）治疗原则

① 子宫破裂确诊后应立即剖腹探查，根据子宫损伤程度决定是否行子宫切除术。

② 并发羊水栓塞或DIC应积极抢救。

③ 给予抗生素预防感染。

2.宫颈裂伤

（1）诊断标准

① 钳夹术困难，扩宫时突然感到内口松弛，伴有活动性外出血或盆腔血肿。

② 钳夹大块胎体感到有阻力，取出胎体后有活动性外出血。

③ 引产术后或出院前检查宫颈发现宫颈裂伤。

（2）治疗原则

① 发现宫颈裂伤应立即缝合。

② 疑有盆腔血肿应开腹探查。

③ 给予抗生素预防感染。

3.宫颈阴道段裂伤伴阴道后穹隆裂伤

（1）诊断标准

① 引产中宫缩过强而与宫颈开大不同步。

② 继之腹痛减轻，宫缩消失，胎儿由阴道娩出。

③ 有时阴道出血多。

④ 检查宫颈时发现后穹隆裂伤，宫颈阴道段裂伤。

（2）治疗原则

① 发现裂伤应立即缝合。

② 给予抗生素预防感染。

（二）胎盘滞留与胎盘残留

1.诊断标准

① 胎儿娩出30min后胎盘未能排出，伴有或不伴有活动性阴道出血，应诊断胎盘滞留。

② 检查胎盘有小叶部分缺如，应诊断胎盘残留。

③ 流产后持续性阴道出血或晚期阴道大出血。

④ B超检查提示胎盘残留。

2.治疗原则

① 及时行清宫术。

② 给予抗生素预防感染。

第29章
计划生育措施的选择

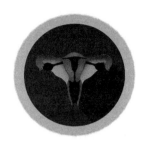

　　避孕方法知情选择是目前我国计划生育优质服务的重要内容。是指通过广泛深入宣传、教育、培训和咨询，使广大育龄妇女充分了解国家人口状况和政策及避孕节育知识后，根据自身特点（包括家庭、身体、婚姻状况等）选择合适安全有效的避孕方法。以下介绍生育年龄各期避孕方法的选择。

（一）新婚期

1.原则

　　新婚夫妇年轻，尚未生育，应选择使用方便、不影响生育的避孕方法。

2.选用方法

　　多采用阴茎套、口服短效避孕药或女性外用避孕药。一般不选用宫内节育器。不适宜用安全期、体外排精及长效避孕药。复方短效口服避孕药为首选，男用阴茎套在性生活适应后也是较理想的避孕方法。还可选用外用避孕栓、薄膜等。

（二）哺乳期

1.原则

　　不影响乳汁质量及婴儿健康。

2.选用方法

　　阴茎套是哺乳期最佳避孕方式。也可选用单孕激素制剂长效避孕针或皮下埋置剂，使用方便，不影响乳汁质量。哺乳期放置宫内节育器，操作要轻柔，防止损伤子宫。由于哺乳期阴道较干燥，不适用避孕薄膜。哺乳期不宜使用雌、孕激素复合避孕药或避孕针以及安全期避孕。

（三）生育后期

1.原则

选择长效、安全、可靠的避孕方法，减少因非意愿妊娠进行手术带来的痛苦。

2.选用方法

各种避孕方法（宫内节育器、皮下埋置剂、复方口服避孕药、避孕针、阴茎套等）均适用。根据个人身体状况进行选择，对某种避孕方法有禁忌证不宜使用，已生育有两个或以上妇女采用绝育术为妥。

（四）绝经过渡期

1.原则

此期仍有排卵可能，应坚持避孕，选择以外用避孕药为主的避孕方法。

2.选用方法

可采用阴茎套。原来使用宫内节育器无不良反应可继续使用，至绝经后半年取出。绝经过渡期阴道分泌物较少，不宜选择避孕药膜避孕，可选用避孕栓、凝胶剂。不宜选用复方避孕药及安全期避孕。

第五篇
妇产科常用特殊检查

第30章
妇科诊断技术

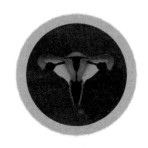

第1节 妇科检查

妇科检查又称盆腔检查，包括外阴、阴道、宫颈、宫体及两侧附件区的检查。

一、检查前准备

（1）医师应关心体贴患者，做到态度和蔼、语言亲切、检查仔细、动作轻柔。检查前告知患者妇科检查可能引起不适，不必紧张并尽可能放松腹肌。

（2）除尿失禁患者外，检查前应排空膀胱，必要时导尿。大便充盈者应于排便或灌肠后检查。

（3）为避免交叉感染，置于臀部下面的垫单或纸单应一人一换，一次性使用。

（4）患者取膀胱截石位。臀部置于台缘，头部略抬高，两手平放于身旁，以使腹肌松弛。检查者面向患者，立在患者两腿之间。不宜搬动的危重患者，可在病床上检查。

（5）应避免于经期做妇科检查。若为阴道异常流血则必须检查。检查前消毒外阴，使用无菌手套及器械，以防发生感染。

（6）对无性生活史者，禁做阴道窥器检查及双合诊检查，应行直肠-腹部诊。确有检查必要时，应先征得患者及其家属同意后，方可做阴道窥器检查或双合诊检查。

（7）疑有盆腔内病变的腹壁肥厚、高度紧张不合作患者，若双合诊检查不满意时，应行超声检查，必要时可在麻醉下进行检查。

二、检查方法及步骤

（1）外阴部检查　观察外阴发育及阴毛多少和分布情况（女性型或男性型），有无畸形、皮炎、溃疡、赘生物或肿块，注意皮肤和黏膜色泽或色素减退及质地变化，有无增厚、变薄或萎缩。分开小阴唇，暴露阴道前庭观察尿道口和阴道口。查看尿道口周围黏膜色泽及有无赘生物。无性生活的处女膜一般完整未破，其阴道口勉强可容食指；已有性生活的阴道口能容两指通过；经产妇的处女膜仅余残痕或可见会阴后-侧切瘢痕。检查时还应让患者用力向下屏气，观察有无阴道前后壁膨出、子宫脱垂或尿失禁等。

（2）阴道窥器检查　使用阴道窥器检查阴道和宫颈时，要注意阴道窥器的结构特点。

① 放置和取出　临床常用鸭嘴形阴道窥器，可以固定，便于阴道内治疗操作。阴道窥器有大小之分，根据阴道宽窄选用。当放置窥器时，应先将其前后两叶前端并合，表面涂润滑剂以利插入，避免损伤。若拟做宫颈细胞学检查或取阴道分泌物做涂片检查时，不应用润滑剂，改用生理盐水润滑，以免影响涂片质量。放置窥器时，检查者用一手拇指、食指将两侧小阴唇分开，另一手将窥器避开敏感的尿道周围区，斜行沿阴道侧后壁缓慢插入阴道内，边推进边将窥器两叶转正并逐渐张开，暴露宫颈、阴道壁及穹隆部，然后旋转窥器，充分暴露阴道各壁。取出窥器前，先将前后叶合拢再沿阴道侧后壁缓慢取出。

② 视诊

a.检查阴道　观察阴道前后壁和侧壁及穹隆黏膜颜色、皱襞多少，是否有阴道隔或双阴道等先天畸形，有无溃疡、赘生物或囊肿等。注意阴道内分泌物量、性质、色泽，有无臭味。阴道分泌物异常者应做滴虫、假丝酵母菌、淋病奈瑟菌及线索细胞等检查。

b.检查宫颈　暴露宫颈后，观察宫颈大小、颜色、外口形状，有无出血、肥大、糜烂样改变、撕裂、外翻、腺囊肿、息肉、赘生物，宫颈管内有无出血或分泌物。同时可采集宫颈外口鳞-柱交接部脱落细胞做宫颈细胞学检查和HPV检测。

（3）双合诊　是妇科检查中最重要的项目。检查者一手的两指或一指放入阴道，另一手在腹部配合检查，称为双合诊。目的在于检查阴道、宫颈、宫体、输卵管、卵巢、宫旁结缔组织以及骨盆腔内壁有无异常。

① 检查者戴无菌手套，一手食、中两指蘸润滑剂，经阴道后壁轻轻插入，检查阴道通畅度、深度、弹性，有无畸形、瘢痕、肿块及阴道穹隆情况。再扪触宫颈大小、形状、硬度及外口情况，有无接触性出血。随后检查子宫体，将阴道内两指放在宫颈后方，另一手掌心朝下手指平放在患者腹部平脐处，当阴道内手指向上向前方抬举宫颈时，腹部手指往下往后按压腹壁，并逐渐向耻骨联合部位移动，通过内、外手指同时分别抬举和按压，相互协调，即能扪清子宫位置、大小、形状、软硬度、活动度及有无压痛。

② 子宫位置一般是前倾略前屈。"倾"指宫体纵轴与身体纵轴的关系。若宫体朝向耻骨，称为前倾；当宫体朝向骶骨，称为后倾。"屈"指宫体与宫颈间的关系。若两者间的纵轴形成的角度朝向前方，称为前屈，形成的角度朝向后方，称为后屈。

③ 扪清子宫后，将阴道内两指由宫颈后方移至一侧穹隆部，尽可能往上向盆腔深部扪触；与此同时，另一手从同侧下腹壁髂嵴水平开始，由上往下按压腹壁，与阴道内手指相互对合，以触摸该侧附件区有无肿块、增厚或压痛。若扪及肿块，应查清其位置、大小、形状、软硬度、活动度、与子宫的关系以及有无压痛等。正常卵巢偶可扪及，触后稍有酸胀感，正常输卵管不能扪及。

（4）三合诊　经直肠、阴道、腹部联合检查，称为三合诊。方法是双合诊结束后，一手食指放入阴道，中指插入直肠，其余检查步骤与双合诊时相同，是对双合诊检查不足的重要补充。通过三合诊能扪清后倾或后屈子宫大小，发现子宫后壁、宫颈旁、直肠子宫陷凹、宫骶韧带和盆腔后部病变，估计盆腔内病变范围，及其与子宫或直肠的关系，特别是癌肿与盆壁间的关系，以及扪诊阴道直肠隔、骶骨前方或直肠内有无病变。所以三合诊在对生殖器肿瘤、结核、子宫内膜异位症、炎症检查时尤显重要。

（5）直肠，腹部诊　检查者一手示指伸入直肠，另一手在腹部配合检查，称为直肠-腹部诊。适用于无性生活史、阴道闭锁或有其他原因不宜行双合诊的患者。

三、注意事项

（1）当两手指放入阴道后，患者感疼痛不适时，可单用食指替代双指进行检查。

（2）三合诊时，在将中指伸入肛门时，嘱患者像解大便一样用力向下屏气，使肛门括约肌自动放松，可减轻患者疼痛和不适感。

（3）若患者腹肌紧张，可边检查边与患者交谈，使其张口呼吸而使腹肌放松。

（4）当检查者无法查明盆腔内解剖关系时，继续强行内诊，不但患者难以耐受，且往往徒劳无益，此时应停止检查。待下次检查时，多能获得满意结果。

四、记录病历

妇科检查结束后，应将检查结果按解剖部位先后顺序记录。

（1）外阴发育情况及婚产式（未婚、已婚未产或经产）。有异常发现时，应详加描述。

（2）阴道是否通畅，处女膜情况，分泌物量、色、性状及有无气味。

（3）宫颈大小、硬度，有无糜烂样改变、撕裂、息肉、腺囊肿，有无接触性出血、举痛及摇摆痛等。

（4）宫体位置、大小、硬度、活动度，表面是否平整、有无突起，有无压痛等。

（5）附件有无块状物、增厚或压痛。若扪及块状物，记录其位置、大小、硬度，表面光滑与否，活动度，有无压痛以及与子宫及盆壁关系。左右两侧情况分别记录。

第2节 生殖道分泌物检查

一、阴道分泌物检查

1.检查方法

① 阴道分泌物采集前24小时内无性交、盆浴、阴道灌洗、阴道用药。

② 取材用具要干燥无菌。

③ 准备干燥载玻片一张，在其上滴1滴生理盐水，用刮板/棉拭子刮取阴道侧壁上1/3黏膜上分泌物，均匀混入生理盐水悬液。

④ 即刻放置在低倍镜观察有无阴道毛滴虫、假丝酵母菌菌丝等。然后再用高倍镜观察白细胞、上皮细胞、乳杆菌及球菌的多少，并寻找假丝酵母菌菌丝体及孢子等病原体。

2.结果判读

① 滴虫性阴道炎 镜下找到滴虫即可诊断。阴道毛滴虫呈梨形，比白细胞大2倍，顶端有4根鞭毛，25～42℃时呈波状运动。

② 外阴阴道假丝酵母菌病 镜下找到假丝酵母菌即可诊断。假丝酵母菌在低倍镜下可见毛发样成团假菌丝，假菌丝上附着出芽细胞，高倍镜下可见卵圆形孢子或假菌丝与出芽细胞相连接呈锯齿状或者分枝状。

③ 细菌性阴道病 镜下找到>20%线索细胞即可诊断。线索细胞的镜下特点为阴道鳞状上皮细胞表面附着大量颗粒状物（如加德纳菌、嗜血杆菌或者其他细菌）后形成锯齿状而边缘模糊不清的细胞。

④ 清洁度判定 见表30-1。

表30-1 阴道分泌物清洁度

清洁度	乳杆菌	球菌	上皮细胞	白细胞
I	多	—	满视野	0～5/HP
II	少	少	1/2视野	5～15/HP
III	少	多	少	15～30/HP
IV	—	大量	—	>30/HP

二、宫颈黏液检查

1.检查方法

① 膀胱结石位，放置阴道窥器暴露宫颈，观察宫颈黏液透明度、黏稠度。

② 用棉签擦净宫颈及阴道穹隆部的分泌物，用长弯钳或长平镊子伸入宫颈管内1cm左右，钳取宫颈黏液后打开，观察黏液性状及拉丝度。

③ 将黏液置于干燥玻片上，令其自然晾干或烘干后，显微低倍镜下观察结晶形态。

2.结果判读

① 正常月经周期中第7天出现羊齿状结晶，排卵后，结晶减少，一般在月经周期第22天时消失，出现椭圆小体。

② 宫颈黏液出现较典型的、排列呈行的椭圆体，持续2周以上，可能为妊娠。月经过期，宫颈黏液涂片为羊齿状结晶，提示月经失调。

③ 若闭经患者宫颈黏液有正常周期性变化，提示卵巢功能良好，可能是宫腔病变引起闭经。若没有正常周期性变化，提示可能是卵巢或性腺以上部位疾病引起。

④ 月经周期各阶段宫颈黏液均显示羊齿状结晶，提示为无排卵型异常子宫出血。

第3节 生殖道细胞学检查

一、生殖道脱落细胞在内分泌检查方面的应用

临床上常用4种指数代表体内雌激素水平，即成熟指数、致密核细胞指数、嗜伊红细胞指数和角化指数。

1.成熟指数（maturation index，MI）

是阴道细胞学卵巢功能检查最常用的一种。计算阴道上皮三层细胞百分率。按底层/中层/表层顺序写出，如底层5%、中层60%、表

层35%，MI应写成5/60/35。通常在低倍显微镜下观察计算300个鳞状上皮细胞，求得各层细胞的百分率。若底层细胞百分率高称左移，提示不成熟细胞增多，即雌激素水平下降；若表层细胞百分率高称右移，表示雌激素水平升高。一般有雌激素影响的涂片，基本上无底层细胞；轻度影响者表层细胞小于20%；高度影响者表层细胞大于60%。

2. 致密核细胞指数（karyopyknotic index，KI）

是计算鳞状上皮细胞中表层致密核细胞的百分率。即从视野中数100个表层细胞，如其中有40个致密核细胞，则KI为40%，指数越高，表示上皮细胞越成熟。

3. 嗜伊红细胞指数（eosinophilic index，EI）

是计算鳞状上皮细胞中表层红染细胞的百分率。通常在雌激素影响下出现红染表层细胞，用以表示雌激素水平。指数越高，提示上皮细胞越成熟。

4. 角化指数（comification index，CD）

是指鳞状上皮细胞中表层（最成熟细胞层）嗜伊红致密核细胞的百分率，用以表示雌激素的水平。

二、生殖道脱落细胞涂片用于妇科疾病诊断

1. 闭经

阴道涂片检查　见有正常周期性变化，提示闭经原因在子宫及其以下部位，如子宫内膜结核、宫颈宫腔粘连等。涂片见中层和底层细胞多，表层细胞极少或无，无周期性变化，提示病变在卵巢，如卵巢早衰。涂片表现不同程度雌激素低落，或持续雌激素轻度影响，提示垂体或下丘脑或其他全身性疾病引起的闭经。

2. 异常子宫出血

（1）无排卵型异常子宫出血　涂片显示中度至高度雌激素影响，但也有的较长期处于低度至中度雌激素影响。雌激素水平高时右移显著，雌激素水平下降时，出现阴道流血。

（2）排卵性月经失调　涂片显示有周期性变化，MI明显右移，排卵期出现雌激素升高，EI可达90%。但排卵后，细胞堆积和皱褶较

差或持续时间短，EI虽有下降但仍偏高。

3.流产

（1）先兆流产　由于黄体功能不足引起的先兆流产表现为EI于早孕期增高，经治疗后EI稍下降提示好转。若再度EI增高，细胞开始分散，流产可能性大。若先兆流产而涂片正常，表明流产非黄体功能不足引起，用孕激素治疗无效。

（2）稽留流产　EI升高，出现圆形致密核细胞，细胞分散，舟形细胞少，较大的多边形细胞增多。

4.生殖道感染性炎症

（1）细菌性阴道病　常见的有乳杆菌、球菌、加德纳菌和放线菌等。镜检加入0.9%氯化钠溶液的阴道分泌物涂片，可见线索细胞，表现为阴道脱落的表层细胞边缘附着颗粒状物，细胞边缘不清。

（2）衣原体性宫颈炎　在宫颈涂片上可见化生的细胞胞质内有球菌样物及嗜碱性包涵体，感染细胞肥大多核。

（3）病毒感染　常见的有单纯疱疹病毒（HSV）Ⅱ型和人乳头瘤病毒（HPV）。

① HSV感染　早期表现为感染细胞的核增大，染色质结构呈"水肿样"退变，染色质很细，散布在整个胞核中，呈淡的嗜碱性染色，均匀，犹如毛玻璃状，细胞多呈集结状，有许多胞核。晚期可见嗜伊红染色的核内包涵体，周围可见一清亮晕环。

② HPV感染　在涂片标本中见挖空细胞、不典型角化不全细胞及反应性外底层细胞即提示有HPV感染。典型的挖空细胞表现为上皮细胞内有1～2个增大的核，核周有透亮空晕环或壁致密的透亮区。

三、生殖道脱落细胞用于妇科肿瘤诊断

癌细胞特征主要表现在细胞核、细胞及细胞间关系的改变。

1.细胞核改变

表现为核增大，核浆比例失常；核大小不等，形态不规则；核深染且深浅不一；核膜明显增厚、不规则，染色质分布不均，颗粒变粗或凝聚成团；核分裂异常；核仁增大变多以及出现畸形裸核。

2.细胞形态改变

细胞大小不等，形态各异。细胞质减少，若变性其内出现空泡。

3.细胞间关系改变

癌细胞可单独或成群出现，排列紊乱。早期癌涂片背景干净清晰；晚期癌涂片背景较脏，见成片坏死细胞、红细胞及白细胞等。

第4节 女性生殖器官活组织检查

一、局部活组织检查

（一）外阴活组织检查

1.适应证

① 确定外阴色素减退疾病的类型及排除恶变者。

② 外阴部赘生物或久治不愈的溃疡需明确诊断及排除恶变者。

③ 外阴特异性感染，如结核、尖锐湿疣、阿米巴病等。

2.禁忌证

① 外阴急性化脓性感染。

② 月经期。

③ 疑恶性黑色素瘤。

3.方法

患者取膀胱截石位，常规外阴消毒，铺盖无菌孔巾，取材部位以0.5%利多卡因做局部浸润麻醉。小赘生物可自蒂部剪下或用活检钳钳取，局部压迫止血，病灶面积大者行部分切除。标本置10%甲醛溶液中固定后送病理检查。

（二）阴道活组织检查

1.适应证

阴道赘生物、阴道溃疡灶。

2.禁忌证

急性外阴炎、阴道炎、宫颈炎、盆腔炎。

3. 方法

患者取膀胱截石位，阴道窥器暴露活检部位并消毒。活检钳钳取可疑部位组织，对表面有坏死的肿物，要取至深层新鲜组织。无菌纱布压迫止血，必要时阴道内放置无菌带尾棉球压迫止血，嘱其24h后自行取出。活检组织常规送病理检查。

（三）宫颈活组织检查

1. 适应证

宫颈溃疡、接触性出血或有赘生物；宫颈脱落细胞检查巴氏Ⅲ级及以上；TBS分类鳞状上皮内病变LSIL及以上者；疑有宫颈癌或慢性特异性炎症，需要明确诊断者。

2. 方法

有单点及多点取材两种。单点取材用于已诊断为宫颈癌，需明确病理类型或浸润程度者；可疑宫颈癌者可选用多点取材。

（1）患者取膀胱截石位，窥器暴露宫颈并消毒。

（2）用活检钳在宫颈外口鳞-柱状上皮交接处取材，多点取材者可选3、6、9、12点，并且将标本分别以10%甲醛固定，注明部位。

（3）为提高取材的准确性，可在阴道镜指引下定位活检，或在宫颈阴道部涂以复方碘溶液，在碘不着色区取材。钳取的组织要有一定的深度，含足够的间质。

（4）取材后阴道填塞无菌带尾纱布以压迫止血，24小时后取出。

3. 注意事项

① 患有阴道炎症（阴道滴虫及真菌感染等）应治愈后再取活检。

② 妊娠期原则上不做活检，以避免流产、早产，但临床高度怀疑宫颈恶性病变者仍应检查。月经前期不宜做活检，以免与活检处出血相混淆，且月经来潮时创口不易愈合，增加内膜在切口种植的机会。

（四）子宫内膜活组织检查

1. 适应证

① 确定月经失调类型。

② 检查不孕症病因。

③ 异常阴道流血或绝经后阴道流血，需排除子宫内膜器质性病变者。

2. 禁忌证

① 急性、亚急性生殖道炎症。

② 可疑妊娠。

③ 急性严重全身性疾病。

④ 体温＞37.5℃者。

3. 取材时间及部位

（1）了解卵巢功能　通常可在月经期前1～2天取，一般多在月经来潮6h内取，自宫腔前壁、后壁各取一条内膜；闭经者如能排除妊娠则随时可取。

（2）排卵障碍型异常子宫出血者　如疑为子宫内膜增生症，应于月经前1～2天或月经来潮6h内取材；疑为子宫内膜不规则脱落时，则应于月经第5～7天取材。

（3）原发性不孕　应在月经来潮前1～2天取材。如为分泌期内膜，提示有排卵；内膜仍呈增生期改变则提示无排卵。

（4）疑有子宫内膜结核　应于经前1周或月经来潮6h内诊刮。诊刮前3天及术后4天每天肌内注射链霉素0.75g及口服异烟肼0.3g，以防诊刮引起结核病灶扩散。

（5）疑有子宫内膜癌者随时可取。

4. 方法

① 排尿后，受检者取膀胱截石位，查明子宫大小及位置。

② 常规消毒外阴，铺孔巾。阴道窥器暴露宫颈，碘酒、酒精消毒宫颈及宫颈外口。

③ 以宫颈钳夹持宫颈前唇或后唇，用探针测量宫颈管及宫腔深度。

④ 对于宫腔占位病变的诊断，多在宫腔镜引导下定点活检（详见第34章第2节"宫腔镜"）。若无条件，也可使用专用活检钳，以取到适量子宫内膜组织为标准。若无专用活检钳可用小刮匙代替，将

刮匙送达宫底部，自上而下沿宫壁刮取（避免来回刮），夹出组织，置于无菌纱布上，再取另一条。术毕，取下宫颈钳，收集全部组织固定于4%甲醛溶液中送检。检查申请单要注明末次月经时间。

二、诊断性宫颈锥切术

诊断性子宫颈锥切术是对子宫颈活检诊断不足或有怀疑时，实施的补充诊断手段，不是子宫颈癌及其癌前病变诊断的必需步骤。

1.适应证

① 子宫颈活检为LSIL及以下，为排除HSIL，如细胞学检查为HSIL及以上、HPV16和（或）HPV18阳性等。

② 子宫颈活检为HSIL，而临床为可疑浸润癌，为明确病变累及程度及决定手术范围者。

③ 子宫颈活检诊断为原位腺癌。

2.禁忌证

① 急性、亚急性生殖器炎症或盆腔炎性疾病。

② 患有血液病等具出血倾向的疾病。

3.方法

① 受检者在蛛网膜下腔或硬膜外阻滞麻醉下取膀胱截石位，外阴、阴道消毒，铺无菌巾。

② 导尿后，用阴道窥器暴露宫颈并消毒阴道、宫颈及宫颈外口。

③ 以宫颈钳钳夹宫颈前唇向外牵引，扩张宫颈管并做宫颈管搔刮术。宫颈涂碘液，在病灶外或碘不着色区外0.5cm处，以尖刀在宫颈表面做环形切口，深约0.2cm，包括宫颈上皮及少许皮下组织。按30°～50°向内做宫颈锥形切除。根据不同的手术指征，可深入宫颈管1～2.5cm，呈锥形切除。也可采用子宫颈环形电切除术（LEEP），根据病灶范围及子宫颈体积不同，选用合适的电极，设计恰当的治疗参数，避免热损伤影响切缘的病理分析。

④ 于切除标本的12点处做一标志，以4%甲醛溶液固定，送病理检查。

⑤ 创面止血用无菌纱布压迫多可奏效。若有动脉出血，可用肠线

缝扎止血，也可加用明胶海绵、凝血酶等止血。

⑥ 将要行子宫切除者，子宫切除手术最好在锥切术后48h内进行，可行宫颈前后唇相对缝合封闭创面止血。若不能在短期内行子宫切除或无须做进一步手术者，则应行宫颈成形缝合术或荷包缝合术，术毕探查宫颈管。

4. 注意事项

用于诊断者，不宜用电刀、激光刀，以免破坏边缘组织而影响诊断。用于治疗者，应在月经净后3～7天内施行。术后用抗生素预防感染。术后6周探查宫颈管有无狭窄。2个月内禁性生活及盆浴。

三、诊断性刮宫

诊断性刮宫简称诊刮，是诊断宫腔疾病最常采用的方法。其目的是刮取子宫内膜和内膜病灶行活组织检查，做出病理学诊断。怀疑同时有子宫颈管病变时，需对子宫颈管及宫腔分别进行诊断性刮宫，简称分段诊刮。

（一）一般诊断性刮宫

1. 适应证

（1）异常子宫出血或阴道排液，须确诊和排除子宫内膜癌、宫颈管癌，或其他病变如流产、子宫内膜炎等。

（2）月经失调，需了解子宫内膜变化及其对卵巢甾体激素的反应。

（3）不孕症，需了解有无排卵者。

（4）疑有子宫内膜结核者。

（5）因宫腔内有组织残留或异常子宫出血长期多量出血时，不仅起诊断作用，还有治疗作用。

2. 禁忌证

滴虫、假丝酵母菌感染或细菌感染的急性阴道炎、宫颈炎，急性或亚急性盆腔炎。

3. 方法

与子宫内膜活组织检查基本相同，一般不需麻醉。对宫颈内口较紧者，酌情给予镇痛药，局部麻醉或静脉麻醉。

（二）分段诊断性刮宫

1.适应证

异常子宫出血可疑子宫内膜癌者；区分子宫颈管癌和子宫内膜癌。

2.方法

先不探查宫腔深度，以免将宫颈管组织带入宫腔混淆诊断。先以小刮匙自宫颈内口至外口顺刮宫颈管一周，刮取宫颈管组织后再探查宫腔深度并刮取子宫内膜。刮出物分别装瓶、固定，送病理检查。若刮出物肉眼观察高度怀疑为癌组织时，不应继续刮宫，以防出血及癌扩散。若肉眼观察未见明显癌组织时，应全面刮宫，以防漏诊。

（三）诊断性刮宫注意事项

（1）不孕症或排卵功能障碍的异常子宫出血患者，应选择月经前或月经来潮6小时内进行，以便判断有无排卵或黄体功能不足。

（2）不规则阴道出血或异常子宫出血疑为癌变者随时可行诊刮。刮出物肉眼观察高度怀疑为癌组织时，不应继续刮宫，以防出血及癌组织扩散。若肉眼观察未见明显癌组织时，应全面刮宫，以获得诊断依据和达到治疗效果。

（3）畸形子宫如双子宫或双角子宫，应避免漏刮及其导致的术后出血。疑子宫内膜结核者，刮宫时要特别注意刮取两侧子宫角部，因该部位阳性率较高。

（4）积极防治并发症，如术中出血、子宫穿孔、感染、术后宫腔粘连等。

（5）术者在操作时唯恐不彻底，反复刮宫，不但伤及子宫内膜基底层，甚至刮出肌纤维组织，造成子宫内膜炎或宫腔粘连，导致闭经，应注意避免。

第5节　常用穿刺检查

腹腔穿刺检查和羊膜腔穿刺检查是妇产科常用的穿刺检查技术。

腹腔穿刺检查可经腹壁穿刺和经阴道后穹隆穿刺两种途径完成。羊膜腔穿刺检查通常采用经腹壁入羊膜腔途径。

一、经腹壁腹腔穿刺术

可通过经腹壁腹腔穿刺术（abdominal paracentesis）明确盆、腹腔积液性质或查找肿瘤细胞。经腹壁腹腔穿刺术既可用于诊断又可用于治疗。穿刺抽出的液体，除观察其颜色、浓度及黏稠度外，还要根据病史决定送检项目，包括常规化验检查、细胞学检查、细菌培养、药敏试验等。也可在超声引导下用细针穿刺盆腔及下腹部肿块进行组织学活检，达到确诊目的。

1.适应证

（1）用于协助诊断腹腔积液的性质。

（2）鉴别贴近腹壁的肿物性质。

（3）穿刺放出部分腹水，使呼吸困难等症状暂时缓解，使腹壁松软易于做腹部及盆腔检查。

（4）腹腔穿刺同时注入化学药物行腹腔化疗。

（5）腹腔穿刺注入二氧化碳气体，做气腹线造影，使盆腔器官清晰显影。

2.禁忌证

（1）疑有腹腔内严重粘连者，特别是晚期卵巢癌广泛盆、腹腔转移致肠梗阻者。

（2）疑为巨大卵巢囊肿者。

（3）大量腹腔积液伴有严重电解质紊乱者禁大量放腹腔积液。

（4）精神异常或不能配合者。

（5）中、晚期妊娠。

（6）弥散性血管内凝血。

3.方法

（1）经腹B型超声引导下穿刺，需膀胱充盈，确定肿块部位，然后排空膀胱，再进行穿刺。经阴道B型超声指引下穿刺，则在术前排空膀胱。

（2）腹腔积液量较多及囊内穿刺时，患者取仰卧位；液量较少取半卧位或侧斜卧位。

（3）穿刺点一般选择在脐与左髂前上棘连线中外1/3交界处，囊内穿刺点宜在囊性感明显部位。

（4）常规消毒穿刺区皮肤，铺无菌孔巾，术者需戴无菌手套。

（5）穿刺一般不需麻醉，对于精神过于紧张者，0.5%利多卡因行局部麻醉，深达腹膜。

（6）7号穿刺针从选定点垂直刺入腹腔，穿透腹膜时针头阻力消失，拔去针芯，见有液体流出，用注射器抽出适量液体送检。腹水细胞学检验需100～200ml，其他检查仅需10～20ml。若需放腹水则接导管，导管另一端连接器皿。放液量及导管放置时间可根据患者病情和诊治需要而定。若为查明盆腔内有无肿瘤存在，可放至腹壁变松软易于检查为止。

（7）细针穿刺活检，常用特制的穿刺针，在超声引导下穿入肿块组织，抽取少量组织，送组织学检查。

（8）操作结束，拔出穿刺针。局部再次消毒，覆盖无菌纱布，固定。若针眼有腹水溢出可稍加压迫。

4.穿刺液性质和结果判断

（1）血液

① 新鲜血液　放置后迅速凝固，为刺伤血管，应改变穿刺针方向，或重新穿刺。

② 陈旧性暗红色血液　放置10分钟以上不凝固表明有腹腔内出血。多见于异位妊娠、卵巢黄体破裂或其他脏器破裂如脾破裂等。

③ 小血块或不凝固陈旧性血液　多见于陈旧性宫外孕。

④ 巧克力色黏稠液体　镜下见不成形碎片，多为卵巢子宫内膜异位囊肿破裂。

（2）脓液　呈黄色、黄绿色、淡巧克力色，质稀薄或浓稠，有臭味。提示盆腔及腹腔内有化脓性病变或脓肿破裂。脓液应行细胞学涂片、细菌培养、药物敏感试验。必要时行切开引流术。

（3）炎性渗出物　呈粉红色、淡黄色混浊液体。提示盆腔及腹腔内有炎症。应行细胞学涂片、细菌培养、药物敏感试验。

（4）腹腔积液　有血性、浆液性、黏液性等。应送常规化验，包括比重、总细胞数、红细胞数、白细胞数、蛋白定量、浆膜黏蛋白试验及细胞学检查。必要时检查抗酸杆菌、结核杆菌培养及动物接种。肉眼血性腹水，多疑为恶性肿瘤，应行脱落细胞检查。

5. 注意事项

（1）术前注意患者生命体征，测量腹围、检查腹部体征。

（2）严格无菌操作，以免腹腔感染。

（3）控制针头进入深度，以免刺伤血管及肠管。

（4）大量放液时，针头必须固定好，以免针头移动损伤肠管；放液速度不宜过快，每小时放液量不应超过1000mL，一次放液量不应超过4000ml，并严密观察患者血压、脉搏、呼吸等生命体征，随时控制放液量及放液速度，若出现休克征象，应立即停止放腹水。放液过程中需腹带束腹，并逐渐缩紧腹带，以防腹压骤降，内脏血管扩张而引起休克。

（5）向腹腔内注入药物应慎重，很多药物不宜腹腔内注入。当行腹腔化疗时，应注意过敏反应等副作用。

（6）术后卧床休息8～12h，给予抗生素预防感染。

二、经阴道后穹隆穿刺术

直肠子宫陷凹是腹腔最低部位，腹腔内的积血、积液、积脓易积存于该处。阴道后穹隆顶端与直肠子宫陷凹贴接，选择经阴道后穹隆穿刺术抽取盆腔积液，对抽出物进行肉眼观察、化验、病理检查，是妇产科临床常用的辅助诊断方法。

1. 适应证

① 疑有腹腔内出血，如异位妊娠、卵巢黄体破裂等。

② 疑盆腔内有积液、积脓时，可做穿刺抽液检查，以了解积液性质；并可做盆腔脓肿的穿刺引流及局部注射药物。

③ 盆腔肿块位于直肠子宫陷凹内，经后穹隆穿刺直接抽吸肿块内

容物做涂片，行细胞学检查以明确性质。若高度怀疑恶性肿瘤，应尽量避免穿刺。一旦穿刺诊断为恶性肿瘤，应及早手术。

④ B 型超声引导下行卵巢子宫内膜异位囊肿或输卵管妊娠部位注药治疗。

⑤ 在 B 型超声引导下经阴道后穹隆穿刺取卵，用于各种助孕技术。

2. 禁忌证

① 盆腔严重粘连，直肠子宫陷凹被较大肿块完全占据，并已凸向直肠。

② 疑有肠管与子宫后壁粘连。

③ 异位妊娠准备采用非手术治疗时，应避免穿刺，以免引起感染。

3. 方法

（1）患者排空膀胱，取膀胱截石位，外阴常规消毒，铺巾。阴道检查了解子宫、附件情况，注意阴道后穹隆是否膨隆。阴道窥器充分暴露宫颈及阴道后穹隆并消毒。宫颈钳钳夹宫颈后唇，向前提拉，充分暴露阴道后穹隆，再次消毒。

（2）用腰椎穿刺针或 22 号长针头接 5～10ml 注射器，检查针头有无堵塞，在后穹隆中央或稍偏患侧，阴道后壁与宫颈后唇交界处稍下方平行刺入，当针穿过阴道壁，有落空感（进针深 2～3cm）后立即抽吸，必要时适当改变方向或深浅度，如无液体抽出，可边退针边抽吸。见注射器内有液体抽出时，停止退针，继续抽吸至满足化验检查需要为止。行细针穿刺活检时采用特制的穿刺针，方法相同。

（3）针头拔出后，穿刺点如有活动性出血，可用棉球压迫片刻。血止后取出阴道窥器。

4. 注意事项

① 穿刺方向应是阴道后穹隆中点进针与宫颈管平行的方向，深入至直肠子宫陷凹，不可过分向前或向后，以免针头刺入宫体或进入直肠。

② 穿刺深度要适当，一般 2～3cm，过深可刺入盆腔器官或穿入

血管。若积液量较少时，过深的针头可超过液平面，抽不出液体而延误诊断。

③ 抽吸物若为血液，应放置5分钟，若凝固则为血管内血液；或滴在纱布上出现红晕，为血管内血液。放置6分钟后仍不凝固，可判定为腹腔内出血。

④ 有条件或病情允许时，先行B型超声检查，协助诊断直肠子宫陷凹有无液体及液体量。

⑤ 阴道后穹隆穿刺未抽出血液，不能完全除外异位妊娠，内出血量少、血肿位置高或与周围组织粘连等，均可造成假阴性。

⑥ 抽出的液体应根据初步诊断，分别进行涂片、常规检查、药敏试验、细胞学检查等；抽取的组织送组织学检查。

第31章
生殖诊断技术

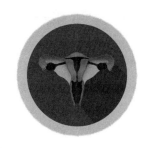

第1节　基础体温

基础体温（BBT）指机体维持基本生命活动状态时的体温，亦称静息体温。正常生育年龄妇女的基础体温受雌激素、孕激素的影响而呈周期性变化。排卵后，孕激素水平升高，刺激丘脑下部体温中枢，使体温升高 $0.3 \sim 0.5℃$ ，故排卵后基础体温升高。至月经前 $1 \sim 2$ 天，孕激素水平下降，基础体温也随之下降。将每天测得的基础体温连成线，则呈双相曲线。

一、检查方法

每晚睡前将体温计水银柱甩至36℃以下，置于床头易取处。清晨醒后（或夜班休息 $6 \sim 8h$ ），未进行任何活动之前，立即试口表5min，将所测得的体温记在基础体温表格上，按日连成曲线。同时将影响体温波动的有关因素，如性生活、月经期、失眠、感冒及用药情况随时记录在体温单上。一般要连续测定3个月经周期以上。

二、临床应用

（1）了解有无排卵　了解卵巢排卵周期，协助诊断不孕症，若基础体温呈双向，则提示有排卵，若呈单向，则提示无排卵。

（2）指导避孕和受孕　排卵期在下次月经前 $14 \sim 16$ 天，在排卵期前后 2 ～ 3 天连续性交最容易受孕，基础体温上升 4 天后估计排卵已过数日，可称为安全期，指导避孕。

（3）协助诊断早孕及了解黄体功能　高温相超过 20 天可确定早孕。高温相上升幅度不足 0.3 ～ 0.5℃，持续时间不足 11 天，考虑黄体功能不足或黄体萎缩不全。

（4）推算内膜活检时间　月经周期不规则的患者，要了解子宫内膜有无分泌期改变，应在基础体温上升后及下次月经来潮前 2 ～ 3 天做内膜活检。

第 2 节　输卵管通畅检查

输卵管通畅检查的主要目的是检查输卵管是否畅通，了解宫腔和输卵管腔的形态及输卵管的阻塞部位。常用方法有输卵管通液术、子宫输卵管造影术。随着内镜在妇产科的广泛应用，腹腔镜直视下输卵管通液检查、宫腔镜下经输卵管口插管通液检查等方法日益普及。

一、输卵管通液术

1.适应证

① 不孕症，男方精液正常，疑有输卵管阻塞者。

② 检验和评价输卵管绝育术、输卵管再通术或输卵管成形术的效果。

③ 对输卵管黏膜轻度粘连有疏通作用。

2.禁忌证

① 内外生殖器急性炎症或慢性炎症急性或亚急性发作。

② 月经期或有不规则阴道流血。

③ 可疑妊娠。

④ 有严重的全身性疾病（如心、肺功能异常等）而不能耐受手术者。

⑤ 体温高于 37.5℃。

3.术前准备

① 月经干净3～7天，术前3天禁性生活。

② 术前半小时肌内注射阿托品0.5mg解痉。

③ 排空膀胱。

④ 常用器械 阴道窥器、宫颈钳、妇科钳、宫颈导管、Y形管、压力表、注射器等。

⑤ 常用液体 庆大霉素8万U、地塞米松5mg，透明质酸钠1500U、注射用水20ml，可加用0.5%的利多卡因2ml以减少输卵管痉挛。

4.方法

（1）患者取膀胱截石位，常规消毒外阴、阴道，铺无菌巾，双合诊检查子宫位置及大小。

（2）放置阴道窥器充分暴露宫颈，再次消毒阴道穹隆及宫颈，以宫颈钳钳夹宫颈前唇。沿宫腔方向置入宫颈导管，并使其与宫颈外口紧密相贴。

（3）用"Y"形管将宫颈导管与压力表、注射器相连，压力表应高于"Y"形管水平，以免液体进入压力表。

（4）将注射器与宫颈导管相连，并使宫颈导管内充满生理盐水或抗生素溶液（庆大霉素80000U、地塞米松5mg，透明质酸钠1500U、注射用水20ml，可加用0.5%利多卡因2ml减少输卵管痉挛）。排出空气后沿宫腔方向将其置入宫颈管内，缓慢注射液体，压力不超过160mmHg。观察注射时阻力大小、经宫颈注入的液体是否回流、患者下腹部是否疼痛等。

（5）术毕取出宫颈导管，再次消毒宫颈、阴道，取出阴道窥器。

5.结果评定

（1）输卵管通畅 顺利注射20ml生理盐水无阻力，压力维持在60～80mmHg以下，或开始稍有阻力，随后阻力消失，无液体回流，患者也无不适感。

（2）输卵管阻塞 勉强注入5ml即感有阻力，压力表见压力持续上升而不见下降，患者感下腹胀痛，停止推注后液体又回流至注射器内。

（3）输卵管通而不畅　注射液体有阻力，经加压注入又能推进，说明有轻度粘连已被分离，患者感轻微腹痛。

6.注意事项

① 所用无菌生理盐水温度以接近体温为宜，以免液体过冷造成输卵管痉挛。

② 注射液体时必须使宫颈导管紧贴宫颈外口，防止液体外漏。

③ 术后2周禁盆浴及性生活，酌情给予抗生素预防感染。

二、子宫输卵管造影

包括传统的子宫输卵管造影（HSG）和超声下子宫输卵管造影（HyCoSy）。前者是通过导管向宫腔及输卵管注入造影剂，行X线透视及摄片，根据造影剂在输卵管及盆腔内的显影情况了解输卵管是否通畅、阻塞部位及宫腔形态。该检查损伤小，能对输卵管阻塞做出较正确诊断，准确率可达80%。后者能在超声下实时观察造影剂流动与分布，图像清晰，无创、无放射性、操作较为简便，具有较高诊断价值。子宫输卵管造影具有一定的治疗功效。

1.适应证

① 不孕症　以明确输卵管是否通畅及其形态、阻塞部位。

② 检查宫腔疾病　了解宫腔形态，确定有无子宫畸形及类型，有无宫腔粘连、子宫黏膜下肌瘤、子宫内膜息肉及异物等。

③ 内生殖器结核非活动期。

④ 不明原因的习惯性流产　了解宫颈内口是否松弛，宫颈及子宫有无畸形。

2.禁忌证

① 急性、亚急性生殖器炎症或盆腔炎性疾病。

② 严重的全身性疾病，不能耐受手术。

③ 妊娠期、月经期。

④ 产后、流产后、刮宫术后6周内。

⑤ 碘过敏者禁用子宫输卵管碘油造影。

3.术前准备

① 造影时间以月经干净3～7天为宜，术前3天禁性生活。

② 常规检查　术前需行白带常规检查，必要时加做宫颈分泌物培养排除生殖器官感染性疾病。做碘过敏试验。

③ 术前半小时肌内注射阿托品0.5mg解痉。

④ 术前排空膀胱，便秘者术前行清洁灌肠，以使子宫保持正常位置，避免出现外压假象。

4.方法

（1）设备及器械　X线放射诊断仪、子宫导管、阴道窥器、宫颈钳、长弯钳、20ml注射器。

（2）造影剂　目前国内外均使用碘造影剂，分油剂与水剂两种。油剂（40%碘化油）密度大，显影效果好，刺激小，过敏少，但检查时间长，吸收慢，易引起异物反应，形成肉芽肿或形成油栓。水剂（76%泛影葡胺）吸收快，检查时间短，但子宫输卵管边缘部分显影欠佳，细微病变不易观察，有的患者在注药时有刺激性疼痛。

（3）操作步骤

① 患者取膀胱截石位，常规消毒外阴、阴道，铺无菌巾，检查子宫位置及大小。

② 以阴道窥器扩张阴道，充分暴露宫颈，再次消毒宫颈及阴道穹隆，用宫颈钳钳夹宫颈前唇，探查宫腔。

③ 若进行子宫输卵管碘油造影，将40%碘化油造影剂充满宫颈导管，排出空气，沿宫腔方向将其置入宫颈管内，徐徐注入碘化油，在X线透视下观察碘化油流经输卵管及宫腔情况并摄片。24h后再摄盆腔平片，以观察腹腔内有无游离碘化油。若用泛影葡胺液造影，应在注射后立即摄片，10～20min后第二次摄片，观察泛影葡胺液流入盆腔情况。

若进行超声下子宫输卵管造影，则于宫腔内安置14号Foley尿管，并在水囊内注入1～2ml生理盐水。注意置管后适当往外牵拉，使水囊堵住宫颈内口。徐徐注入超声微泡造影剂，同时应用超声机（以三维超声机为宜）实时观察并记录超声造影图像及患者反应、有无造影剂反流等。

④ 注入造影剂后子宫角圆钝，输卵管不显影，则考虑输卵管痉挛，可保持原位，肌内注射阿托品0.5mg或针刺合谷、内关穴，20min后再透视、摄片；或停止操作，下次摄片前先使用解痉药物。

5.结果评定

（1）正常子宫、输卵管　传统的子宫输卵管造影时可见宫腔呈倒三角形，双侧输卵管显影形态柔软，24h后摄片盆腔内见散在造影剂。超声下子宫输卵管造影时可实时监控，见造影剂充盈宫腔，并从双侧输卵管流出并包绕同侧卵巢。

（2）宫腔异常　患子宫内膜结核时子宫失去原有的倒三角形态，内膜呈锯齿状不平；患子宫黏膜下肌瘤时可见宫腔充盈缺损；子宫畸形时有相应显示。子宫畸形可见单角子宫、双角子宫、纵隔子宫或双子宫等相应显示。宫颈内口松弛症可见子宫内口增宽和峡部缺陷。

（3）输卵管异常　输卵管结核显示输卵管形态不规则、僵直或呈串珠状，有时可见钙化点；输卵管积水见输卵管远端呈气囊状扩张；24h后盆腔X线摄片未见盆腔内散在造影剂，说明输卵管不通；输卵管发育异常，可见过长或过短的输卵管、异常扩张的输卵管、输卵管憩室等。传统的子宫输卵管造影24小时后盆腔X线摄片未见盆腔内散在造影剂，说明输卵管不通；超声下子宫输卵管造影时未见造影剂从双侧输卵管流出，盆腔内未见造影剂，提示输卵管不通。

6.注意事项

① 碘化油充盈宫颈导管时，必须排尽空气，以免空气进入宫腔造成充盈缺损，引起误诊。

② 宫颈导管与宫颈外口必须紧贴，以防碘化油流入阴道内。

③ 宫颈导管不要插入太深，以免损伤子宫或引起子宫穿孔。

④ 注入碘化油时用力不可过大，注射不可过快，防止损伤输卵管。

⑤ 透视下发现造影剂进入异常通道，同时患者出现咳嗽，应警惕发生油栓，立即停止操作，取头低脚高位，严密观察。

⑥ 造影后2周禁盆浴及性生活，可酌情给予抗生素预防感染。

⑦ 有时因输卵管痉挛造成输卵管不通的假象，必要时重复进行。

三、妇科内镜输卵管通畅检查

包括腹腔镜直视下输卵管通液检查、宫腔镜下经输卵管口插管通液检查和腹腔镜联合检查等方法，其中腹腔镜直视下输卵管通液检查准确率达90%～95%。内镜手术对器械要求较高，且腹腔镜仍是创伤性手术，故并不推荐作为常规检查方法，通常仅对不孕、不育患者行内镜检查时例行输卵管通液（加用亚甲蓝染液）检查。

第3节　女性内分泌激素测定

一、下丘脑促性腺激素释放激素测定

（一）GnRH刺激试验

1.方法

上午8时静脉注射黄体生成激素释放激素（LHRH）100μg（溶于5ml生理盐水中），于注射前和注射后15min、30min、60min和90min分别取静脉血2ml，测定LH值。

2.结果分析

（1）正常反应　静注LHRH后，LH值比基值升高2～3倍，高峰出现在15～30min。

（2）活跃反应　高峰值比基值升高5倍。

（3）延迟反应　高峰出现时间迟于正常反应出现的时间。

（4）无反应或低弱反应　即注入GnRH后LH值无变动，一直处于低水平或稍有上升但不足2倍。

3.临床意义

（1）青春期延迟　GnRH兴奋试验呈正常反应。

（2）垂体功能减退　希恩综合征、垂体手术或放射治疗导致垂体组织遭到破坏。GnRH兴奋试验呈无反应或低弱反应。

（3）下丘脑功能减退　可能出现延迟反应或正常反应。

（4）卵巢功能不全　FSH、LH基值均大于30U/L，GnRH兴奋试验呈活跃反应。

（5）多囊卵巢综合征　LH/FSH≥2～3，GnRH兴奋试验呈现活跃反应。

（二）氯米芬试验

1.方法

月经来潮第5日开始每日口服氯米芬50～100mg，连服5天，服药后LH可增加85%，FSH增加50%。停药后LH、FSH即下降。若以后再出现LH上升达排卵期水平，诱发排卵，为排卵型反应，排卵一般出现在停药后的第5～9天。若停药后20天不再出现LH上升为无反应。分别在服药第1、3、5天测LH、FSH，第3周或经前抽血测孕酮。

2.临床意义

（1）下丘脑病变　下丘脑病变时对GnRH兴奋试验有反应而对氯米芬试验无反应。

（2）青春期延迟　通过GnRH兴奋试验判断青春期延迟是否为下丘脑、垂体病变所致。

二、垂体促性腺激素测定

1.正常值

各实验室给出的正常值范围存在一定差异，激素单位也不尽一致，表31-1中FSH及LH值仅供参考。

表31-1　血 FSH 和 LH 的参考值

时 期	FSH（U/L）	LH（U/L）
卵泡期、黄体期	1～9	1～12
排卵期	6～26	16～104
妊娠期	0～0.3	＜0.1～1.5
绝经期	＞40	30～130

2.临床应用

（1）协助判断闭经原因　FSH及LH水平低于正常值，提示闭经原因在腺垂体或下丘脑。FSH及LH水平均高于正常，提示病变在卵巢。

（2）测定LH峰值　可以估计排卵时间及了解排卵情况，有助于不孕症的治疗及研究避孕药物的作用机制。

（3）测定LH/FSH比值　如LH/FSH≥2～3表明LH呈高值，FSH处于低水平，有助于诊断多囊卵巢综合征。

（4）诊断性早熟　有助于区分真性和假性性早熟。真性性早熟由促性腺激素分泌增多引起，FSH及LH呈周期性变化。假性性早熟的FSH及LH水平较低，且无周期性变化。

三、垂体催乳素测定

1.正常值

非妊娠期<1.14nmol/L（25μg/L），妊娠早期<3.64nmol/L（80μg/L），妊娠中期<7.28nmol/L（160μg/L），妊娠晚期<18.2nmol/L（400μg/L）。

2.临床应用

① 闭经、不孕及月经失调者，无论有无泌乳，均应测PRL，以除外高催乳素血症。

② 垂体肿瘤患者伴PRL异常增高时，应考虑有垂体催乳素瘤。

③ PRL水平升高还见于性早熟、原发性甲状腺功能低下、卵巢早衰、黄体功能欠佳、长期哺乳、神经精神刺激、药物作用（如氯丙嗪、避孕药、大量雌激素、利血平等）等；PRL水平降低多见于垂体功能减退、单纯性催乳素分泌缺乏症等。

四、雌激素测定

1.正常值

见表31-2。

表 31-2　血 E_2、E_3 的参考值

时期	E_2（pmol/L）	时期	E_3（pmol/L）
青春期前	18.35 ～ 110.1	成人（女，非妊状态）	<7
卵泡期	92.0 ～ 275.0	妊娠 24 ～ 28 周	104 ～ 594
排卵期	734.0 ～ 2200.0	妊娠 29 ～ 32 周	139 ～ 763
黄体期	376.0 ～ 1101.0	妊娠 33 ～ 36 周	208 ～ 972
绝经期	18.35 ～ 91.75	妊娠 37 ～ 40 周	278 ～ 1215

2.临床应用

（1）监测卵巢功能　测定血 E_2 或 24h 尿总雌激素水平。

① 判断闭经原因

a.激素水平符合正常的周期变化，表明卵泡发育正常，应考虑为子宫性闭经。

b.雌激素水平偏低，闭经原因可能为原发或继发性卵巢功能低下或受药物影响而抑制卵巢功能，也可见于下丘脑垂体功能失调、高催乳素血症等。

② 诊断无排卵　雌激素无周期性变化，常见于无排卵性异常子宫出血、多囊卵巢综合征、某些绝经后子宫出血。

③ 监测卵泡发育　应用药物诱导排卵时，测定血中 E_2 作为监测卵泡发育、成熟的指标之一，用以指导 HCG 用药及确定取卵时间。

④ 女性性早熟　临床多以 8 岁以前出现第二性征发育诊断性早熟，血 E_2 水平升高（>275pmol/L）为诊断性早熟的激素指标之一。

（2）监测胎儿胎盘单位功能　妊娠期雌三醇（E_3）主要由胎儿胎盘产生，测定孕妇尿 E_3 含量反映胎儿胎盘功能状态。正常妊娠 29 周尿雌激素迅速增加，正常足月妊娠 E_3 排出量平均为 88.7nmol/24h 尿。妊娠 36 周后尿中 E_3 排出量连续多次均小于 37nmol/24h 尿，或骤减大于 30% ～ 40%，提示胎盘功能减退。E_3 小于 22.2nmol/24h 尿，或骤减大于 50%，提示胎盘功能显著减退。

五、孕激素测定

1.正常值

见表31-3。

表 31-3　血孕酮的参考值（nmol/L）

时期	参考范围	时期	参考范围
卵泡期	<3.2	妊娠早期	63.6～95.4
黄体期	9.5～89	妊娠中期	159～318
绝经后	<3.18	妊娠晚期	318～1272

2.临床应用

（1）监测排卵　血孕酮水平大于15.9nmol/L，提示有排卵。

（2）了解黄体功能　黄体期血孕酮水平低于生理值，提示黄体功能不足；月经来潮4～5日血孕酮仍高于生理水平，提示黄体萎缩不全。

（3）观察胎盘功能　妊娠期胎盘功能减退时，血中孕酮水平下降。异位妊娠时，孕酮水平较低，如孕酮水平＞78.0nmol/L（25ng/ml），基本可除外异位妊娠。单次血清孕酮水平≤15.6nmol/L（5ng/ml），提示为死胎。先兆流产时，孕酮值若有下降趋势，有可能流产。妊娠期尿孕酮排出量个体差异较大，难以估计胎盘功能，故临床已很少应用。

（4）孕酮替代疗法的监测　孕早期切除黄体侧卵巢后，应用孕酮替代疗法时应监测血清孕酮水平。

六、雄激素测定

1.正常值

女性体内雄激素由卵巢及肾上腺皮质分泌。正常参考值为0.5～2.1nmol/L（表31-4）。

表 31-4　血总睾酮参考范围（nmol/L）

时期	参考范围	时期	参考范围
卵泡期	<1.4	黄体期	<1.7
排卵期	<2.1	绝经后	<1.2

2.临床应用

① 卵巢男性化肿瘤 短期内出现进行性加重的雄激素过多症状，提示卵巢男性化肿瘤。

② 多囊卵巢综合征 患者血清雄激素可能正常，也可能升高。若治疗前雄激素水平升高，治疗后下降。可作为评价疗效的指标之一。

③ 肾上腺皮质增生或肿瘤时，血清雄激素异常升高。

④ 男性假两性畸形及真两性畸形，睾酮水平在男性正常范围内；女性假两性畸形则在女性正常范围内。

⑤ 女性多毛症 测血清睾酮水平正常时，多系毛囊对雄激素敏感所致。

⑥ 应用睾酮或具有雄激素作用的内分泌药物（如达那唑等），用药期间有时需做雄激素测定。

⑦ 高催乳素血症 有雄激素症状和体征，常规雄激素测定在正常范围者，应测定血清催乳素水平。

七、人绒毛膜促性腺激素测定

1.正常值

见表31-5。

表 31-5 不同时期血清 HCG 浓度

时期	HCG（U/L）	时期	HCG（U/L）
非妊娠妇女	<3.1	妊娠 40 日	>2000
妊娠 7～10 日	>5.0	滋养细胞疾病	>100000
妊娠 30 日	>100		

2.临床应用

（1）诊断早期妊娠。

（2）异位妊娠 血、尿 HCG 维持在低水平，间隔 2～3 日测定无成倍上升，应怀疑异位妊娠。

（3）滋养细胞肿瘤的诊断和监测

① 葡萄胎和侵蚀性葡萄胎 血 HCG 浓度经常 >10 万 U/L，且子宫≥妊娠 12 周大，HCG 维持高水平不降，提示葡萄胎。葡萄胎清宫术后，

HCG应大幅度下降，且在清宫后的16周应为阴性；若下降缓慢或下降后又上升，或16周未转阴者，排除宫腔内残留组织则可能为侵蚀性葡萄胎。HCG是侵蚀性葡萄胎疗效监测的最主要指标。HCG下降与治疗有效呈一致性。

② 绒毛膜癌　HCG是绒毛膜癌诊断和活性滋养细胞监测唯一的实验室指标，HCG下降与治疗有效性一致，尿HCG＜50U/L及血HCG＜3.1μg/L为阴性标准，治疗后临床症状消失。

（4）性早熟和肿瘤　最常见的是下丘脑或松果体胚细胞的绒毛膜瘤或肝胚细胞以及卵巢无性细胞瘤、未成熟性畸胎瘤分泌HCG导致的性早熟，血清甲胎蛋白升高是肝胚细胞瘤的标志。分泌HCG的肿瘤尚见于肠癌、肝癌、肺癌、卵巢腺癌、胰腺癌、胃癌。

八、人胎盘生乳素（HPL）测定

1.正常值

见表31-6。

表31-6　不同时期血人胎盘生乳素正常范围

时期	正常范围 /（nmol/L）	时期	正常范围 /（nmol/L）
非孕期	＜ 0.5	孕 30 周	2.8 ～ 5.8
孕 22 周	1.0 ～ 3.8	孕 40 周	4.8 ～ 12.0

2.临床应用

（1）监测胎盘功能　于妊娠35周后，多次测定血清HPL值均小于4mg/L或突然下降50%以上，提示胎盘功能减退。

（2）糖尿病合并妊娠　HPL水平与胎盘大小成正比，如糖尿病合并妊娠时胎盘较大，HPL值可能偏高。但临床应用时还应配合其他监测指标综合分析，以提高判断的准确性。

九、口服葡萄糖耐量试验（OGTT）-胰岛素释放试验

1.方法

禁食8 ～ 12h，清晨空腹取静脉血检测空腹血糖及胰岛素，于口

服75g葡萄糖后30min，60min、120min、180min分别取静脉血，测定血糖及胰岛素水平。

2. 正常值

见表31-7。

表 31-7　OGTT-胰岛素释放试验结果参考范围

75g 口服葡萄糖耐量试验（OGTT）	血糖水平（mmol/L）	胰岛素释放试验（口服 75g 葡萄糖）	胰岛素水平（mU/L）
空腹	<6.1	空腹	4.2 ～ 16.2
1 小时	<10.0	1 小时	41.8 ～ 109.8
2 小时	<7.8	2 小时	26.2 ～ 89.0
		3 小时	5.2 ～ 43.0

（1）正常反应　正常人基础血浆胰岛素为5 ～ 20mU/L。口服葡萄糖30 ～ 60min上升至峰值（可为基础值的5 ～ 10倍，多数为50 ～ 100mU/L），然后逐渐下降，3h后胰岛素降至基础水平。

（2）胰岛素分泌不足　空腹胰岛素及口服葡萄糖后胰岛素分泌绝对不足，提示胰岛β细胞功能衰竭或遭到严重破坏。

（3）胰岛素抵抗　空腹血糖及胰岛素高于正常值，口服葡萄糖后血糖及胰岛素分泌明显高于正常值，提示胰岛素抵抗。

（4）胰岛素分泌延迟　空腹胰岛素水平正常或高于正常，口服葡萄糖后呈迟缓反应，胰岛素分泌高峰延迟，是2型糖尿病的特征之一。

3. 临床应用

（1）糖尿病分型　胰岛素释放试验结合病史及临床特点有助于糖尿病的诊断分型。胰岛素分泌不足提示胰岛功能严重受损，可能为1型糖尿病；胰岛素分泌高峰延迟为2型糖尿病的特点。

（2）协助诊断某些妇科疾病　高胰岛素血症及胰岛素抵抗有助于诊断多囊卵巢综合征、子宫内膜癌等。

十、抗米勒管激素（AMH）测定

1.正常值

见表31-8。

表31-8　不同年龄 AMH 的参考值

年龄	参考范围（ng/ml）
0～10岁	3.09±2.91
11～18岁	5.02±3.35
19～50岁	2.95±2.50
>51岁	0.22±0.36

2.临床应用

AMH由卵巢内窦前卵泡和小窦卵泡的颗粒细胞分泌，从胎儿时期开始分泌，18岁时达到峰值，随后分泌量逐渐下降，直至50岁左右停止分泌。它可抑制原始卵泡的募集，准确反映窦卵泡池的大小；AMH水平在月经不同时间段的波动较小，任意时间都可检测；AMH水平与年龄、FSH、AFC有很好的相关性，故而目前认为是反映卵巢储备功能最可靠的指标之一。

AMH＜0.5 ng / ml预示卵巢储备低下，AMH＜1.0ng /ml 预示卵巢储备下降，1.0ng /ml ＜AMH＜3.5 ng / ml提示卵巢反应良好，AMH＞3.5 ng /ml预示卵巢高反应。

① 评估卵巢储备功能　可以更早更精确地反映卵巢储备功能。低水平的AMH可提示窦卵泡池过早耗竭，可用于预测绝经年龄并作为判断卵巢功能不全的依据。

② 预测促排卵用药的反应性　AMH>3.5ng/ml是卵巢过度刺激综合征的高危人群，应密切监护。AMH<0.5ng/ml则为卵巢低反应，应谨慎促排卵治疗。

③ 多囊卵巢综合征（PCOS）高水平的AMH可降低卵泡对FSH的敏感性，阻碍卵泡发育、成熟和排卵，可侧面反映PCOS的病情。

④ 卵巢颗粒细胞瘤　AMH是颗粒细胞瘤的特殊标记物，术后

AMH会下降恢复正常。随访AMH升高与肿瘤复发有关，早于临床症状。

第4节 精液检查

一、精液一般性状

肉眼观察精液的颜色、透明程度、黏稠程度和液化时间，用量筒测量精液的量。精液由精子和精浆组成，其中精子占10%，其余为精浆。它除了含有水、果糖、蛋白质和脂肪外，还含有多种酶类和无机盐。精液中含有锌元素。颜色呈灰白色，液化后呈半透明的乳白色，很长时间没有射精的人可呈淡黄色。新鲜排出的精液迅速凝固呈胶冻状，然后逐渐转变为流动的液体，这段时间称为液化时间，正常情况下精液在60min内液化。

二、取材方法

留精液前，病人应停止性交4～7天。采精时间以晨起为佳，采精前用温水将双手、阴部，尤其是龟头洗净，以手淫法取精，将全部精液收集于清洁干燥广口小瓶内，保存于接近体温环境（25～37℃），1小时内送检。一次射精中各部分的精液成分不全相同，若只收集一部分或在未完全液化之前检查可导致错误结果，尤其是富含精子的射精最初部分。如有丢失应在2～7天后再次采集做进一步检测。可采用自慰法或电动按摩射精法引起排精。检查前1周不能用丙酸睾丸酮、苯乙酸睾丸酮、苯丙酸诺龙。

精液检查至少进行3次，每次样本参数可能有明显差异，其多次检查结果更为客观。

三、实验室检查参考值

见表31-9。

表 31-9 精液分析的参考值

项目	参考值	项目	参考值
精液量	1.5 ～ 6.8ml	前向运动精子（PR）	32% ～ 72%
pH	7.2 ～ 8.0	精子存活率	58% ～ 91%
精子总数（每次射精）	（39 ～ 802）×10^6	正常形态精子	4% ～ 44%
精子计数	（15 ～ 213）×10^6/ml	精浆果糖	0.87 ～ 3.95g/L
精子总活动力（PR+NR）	40% ～ 78%	液化时间	60min 内

四、临床意义

精液一般检查有助于男性生殖能力和生殖系统疾病的诊断。

（1）颜色 鲜红色、淡红色、暗红色或酱油样颜色见于前列腺和精囊的结核病、肿瘤、结石和炎症。黄色脓样或棕色脓样见于前列腺炎和精囊炎。米汤水样见于先天性无精囊或精囊液流出管道堵塞。

（2）性状 精液稀薄，黏稠度下降，表明精子数量太少或为无精子症。精液不液化，见于前列腺炎。

（3）精液量太少（少于2ml）或太多（多于8ml）也不利于生育。

第5节　性交后实验

性交后试验，指在排卵期时性交，采取宫颈管内外黏液进行镜检，了解精子穿透宫颈黏液的能力，是否具有较好的活动率和活动力等。

一、方法

（1）时间 性交后试验的日期，应选择在临近排卵期前后，在试验前禁止性交2 ～ 3天，男方也避免手淫，以备有足够的精液量。性交后至少应卧床0.5 ～ 1h（以备射入阴道的精液有足够的时间液化和精子有足够的时间穿入宫颈黏液中），试验应在性交后2 ～ 8h进行（标准试验）。如果首次试验的结果令人满意，但仍然不孕，那么应在性交后18～24h重做试验（延迟试验）。如果在此阶段宫颈管内有足量的活动精子提示黏液是适宜的，且精子能在宫颈内正常存活，这就排除了引起不孕的宫颈因素。

（2）取材　检查时窥器上不宜涂润滑剂，用棉球擦净宫颈表面及阴道内的分泌物。用长细弯钳伸入宫颈管内约1cm，张开，旋转，钳夹黏液，轻轻取出涂于玻片上，加上盖玻片于显微镜下检查。

（3）结果　采集宫颈黏液标本，观察拉丝度，接近排卵期时宫颈黏液的拉丝度应超过8～10cm。将宫颈黏液置于清洁干燥的载玻片上，盖以盖玻片，在400倍的显微镜下观察。在显微镜下，每高倍视野内有5～10条精子，即可视为阳性。一般认为，如果每高倍视野多于20条精子，则受孕的机会较多；无精子者为阴性。每高倍视野内有5～10个以上活动较好的精子为正常，少于5个活精子则生育能力较差。

二、临床意义

（1）阳性结果　不孕夫妇有正确的性交技巧；男方有正常的精液；女方阴道内环境适宜，宫颈黏液与男方精子有相容性，因而具有较高的受孕机会。

（2）阴性者　如宫颈黏液及性交后试验结果不好时，应分析试验是否选在排卵期，如不是，应重复进行。阴性者应首先考虑有无性交方式的不当，可在指导性生活后重复进行。经排除性交技术不良及外用润滑剂等原因影响外，要考虑隐伏的男性因素如功能性不射精、逆行射精或严重的精液不液化，双方尚需注意免疫因素，进一步做有关免疫方面的检测，及复查局部有无炎症等。

第32章
产科诊断技术

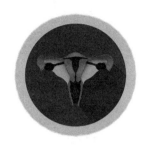

第1节 产科检查

产科检查包括腹部检查、骨盆测量、阴道检查、肛门指诊。

一、腹部检查

孕妇排尿后仰卧，头部稍垫高，露出腹部，双腿略屈曲稍分开，使腹肌放松。检查者站在孕妇右侧进行检查。

1. 视诊

注意腹形及大小。腹部有无妊娠纹、手术瘢痕及水肿等。腹部过大，宫底过高应想到双胎妊娠、羊水过多、巨大胎儿的可能；腹部过小、子宫底过低应想到胎儿宫内生长受限（FGR）、孕周推算错误等；腹部两侧向外膨出、宫底位置较低应想到肩先露；尖腹（多见于初产妇）或悬垂腹（多见于经产妇），应想到可能伴有骨盆狭窄。

2. 触诊

妊娠中晚期，应采用四步触诊法检查子宫大小、胎产式、胎先露、胎方位以及胎先露部是否衔接。在做前3步手法时，检查者面向孕妇头侧，做第4步手法时，检查者则应面向孕妇足端。软尺测量子宫高度（耻骨联合上缘至子宫底的距离）和腹围。子宫高度异常者，需做进一步的检查，如重新核对预产期、超声等。腹部向下悬垂（悬垂腹），要考虑可能伴有骨盆狭窄。

第1步手法：检查者两手置子宫底部，了解子宫外形并测得宫底高度，估计胎儿大小与孕周数是否相符。然后以两手指腹相对轻推，判断宫底部的胎儿部分，胎头硬而圆且有浮球感，胎臀软而宽且形状不规则。

第2步手法：检查者左右手分别置于腹部左右侧，一手固定，另一手轻轻深按检查，触及平坦饱满者为胎背，可变形的高低不平部分是胎儿肢体，有时感到胎儿肢体活动。

第3步手法：检查者右手拇指与其余4指分开，置于耻骨联合上方握住胎先露部，进一步查清是胎头或胎臀，左右推动以确定是否衔接。若胎先露部仍浮动，表示尚未入盆。若已衔接，则胎先露部不能推动。

第4步手法：检查者左右手分别置于胎先露部的两侧，向骨盆入口方向向下深按，再次核对胎先露部的诊断是否正确，并确定胎先露部入盆的程度。

3.听诊

胎心在靠近胎背上方的孕妇腹壁上听得最清楚。枕先露时，胎心在脐右（左）下方；臀先露时，胎心在脐右（左）上方；肩先露时，胎心在靠近脐部下方听得最清楚。

二、骨盆测量

1.骨盆内测量

阴道分娩前或产时，需要确定骨产道情况时，可进行以下骨盆内测量。

（1）对角径　耻骨联合下缘至骶岬上缘中点的距离。正常值为12.5～13cm，此值减去1.5～2.0cm为骨盆入口前后径长度，又称真结合径。检查者将一手的示、中指伸入阴道，用中指尖触到骶岬上缘中点，示指上缘紧贴耻骨联合下缘，另一手示指固定标记此接触点，抽出阴道内的手指，测量中指尖到此接触点距离即为对角径。

（2）坐骨棘间径　测量两坐骨棘间的距离，正常值约为10cm。测量方法是一手示、中指放入阴道内，分别触及两侧坐骨棘，估计其间的距离。

（3）坐骨切迹宽度　代表中骨盆后矢状径，其宽度为坐骨棘与坐骨下部间的距离。将阴道内的示指置于韧带上移动，若能容纳3横指（5.5～6cm）为正常，否则属中骨盆狭窄。

（4）出口后矢状径　为坐骨结节间径中点至骶骨尖端的长度。检查者戴指套的右手示指伸入孕妇肛门向骶骨方向，拇指置于孕妇体外骶尾部，两指共同找到骶骨尖端，将骨盆出口测量器一端放在坐骨结节间径的中点，另一端放在骶骨尖端处，测量器标出的数字即为出口后矢状径值，正常值为8～9cm。

2.骨盆外测量

骨盆外测量包括测量髂棘间径（正常值23～26cm）、髂嵴间径（正常值25～28cm）、骶耻外径（正常值18～20cm）、坐骨结节间径（或称出口横径）。怀疑骨盆出口狭窄时，可测量坐骨结节间径和耻骨弓角度。

① 测量坐骨结节间径的方法　孕妇取仰卧位，两腿弯曲，双手紧抱双膝，测量两坐骨结节内侧缘的距离，正常值为8.5～9.5cm。出口后矢状径值与坐骨结节间径值之和＞15cm时，表明骨盆出口狭窄不明显。

② 测量耻骨弓角度的方法　用左右手拇指指尖斜着对拢，放置在耻骨联合下缘，左右两拇指平放在耻骨降支上，测量两拇指间角度，为耻骨弓角度，正常值为90°，小于80°为异常。此角度反映骨盆出口横径的宽度。

三、阴道检查

妊娠期可行阴道检查，特别是有阴道流血和阴道分泌物异常时。分娩前阴道检查可协助确定骨盆大小、宫颈容受和宫颈口开大程度，进行宫颈Bishop评分。

第2节　绒毛取样

绒毛穿刺取样（CVS）是孕早期产前诊断的主要取材方法，较羊膜腔穿刺术，其优势在于能在孕早期对胎儿进行遗传学诊断，帮助决定是否终止妊娠，减少大孕周引产对母体的伤害。

1.适应证

需抽取绒毛组织进行遗传学检查者，如染色体分析、单基因病的诊断、DNA分析、先天性代谢异常的诊断、胎儿性别的判断、胎儿病毒感染的诊断、胎儿血型检查。

2.禁忌证

① 孕妇有流产征兆。

② 孕妇有感染征象。

③ 孕妇凝血功能异常。

3.手术时机

多主张在妊娠10～13周，过早不易定论，成功率低，且恐有致畸作用，过晚操作难度大，因孕囊张力大易误入而致流产。

4.术前准备

① 术前复核手术指征，向孕妇及家属告知手术目的及风险，签署手术知情告知书。

② 完善术前检查，如监测孕妇生命体征，检查血常规、凝血功能，检查胎心等。

5.手术方法

CVS分为经腹、经宫颈及经阴道三种途径，具体路径选择主要根据胎盘位置和术者经验决定。取绒毛组织量根据不同诊断目的所需的组织量不同，染色体检查需10～20mg，DNA分析需5～10mg，生化测定仅需1～2mg组织。

（1）经宫颈绒毛取样

① 孕妇取截石位，常规外阴阴道消毒铺巾。

② 超声探测子宫位置、大小、孕囊大小、胎心、叶状绒毛附着部位及其下缘距宫颈外口距离。

③ 将长200mm、直径为1.5mm的塑料导管（带有软金属芯），沿子宫壁缓缓伸入叶状绒毛所在处约0.2cm深，抽出轴芯，接上10ml空针，一般抽10ml负压，边抽边退，抽0.5ml血性液即可，然后注入装

有生理盐水的试管中送检。

④ 一次抽取量不够时，可继续抽取 1 ～ 2 次。

（2）经腹绒毛取样

① 孕妇取仰卧位，常规腹部消毒铺巾。

② 超声胎盘定位。

③ 超声引导下，用19号穿刺针穿过腹壁及宫壁，沿胎盘长轴穿入抽吸绒毛组织。

（3）经阴道绒毛取样　当子宫极度后倾后屈，无法用上述方法时，在超声引导下以18 ～ 19号穿刺针，依次穿入子宫直肠窝、子宫壁及胎盘抽吸绒毛。术后观察胎心变化，注意腹痛及阴道流血。

6.手术并发症

CVS手术相关并发症很少见，包括胎儿丢失、出血、绒毛膜羊膜炎等。由经验丰富的医师进行经腹CVS，胎儿丢失率与孕中期羊膜腔穿刺术相近。

7.注意事项

① 严格无菌操作，以防感染。

② 注意避开肠管和膀胱。

③ 尽可能一次成功，避免多次操作，最多不超过3次。

④ CVS取材的病例中大约1%会因为胎盘细胞局限性嵌合现象，出现遗传学检测结果的不确定，需进一步行羊水的检查。

⑤ Rh阴性孕妇穿刺术后需要注射Rh免疫球蛋白。

第3节　羊水穿刺

经腹壁羊膜腔穿刺术（amniocentesis）是在妊娠中晚期时用穿刺针经腹壁、子宫壁进入羊膜腔抽取羊水供临床分析诊断，或注入药物或生理盐水用于治疗的一种方法。

1.适应证

（1）治疗

① 胎儿异常或死胎需做羊膜腔内注药（依沙吖啶等）引产终止

妊娠。

② 胎儿未成熟，但必须在短时间内终止妊娠，需行羊膜腔内注入地塞米松10mg以促进胎儿肺成熟。

③ 羊水过多，胎儿无畸形，需放出适量羊水以改善症状及延长孕期，提高胎儿存活率。

④ 羊水过少，胎儿无畸形，可间断于羊膜腔内注入适量生理盐水，以预防胎盘和脐带受压，减少胎儿肺发育不良或胎儿窘迫。

⑤ 胎儿生长受限者，可于羊膜腔内注入氨基酸等促进胎儿发育。

⑥ 母儿血型不合需给胎儿输血。

（2）产前诊断 羊水细胞染色体核型分析、基因及基因产物检测。对经产前筛查怀疑孕有异常胎儿的高危孕妇进行羊膜腔穿刺抽取羊水细胞，通过检查以明确胎儿性别、确诊胎儿染色体病及遗传病等。

① 需行羊水细胞染色体核型分析、染色质检查以明确胎儿性别。诊断或估价胎儿遗传病可能：孕妇曾生育遗传病患儿；夫妻或其亲属中患遗传性疾病；近亲婚配；孕妇年龄＞35岁；孕早期接触大量放射线或应用有可能致畸的药物；性连锁遗传病基因携带者等。

② 需做羊水生化测定 怀疑胎儿神经管缺陷需测甲胎蛋白；孕37周前因高危妊娠引产需了解胎儿成熟度；疑母儿血型不合需检测羊水中血型物质、胆红素、雌三醇以判定胎儿血型及预后。

（3）羊膜腔造影可显示胎儿体表有无畸形及肠管是否通畅。

2. 禁忌证

（1）用于产前诊断时

① 孕妇曾有流产征兆。

② 术前24h内两次体温在37.5℃以上。

（2）用于羊膜腔内注射药物引产时

① 心、肝、肺、肾疾病在活动期或功能严重异常。

② 各种疾病的急性阶段。

③ 有急性生殖道炎症。

④ 术前24h内两次体温在37.5℃以上。

3. 术前准备

（1）孕周选择

① 胎儿异常引产者，宜在妊娠 16～26 周之内。

② 产前诊断者，宜在妊娠 16～22 周内进行。此时子宫轮廓清楚，羊水量相对较多，易于抽取，不易伤及胎儿，且羊水细胞易存活，培养成功率高。

（2）穿刺部位的选择

① 助手固定子宫，于宫底下 2～3 横指中线或两侧选择囊性感明显部位作为穿刺点。

② B 型超声定位　穿刺前先行胎盘及羊水暗区定位。可在 B 型超声引导下穿刺。亦可经 B 型超声定位标记后操作。穿刺时尽量避开胎盘，在羊水量相对较多的暗区进行。

（3）中期妊娠引产术前准备　测血压、脉搏、体温，进行全身检查及妇科检查，注意有无盆腔肿瘤、子宫畸形及宫颈发育情况；检查血常规、尿常规，出凝血时间，血小板计数和肝功能；会阴部备皮。

4. 方法

孕妇排尿后取仰卧位，腹部皮肤常规消毒，铺无菌孔巾。在选择好的穿刺点，用 0.5% 利多卡因行局部浸润麻醉。以 22 号或 20 号腰穿针垂直刺入腹壁，当有落空感时，拔出针芯既有羊水溢出。抽吸 20ml 羊水量或注射所需给予的药物后，将针芯插入穿刺针内，迅速拔针。术毕超声观察胎心及胎盘情况。穿刺针孔盖以消毒纱布块，加压 5 分钟后胶布固定。

5. 注意事项

（1）严格无菌操作，以防感染。

（2）穿刺针应细，进针不可过深过猛，尽可能一次成功，避免多次操作。最多不得超过 2 次。

（3）穿刺前应查明胎盘位置，勿伤及胎盘。经胎盘穿刺者，羊水可能经穿刺孔进入母体血循环而发生羊水栓塞。穿刺与拔针前后，应注意孕妇有无呼吸困难、发绀等异常。警惕发生羊水栓塞可能。

（4）抽不出羊水　常因针被羊水中的有形物质阻塞，用有针芯的穿刺针可避免，有时穿刺方向、深度稍加调整即可抽出羊水。

（5）抽出血液　出血可来自腹壁、子宫壁、胎盘或刺伤胎儿血管，应立即拔出穿刺针并压迫穿刺点，加压包扎。若胎心无明显改变，1周后再行穿刺。

（6）受术者必须住院观察，医护人员应严密观察受术者穿刺后有无不良反应。

第4节　羊水检查

羊水检查是采用多种实验室技术对羊水成分进行分析的一种产前检查方法。羊水中的胎儿细胞可用于细胞及分子遗传学的检测；羊水中的酶学分析可用于先天性遗传代谢病的筛查；羊水中病原体的检测有助于明确是否存在宫内感染。目前临床上常用于遗传病的产前诊断、宫内感染病原体的检测以及胎儿肺成熟度的判断。

一、适应证

（1）遗传病的产前诊断和遗传代谢病的产前筛查。

（2）宫内病原体感染的产前诊断。

（3）胎儿肺成熟度的判断。

二、临床应用

1.胎儿成熟度的检查

（1）胎儿肺成熟度的检查　用于高危妊娠在引产前胎儿肺成熟度的评估，以帮助决定分娩时机。

① 卵磷脂与鞘磷脂比值（L/S）测定　若羊水中L/S≥2，提示胎儿肺已成熟；L/S＜1.5，提示胎儿肺尚未成熟，新生儿呼吸窘迫综合征的发生率约为73%；L/S在1.5～1.9为临界值，新生儿约50%可能发生呼吸窘迫。糖尿病孕妇的羊水中L/S达2.0时仍有较多新生儿发生呼吸窘迫，故≥3.0时始表示胎儿肺成熟。

②磷脂酰甘油（PG）测定　占肺泡表面活性物质中总磷脂的10%，其测定判断胎儿肺成熟度优于L/S比值法。妊娠35周后羊水中出现PG，代表胎儿肺已成熟，以后继续增长至分娩。例如，糖尿病合并妊娠时，即使L/S比值>2，而未出现PG，则提示胎儿肺仍不成熟。

（2）胎儿肾成熟度的检查　将羊水肌酐值≥176.8μmol/L确定为胎儿肾成熟值；132.6～175.9μmol/L（1.5～1.99mg/dl）为临界值；＜132.6μmol/L（＜1.5mg/dl）为胎儿肾未成熟值。

（3）胎儿肝成熟度的检查　羊水中胆红素ΔOD450＜0.02确定为胎儿肝成熟值；0.02～0.04为临界值；＞0.04为胎儿肝未成熟值。

（4）胎儿皮肤成熟度的检查　妊娠37周前含脂肪细胞常＜20%，妊娠38周后含脂肪细胞常＞20%，故以＞20%为胎儿皮肤成熟值。10%～20%为临界值，＜10%为胎儿皮肤未成熟值。

2.遗传病的产前诊断和遗传代谢病的产前筛查

多在妊娠中期进行。

（1）染色体疾病及基因组疾病　通过羊水细胞培养做染色体核型分析，以诊断染色体（常染色体及性染色体）数目异常或结构异常。较常见的常染色体异常有先天愚型（21-三体），性染色体异常有先天性卵巢发育不全综合征等。

目前国内外已把染色体微阵列分析（CMA）技术应用于临床，CMA包括比较基因组杂交微阵列（array CCH）和单核苷酸多态微阵列（SNP array）。除了常规的染色体数目异常，还可以在全基因组范围内高分辨地检测出传统核型分析难以发现的染色体微缺失及微重复等微小结构变异。SNP array芯片还可通过SNP分型检出基因组的杂合性丢失（LOH）与单亲二倍体（UPD）。荧光原位杂交技术和定量PCR（qPCR）技术主要用于常见的染色体疾病与基因组疾病的靶向检测。

（2）先天性代谢异常　经羊水细胞培养做某些酶的测定，诊断因遗传基因突变引起的某种蛋白质或酶的异常或缺陷。如测定氨基己糖酶A活力诊断因类脂质蓄积引起的黑蒙性家族痴呆病；测定半乳糖-1-磷酸盐尿苷转移酶诊断半乳糖血症等。

（3）基因病　从羊水细胞中提取胎儿DNA，针对某一基因做直接或间接分析或检测。目前国内能进行产前诊断的遗传病有珠蛋白生成障碍性贫血（地中海贫血）、苯丙酮尿症、血友病、假肥大型进行性肌营养不良症等。

3.羊水上清液的生化测定

（1）羊水甲胎蛋白的测定　目前用羊水甲胎蛋白（AFP）含量测定来诊断胎儿开放性神经管缺陷，如无脑儿或脊柱裂。开放性神经管畸形因脑组织或脊髓外露，羊水中AFP值常比正常值高10倍。羊水中AFP值在孕12～14周达高峰，为40μg/ml，以后逐渐下降，至足月时几乎测不出。通常正常妊娠8～24周时羊水AFP值为20～48μg/ml。

（2）羊水雌三醇（E_3）的测定　羊水中的E_3值与孕妇尿中的E_3值呈良好相关性，能准确地反映胎儿胎盘单位的功能状态及估计异常胎儿的预后，羊水中E_3值低于100μg/ml时，胎儿预后不良。

（3）胎儿血型预测　适用于可疑ABO血型不合的孕妇。

（4）检测宫内感染　当怀疑孕妇有弓形虫、巨细胞病毒等感染时，可行羊水中病毒DNA或RNA的定量分析以帮助诊断是否存在胎儿宫内感染。羊水培养是诊断宫内细菌感染的可靠依据，羊水涂片革兰染色检查、葡萄糖水平测定、白细胞计数、白细胞介素-6检测等可用于绒毛膜羊膜炎的产前诊断。

（5）协助诊断胎膜早破　胎膜早破时因羊水偏碱性，pH值应＞7。

第5节　脐带穿刺

经皮脐血穿刺取样（PUBS）又称脐带穿刺术，在超声介导下PUBS是产前诊断取样技术之一，较羊膜腔穿刺及绒毛取样技术，脐带穿刺术风险相对较高，需要仔细权衡该技术应用的风险及收益后再行决定是否实施。

1.适应证

需抽取脐血进行遗传学检查者。

2.禁忌证

① 孕妇有流产征兆；

② 孕妇有感染征象；

③ 孕妇凝血功能异常。

3.手术时机

PUBS一般在妊娠18周后进行。孕18周前进行PUBS可增加胎死宫内风险。

4.术前准备

① 术前复核手术指征，向孕妇及家属告知手术目的及风险，签署手术知情告知书。

② 完善术前检查，如监测孕妇生命体征，检查血常规、凝血功能，检查胎心等。

5.手术方法

（1）孕妇排空膀胱后取仰卧位，先行超声扫描找到胎儿脐带位置。

（2）确定穿刺点　实时超声评估胎儿宫腔内方位、胎盘、脐带位置，确定穿刺路径。多认为在脐带进入胎盘处较适当，因此处脐带比较固定，易于抽取。

（3）腹部皮肤常规消毒铺巾，局麻穿刺部位皮肤，在持续超声引导下，使用带有针芯的23号穿刺针经皮穿刺进入脐静脉内，抽取胎血待检，一般抽血2ml。穿刺结束后对胎儿进行超声监测，术后观察胎心变化，注意腹痛及阴道流血。

6.手术并发症

PUBS手术相关并发症包括胎儿丢失、胎儿心动过缓、脐带穿刺点出血、脐带血肿、绒毛膜羊膜炎等。胎儿丢失率为1%～2%，如果合并有胎儿畸形、胎儿宫内生长受限、胎儿水肿等，胎儿丢失率将更高。

7.注意事项

① 严格无菌操作，以防感染。

② 不要在宫缩时穿刺，警惕羊水栓塞发生，注意孕妇生命体征变化，有无咳嗽、呼吸困难、发绀等异常。

③ 尽可能一次成功，避免多次操作，最多不超过3次。

④ 注意胎心变化，如胎儿心动过缓，应立即停止手术，必要时紧急宫内复苏。

⑤ Rh 阴性孕妇穿刺术后需要注射 Rh 免疫球蛋白。

第6节 电子胎心监护

近年来，电子胎心监护（EFM）在产前和产时的应用越来越广泛，已经成为产科不可缺少的辅助检查手段。

一、方法

将胎心探头和宫缩探头分别置于孕妇腹壁胎心处和宫底下 3cm。EFM 能连续观察并记录胎心率（FHR）的动态变化，同时描记子宫收缩和胎动情况，反映三者间的关系。EFM 可以受各因素的影响，但方便，无损伤，重复性强，目前国内已广泛应用。

二、评价指标

见表 32-1，其中基线变异是最重要的评价指标。

表 32-1　电子胎心监护的评价指标

名称	意　义
胎心率基线	指任何 10min 内胎心率平均水平（除外胎心加速、减速和显著变异的部分），观察 2 分钟以上的图形，该图形可以是不连续的。① 正常胎心率基线（110～160 次 /min）；② 胎儿心动过速（胎心基线 >160 次 /min）；③ 胎儿心动过缓（胎心基线 <110 次 /min）
基线变异	指每分钟胎心率自波峰到波谷的振幅改变。按照振幅波动程度分为：① 变异消失（振幅波动完全消失）；② 微小变异（振幅波动 ≤ 5 次 /min）；③ 中等变异或称正常变异（振幅波动 6～25 次 /min）；④ 显著变异（振幅波动 >25 次 /min）
加速	指基线胎心率突然显著增加，开始到波峰时间 <30s。从胎心率开始加速至恢复到基线胎心率水平的时间为加速时间。① 妊娠 ≥ 32 周胎心加速标准：胎心加速 ≥ 15 次 /min，持续时间 >15s，但不超过 2min。② 妊娠 <32 周胎心加速标准：胎心加速 ≥ 10 次 /min，持续时间 >10s，但不超过 2min。③ 延长加速：胎心加速持续 2～10min。胎心加速 ≥ 10min 则考虑胎心率基线变化

名称	意义
早期减速	指伴随宫缩出现的减速，通常是对称性地缓慢地下降到最低点再恢复到基线。减速的开始到胎心率最低点的时间 ≥ 30s，减速的最低点常与宫缩的峰值同时出现；一般来说，减速的开始、最低值及恢复与宫缩的起始、峰值及结束同步
晚期减速	指伴随宫缩出现的减速，通常是对称性地、缓慢地下降到最低点再恢复到基线。减速的开始到胎心率最低点的时间 ≥ 30s，减速的最低点通常晚于宫缩峰值；一般来说，减速的开始、最低值及恢复分别延后于宫缩的起始、峰值及结束
变异减速	指突发的显著的胎心率急速下降。减速的开始到最低点的时间 <30s，胎心率下降 ≥ 15 次 /s，持续时间 ≥ 15s，但 <2min。当变异减速伴随宫缩时，减速的起始深度和持续时间与宫缩之间无固定规律。典型的变异减速是先有一初始加速的肩峰，紧接一快速的减速，之后快速恢复到正常基线伴有一继发性加速（双肩峰）
延长减速	指明显的低于基线的胎心率下降。减速程度 ≥ 15 次 /min，持续时间 ≥ 2min，但不超过 10min。胎心减速 ≥ 10min 则考虑胎心率基线变化
反复性减速	指 20min 观察时间内，≥ 50% 的宫缩均伴发减速
间歇性减速	指 20min 观察时间内，<50% 的宫缩伴发减速
正弦波形	胎心率基线呈现平滑的类似正弦波样摆动，频率固定，3 ～ 5 次 /s，持续 ≥ 20min
宫缩	① 正常宫缩：观察 30min，10min 内有 5 次或者 5 次以下宫缩。② 宫缩过频：观察 30min，10min 内有 5 次以上宫缩。当宫缩过频时应记录有无伴随胎心率变化

三、胎心监护的意义

1. 监测胎心率

（1）基线胎心率 指一定时间内（>10min）无宫缩或宫缩间歇时的胎心率。正常基线胎心率为 110 ～ 160 次 /min，且伴有基线的变异，即每分钟胎心波动 ≥6 次，波动范围为 10 ～ 25 次 /min。基线 <110 次 /min 为心动过缓，>160 次 /min 为心动过速，基线变异减弱或消失提示胎儿宫内窘迫。

（2）胎心率一过性变化 指胎动、宫缩、触诊时的胎心变化。

① 加速 宫缩时胎心加快 15 ～ 20 次 /min 为正常。表示胎儿躯干和脐静脉暂时受压。

② 减速

a.早期减速　胎心减速几乎与宫缩同时发生。宫缩后很快恢复正常，下降幅度 <40 次 /min。早期减速与胎头受压有关，表示脑血流量一过性减少。一般认为对胎儿无损害。

b.变异减速　胎心减速与子宫收缩的关系无规律性，下降幅度 >70 次 /min，恢复也快。变异减速提示脐带受压。

c.晚期减速　宫缩开始 30s 后胎心才开始减速，下降缓慢，持续时间长，宫缩恢复后 30 ～ 60s 胎心才恢复，下降幅度一般 <50 次 /min。晚期减速提示胎盘功能不良，胎儿宫内窘迫。

2.预测胎儿宫内储备能力

（1）无应激试验（NST）　用于产前监护。NST 是指胎心对胎动的反应性。正常情况下，胎动时胎心率会加快，监护 20min 内至少有 2 次胎动，伴胎心率加快 ≥ 15 次 /min，持续 15s 以上，此为 NST 阳性。如果胎动减少或消失或无胎心加快，应进一步寻找原因。NST 的判读：参照 2007 年加拿大妇产科医师学会（SOGC）指南，见表 32-2。需要注意的是，NST 结果的假阳性率较高，异常 NST 需要复查，延长监护时间，必要时行生物物理评分。

表 32-2　NST 的结果判读及处理

参数	正常 NST（先前的"有反应型"）	不典型 NST（先前的"可疑型"）	异常 NST（先前的"无反应型"）
胎心率基线	110 ～ 160 次 /min	100 ～ 110 次 /min；>160 次 /min，<30min	胎心过缓 <100 次 /min；胎心过速 >160 次 /min，超过 30min
基线变异	6 ～ 25 次 /min（中度变异）；≤ 5 次 /min（变异缺失及微小变异），持续 <40min	≤ 5 次 /min，持续 40 ～ 80min	≤ 5 次 /min，持续 ≥ 80min ≥ 25 次 /min，持续 >10min，正弦波形
减速	无减速或偶发变异减速，持续 <30s	变异减速，持续 30 ～ 60s	变异减速，持续时间 ≥ 60s 晚期减速
加速（≥ 32 周）	40min 内 2 次或 2 次以上加速超过 15 次 /min，持续 15s	40 ～ 80min 内 2 次以下加速超过 15 次 /min，持续 15s	大于 80min 2 次以下加速超过 15 次 /min，持续 15s

参数	正常 NST （先前的"有反应型"）	不典型 NST （先前的"可疑型"）	异常 NST （先前的"无反应型"）
（<32 周）	40min 内两次或 2 次以上加速超过 10 次 /min，持续 10s	40 ～ 80min 内 2 次以下加速超过 10 次 /min，持续 10s	大于 80min 2 次以下加速超过 10 次 /min，持续 10s
处理	继续随访或进一步评估	需要进一步评估	复查；全面评估胎儿状况；生物物理评分；及时终止妊娠

（2）缩宫素激惹试验（OCT） 原理为用缩宫素诱导宫缩并用电子胎心监护仪记录胎心率的变化。OCT 可用于产前监护及引产时胎盘功能的评价。OCT 图形的判读主要基于是否出现晚期减速和变异减速。诊断标准：

① 阴性 无晚期减速（晚减）和明显的变异减速，1 周后重复本试验。

② 阳性 超过 50% 宫缩有晚减。

③ 可疑阳性 间断出现晚期减速或重度变异减速；宫缩过频（>5 次 /10min）；宫缩伴胎心减速，时间 >90s；出现无法解释的监护图形。

3. 产时胎心监护图形的判读

产程过程中，为了避免不必要的产时剖宫产，推荐采用产时胎心监护图形的三级判读系统。该判读系统参照 2009 年美国妇产科医师学会（ACOG）指南及 2015 年中华医学会围产医学分会制定的《电子胎心监护应用专家共识》，见表 32-3。

表 32-3 三级电子胎心监护判读标准

I 类电子胎心监护 需同时满足下列条件：① 胎心率基线 110 ～ 160 次 /min；② 基线变异为中度变异；③ 无晚期减速及变异减速；④ 存在或者缺乏早期减速；⑤ 存在或者缺乏加速。

I 类电子胎心监护 结果提示胎儿酸碱平衡正常，可常规监护，不需采取特殊措施。

II 类电子胎心监护 除了第 I 类和第 III 类电子胎心监护图形外的其他情况均归为 II 类。

II 类电子胎心监护结果尚不能说明存在胎儿酸碱平衡紊乱，但是应该综合考虑临床情况持续胎心监护、采取其他评估方法来判定胎儿有无缺氧，可能需要宫内复苏来改善胎儿状况。

III 类电子胎心监护 有两种情况：

● 胎心率基线无变异并且存在下面任何一种情况：① 复发性晚期减速；② 复发性变异减速；③ 胎心过缓（胎心率基线 <110 次 /min）。

● 正弦波型

Ⅲ类电子胎心监护提示胎儿存在酸碱平衡失调即胎儿缺氧，应该立即采取相应措施纠正胎儿缺氧，包括改变孕妇体位、吸氧、停止缩宫素使用、抑制宫缩、纠正孕妇低血压等措施，如果这些措施均不奏效，应该紧急终止妊娠

4.胎儿生物物理监测（BPP）

是综合电子胎心监护及超声检查所示某些生理活动，以判断胎儿有无急、慢性缺氧的一种产前监护方法，可供临床参考。常用的是Manning评分法（表32-4）。但由于BPP评分较费时，且受诸多主观因素的影响，故临床应用日趋减少。

Manning评分法，10分为满分，8～10分无急慢性缺氧，6～8分可能有急或慢性缺氧，4～6分有急或慢性缺氧，2～4分有急性缺氧伴慢性缺氧，0分有急慢性缺氧。

表 32-4　Manning 评分法

指标	2分（正常）	0分（异常）
NST（20/min）	≥ 2 次胎动，FHR 加速，振幅≥ 15 次 /min，持续≥ 15s	<2 次胎动，FHR 加速，振幅 <15 次 /min，持续 <15s
FBM（30/min）	≥ 1 次，持续≥ 30s	无或持续 <30s
FM（30/min）	≥ 3 次躯干和肢体活动（连续出现计一次）	≤ 2 次躯干和肢体活动
FT	≥ 1 次躯干伸展后恢复到屈曲，手指摊开合拢	无活动，肢体完全伸展，伸展缓慢，部分恢复到屈曲
AFV	>2cm	无或≤ 2cm

注：NST：无应激试验；FBM：胎儿呼吸运动；FM：胎动；FT：胎儿张力；AFV：羊水最大暗区垂直深度。

第7节 胎儿心电图

一、原理与目的

胎儿心电图（FECG）是通过置于母体或胎儿体表的电极记录胎儿心脏活动之电位变化及其在胎儿心脏传导过程中的图形。可测出瞬间的胎心率，观察瞬间胎心率的变化，可预测胎儿在宫内的安危。

二、适应证

确认胎儿是否存活；鉴别胎心异常类型；胎儿生长迟缓的监护；双胎的监测；先天性心脏病的监测；胎盘功能低下的监测；巨大胎儿、羊水过少、母儿 Rh 血型不合的监测。

三、测定方法

（1）直接法　将两个电极分别置于胎先露（经阴道）和母体会阴部，无关电极置于母亲大腿内侧。此方法准确，不受其他因素干扰，但易发生感染。

（2）间接法　将两个电极置于母体腹部，一电极位于宫底部，另一电极位于胎先露处，而无关电极置于母亲大腿内侧。间接法受母体心电及外界的干扰，但简便、无损伤，适合于推广应用。

四、正常胎儿心电图

（1）P波　代表左右心房去极化波，前半部由右心房去极化产生，后半部由左心房去极化产生。P波自妊娠17周开始增宽，临产后宽度与振幅均可缩短。

（2）PR间期　代表心房去极化至心室去极化开始的时间。随孕周增加而延长，宫缩开始后逐渐缩短。

（3）QRS波群　代表心室去极化电位变化，在妊娠期逐渐增宽。

（4）ST段　代表自QRS波群终点至T波起间的电位线，在宫缩时期和其后的短时间内ST段压低。

（5）T波　代表心室复极化的电位变化。

此外，产时正常胎儿心电图特征为：小P波、小Q波、大S波、大小不定的R波、ST段等电位及T波较小或缺失。

五、异常胎儿心电图

（1）胎儿缺氧　PR间期在缺氧早期延长，晚期缩短，ST段偏离等电位线，T波振幅增大。

（2）胎儿生长迟缓　QRS波群时限缩短。

（3）先天性心脏病　表现为胎儿心率明显失常、QRS波群增宽、PR间期延长，或心动过缓、传导阻滞。

（4）过期妊娠　表现为P波振幅增大，PR间期延长，QRS波群增宽，部分可表现为ST段压低。

（5）巨大胎儿　QRS波群时限 >0.05s。

（6）羊水过多及羊水过少　羊水过多时QRS波群振幅减小，而羊水过少时ORS波群振幅增大。

（7）母儿Rh血型不合　QRS波群增宽。

（8）死胎　不能检测到FECG波。

第33章
超声在妇产科的应用

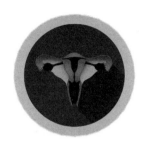

第1节　超声在妇科的应用

超声是诊断妇科疾病常用的影像学检查。新一代超声仪将B型、M型和D型超声检查技术结合计算机3D软件构成诊断平台，通过模式转换键进行二维超声成像、三维超声成像、彩色多普勒超声成像及超声造影等。用于妇科疾病诊断的超声波频率为1～9MHz，其中腹部超声成像所用频率范围为3～3.5MHz，阴道超声为5～9MHz。

一、检查途径

超声检查有经腹壁、经阴道（或直肠）及经会阴三种途径。

1.经腹壁超声检查

常选用弧阵探头和线阵探头。为清晰观察盆腔内脏器和病变，检查前充盈膀胱至膀胱底高于子宫底（有尿意感），以形成良好的"透声窗"。检查时受检者取仰卧位，暴露下腹部，检查区皮肤涂耦合剂。探头上有前后方向标志。检查者以均匀适度压力滑行探头可进行纵断（矢状切面）、横断（水平切面）或斜断等多断面扫描探查。

2.经阴道（或直肠）超声检查

检查前将高频探头常规消毒，涂耦合剂，套上一次性使用的橡胶套（常用避孕套），套外涂耦合剂。检查前受检者排空膀胱，取膀胱截石位。将探头轻柔放入受检者阴道（或直肠）内，旋转探头调整角度以获得满意切面。经阴道（或直肠）超声检查分辨率高，可获得高分辨率声像图，尤其适合肥胖者或盆腔深部器官的观察。但对超出盆腔肿物，无法获得完整图像。无性生活史者则应选用经直肠超声检查。

3.经会阴超声检查

可将凸阵超声探头置会阴部扫查阴道下段肿瘤和子宫内膜异位病灶等阴道下段病变以及盆底其他疾病。

二、在妇科疾病的临床应用

（1）子宫肌瘤　声像图显示为子宫体积增大，形态不规则；未变性肌瘤呈大小不一、边界清晰的圆形或椭圆形中低回声区；肌瘤变性表现为肌瘤内部回声不均，随变性发展可呈低回声、高回声或等回声。肌瘤内血管呈星状分布，假包膜内血管呈环状或半环状分布。超声对诊断肌瘤的准确性较高，并能精确定位，准确区分肌壁间肌瘤、黏膜下肌瘤及浆膜下肌瘤。

（2）子宫腺肌病和腺肌瘤　子宫腺肌病的声像特点是子宫均匀性增大，子宫断面回声不均；子宫腺肌瘤时子宫呈不均匀增大，其内散在小蜂窝状无回声区。

（3）盆腔子宫内膜异位症　声像图显示大小不等的囊性肿物，多为中等大小，囊壁厚薄不一，或光滑或毛糙；囊内可见颗粒样细小回声或因血块机化呈较密集粗光点影像，无血流信号。与周围组织较少粘连的异位症囊性肿块，边界清晰；而与周围粘连的囊性肿块，边界不清。

（4）盆腔炎性疾病　盆腔炎性包块与周围组织粘连，境界不清；积液或积脓时为无回声或回声不均。

（5）盆底功能障碍性疾病　使用凸阵探头或腔内探头可对盆腔脏器脱垂等进行检查。

（6）葡萄胎　典型的完全性葡萄胎声像特点是：

① 子宫大于相应孕周。

② 宫腔内无胎儿及其附属物。

③ 宫腔内充满弥漫分布的蜂窝状大小不等的无回声区。

④ 当伴有卵巢黄素囊肿时，可在子宫一侧或两侧探到大小不等的单房或多房的无回声区。

（7）子宫内膜癌　声像图显示子宫增大或正常。早期癌，内膜不规则增厚，内部回声不均。癌组织侵袭肌层内，肌层回声不均。彩色多普勒显示血管扩张，分布紊乱。超声检查对判断病灶大小、部位和肌层浸润深度有帮助。

（8）子宫肉瘤　声像图显示子宫增大，形态不规则；子宫内膜回声消失或降低，肿瘤与肌层分界不清，肿瘤回声紊乱。彩色多普勒显示肉瘤周边与内部可见丰富血流，形态不规则、血流方向紊乱，病灶内部的血流指数RI较低。超声检查诊断子宫肉瘤的准确性较低。

（9）子宫颈癌　典型声像图显示宫颈增大，形态失常，回声减低，内部血流丰富。超声检查对判断病灶大小和间质侵犯深度有帮助。

（10）卵巢肿瘤　超声声像图可显示肿瘤囊实性、大小、边界，囊内容物回声特点；多普勒彩色血流图显示肿瘤内部及周边的血流分布。通过这些声像图特征，判断卵巢肿瘤的性质、解剖部位、与周围组织的关系。良性肿瘤多为单房或多房液性无回声区、常无乳头、边界清楚。恶性肿瘤为肿瘤边缘不整齐、囊实相兼、囊壁有乳头、肿瘤内部回声不均、常伴有腹腔积液。超声对判断卵巢肿瘤的性质准确性较高。

（11）卵泡发育监测　通常自月经周期第10日开始监测卵泡大小，正常卵泡每日增长1.6mm，排卵前卵泡约达20mm。

（12）宫内节育器探测　扫查子宫体和（或）经三维重建，能准确显示宫内节育器形状和在宫腔内位置。可诊断节育器位置下移、嵌顿、穿孔或子宫外游走。嵌顿的节育器可在超声引导下取出。

（13）介入超声的应用　阴道超声引导下对成熟卵泡进行取卵；对盆腔肿块进行穿刺，确定肿块性质，并可注入药物进行治疗。

三、妇科超声新技术

1.三维、四维超声

（1）子宫畸形　三维超声技术弥补了二维超声的不足，可显示子宫冠状面的形态，反映子宫外形及宫腔结构的变化，因此可为明确子宫畸形的诊断提供直接依据。

（2）子宫内膜　三维超声能显示完整的子宫内膜层，并且可精确计算内膜体积。内膜癌的分级与内膜体积及厚度有关，中低分化的癌体积要大于高分化内膜癌，若内膜体积持续增长还要警惕肌层浸润。

（3）宫腔节育环（IUD）　三维超声克服了二维超声难以如实显示子宫IUD整体形态的缺陷，通过切面图和三维重建，将IUD的立体形体及其与子宫、内膜间的相互关系直观地显示出来，从而可对IUD移位、嵌顿、变形、断裂等异常做出诊断。

（4）异位妊娠　通过三维立体空间重构，对于子宫间质部妊娠、子宫宫角妊娠、残角子宫妊娠、宫颈妊娠、子宫瘢痕妊娠时的孕囊着床位置得以清晰显示，能判断该着床部位与周围组织结构的毗邻关系，大大提高了诊断的准确率。

（5）卵巢肿瘤　三维画建的表面成像可很好地显示二维超声所不能显示的囊肿内壁及隔膜的表面性状，如囊壁、隔膜表面的光滑与粗糙、囊壁上有无结节及其大小、性状等，有助于对病变性质加以判断。三维超声能量图能十分敏感地显示肿块内的微血管的分布，为肿瘤良恶性的鉴别提供更多诊断信息。

（6）对恶性肿瘤治疗疗效评价　三维超声数据处理后可精确测得肿瘤体积，通过测得肿瘤放疗或化疗前后体积变化在妇科恶性肿瘤的诊断和治疗中有一定的评价意义。

（7）在妇科泌尿学中应用　随着妇科泌尿学的进展，三维盆底超声可用来辅助观察女性盆腔底部解剖结构，帮助评价张力性尿失禁患者的盆底结构改变。

2.超声造影

超声造影是利用造影剂增强"后散射"回声，提高图像分辨力的一种超声诊断技术。直径小于10μm的微气泡对一定频率的声波产生数倍于发射频率的谐波（回波），而人体组织无此特性。将含有惰性气体或空气的微气泡造影剂注入血管内，借血液循环达靶器官或靶组织。微泡造影剂对谐波背向散射强度远高于人体组织，形成超声造影剂灌注部位与周围组织声阻抗差，有效地增强实质性器官或空腔器官的声像图和血流多普勒信号，可清晰显示组织微循环状况，提高声像图的对比分辨率。超声造影可用于妇科肿瘤的早期诊断，卵巢良恶性肿瘤、子宫肌瘤与腺肌病的鉴别诊断等。

宫腔超声造影通过向宫腔内注入对比剂（生理盐水或过氧化氢）将宫腔扩张，超声下可清晰观察到子宫内膜息肉、黏膜下肌瘤、子宫内膜癌和子宫畸形等病变以及观察输卵管腔是否通畅。

四、B超在辅助生殖技术的应用

1. 不孕症常见妇科疾病

（1）多囊卵巢综合征（PCOS） 超声表现为双侧卵巢均匀性增大，体积大于或等于10cm³，包膜增厚，呈高回声，边界清晰。皮质内可见大量无回声小囊区结构，直径一般为2～9mm，每侧卵巢内的卵泡数大于12个。间质回声增强，彩色多普勒显示卵巢血流无周期性改变，血管显示清晰，数量丰富，卵巢动脉血流阻力增高。

（2）卵巢早衰（POF） 在发病早期超声一般无特异性改变，晚期可表现为子宫及卵巢体积均变小，子宫内膜薄，卵巢内探测不到卵泡声像。彩色多普勒监测可见双侧卵巢内血流分布明显减少。

2. 正常子宫内膜及卵泡发育的监测

（1）子宫内膜 月经期显示欠清，可见宫腔稍分离，有袋状暗区。增生期子宫内膜呈线状光带，多≤4mm。增生晚期子宫内膜逐渐增厚，排卵前可达到7～11mm，呈"三线征"。

（2）窦状卵泡 通常在月经的第2～3天监测。窦卵泡大小通常在2～5mm，正常双侧卵巢内窦卵泡数为10～15个。

（3）优势卵泡 通常在月经周期的第10天开始，B超下直径>10mm的卵泡为优势卵泡，生长速度为1～3mm/d，越接近成熟，生长速度越快，可达到3～4mm/d。

（4）成熟卵泡 排卵前正常卵泡最大直径为17～24mm，卵泡饱满呈圆形或椭圆形无回声区，内壁薄且清晰，卵泡内可观察到一小泡状强回声，为卵丘。

（5）排卵 排卵后超声表现为优势卵泡消失，壁皱缩不平，内部可见逐渐增多的小光点回声。黄体逐渐形成，直径多<30mm，壁薄，以后随月经周期逐渐消失。排卵后陶氏腔内可见少量无回声区。

3.卵泡发育异常的监测

（1）无卵泡周期 在月经周期中无排卵占7%。超声表现为双侧卵巢体积正常或偏小，卵巢内无优势卵泡，排卵期卵泡直径均＜10mm。彩色多普勒超声检测卵巢内血流无周期性变化。

（2）小卵泡周期 超声连续监测有卵泡发育，但卵泡未发育至成熟（直径＜14mm）即闭锁，或接近成熟卵泡的大小范围（直径＜14mm）而闭锁。超声表现为卵巢体积稍增大，优势卵泡生长缓慢＜1mm/d，排卵期卵泡直径多＜14mm，卵泡形态欠规则，张力偏低。彩色多普勒超声检测卵巢动脉血流信号呈低速，血流阻力偏高。

（3）卵泡未破裂黄素化（LUF） 卵泡发育到一定程度未破裂而黄素化，常发生在子宫内膜异位症、卵巢周围炎性粘连及内分泌失调引起的促黄体生成素排卵前峰不足或早现。超声表现为卵泡未破裂，卵泡壁逐渐增厚，内部光点回声逐渐增多，形成黄体或黄素化囊肿，直径可达30～40mm。

（4）黄体血肿 正常排卵过程中，卵泡层破裂而引起出血，较多的血液潴留在卵泡或黄体腔内形成血肿。多为单侧，一般直径为40mm，偶可达100mm。血肿被吸收后可形成黄体囊肿，较大的血肿破裂时可引起急腹症。

4.超声在宫腔内人工授精中的应用

阴道超声能准确监测子宫内膜厚度和形态、卵泡数目和大小，预测排卵时间适时实施宫腔内人工授精，判断排卵与否及是否发生卵巢过度刺激综合征等，对提高人工授精成功率和安全性有重要意义。

5.超声在体外受精-胚胎移植中的应用

（1）周期前监测 进入体外受精-胚胎移植周期前应充分了解子宫、内膜和附件的正常及异常的超声影像，尤其是窦卵泡数目，可以预测卵巢储备功能和反应性，决定周期方案的选择。

（2）周期中监测 在周期启动日、控制性超促排卵过程中、人绒毛膜促性腺激素注射日，对子宫内膜厚度和形态以及卵泡数目和大小进行连续监测，有助于调整促性腺激素用药剂量和用药天数，决定取卵时机。取消无效的控制性超促排卵治疗周期，避免控制性超促排卵的不良后果及并发症。

（3）取卵术中的监测　阴道超声协助阴道穿刺取卵是取卵的首选方法，其优点是创伤小，简单易行且相对安全，并能减少脏器损伤、出血等并发症的发生。

（4）胚胎移植术中的监测　可以在经腹超声直视下监测移植管进入宫颈内口到达宫腔的全过程，提高临床妊娠率并减少异位妊娠的发生。

（5）复苏周期中的监测　超声监测子宫内膜厚度和形态以及卵泡情况，决定胚胎移植的最佳时机。

（6）经阴道超声介入下穿刺大卵泡、囊肿或积水。

6.超声在辅助生殖技术并发症中的应用

（1）卵巢过度刺激综合征（OHSS）　超声表现为卵巢不同程度的增大，腹水。

（2）卵巢扭转　卵巢扭转时常表现为一侧附件区的异常团块状回声，形态多规则，边缘清晰，内部回声不均匀，盆腔内可有少量积液。当探头触及扭转的卵巢时，患者可感到明显的疼痛。扭转的卵巢血流信号减少或缺乏。

（3）出血　腹腔内出血时超声可见盆腔积液增加，积液内可见絮状或点状强回声，有积血块形成时可在相应部位发现欠均匀的囊实性包块，包块形态欠规则，与周围组织边界欠清晰。

（4）多胎妊娠　超声检查在多胎妊娠的诊断中有很重要的作用。

（5）宫内宫外同时妊娠　超声检查能够早期诊断宫内妊娠及异位妊娠，对保留宫内妊娠，防止严重出血等并发症有重要意义。

7.经阴道超声介入下的减胎术

一般建议三胎以上妊娠者减至两胎，对有高危因素者，建议减为单胎，经阴道穿刺的优点在于：无须充盈膀胱和穿刺经过膀胱，患者痛苦小，相对安全；操作简单，易于掌握；阴道探头贴近子宫，超声图像清晰，穿刺距离缩短，准确性提高，使减胎时间可以提前到孕6周进行，此时孕囊体积小，术后胚胎组织吸收快，有利于改善妊娠结局。减胎的最佳时机是孕7～8周，选择减灭目标妊娠囊的原则是有利于操作，在不损伤其他妊娠囊的基础上，尽量选择发育差的孕囊。

第2节　超声在产科的应用

一、超声检查途径

产科超声检查是应用超声的物理特性，了解胚胎、胎儿主要解剖结构、胎儿生长发育，胎儿附属物及羊水情况，是产科最常用、无创、可重复的影像学检查方法。检查途径主要为经腹壁及经阴道：

（1）经腹壁超声检查　超声探头常用频率为3.0～6.0MHz，检查时孕妇一般取仰卧位，检查者手持探头，根据需要做纵断、横断或斜断等多断层面扫描。

（2）经阴道超声检查　超声探头常用频率为7.0～10.0MHz，检查前患者排空膀胱，取膀胱截石位，将探头轻柔地放入患者阴道内，调整角度以获得满意切面。

二、彩色多普勒超声检查

多普勒超声是应用超声波由运动物体反射或散射所产生的多普勒效应的一种技术，用于运动目标的检测，常用于血流动力学的评价。彩色多普勒超声最重要的观察内容是血流的起始点、流经路径和血流分布。多普勒频谱提供用于评估血流状态的各种参数，其中在产科领域常用的3个参数为阻力指数（RI）、搏动指数（PI）和收缩期/舒张期（S/D）比值。

三、三维超声成像

三维超声成像是通过灰阶和（或）彩色多普勒超声诊断仪从人体

某一部位（脏器）的几个不同位置获取若干数量的灰阶图像和彩色多普勒血流显像，经过计算机的快速组合和处理，在屏幕上显示出该部位的立体图像。三维超声可能有助于诊断胎儿面部异常、神经管缺陷、胎儿肿瘤和骨髓畸形，但不能替代二维超声检查。

四、超声检查在产科领域中的应用

1.妊娠早期的超声检查

（1）妊娠10^{+6}周前的超声检查

① 明确是否为宫内妊娠，评估宫颈、宫体和附件的病理情况。

② 确定胚胎是否存活，观察妊娠囊（GS）、卵黄囊、胚芽、羊膜囊。

③ 测量头臀长度（CRL）确定胎龄。妊娠6周前，通常不能区分胚胎的头部和尾部，故而测量胚胎的最大直径。妊娠6～9周，超声可获取整个胎儿的正中矢状切面，因此时期胎儿处于典型的高度屈曲状态，实际测量获得胎儿的颈-臀长度，习惯上仍称作为头臀长。

④ 明确胚胎数，判断多胎妊娠绒毛膜性及羊膜性。

（2）妊娠11～13^{+6}周的超声检查

① 再次评估胎龄　因此时确定胎龄最为精确，在95%的病例中相差不超过5日。

② 评价胎儿解剖结构　在早期妊娠末，超声还可以有机会发现胎儿大体结构的异常，早期妊娠筛查对严重畸形的敏感性高达70%以上。然而，许多胎儿结构异常会在妊娠后期形成，即使是最好的仪器和最有经验的超声专家也未必能在早期妊娠发现胎儿异常。

③ 胎儿遗传标记物的评估　根据早期妊娠非整倍体筛查的策略，测量NT，选择性观察是否存在静脉导管a波倒置及三尖瓣反流。NT测量用于筛查应该只限于受过训练和认证的操作者，可以通过经腹和经阴道的方法测量。

④ 双侧子宫动脉血流的评估　子宫动脉血流是评价子宫胎盘血液循环的一项良好指标，RI、PI和S/D均随孕周增加而减低并具有明显

相关性，阻力升高预示子宫－胎盘血流灌注不足，血流波形在舒张期初出现切迹与子痫前期的发生相关。

2.妊娠中期的超声检查（20～24周）

（1）生物学测量　常用指标为双顶径（BPD）、头围（HC）、腹围（AC）和股骨长度（FL），以评估胎儿生长情况。

（2）胎儿大结构畸形筛查

① 胎头　颅骨完整、透明隔腔、大脑镰、丘脑、双侧脑室、小脑及枕大池。

② 颜面部　双侧眼眶及上唇连续性。

③ 颈部　有无包块。

④ 胸部/心脏　胸廓/肺形态大小、胎心搏动、四腔心位置、主动脉及肺动脉流出道和有无膈疝。

⑤ 腹部　胃泡位置、肠管有无扩张、双肾及脐带入口部位。

⑥ 骨髓　有无脊柱缺损或包块、双臂和双手及双腿和双足的连接关系。

⑦ 胎盘　位置、有无占位性病变、副胎盘。

⑧ 羊水　测量最大深度。

⑨ 脐带　三根血管。

⑩ 当有医学指征时判定性别。

（3）胎儿遗传标记物　也称超声遗传标记物，或非整倍体标记物、软性标记物。这些遗传标记物的出现被认为有可能增加胎儿患有非整倍体染色体异常的风险。妊娠中期超声筛查中常遗传标记物包括：脉络膜囊肿、侧脑室增宽、肠管回声增强、单脐动脉、肾盂增宽、心室内强回声点及NT增厚。

（4）宫颈测量　宫颈长度测量是预测早产的方法之一，妊娠中期宫颈长度＜25mm是最常用的截断值。推荐测量方法为经阴道超声。

3.妊娠中、晚期的超声评估（24周之后）

（1）生物学测量　常用指标为BPD、HC、AC和FL。HC比BPD更能反映胎头的增长情况，AC是晚期妊娠评估胎儿生长发育、估计体重、观察有无胎儿生长受限的最佳指标。

（2）胎盘定位　胎盘位置判定对临床有指导意义，协助判断是否存在前置胎盘。如行羊膜腔穿刺术时可超声监护以避免损伤胎盘和脐带。

（3）羊水量　羊水呈无回声暗区、清亮。妊娠晚期，羊水中有胎脂，表现为稀疏点状回声漂浮。最大羊水池深度（AFV）≥8cm为羊水过多，AFV≤2cm为羊水过少。以脐水平线为标志将子宫分为四个象限，测量各象限AFV，四者之和为羊水指数（AFI）。若用AFI法，AFI≥25cm诊断为羊水过多，AFI≤8cm诊断为羊水过少。

（4）生物物理评分　包括胎儿呼吸样运动、胎动、胎儿肌张力及羊水量，是评价胎儿宫内健康状况的手段之一。

4.产科彩色多普勒超声检查应用

彩色多普勒超声可获取母体和胎儿血管血流超声参数，如孕妇双侧子宫动脉（R-LAU）、胎儿脐动脉（UA）、脐静脉（UV）、静脉导管（DV）和大脑中动脉（MCA）等。

（1）母体血流　子宫动脉血流是重要超声检查指标，此外还可测定卵巢和子宫胎盘床血流。

（2）胎儿血流　对胎儿的脐动脉（UA）、脐静脉（UV）、静脉导管（DV）、大脑中动脉（MCA）等进行监测。其中，脐血流的测定是母胎血流监测的常规内容。正常妊娠期间，脐动脉血流RI、PI和SID与妊娠周数密切相关。脐动脉血流阻力升高与胎儿窘迫、胎儿生长受限、子痫前期等相关。若舒张末期脐动脉血流消失进而出现反流，提示胎儿处于濒危状态。

5.在先天性心脏病诊断中的应用

可以从胚胎时期原始心管一直监测到分娩前胎儿心脏和大血管的解剖结构及活动状态。通常在妊娠20～24周进行超声心动图检查。主要针对有心脏病家族史、心脏畸形胎儿生育史、环境化学物接触史、胎儿心律异常或常规超声检查怀疑胎儿心脏畸形的高危孕妇。

6.在双胎及多胎妊娠中的应用

超声检查可以确定胎儿数量、评估孕龄、绒毛膜性和羊膜性。妊娠早期评估绒毛膜性最准确。确定绒毛膜性对于多胎妊娠的孕妇非常重要，绒毛膜性与围产儿结局密切相关。通过确定的绒毛膜性来指导妊娠管理，包括决策和考虑多胎减胎技术或选择性胎儿终止、胎儿监测开始的时机和频率，以及分娩的时机和方式。如果是单绒毛膜双胎妊娠，则需每 2 周随访一次超声，以观察是否有相关并发症的发生。

第34章
妇产科内镜检查

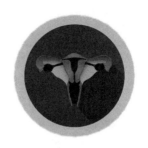

第1节　阴道镜

　　阴道镜（colposcope）是双目体外放大镜式光学窥镜。阴道镜检查（colposcopy）是将充分暴露的阴道和子宫颈光学放大5～40倍，直接观察这些部位的血管形态和上皮结构，以发现与癌相关的病变，对可疑部位行定点活检。阴道镜检查也用于外阴、会阴体及肛周皮肤相应病变的观察。

一、适应证

　　（1）宫颈细胞学检查LSIL及以上、ASCUS伴高危型HPV DNA阳性或AGC者。

　　（2）HPV检测16或18型阳性者，或其他高危型HPV阳性持续1年以上者。

　　（3）宫颈锥切术前确定切除范围。

　　（4）妇科检查怀疑宫颈病变者。

　　（5）可疑外阴、阴道上皮内瘤变；阴道腺病、阴道恶性肿瘤。

　　（6）宫颈、阴道及外阴病变治疗后复查和评估。

二、检查方法

　　（1）阴道镜检查前应行妇科检查，除外急性、亚急性生殖器炎症或盆腔炎性疾病。检查前24h避免阴道冲洗或上药、子宫颈刷片、双合诊和性生活。

（2）患者取膀胱截石位，阴道窥器暴露子宫颈阴道部，用生理盐水棉球擦净子宫颈分泌物，肉眼观察子宫颈形态。

（3）移动阴道镜物镜距阴道口15～20cm（镜头距子宫颈25～30cm）处，对准子宫颈或病变部位，打开光源，调整阴道镜物镜焦距使物像清晰。

（4）醋酸试验　用3%～5%醋酸棉球涂擦宫颈阴道部，使上皮净化并肿胀，对病变境界及其表面形态观察更清楚，需长时间观察时，每3～5min应重复涂擦3%～5%醋酸一次。正常鳞状上皮含少量蛋白质，表层及中层细胞蛋白质集中于细胞核及细胞膜；不典型增生或上皮内癌时上皮的细胞膜、核及胞质均含较多蛋白质，涂醋酸后蛋白质被凝固，上皮变白。精密观察血管时，应加绿色滤光镜片，并放大20倍。

（5）碘试验　用复方碘溶液（Lugol's碘溶液）棉球浸湿子宫颈，富含糖原的成熟鳞状上皮细胞被碘染成棕褐色。柱状上皮、未成熟化生上皮、角化上皮及不典型增生上皮不含糖原，涂碘后往往不着色。

（6）在醋酸试验及碘试验异常图像部位或可疑病变部位取活检送病理检查。

三、结果判断

（1）正常宫颈阴道部鳞状上皮　上皮光滑呈粉红色。涂3%醋酸后上皮不变色。碘试验阳性。

（2）宫颈阴道部柱状上皮　宫颈管内的柱状上皮下移，取代宫颈阴道部的鳞状上皮，临床称宫颈糜烂。肉眼见表面绒毛状，色红。涂3%醋酸后迅速肿胀呈葡萄状。碘试验阴性。

（3）转化区　即鳞柱状上皮交接区域含新生的鳞状上皮及尚未被鳞状上皮取代的柱状上皮。阴道镜下见树枝状毛细血管；由化生上皮环绕柱状上皮形成的"葡萄岛"；开口于化生上皮之中的腺体开口及被化生上皮遮盖的潴留囊肿（宫颈腺囊肿）。涂3%醋酸后化生上皮与圈内的柱状上皮形成明显对比。涂碘后，碘着色深浅不一。病理学检查为鳞状上皮化生。

（4）异常阴道镜图像

几乎均出现在转化区内、碘试验均为阴性。

① 白色上皮　涂3%醋酸后色白，边界清楚，无血管。病理学检查可能为化生上皮、不典型增生。

② 白斑　又称单纯性白斑、真性白斑、角化病。表面粗糙稍隆起且无血管。不涂3%醋酸也可见。病理学检查为角化亢进或角化不全，有时为HPV感染。在白斑深层或周围可能有恶性病变，应常规取活检。

③ 点状血管　是血管异常增生的早期变化。涂3%醋酸后发白，边界清楚，表面光滑且有极细的红点（点状毛细血管）。病理学检查可能有不典型增生。

④ 镶嵌　又称为白斑镶嵌。不规则的血管将涂3%醋酸后增生的白色上皮分割成边界清楚、形态不规则的小块状，犹如红色细线镶嵌的花纹。若表面呈不规则突出，将血管推向四周，则提示细胞增生过速，应注意癌变。病理学检查常为不典型增生。

⑤ 异型血管　指血管口径、大小、形态、分支、走向及排列极不规则，如螺旋形、逗点形、发夹形、树叶形、线球形、杨梅形等。病理学检查可表现为不典型增生至原位癌。

（5）早期宫颈浸润癌　表面结构不清，呈云雾、脑回、猪油状，表面稍高或稍凹陷。局部血管异常增生，管腔扩大，失去正常血管分支状，互相距离变宽，走向紊乱，形态特殊，可呈蝌蚪形、棍棒形、发夹形、螺旋形或线球形等改变。涂3%醋酸后表面呈玻璃样水肿或熟肉状，常合并有异形上皮。碘试验阴性或着色极浅。

（6）术语　根据国际宫颈病理和阴道镜联盟（IFCPC，2011年）制定的标准，用于阴道镜诊断的术语包括：

① 一般评价　检查充分或不充分（不充分需要注明原因如宫颈炎、出血、瘢痕等）。鳞柱交界分为完全可见、部分可见或不可见。转化区类型。

a.1型转化区　全部位于宫颈外口以外，鳞-柱交界完全可见。

b.2型转化区　鳞-柱交界部分延伸入宫颈管，但通过辅助手段可完全暴露；

c.3型转化区　鳞-柱交界部分可见或完全不可见。

② 正常阴道镜所见　原始鳞状上皮成熟或萎缩、柱状上皮异位、鳞状上皮化生（宫颈腺囊肿、腺体开口）、妊娠期蜕膜。

③ 异常阴道镜所见

a.一般描述　即病变描述（病变部位与转化区的关系，用时钟方向描述病变位置、病变累及的宫颈象限数及病变面积占据宫颈表面积的百分率）；

b.1级病变（次要病变）　薄层醋白上皮、边界不规则的图样、细小镶嵌、细小点状血管；

c.2级病变（主要病变）　厚醋白上皮，边界锐利、粗大镶嵌、粗大血管、袖口状腺体开口、病变内部醋白分界、嵴样隆起等；

d.非特异病变、白斑（角化）、糜烂、碘试验染色或不染色。

④ 可疑浸润癌　异型血管，其他：脆性血管、表面不规则、外生型病变、坏死、溃疡、肿瘤和（或）新生肿物。

⑤ 杂类　先天性转化区、湿疣、息肉、炎症、狭窄、先天异常、宫颈治疗后改变、宫颈子宫内膜异位症等。

第2节　宫腔镜

一、宫腔镜检查适应证

① 异常子宫出血的诊断。

② 可疑宫腔粘连及畸形子宫。

③ 宫内节育器的定位及取出。

④ 评估超声检查的异常宫腔回声及占位性病变。

⑤ 评估异常的子宫输卵管造影（HSG）。

⑥ 检查原因不明不孕的宫内因素。

⑦ 复发性流产。

⑧ 宫腔镜术后相关评估。

二、宫腔镜治疗适应证

① 宫腔内异物取出，如嵌顿性节育环、流产残留等。

② 子宫内膜息肉。

③ 子宫黏膜下肌瘤及部分突向宫腔的肌壁间肌瘤。

④ 纵隔子宫。

⑤ 子宫内膜的切除。

⑥ 宫腔镜引导下输卵管插管通液、注药及绝育术。

⑦ 宫腔粘连。

三、禁忌证

1.绝对禁忌证

① 急、亚急性生殖道感染。

② 心、肝、肾功能衰竭急性期及其他不能手术者。

2.相对禁忌证

① 体温>37.5℃。

② 宫颈瘢痕，不能充分扩张者。

③ 近期（3个月内）有子宫穿孔史或子宫手术史者。

④ 浸润宫颈癌、生殖道结核未经系统抗结核治疗者。

四、术前准备及注意事项

（1）检查时间　以月经干净后1周为宜，此时子宫内膜处于增生早期，薄且不易出血，黏液分泌少，宫腔病变易见。

（2）体检及阴道准备　仔细询问病史，进行全身检查、妇科检查、宫颈脱落细胞学及阴道分泌物检查。

（3）患者术前禁食　术前禁食6～8h。

（4）麻醉

① 宫腔镜检查　宫颈局部麻醉或无需麻醉。

② 宫腔镜手术　多采用硬膜腔外麻醉或静脉麻醉。

五、操作步骤

（1）受检者取膀胱截石位，消毒外阴、阴道，铺无菌巾，阴道窥器暴露宫颈，再次消毒阴道、宫颈，宫颈钳夹持宫颈，探针探明宫腔深度和方向，扩张宫颈至大于镜体外鞘直径半号。接通液体膨宫泵，调整压力至100mmHg左右，排空灌流管内气体后，边向宫腔内冲入膨宫液，边将宫腔镜插入宫腔，冲洗宫内血液至液体清净，调整液体流量，使宫腔内压达到所需压力，宫腔扩展即可看清宫腔和宫颈管。

（2）观察宫腔　先观察宫腔全貌，宫底、宫腔前后壁、输卵管开口，在退出过程中观察宫颈内口和宫颈管。将宫腔镜退出宫颈管。

（3）手术处理　短时间、简单的手术操作可以在确诊后立即施行，如节育环嵌顿、易切除的息肉、内膜活检等。需时间较长，较复杂的宫腔镜手术需在手术室麻醉下进行。

（4）能源　选择高频电发生器。单极、双极电切及电凝常被用于宫腔镜手术治疗。用于宫腔镜手术的能源还有激光和微波。

（5）膨宫液的选择　使用单极电切或电凝时，膨宫液体必须选用非导电的葡萄糖液，双极电切或电凝则可选用0.9%氯化钠液，后者可减少过量低渗液体灌注导致的过度水化综合征。合并糖尿病患者选用5%甘露醇膨宫。

六、并发症

主要包括子宫穿孔、泌尿系及肠管损伤、出血、过度水化综合征、盆腔感染、心脑综合征以及术后宫腔粘连等。另外，宫腔镜检查有造成子宫内膜癌播散的危险。

第3节　腹腔镜

腹腔镜是内镜的一种。腹腔镜手术指在密闭的盆腔、腹腔内进行检查或治疗的内镜手术操作。通过注入CO_2气体使盆腔、腹腔形成操作空间，经脐部切开置入穿刺器，将接有冷光源照明的腹腔镜置入腹腔，连接摄像系统，将盆腔、腹腔内脏器显示于监视屏幕上。通过屏幕检查诊断疾病称为诊断腹腔镜；在体外操纵经穿刺器进入盆腔、腹腔的手术器械，直视屏幕对疾病进行手术治疗称为手术腹腔镜。腹腔镜手术作为一种微创手术方式，具有创伤小、恢复快、住院时间短等优点，已成为当代妇科疾病诊治的常用手段。

一、适应证

① 急腹症（如异位妊娠、卵巢囊肿破裂、卵巢囊肿蒂扭转等）。

② 盆腔包块。

③ 子宫内膜异位症。

④ 确定不明原因急、慢性腹痛和盆腔痛的原因。

⑤ 不孕症。

⑥ 计划生育并发症（如寻找和取出异位宫内节育器、子宫穿孔等）。

⑦ 有手术指征的各种妇科良性疾病。

⑧ 子宫内膜癌分期手术和早期子宫颈癌根治术。

二、禁忌证

1.绝对禁忌证

（1）严重的心脑血管疾病及肺功能不全。

（2）严重的凝血功能障碍。

（3）绞窄性肠梗阻。

（4）大的腹壁疝或膈疝。

（5）腹腔内大出血。

2.相对禁忌证

（1）盆腔肿块过大。

（2）妊娠＞16周。

（3）腹腔内广泛粘连。

（4）晚期或广泛转移的妇科恶性肿瘤。

三、术前准备

（1）详细采集病史，准确掌握诊断或手术腹腔镜指征。

（2）术前检查同一般妇科腹部手术。

（3）肠道、阴道准备同妇科腹部手术。

（4）腹部皮肤准备，注意脐孔的清洁。

（5）体位在手术时需头低臀高并倾斜15°～25°，使肠管滑向上腹部，以暴露盆腔手术视野。

四、麻醉选择

选用全身麻醉。

五、手术步骤

（1）术区消毒　腹部常规消毒，必要时消毒外阴及阴道，对于已婚拟行复杂腹腔镜手术者经阴道可放置举宫器便于手术操作。

（2）人工气腹　患者先取平卧位，根据穿刺器外鞘直径切开拟定观察镜穿刺点处皮肤及皮下筋膜，提起腹壁，气腹针与腹部皮肤呈90°。沿切口穿刺进入腹腔，连接自动CO_2气腹机，以1～2L/min流速进行CO_2充气，当充气1L后，调整患者体位至头低臀高位（倾斜度为15°～25°），继续充气，使腹腔内压力达12～15mmHg，拔去气腹针。

（3）放置腹腔镜　提起腹壁，沿皮肤切口置入穿刺器，当穿刺入腹壁筋膜层及腹膜层后有突破感，去除套管内针芯，打开摄像系统及冷光源，将腹腔镜沿套管放入腹腔，可见盆腔脏器后连接CO_2气腹机，开始镜下操作。

（4）腹腔镜探查　按顺序常规检查盆、腹腔。

（5）腹腔镜手术在腹腔镜的监测下，根据不同的手术种类选择下腹部不同部位的第2、第3或第4穿刺点，分别置入穿刺器，插入恰当的器械操作。穿刺时应避开下腹壁血管。

（6）手术操作基础　必须具备以下操作技术方可进行腹腔镜手术：

① 用腹腔镜跟踪、暴露手术野。

② 熟悉镜下解剖。

③ 熟悉镜下组织分离、切割、打结、止血、缝合等技巧。

④ 熟悉各种电能量手术器械的使用方法。

⑤ 熟悉取物袋取出组织物的技巧。

（7）手术操作原则　遵循微创原则，根据解剖间隙进行镜下手术。

（8）手术结束用生理盐水冲洗盆腹腔，检查无出血，无内脏损伤，停止充入CO_2气体，取出腹腔镜及各穿刺点的穿刺套管并排出腹腔内CO_2，缝合穿刺口。

六、并发症及预防处理

（1）出血性损伤

① 血管损伤　如穿刺器所致的腹主动脉、下腔静脉损伤；淋巴结切除过程引起的下腔静脉、髂静脉损伤；第2或第3穿刺部位穿刺过程中发生的腹壁血管损伤等。大血管损伤可危及患者生命，一旦发生，应立即镜下或开腹止血，修补血管。熟练的开腹手术经验、娴熟的腹腔镜手术技巧和熟悉腹膜后血管解剖结构可使损伤概率减少。

② 手术中出血　是腹腔镜手术中最常见的并发症，特别是在子宫切除或重度子宫内膜异位症手术中容易发生。手术者应熟悉手术操作和解剖，熟练掌握各种腹腔镜手术的能源设备及器械的使用方法。

（2）脏器损伤　主要指与内生殖器邻近脏器损伤，如膀胱、输尿管及肠管损伤，多因周围组织粘连导致解剖结构异常、电器械使用不当或手术操作不熟练等所致。发现损伤应及时修补，以免发生并发症。

（3）与气腹相关的并发症　包括皮下气肿、气胸等。皮下气肿一般无需特殊处理，多可自行吸收。气胸较少见，若术中一旦发生，应立即停止充气，穿刺套管停在原处排出胸腔内气体，症状严重者需行胸腔闭式引流。部分患者术后出现上腹部不适及肩痛，是CO_2对膈肌刺激所致，术后数日内可自然消失。

（4）其他如切口疝、腹壁穿刺部位种植子宫内膜异位症或卵巢癌、术后感染等。

第4节　胎儿镜

一、适应证

（1）疑胎儿体表畸形　观察胎儿有无体表畸形，如唇腭裂、多指（趾）、并指（趾）、脊柱裂、脑脊膜膨出、腹裂、外生殖器畸形等。

（2）抽取脐血　协助诊断胎儿有无地中海贫血、镰刀细胞贫血、遗传性免疫缺陷、酶缺陷和血友病等遗传性疾病，鉴别胎儿血型（Rh及ABO）

（3）胎儿组织活检　如皮肤活检可发现大疱病、鱼鳞病等遗传性疾病。

（4）畸形胎儿宫内治疗　如脑积水或泌尿道梗阻放置导管引流；用激光切除寄生胎以及宫内胎儿治疗腹裂。在某些多胎妊娠中，其中一个胎儿先天异常可采用胎儿镜做选择性堕胎。

二、检查时间

妊娠15～17周时，羊水达足够量，胎儿也较小，适宜观察胎儿外形；妊娠18～22周时，羊水继续增多，脐带增粗，适宜做脐血取样及胎儿宫内治疗。

三、操作步骤

（1）术前按下腹部手术常规备皮，排空膀胱，术前10min肌注哌替啶 50mg，手术严格无菌操作。

（2）在 B 型超声引导下选择穿刺点，要求套管刺入子宫时能避开胎盘而面对胎儿腹侧，尽可能靠近脐带，一般选择宫体部无胎盘附着区。

（3）局麻，尖刀片做切口 2mm 深达皮下，助手协助固定子宫，沿皮肤切口垂直穿刺套管针，进入羊膜腔后抽出针芯，见羊水涌出，换上胎儿镜。

（4）接上冷光源，观察胎儿外形，根据检查目的抽取或取胎儿组织活检。

（5）检查完毕，将胎儿镜连同套管退出，纱球压迫腹壁穿刺点 5min，包扎。平卧 3 ~ 5h，观察母体脉搏、血压、胎心率、有无子宫收缩及有无羊水及血液漏液。一般不用抑制宫缩药物，因子宫肌松弛不利于子宫壁创口闭合，容易发生羊水溢出导致流产。

四、注意事项

操作要轻柔、仔细。胎儿镜检查容易引起羊膜腔感染、出血、胎盘及胎儿损伤、流产及胎死宫内等并发症，操作前应与患者及家属充分沟通，理解手术风险及可能出现的并发症。

附录
处方常用外文缩写表

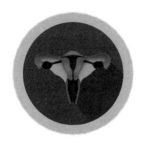

项目	中文意义	外文缩写	中文意义	外文缩写
给药次数	每日1次	qd	每晨1次	qm
	每日2次	bid	每晚1次	qn（on）
	每日3次	tid	隔日1次	qod
	每日4次	qid	每2天1次	q2d
	每日5次	quing id	每小时1次	qh
	每日6次	sex id	每半小时1次	q1/2h
	每周1次	qw	每4小时1次	q4h
	每2周1次	qiw	每6小时1次	q6h
	隔周1次	qow	每8小时1次	q8h
给药时间	上午	am	早餐及晚餐	m et n
	下午	pm	疼痛时	dol dur
	今晚	hn	早餐前	aj
	明晨	cm	早餐后	pj
	明晚	cn	中餐前	ap
	立即	st	中餐后	pp
	随意	a dlid	临睡前	hs
	饭前（晚餐前）	ac	用作1次	pd
	饭后（晚餐后）	pc	遵医嘱	md
	必要时（长期）	prn		
	需要时（临时）	sos		

项目	中文意义	外文缩写	中文意义	外文缩写
给药途径及部位	口服	po	静脉滴注	iv gtt 或 iv drip
	内服	us imt	穴位注射	i adacum
	外用	us ent	一次顿服	pro dos
	灌肠	pr	餐间	ie
	吸入	inhal	顿服	ht
	鼻用	pro nar	肌内注射	im
	眼用	pro o	腰椎注射	iI
	耳用	pro aur	静脉注射	iv
	阴道用	pro vgain	腹腔注射	ia
	皮试	AST（et）	球结膜下注射	isc
	皮下注射	ih：H	胸腔注射	ip
	皮内注射	id